TRAITÉ
DE LA GOUTTE

PAR

SIR DYCE DUCKWORTH. L. L. D.

Professeur de clinique à l'École de médecine de St-Bartholomew's Hospital
Membre du Collège Royal des Médecins de Londres
Médecin honoraire de S. A. R. le Prince de Galles

TRADUIT DE L'ANGLAIS

Par le Dr PAUL RODET

Médecin consultant à Vittel
Médailles d'argent de l'Académie de médecine
Rédacteur en chef des *Archives d'Hydrologie, de Climatologie et de Balnéothérapie*

AVEC UNE PRÉFACE

DE

M. LE Dr LÉCORCHÉ

Professeur agrégé à la Faculté de médecine
Médecin des Hôpitaux de Paris.

Avec 21 gravures et 10 tracés thermométriques dans le texte.

PARIS

ANCIENNE LIBRAIRIE GERMER BAILLIÈRE ET Cie

FÉLIX ALCAN, ÉDITEUR

108, BOULEVARD SAINT-GERMAIN, 108

1892

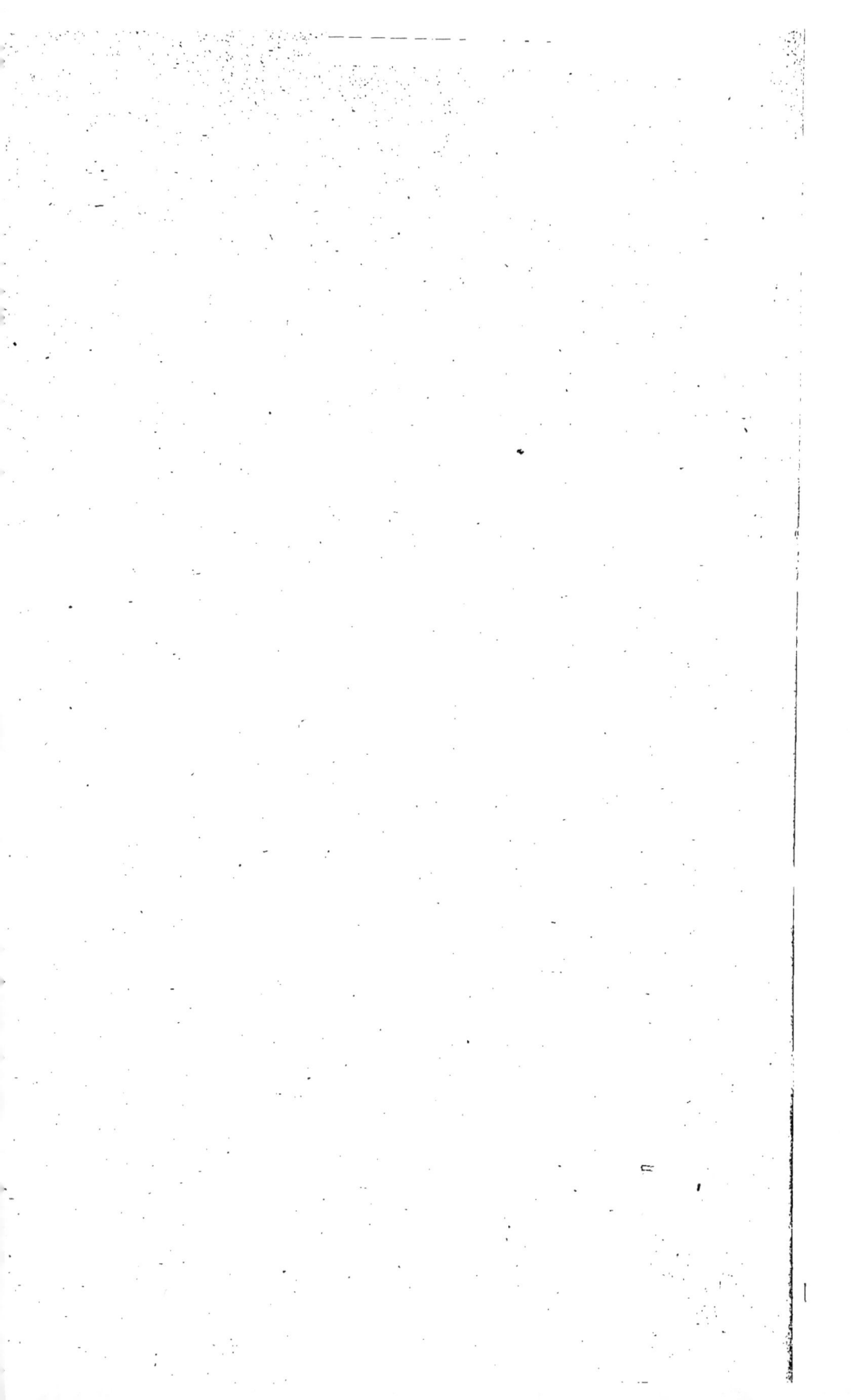

TRAITÉ DE LA GOUTTE

PRINCIPAUX OUVRAGES DU TRADUCTEUR

De l'action des eaux de Vittel sur la nutrition et de leur influence dans les maladies par ralentissement de la nutrition. (Mémoire récompensé par l'Académie de médecine.) Paris, 1889. *Médaille d'argent.*

Vittel médical, pittoresque et anecdotique, in-18, 250 pages, 5ᵉ édition. Paris, O. Doin, 1891.

De la Cholécystotomie et de la Cholécystectomie (travail récompensé par l'Académie de médecine. Prix Amussat).

Traité des maladies du foie (G. HARLEY, traduction française augmentée de notes et du travail précédent), in-8°, 300 pages.

Les médecins à Pougues aux XVᵉ, XVIᵉ et XVIIᵉ siècles, in-8°, Paris, A. Lemerre, 1887; (tirage sur Japon et sur Hollande; 1 vol. 300 pages. (Récompensé par l'Académie de médecine.)

Manuel de Thérapeutique et de pharmacologie, in-18, 730 pages.

La Thérapeutique, 1885-1886-1887-1888-1889, Paris, J.-B. Baillière, 5 volumes de 600 pages chacun.

Traité des tumeurs de l'ovaire et de l'utérus, par Sir T. SPENCER WELLS. Traduction française, in-8°, 500 pages.

La Pratique des accouchements chez les peuples primitifs, in-8°, 400 p., avec 83 figures. (En collaboration avec ENGELMANN.)

Des progrès accomplis dans la chirurgie des voies biliaires (mémoire communiqué à la Société médicale des Vosges).

Etude comparative des eaux de Niederbronn et de celle de la Source Salée de Vittel.

Traitement de la constipation par l'eau de la Source Salée de Vittel (*Bulletin médical des Vosges*), 1887.

De la constipation et de son traitement par l'eau de la Source Salée de Vittel (30 observations recueillies chez des aliénés), O. Doin.

Traitement des coliques hépatiques à Vittel (*Journal de médecine de Paris*).

Medical Guide to Vittel.

De l'Hématocèle utérine étudiée au point de vue de sa genèse, in-8°, 70 pages.

Mœurs obstétricales de l'Océanie.

La Pratique de l'obstétrique chez les Chinois, traduit de l'anglais.

Le Travail des enfants dans l'industrie aux États-Unis, in-8°.

Étude médico-légale sur Guiteau, l'assassin du président Garfield.

De la duodéno-cholécystotomie, par GASTON. (Traduction française.)

Coulommiers. — Imp. PAUL BRODARD.

TRAITÉ
DE LA GOUTTE

PAR

SIR DYCE DUCKWORTH. L. L. D.

Professeur de clinique à l'École de médecine de St-Bartholomew's Hospital
Membre du Collège Royal des Médecins de Londres
Médecin honoraire de S. A. R. le Prince de Galles

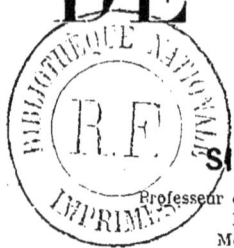

TRADUIT DE L'ANGLAIS

Par le Dr PAUL RODET

Médecin consultant à Vittel
Médailles d'argent de l'Académie de médecine
Rédacteur en chef des *Archives d'Hydrologie, de Climatologie et de Balnéothérapie*

AVEC UNE PRÉFACE

DE

M. LE Dr LÉCORCHE

Professeur agrégé à la Faculté de médecine
Médecin des Hôpitaux de Paris.

—

Avec 21 gravures et 10 tracés thermométriques dans le texte.

—

PARIS

ANCIENNE LIBRAIRIE GERMER BAILLIÈRE ET Cie
FÉLIX ALCAN, ÉDITEUR
108, BOULEVARD SAINT-GERMAIN, 108

—

1892

PRÉFACE

DE M. LE DOCTEUR LÉCORCHÉ

Garrod en démontrant par ses mémorables recherches que l'acide urique est bien la matière peccante de la goutte n'a pas épuisé la série des questions que soulève la pathogénie de cette maladie. Après avoir établi que l'excès d'acide urique dans le sang est la cause directe des accidents morbides de la goutte, il reste encore à se demander comment se produit cet excès d'acide urique dans l'organisme, et en deuxième lieu pourquoi se fait cette production anomale.

On a essayé de répondre à la première question en disant que l'excès d'acide urique était la conséquence d'un vice de la nutrition intime de nos tissus. Les uns ont pensé qu'il y avait ralentissement de la nutrition; j'ai soutenu, pour ma part, qu'il y avait au contraire suractivité du travail cellulaire.

Mais pourquoi cette perturbation nutritive? Sir Dyce Duckworth a tenté à son tour de l'expliquer en supposant une modification primitive de l'élément nerveux. Pour lui la goutte est une trophonévrose, habituellement héréditaire, mais pouvant aussi être acquise. C'est là l'idée mère du traité que le Dr Paul Rodet vient de traduire à l'usage des médecins français.

A titre d'hypothèse Sir Dyce Duckworth admet même que la portion du système nerveux qui est surtout prédisposée au trouble fonctionnel connu sous le nom de goutte, a son siège ou son centre dans le bulbe. En un mot, la goutte serait une trophonévrose bulbaire.

Sans vouloir discuter ici l'idée théorique de Sir Dyce Duckworth, je reconnais qu'il l'a étayée d'arguments sérieux et qu'il a habilement fait valoir tous les caractères tirés soit des rapports mêmes de la goutte avec diverses affections nerveuses, soit des nombreux troubles nerveux qu'on observe si fréquemment chez les goutteux. Je signalerai en particulier les chapitres intitulés Rapports de la goutte avec le diabète et Rapports de la goutte avec les différentes névroses.

L'étude des urines goutteuses a fourni à Sir Dyce Duckworth un chapitre intéressant. Je regrette seulement qu'il n'ait pas fixé son attention sur les caractères que présentent les goutteux dans ce qu'on pourrait appeler la période préparatoire de la goutte, c'est-à-dire avant toute manifestation appréciable de la diathèse. Ces caractères, qui m'ont toujours paru très évidents et sur lesquels j'ai insisté dans mon *Traité de la goutte*, m'ont permis, à plusieurs reprises, de prédire par la seule analyse des urines l'apparition d'une attaque articulaire. Ils sont, pour moi, la preuve la plus nette de l'exagération du fonctionnement cellulaire, de l'hypersécrétion organique qui produit d'abord la surcharge urique du sang, l'uricémie et, à la longue, les altérations viscérales et les diverses manifestations articulaires et internes de la goutte.

Je suis absolument d'accord avec Sir Dyce Duckworth au sujet de la marche de la fièvre pendant l'accès de goutte. « J'ai constaté, dit-il, que la température dépasse rarement 38 degrés 8 dans les attaques les plus aiguës, quand il n'y a pas de complications. » Cette affirmation est appuyée sur de nombreuses observations thermométriques. Me fondant sur des observations prises à la Maison Dubois, j'ai dit de même que la température dans l'accès de goutte aiguë dépasse ou même atteint rarement 39 degrés et qu'en tout cas cette élévation est toujours très passagère.

Le chapitre consacré par Sir Dyce Duckworth aux rapports de la goutte avec le rhumatisme est à lire avec soin. Il prouve à quel degré de confusion conduit la fameuse formule de Pidoux :

« La goutte et le rhumatisme sont les deux branches d'un même tronc, l'arthritisme. » Bien que Sir Dyce Duckworth accepte la théorie d'une diathèse arthritique fondamentale « qui explique, dit-il, les rapports indirects entre les deux maladies », il finit par conclure que la goutte et le rhumatisme sont deux affections tout à fait distinctes l'une de l'autre, aussi bien que de l'arthrite rhumatoïde. C'est aussi mon avis et je ne vois d'autre rapport entre la goutte, le rhumatisme et l'arthrite déformante que leur tendance commune à provoquer des lésions articulaires. Ce qui ne suffit pas pour justifier l'hypothèse d'une diathèse arthritique. Aussi, aurais-je bien voulu voir Sir Dyce Duckworth définir avec plus de précision ce qu'il entend par arthritisme. Par contre je souscris absolument à tout ce que dit Sir Dyce Duckworth du traitement de la goutte aiguë ou chronique, de la conduite à tenir pendant l'accès et dans l'intervalle des crises et, comme lui, je pense que le colchique est le véritable médicament de la goutte, supérieur au salicylate de soude dans le traitement de la crise aiguë. Le chapitre sur le régime à suivre dans la goutte est à méditer par tous les goutteux.

Le livre de Sir Dyce Duckworth est en somme un des meilleurs ouvrages sur la goutte qui aient paru depuis le traité de Garrod. L'originalité s'y allie à une grande érudition et à un esprit pratique très précis. Grâce à la traduction de M. Rodet, il aura rapidement en France un légitime succès. Il faut donc remercier M. Rodet d'avoir entrepris cette traduction et le féliciter de l'avoir menée à bonne fin.

LÉCORCHÉ.

TABLE DES MATIÈRES [1]

1. Voir, à la fin de l'ouvrage, p. 415, la table alphabétique des matières et des noms d'auteurs.

CHAPITRE XIII

GOUTTE VISCÉRALE DES ORGANES ET TISSUS SPÉCIAUX

CHAPITRE XIV

CHAPITRE XV

DE QUELQUES AFFECTIONS SIMULANT LA GOUTTE AIGUE

CHAPITRE XVI

DES AFFECTIONS DE LA PEAU ASSOCIÉES A LA GOUTTE

CHAPITRE XVII

DE LA GOUTTE CHEZ LA FEMME ET A TOUS LES AGES

CHAPITRE XVIII

DE LA PYREXIE DANS LA GOUTTE

CHAPITRE XIX

CHAPITRE XX

TRAITÉ

DE

LA GOUTTE

CHAPITRE PREMIER

DÉFINITION DE LA GOUTTE

Il n'y a rien de difficile comme de définir un état morbide. On est en effet exposé à prendre des exemples typiques ou bien choisis, et d'en déduire alors des formules trop restreintes, en ce sens qu'elles ne peuvent s'appliquer à tous les cas.

Aussi en cherchant à définir la goutte, je vais tâcher d'éviter le danger que je viens de signaler. En me livrant à l'étude de cette maladie, j'ai depuis longtemps essayé de déterminer le mode d'après lequel celle-ci opère ses modifications pathologiques afin d'être à même, dans un cas donné, de dire : ceci est une manifestation ou une production goutteuse, et cela n'en est pas. Il est de la plus haute importance de chercher à arriver à cette exactitude dans le cas de trouble pathologique de la nature de celui qui nous occupe, parce que d'autres états morbides ont des allures très analogues, et ce qu'il est encore plus important de savoir, c'est que certains d'entre eux sont quelquefois associés aux manifestations de la goutte, ce qui constitue des états hybrides très difficiles à caractériser. Dans cet ouvrage, je ne m'occuperai que des troubles dus à la goutte franche et j'éliminerai toutes ces manifestations dont on ne peut pas déterminer clairement la nature. J'aurai soin également d'éviter ce que M. Hutchinson appelle un « vice d'étude clinique », qui consiste à choisir quelques symptômes bien marqués, dans des cas où ils sont probablement exagérés, à leur donner un nom spécial, à les décrire et à les classer comme une maladie distincte.

La goutte est une maladie constitutionnelle ou diathésique, se manifestant sous des aspects très variés. Dans ses formes aiguës, elle présente habituellement, mais non toujours, les caractères d'une inflammation localisée, s'accompagnant d'une douleur particulièrement intense, inflammation et douleur qui sont de nature spécifique. Dans ses formes chroniques, il peut n'y avoir ni inflammation ni douleur. Le sexe masculin, surtout après trente ans, est le plus souvent exposé aux manifestations aiguës, et bien souvent c'est le système articulaire qui a le premier à en supporter les atteintes. Dans les manifestations du début, l'inflammation se porte surtout sur la première articulation du gros orteil, s'étendant ensuite aux autres articulations. Mais il est rare que celle-ci arrive à la période de suppuration. Le système digestif paie un large tribut à la maladie, et, dans les formes où celle-ci suit un développement complet, on peut dire qu'il n'y a aucun viscère, ni aucun tissu qui ne soit atteint. Quant au système nerveux, on ne sait pas encore s'il est touché primitivement ou secondairement.

La goutte peut être héréditaire ou acquise. Dans presque toutes ses manifestations, on observe une perturbation dans les rapports de l'acide urique dans l'économie, ainsi les accès inflammatoires s'accompagnent de dépôts d'urate de soude dans les cartilages articulaires et les tissus fibreux. Dans les attaques aiguës il existe un certain degré de fièvre ; mais, dans les formes chroniques, on voit des modifications nutritives profondes, bien que lentes, s'opérer sans la moindre réaction fébrile.

Les anciens nosologistes ont classé la goutte parmi les fièvres et la décrivaient comme « une fièvre tierce se terminant en quatorze jours », Cette définition date d'une époque bien antérieure à l'introduction du thermomètre dans la clinique et s'appliquait uniquement aux attaques aiguës. On a aussi considéré la goutte aiguë, de même que le rhumatisme, comme une « fièvre excrétoire »[1]. Parkes[2] dit : « Je définis la goutte, d'après Garrod, comme une affection fébrile avec

---

1. Laycock, *Medical Observation and Research*, Edimbourg, 1864, 2ᵉ édit., p. 124.
2. Parkes, *Composition of the Urine*, 1860, p. 292.

inflammations circumarticulaires, aboutissant à un dépôt d'urate de soude ».

Aussi, dans un cas de goutte, les éléments essentiels consistent dans la modalité particulière de la diathèse, dans la diminution de l'alcalinité du sang due à l'abondance des sels uratiques et au dépôt de ceux-ci surtout dans les tissus articulaires. Quelquefois les manifestations locales l'emportent sur les troubles généraux. D'autres fois on verra ces derniers exister seuls, sans manifestation articulaire, comme dans les cas de goutte irrégulière ou incomplète. Dans certains cas on se trouve en présence de troubles alternants, tantôt locaux, tantôt généraux.

Pour se faire une idée complète de la goutte, il faut l'envisager comme une affection constitutionnelle et admettre l'unité de ses manifestations, qu'il s'agisse des formes aiguës et régulières ou des formes chroniques et irrégulières. Dans un sens, la maladie est toujours chronique, puisque nous devons considérer que tout individu qui a présenté une manifestation goutteuse évidente est exposé à des récidives pour toute la vie.

Quant à ce qu'on appelle la « goutte du pauvre », il faut bien savoir que la plupart des cas sont des rhumatismes chroniques. Mais en revanche il y en a d'autres qui sont incontestablement des cas de goutte. On les observe chez des individus de constitution faible, à circulation languissante, sujets aux troubles digestifs. Très souvent ces gens sont sobres, mais non toujours. Les femmes sont parfois atteintes de la goutte du pauvre. On peut la constater avant trente ou quarante ans; c'est toujours alors un signe de gravité de la maladie et cela dénote une prédisposition héréditaire très marquée. Il y a plus de cinquante ans, Billing [1] écrivait ceci : « Les personnes sobres ont la goutte, d'une façon héréditaire ou non, parce qu'elles ont un système nerveux affaibli et une digestion troublée. La tempérance n'atténue jamais cette goutte, qu'on appelle « goutte du pauvre », car elle survient chez des individus faibles qui n'ont jamais fait d'excès ». Quelques cas de cette catégorie sont simplement des exemples de goutte incomplète et, si ces malades se livraient à des excès, on pourrait alors voir la maladie revêtir une forme franche et sthénique.

Je pense que cette longue définition fera entrevoir suffisamment la maladie sous ses aspects variés.

1. Billing, *Principles of medicine*, p. 183.

CHAPITRE II

THÉORIES DE LA GOUTTE

Je n'ai pas l'intention de discuter les nombreuses opinions qui ont été émises depuis des siècles sur la nature de la goutte. Tous les auteurs qui ont écrit sur cette maladie en ont fait l'historique d'une façon très complète, entre autres Sir Alfred Garrod[1], Ebstein[2], le professeur Lécorché[3], etc. Aussi je renverrai le lecteur aux excellents ouvrages publiés par eux.

Le terme de « goutte » fait naître de suite l'idée d'une affection humorale et c'est sous ce jour qu'il y a deux siècles la plupart des médecins l'envisageaient. La plus ancienne dénomination qui lui ait été appliquée est celle de *podagre*, qu'on emploie encore aujourd'hui du reste et avec raison, car elle exprime très nettement le caractère le plus saillant, étant donné un cas typique, sans rien préjuger de la cause de la maladie. Cullen[4] a été le premier à attaquer l'ancienne théorie humorale, et, en 1784, il cherchait à lui substituer une théorie d'après laquelle le trouble primitif provenait du système nerveux. Il reconnaissait du reste que l'idée première de cette opinion appartenait à Stahl[5] et qu'il ne faisait que l'adopter.

Henle, en 1847, émit l'opinion que l'inflammation goutteuse avait probablement son point de départ dans le système nerveux central.

1. Garrod, *Gout and Rheumatic Gout*, 3ᵉ édit. Londres, 1876.
2. Ebstein, *Die Natur und Behandlung der Gicht*, Wiesbaden, 1882.
3. Lécorché, *Traité de la Goutte*, Paris, 1885.
4. Cullen, *First lines of the Practice of Physic*, t. II, part. I, ch. xiv. Edimbourg, 1827.
5. Stahl, *Theoria medica vera*, etc. Halle, 1737. *De doloribus spasticis arthritico-podagricis*, § XXXVIII, p. 1040.

Aujourd'hui les théories humorale et nerveuse sont encore en opposition, cependant la première rallierait peut-être plus de partisans.

La doctrine de Cullen fut accueillie avec beaucoup d'intérêt, au
moment de son apparition. Elle n'excluait pas complètement la
théorie humorale puisqu'elle admettait l'existence d'une substance
particulière chez certains goutteux ; lorsque la maladie avait duré
longtemps, il la considérait comme l'effet et non comme la cause de
la maladie [1].

Senator [2], à propos des théorie des solidistes, entre autres de celles
de Cullen, fait remarquer qu'ils n'ont jamais pu les maintenir contre
les diverses théories humorales.

La découverte de la matière peccante [3], dont on soupçonnait l'existence depuis si longtemps, est venue apporter un grand appui à la
doctrine humorale. Depuis plus d'un siècle, en effet, on se doutait bien
que l'acide urique était l'agent pathologique qui jouait le plus grand
rôle dans la production de la goutte, et bien que Murray Forbes [4], en
1793, Wollaston [5], Parkinson [6], Pearson [7], Sir Henry Holland [8] en
Angleterre ; Andral [9], Rayer [10], Cruveilhier [11], Petit en France, regar-
daient tous la goutte comme intimement liée à la présence de l'acide
urique ; il a fallu arriver jusqu'en 1848, époque où Garrod [12] démontra
le fait d'une façon indiscutable et, en élucidant une partie de la question, a fait faire un grand pas à la médecine moderne.

Maintenant le débat s'éclaircit et il devient nécessaire de passer en
revue les différentes théories qui ont été proposées pour expliquer les
rapports de l'acide urique avec les manifestations de la goutte. Mais
auparavant, il faut rappeler que, dix ans avant la démonstration de
Garrod, Sir Henry Holland, soupçonnant les relations de l'acide urique

---

1. Cette théorie fut combattue par le Dr Tode dans une thèse inaugurale en
1784, et par le Dr Luther dans une autre soutenue à Halle en 1786. Sir Charles
Scudamore et Garrod ont aussi critiqué la théorie de Cullen dans leur traité de
la goutte en 1819 et 1859.

2. Senator, *Ziemssen's Cyclopedia*, article GOUTTE.

3. Scheele a découvert l'acide urique dans les calculs et dans l'urine en 1775,
et Sydenham le désigna sous le nom de « materia peccans » dans son fameux
traité classique.

4. Forbes, *Treatise upon gravel and gout*, etc.

5. Wollaston, *On gout and urinary concretions*, Philosoph. Transac., t. II, p. 386,
1797.

6. Parkinson, *Observations on Nature and Cure of gout*, Londres, 1805.

7. Pearson, *Philosophical Transactions*, 1798.

8. Holland, *Medical Notes and Reflections*, 1839, p. 252.

9. Andral, *Précis d'anatomie pathologique*, 1829, t. I, p. 553, et t. II, p. 387.

10. Rayer, *Traité des maladies des reins*, 1839, t. I, p. 243.

11. Cruveilhier, *Atlas d'anatomie pathologique*, 4e livraison, planche III.

12. Garrod, *Medico-chirurgical Transactions*, 1848

avec la goutte, disait « qu'il était présumable que l'accumulation de cette substance se faisait dans le sang et que sa rétrocession ou son déplacement s'effectuait par l'intermédiaire de ce liquide », et « qu'une attaque de goutte tendait à soustraire cette substance de la circulation soit sous forme de dépôts dans les parties affectées, soit par les excrétions ».

THÉORIE DE GARROD. — La théorie de Garrod sur la relation de l'acide urique avec la goutte est basée sur ce fait que le rein cesse soit temporairement, soit d'une façon permanente, d'excréter cet acide et que les symptômes prémonitoires ainsi que ceux de l'accès proviennent de la rétention dans le sang de cet acide qui s'y trouve en excès et de l'effort que fait l'économie pour s'en débarrasser. Il a conçu l'idée que cette incapacité rénale ou une tendance à ce vice pourrait se transmettre par hérédité. Il convient cependant que ces idées ne suffisent pas par elles-mêmes pour expliquer tous les phénomènes de la goutte.

Pour donner à sa théorie l'appui d'une preuve expérimentale, il montra qu'avant l'accès et au moment où il se produit, l'urate de soude se trouve en quantité anormale dans le sang. Mais en même temps il fait voir que cet état peut exister parfois sans manifestation goutteuse, par exemple dans le cas d'intoxication saturnine.

En outre, il affirme que l'inflammation goutteuse s'accompagne toujours de dépôt d'urate de soude dans la partie enflammée et que ce dépôt est interstitiel et permanent. Il considère le dépôt d'urate de soude comme la *cause* et non comme l'*effet* de l'inflammation goutteuse. Pour lui, dans une attaque goutteuse, l'inflammation tend à détruire l'urate de soude dans le sang de la partie enflammée et par suite dans tout le système circulatoire. Il croit que les reins, au début de la maladie, manifestent des troubles dans leurs fonctions et il affirme que, dans les périodes avancées, ils sont atteints dans leur tissu et que la composition de l'urine est modifiée. Il admet que les causes qui prédisposent à la goutte sont ou bien celles qui provoquent un excès de formation d'acide urique dans l'économie, ou bien celles qui déterminent sa rétention dans le sang, et que les causes d'une attaque de goutte sont toutes celles qui diminuent l'alcalinité du sang ou qui augmentent la formation de l'acide urique, ou arrêtent temporairement son élimination par le rein. Enfin il reconnaît que, dans aucune maladie en dehors de la goutte véritable, il ne se fait des dépôts d'urate de soude dans les tissus.

Garrod a cherché à appuyer ces propositions sur des observations cliniques et anatomo-pathologiques. La plupart de ses idées sont acceptées partout aujourd'hui, cependant quelques-unes sont encore discutées, notamment celle qui attribue l'élimination imparfaite de l'acide urique à l'insuffisance rénale et celle d'après laquelle les dépôts uratiques sont la cause et non l'effet de l'attaque.

Gairdner [1] a combattu les opinions de Garrod dans un ouvrage bien connu et regarde « la disparition de l'urée et de l'acide urique dans l'urine et leur accumulation dans le sang » comme étant seulement un symptôme fréquent et une conséquence de la goutte, celle-ci déterminant en outre d'autres phénomènes importants, tels que céphalalgie, somnolence, dyspepsie, etc. Il tendait à attribuer l'arrêt de la fonction rénale à une grande émotion ou à un traumatisme affectant une grande fonction de l'organisme, et il faisait remarquer que cet arrêt était bien plus notable dans l'hystérie que dans la goutte. Les idées de Gairdner entraînaient évidemment l'intervention de l'influence nerveuse, bien qu'il n'ait pas formulé cette opinion.

Charcot fait remarquer que les faits avancés par Garrod rendent impossible toute théorie physiologique de la goutte. Il accepte ses opinions en général, mais il croit que les modifications locales sont pour la plupart sous la dépendance directe de modifications générales, et que la goutte est dans tous les cas une affection chronique et constitutionnelle.

Cruveilhier regardait le dépôt d'urate de soude comme la cause de la goutte et les accès comme coïncidant avec la formation de nouveaux dépôts de ce sel.

Barclay [2] regarde la théorie de l'acide urique comme « beaucoup trop mécanique ». Il admet que dans les manifestations articulaires on trouve une certaine harmonie entre l'inflammation et les dépôts, mais il ajoute : « S'en suit-il nécessairement que si chez un sujet en état de goutte, l'inflammation d'un tissu ne présente pas ce dépôt, il faille exclure celui-ci du rôle pathologique que nous lui attribuons? » Et plus loin : « Doit-on nécessairement trouver de l'urate de soude dans l'estomac et dans les bronches avant de pouvoir considérer une gastrite ou une bronchite comme goutteuse? » Il pensait que par suite de l'absence de dépôt dans ces organes [3], on était autorisé à

---

1. Gairdner, Gout, its history, its causes and its cure, Londres, 1849, p. 99, et 3e édit., 1854, p. 88.

2. Barclay, On Gout and Rheumatism in relation to disease of the heart, Londres, 1866.

3. Bence Jones a trouvé un cristal d'urate de soude dans les parois bronchiques.

nier que « l'inflammation goutteuse véritable s'accompagne toujours de dépôts ou est causée par eux » ; et il croyait que « cette conclusion était corroborée par ce fait que, bien que l'inflammation et les dépôts uratiques fussent associés dans les manifestations articulaires, l'on trouvait de l'urate de soude dans d'autres tissus où il n'y avait pas la moindre trace d'inflammation provoquée par lui ». Pour Barclay, la première modification portait sur la structure moléculaire du sang; elle était produite par la pénétration continue des éléments générateurs de la goutte dans la circulation. Les globules sanguins ayant été impressionnés d'une certaine façon étaient remplacés par d'autres qui avaient à peu près le même aspect, et ainsi se trouvait créée une tendance morbide capable de se transmettre. La rétention de l'acide urique n'était qu'un symptôme, une conséquence de l'attaque de goutte et non sa cause. La bonne chère et l'alcool n'amènent pas simplement un excès de formation de l'acide urique, mais ils finissent par produire des modifications plus permanentes, portant probablement sur les globules sanguins, et qui en réagissant sur le rein déterminaient un arrêt de l'excrétion de l'acide urique et sa rétention dans le serum, d'où il pouvait très bien passer à l'état de dépôt d'urate de soude.

D'après Parkes [1], il y avait dans la goutte obstacle à l'élimination mais non à la formation de l'acide urique, ce qui probablement favorisait un excès de production de cet acide dans l'économie. Il n'admettait pas l'insuffisance d'action du rein pour excréter cet acide, et il soupçonnait qu'il devait y avoir dans le sang ou dans les tissus quelque combinaison anormale qui déterminait la rétention de cet acide et probablement d'autres corps tels que l'acide phosphorique : « S'il en est ainsi, le défaut d'élimination n'est que la conséquence de troubles antérieurs importants dans les métamorphoses qui se passent dans l'intimité des tissus et qui mettent obstacle à l'excrétion. Quels sont ces troubles? On l'ignore complètement, mais l'excès de formation d'acide urique peut en être une des conséquences. »

Laycock regardait la théorie de Garrod comme ne suffisant pas à rendre compte de tous les phénomènes de la goutte. Il y a vingt-cinq ans, il enseignait que :

a. La goutte n'est pas nécessairement articulaire ni même accompagnée d'une inflammation articulaire.

b. La goutte est caractérisée non par la présence d'urates dans le

1. Parkes, *On urine*, Londres, 1860, p. 298.

sang, mais par la formation d'acide urique dans les *tissus* et par l'action qu'il exerce sur eux, mais surtout par les *modifications particulières du système nerveux*.

Edouard Liveing [1] doute que la goutte dépende de la présence de l'acide urique dans le sang parce que l'excès de cette substance se rencontre dans d'autres états pathologiques qui n'ont aucun rapport avec la goutte, et il croit qu'un grand nombre de symptômes de la maladie reconnaît une origine nerveuse.

Sir William Roberts [2] accepte la doctrine de Garrod. Il admet que l'insuffisance d'élimination de l'acide urique par le rein provient d'une diminution de l'alcalinité du sang.

Ord [3] a émis une opinion tout à fait différente. Il considère la goutte comme provenant d'une tendance à une forme spéciale de dégénérescence ou à une sorte de vice de structure de certains tissus fibreux, soit héréditaire, soit acquise, qui détermine un excès de formation d'urate de soude, qui passe dans le sang et va se déposer dans les régions les plus pauvres en tissus vasculaires et lymphatiques, c'est-à-dire les cartilages. Il attribue l'accès de goutte à l'existence de causes locales telles que traumatisme, refroidissements, etc. Il n'admet pas que la présence de dépôts uratiques indique leur élimination du sang, que les processus locaux soient sous la dépendance de ces dépôts ni que ceux-ci soient le résultat de l'inflammation. Il croit que la dégénérescence locale goutteuse et l'inflammation tendent à envahir le reste de l'économie par l'intermédiaire du sang, et à développer ailleurs des phénomènes de même nature par une action nerveuse réflexe.

Cette théorie nous ramène en partie au solidisme d'autrefois, mais accommodé selon les idées modernes; cependant elle est en partie neuro-humorale et par certains côtés contraire à la doctrine de Garrod. Elle pose cette question si vaste à savoir s'il y a ou non dans la nature intime de la goutte une tendance spécifique à la dégénérescence et une transformation anormale de certains tissus aboutissant aux dépôts uratiques.

Ralfe [4] pense que le premier facteur de la goutte réside dans la diminution de l'alcalinité du sang par suite de l'accumulation dans ce liquide d'acides et de sels acides : pour lui, l'acide urique n'est formé, à l'état de santé ou de maladie, qu'en petite quantité, mais

1. Liveing, *On megrim, Sick-Headache*, etc., Londres, 1873, p. 404.
2. Roberts, *On urinary and renal diseases*, 1882, 3ᵉ édit., p. 66.
3. Ord, *Med. Times and Gazette*, 1874, t. I, p. 233.
4. Ralfe, *Clinical chemistry*, 1883, p. 295.

son dépôt est dû plutôt à son insolubilité qu'à son excès de production. Dans cette théorie, les dépôts uratiques sont la conséquence, et non la cause des troubles qui leur sont généralement attribués.

Garrod a constaté que, dans la goutte chronique, la réaction du sang était presque neutre. La rétention de l'acide urique dans l'économie est due à un état pathologique des tissus qui en rend l'élimination incomplète.

On constate la diminution de l'acide urique dans l'urine surtout dans la goutte chronique où les reins sont déjà atteints, ce qui conduit Ralfe à douter de l'exactitude de la théorie de Garrod, qui considère l'insuffisance de l'élimination rénale comme la principale cause de la rétention de l'acide urique dans l'économie, et à admettre que « la première phase de ce processus a son siège dans les tissus qui sont devenus incapables de métamorphoser cet acide comme cela a lieu en état de santé. Dans les organes glandulaires volumineux ou bien dans ceux où la circulation se fait librement, l'acide urique est charrié par le sang et transformé graduellement en urée ; dans les tissus éloignés du grand courant circulatoire l'acide urique insoluble n'est pas si facilement transporté et, sous l'influence du plus léger trouble, il se dépose, comme cela a lieu dans les cartilages articulaires, dans celui de l'oreille, etc. » Ralfe accepte donc l'opinion d'Ord au point de vue de la dégénérescence héréditaire ou acquise des tissus, d'après laquelle ceux-ci ainsi que le sang se chargent de produits excrémentitiels, et il fait intervenir ensuite l'influence nerveuse en disant que : « cette prédisposition finit par amener des troubles dans quelque centre nerveux », ce qui constitue la cause déterminante de l'attaque de goutte, « dont le résultat est l'accumulation d'acide urique dans le sang et le dépôt d'urate de soude dans les tissus ». Cette théorie est donc en partie solidiste et en partie neuro-humorale.

Murchison [1] regarde la goutte comme étant le résultat d'une variété d'uricémie, et admet que cet état du sang est dû à des troubles digestifs et hépatiques. « La goutte articulaire est, pour ainsi dire, un accident local qui, bien que parfois déterminé par un traumatisme, peut cependant survenir à un moment quelconque chez les individus qui présentent des troubles permanents dans le processus normal de transformation des matières albuminoïdes en urée par le foie. En d'autres termes, la goutte, comme le diabète, est le résultat d'un trouble fonctionnel du foie. » Murchison accepte les idées de Garrod sur

---

1. Murchison, *Leçons sur les maladies du foie.*

l'accumulation antérieure de l'acide urique dans le sang et sur l'insuffisance de l'élimination de celui-ci par le rein, aux dernières périodes
de la goutte, bien qu'il fasse remarquer, de même que Garrod, que les
reins sont généralement sains à la première attaque. Il croit que
l'insuffisance hépatique peut se transmettre héréditairement et que
c'est ce qui arrive souvent. Selon lui, la goutte aurait donc avec le
foie les mêmes rapports que l'hydropisie urémique avec le rein.

Latham [1], discutant les relations de l'acide urique avec la goutte
et la question encore non résolue de la formation de l'acide urique
chez les animaux, soutient une thèse analogue à celle de Murchison,
sur l'origine hépatique de la goutte : « De même que dans le diabète
le vice pathologique réside dans l'impuissance où se trouve l'économie d'effectuer la transformation du glucose qui passe alors dans
le sang et est éliminé par les reins; de même, dans la goutte ou
la gravelle, la transformation imparfaite du glycocolle (dérivé de
l'acide glycocholique), constitue le vice primitif et essentiel. Cette
substance non modifiée, arrivant du tube digestif ou d'autre part
dans le foie, se combine par l'action de la glande hépatique à l'urée
provenant de la transformation des autres amides, de la leucine, etc.,
et est convertie en hydantoïne ou en un corps similaire, puis passe
dans les reins pour s'y combiner à une autre molécule d'urée, formant de l'urate d'ammoniaque dont une partie pénètre dans la circulation et est convertie en urate de soude. » Cet auteur croit en outre
qu'il existe certaines modifications du système nerveux qui sont la
cause des attaques, de leur localisation articulaire et de la nature
héréditaire de la goutte.

Jonathan Hutchinson [2] accepte comme la preuve certaine de la
goutte véritable tous les cas d'arthrite et d'inflammation des tissus
fibreux et aponévrotiques qui surviennent concurremment avec l'accumulation d'urate de soude, ce que l'on reconnaît à l'autopsie et pendant la vie par l'examen du sang et par l'analyse de l'urine. Mais,
pour admettre une manifestation comme goutteuse, on ne doit
pas attendre qu'on ait la preuve de l'existence de ce sel dans le sang
et encore moins son dépôt dans les tissus. Tous les symptômes qui
ont une tendance dans le sens que nous venons d'indiquer, doivent
être considérés comme de nature goutteuse. « Bien des phénomènes

1. Latham, *On the formation of uric acid in animals; its relation to gout and
gravel*, Cambridge, 1884.
2. Hutchinson, *On the relations between Gout and Rheumatism* (*Transactions of
the Internat. med. Congress*), Londres, 1881, t. II, p. 92.

qui surviennent chez les jeunes gens et qui sont liés à la goutte héréditaire, ainsi que beaucoup de formes de « goutte calme » chez les
individus atteints de cette maladie à la fois héréditaire et acquise,
n'ont probablement aucune relation avec la tendance à l'accumulation des urates. Le processus goutteux est dû en partie à l'assimilation défectueuse et en partie à une insuffisance dans l'excrétion,
et il est probable que c'est seulement quand les reins sont affectés
qu'on voit apparaître une tendance marquée à la formation des
tophus. Il est possible et même probable que dans quelques-unes des
formes héréditaires ni la digestion ni l'excrétion ne sont atteintes
et que l'hérédité porte son action sur une particularité de tissu. »

Cet auteur admet comme base l'existence d'une diathèse arthritique
sur laquelle, sous l'influence de certaines causes, peut s'établir une
tendance à la goutte, au rhumatisme ou à quelqu'une de leurs nombreuses modifications et combinaisons. Partant de là, il considère
la goutte, dans bien des cas, comme surajoutée au rhumatisme.

La théorie d'Ebstein diffère à certains égards des précédentes. Après
avoir fait de nombreuses études sur les tissus affectés de goutte, il a
constaté qu'il existait une lésion commune à tous, la nécrose des parties où s'est fait un dépôt uratique. Il regarde cette nécrose comme
aussi caractéristique de la goutte que le dépôt uratique. Les deux
modifications doivent coexister dans un tissu pour constituer la véritable plaque goutteuse; il a trouvé ces plaques dans les reins, dans
les cartilages hyalins et les fibro-cartilages, ainsi que dans le tissu
cellulaire. Il appelle l'attention sur la période de début de ce processus nécrobiotique où il ne s'est encore effectué aucun dépôt; aussi
il soutient que le facteur primitif est le trouble de nutrition du tissu
et que le dépôt uratique n'est que secondaire, ne s'effectuant pas tant
que la vitalité du tissu n'est pas complètement anéantie. Il n'a jamais
observé aucun cristal uratique dans un tissu sain. Il convient avec
Garrod que l'acide urique est excrété d'abord à l'état dissous sous
forme d'urate de soude dans certains tissus, mais qu'en raison de son
peu de solubilité, il s'épaissit rapidement, tend à cristalliser et à se
solidifier. Il prétend qu'il constitue un poison irritant partout où il se
dépose et que ses effets nocifs varient selon la quantité et la concentration du dépôt uratique, ainsi que selon la vulnérabilité du tissu
envahi, les tissus fermes présentant une résistance plus grande que
les tissus lâches. Il regarde cette incrustation comme analogue à la
calcification dans laquelle des sels de chaux se déposent dans les
tissus dont la nutrition est grandement ou complètement anéantie.

Comme nous le verrons plus loin, Cornil et Ranvier soutiennent que les dépôts uratiques surviennent primitivement dans les cellules, qu'ils pénètrent ensuite dans le voisinage de la substance fondamentale, malgré la résistance qu'ils rencontrent; tandis que, dans la calcification, l'infiltration débute par la substance fondamentale. Ebstein admet que les sels de chaux peuvent se déposer dans les tissus goutteux d'une façon subséquente de même que dans tout autre tissu nécrosé.

CHAPITRE III

Dans l'état actuel de nos connaissances, on peut affirmer qu'il est impossible de concevoir une théorie acceptable de la goutte, sans tenir compte du rôle joué par l'acide urique. Malgré ceux qui enseignent le contraire, j'affirme en commençant ce chapitre qu'on peut poser ce principe : « Pas d'acide urique, pas de goutte ». Afin qu'il n'y ait pas de malentendu dans ce que je dirai plus loin, je déclare maintenant me ranger à l'opinion de ceux qui considèrent la présence d'urates dans les tissus comme la preuve la plus certaine de l'existence de la goutte. Mais je sais parfaitement que beaucoup de manifestations goutteuses et de modifications de tissu s'observent sans qu'il y ait ce dépôt spécifique, et je m'efforcerai plus loin d'en donner l'explication. En acceptant la théorie qui fait de l'acide urique un irritant particulier, je montrerai qu'il peut exercer son action nocive dans chaque cas ou dans chaque tissu sans donner aucun signe de sa présence. Cette opinion permet de résoudre un grand nombre des difficultés du diagnostic, surtout du diagnostic différentiel entre la goutte et les autres formes d'arthritisme. Pour déblayer de suite le terrain, je dirai que j'admets un processus pathologique tout différent pour l'état morbide connu sous le nom de rhumatisme chronique qu'on appelle souvent, à tort selon moi, *rhumatisme goutteux*.

Le seul sujet que j'ai l'intention de traiter dans ce volume, c'est la goutte véritable, bien distincte de toutes les autres formes d'affections qui atteignent les articulations. La goutte articulaire n'est qu'une variété de la goutte. Contrairement aux autres formes d'arthrites dans lesquelles l'affection est principalement et uniquement limitée aux tissus articulaires, l'arthrite goutteuse n'est que la manifestation locale d'une maladie générale qui laisse son empreinte d'une façon différente sur beaucoup d'autres organes. C'est précisément ce caractère qui a fait appeler la goutte une maladie *protéiforme*, terme qui pourrait assez bien lui convenir, mais qui a malheureusement servi à couvrir plus d'une erreur de diagnostic. Comme nous le verrons plus loin, un goutteux peut présenter des troubles divers sans que ceux-ci soient de nature goutteuse; de même qu'il en est d'autres qui surviennent chez des individus non goutteux et qu'on attribue à tort à la goutte, bien que chez un individu réellement goutteux tout état pathologique puisse subir une modification spéciale par le fait de sa diathèse. Aussi je proteste contre l'assertion d'Ebstein qui dit que « l'on doit chercher les causes de la goutte au lieu où l'acide urique se forme ».

Avant de nous occuper des relations particulières de l'acide urique avec la goutte, nous allons essayer de grouper dans un coup d'œil aussi général que possible, tout l'enchaînement des éventualités pathologiques qui peuvent se présenter. En premier lieu, nous ferons remarquer que si répandue que soit l'affection, cependant il y a des gens qui lui échappent. De même que pour le rhumatisme on peut dire que ce n'est pas tout le monde qui est ou peut être rhumatisant, de même on peut dire que ce n'est pas tout le monde qui est ou peut être goutteux.

La prédisposition au rhumatisme est cependant plus largement répandue que la prédisposition à la goutte. Rien n'est mieux établi, dans la nature de la goutte, que sa transmission héréditaire. Quand on voit une famille où se trouvent beaucoup de goutteux, il est bien probable que les ascendants ont été goutteux. On admet aussi que la maladie peut être acquise, du moins autant qu'une enquête sérieuse permet de remonter dans les antécédents de certaines familles, et ne peut faire déceler chez elles aucune tendance héréditaire. Sans doute nous marchons ici sur un terrain délicat et nous savons tous combien on nous dissimule la vérité lorsque nous voulons approfondir l'histoire pathologique de certaines familles. En ce qui concerne la goutte, nous pouvons cependant acquérir une certitude plus grande; car, pour un observateur habile, certains signes seront plus faciles à reconnaître que pour beaucoup d'autres maladies.

Mais, dans la solution de ce grand problème de la goutte, nous voyons surgir bien d'autres difficultés. Même la véritable goutte n'est pas toujours « pur sang »; elle se transforme, s'associe à différents états morbides, et ces transformations, ces associations se retrouvent dans le processus de transmission aux descendants. Le sujet est donc en vérité très difficile, mais c'est une raison entre autres pour qu'on cherche à l'éclaircir. Je vais tout d'abord examiner l'opinion émise par plusieurs observateurs émérites tels que Laycock, Hutchinson et Charcot, relativement à l'existence d'une diathèse *arthritique*.

Pour moi, je crois qu'il existe une diathèse arthritique qui donne lieu à deux catégories de troubles morbides : la goutte et le rhumatisme. C'était la théorie de Pidoux; elle a été acceptée par Charcot et Hutchinson, et j'estime qu'elle sera pour nous un auxiliaire précieux lorsqu'il s'agira de rechercher la nature des deux affections que nous venons de citer.

Les individus prédisposés à l'arthritisme sont très sensibles aux changements de température et de climats; ce qui se manifeste par des modifications trophiques dans les articulations et autres tissus similaires.

L'hérédité imprime ses stigmates de la façon la plus marquée dans la diathèse arthritique, ce qui fait que la goutte et le rhumatisme peuvent apparaître dans la descendance des individus goutteux ou rhumatisants. Le système nerveux paye un large tribut à la diathèse.

Arrivé sur ce terrain, je vais me risquer à proposer une théorie de la pathogénie de la goutte qui me paraît se déduire le plus logiquement des faits. C'est, selon moi, chez ces individus qui, d'une façon héréditaire ou acquise, possèdent cette spécificité de tissu que nous devons chercher le développement de la goutte chez l'un, du rhumatisme chez l'autre. On ne retrouve les caractères spécifiques de la goutte que chez les individus qui y sont prédisposés héréditairement.

En 1880, j'ai publié un travail dans lequel je soutenais la théorie neurotique de la goutte, sous forme des propositions qui suivent :

1° J'insistais sur ce que les états pathologiques qui sont reconnus comme étant de nature certainement goutteuse dépendent primitivement d'un trouble fonctionnel du système nerveux; la goutte est donc une névrose primitive.

2° Il existe dans la nature même de la maladie et l'on trouve par analogie des preuves que la lésion porte sur la moelle où l'on peut assigner la place d'un centre trophique pour les articulations.

3° La névrose goutteuse peut, comme d'autres, être acquise et transmise; elle peut aussi être modifiée de diverses façons et associée

à d'autres névroses; elle peut subir des transformations et des métamorphoses ou parfois être jugulée complètement.

4° Cette névrose diathésique imprime son cachet à l'individu en
créant chez lui des troubles nutritifs spéciaux affectant les facultés
d'assimilation et d'excrétion, donnant lieu à une impressionnabilité
nerveuse particulière et traçant ainsi à un degré plus ou moins
marqué la physionomie de la goutte.

5° Une grande partie des phénomènes, reconnus comme goutteux,
sont dus à une perversion des rapports existant entre l'acide urique et les
sels de soude dans l'économie, provenant de l'état morbide particulier que nous venons de signaler à l'alinéa précédent. Ainsi il y a un
excès d'urate de soude dans le sang avant et pendant l'attaque de
goutte aiguë, et alors il y a ou bien dépôt de ce sel (par influence nerveuse probablement) sur la partie affectée (Garrod), ou bien celui-ci se
forme trop abondamment au niveau des parties enflammées, ce qui
explique son dépôt local ainsi que sa pénétration dans la circulation.

La faculté que possède le rein d'excréter l'acide urique semble être
temporairement suspendue pendant l'accès de goutte. Cette insuffisance rénale semble être un des symptômes dominants de ce trouble
nerveux spécifique. Dans la goutte chronique, quand il s'est produit
une lésion de tissu soit dans la substance tubuleuse avec dépôts
d'urate de soude, soit dans l'interstitielle avec atrophie de l'organe,
l'insuffisance rénale s'explique alors d'une façon plus mécanique.

6° Dans la goutte primitive ou héréditaire, la toxémie dépend de la
névrose goutteuse, c'en est une des manifestations, mais une manifestation secondaire.

7° Dans ce que j'appelle goutte secondaire ou acquise, la toxémie
est directement produite par une manière de vivre qui surcharge les
organes digestifs et excrétoires; et si, en même temps que cette
toxémie, diverses causes entrent en jeu et exercent sur le système nerveux une action distinctement dépressive et affaiblissante, les manifestations nerveuses spéciales à la diathèse goutteuse sont constituées
et s'imprimeront plus ou moins profondément sur l'individu ou ses
descendants.

8° Cette théorie de la goutte, mieux qu'aucune autre, relie entre eux
les divers facteurs connus qui sont engagés dans la production des
symptômes variés de la maladie; et si elle détrône la pathogénie
humorale de la place élevée qu'elle a occupée si longtemps, elle
l'étudie avec soin et s'efforce de l'utiliser d'une manière plus évidente
à l'explication des phénomènes de la maladie.

. 9° S'il est désirable en pathologie de classer distinctement les diverses affections sans se rapporter exclusivement à leurs caractères chimiques, histologiques ou nerveux, l'affection connue sous le nom de goutte doit, peut-être à juste titre, être reléguée, ainsi que quelques autres, dans la classe des affections qui peuvent être appelées neuro-humorales.

En revoyant ces propositions après un intervalle de dix ans, je suis assez disposé à être moins dogmatique en ce qui regarde certaines d'entre elles. Je maintiens toujours que la goutte a une origine neuro-humorale; mais je serais moins tenté de localiser le siège des troubles morbides dans un centre spinal ou sur tout autre point du système nerveux. Je serai dorénavant plus prudent à cet égard, prenant en considération la critique qu'un éminent professeur de Paris a faite à ma théorie. Il me reprochait de chercher à localiser « en un point trop limité, les lésions primitives d'une maladie essentiellement générale qui est et restera le type de l'affection diathésique la mieux caractérisée ». Cependant, sans vouloir insister davantage sur cette partie de ma théorie, je n'y renonce pas complètement, car les manifestations arthritiques en sont justiciables dans un grand nombre de leurs symptômes, et personne ne peut mettre en doute que la moelle est formée d'une série de centres nerveux dont certains ont des connexions très étroites avec divers organes et tissus qui en sont très éloignés.

Je la crois absolument essentielle pour compléter la théorie humorale et y ajouter la conception d'un élément nerveux qui vient jouer un rôle dans la production de la goutte. En l'admettant ainsi, on élargit l'horizon et l'on peut expliquer certains points très difficiles qui ont jusqu'ici toujours mis à l'épreuve la sagacité d'observateurs très éclairés. Pour moi, je ne puis disjoindre les deux théories et je considère la goutte comme une maladie neuro-humorale.

Aussi jusqu'à présent on n'a pas émis de théorie qui puisse embrasser les manifestations si multiples de la goutte. Le progrès le plus marquant qui ait été fait dans ces derniers temps a été d'établir d'une façon certaine les relations de la maladie avec l'acide urique dans certains cas, ce qui nous oblige à conserver dans la conception de la maladie un certain côté humoral.

Je vais donc discuter : 1° les arguments en faveur de la théorie qui fait jouer au système nerveux un rôle prépondérant dans la pathogénie de la goutte, et je devrai alors me borner à faire allusion à beaucoup de faits sur lesquels je m'appesantirai davantage plus loin;

2° les relations pathogéniques de la goutte avec l'acide urique et ses sels.

Je crois que le meilleur plan à suivre, c'est de passer en revue les caractères particuliers des névroses en général et d'examiner en même temps comment se comportent les manifestations reconnues comme nettement goutteuses.

Auparavant, je tiens à établir que la goutte n'est pas simplement le résultat d'une anomalie dans les rapports de l'acide urique; qu'elle consiste en quelque chose de plus qu'une perversion chimique, qu'on ne peut pas l'expliquer comme étant simplement une manifestation survenant dans le cours d'une affection de l'estomac ou du foie; qu'elle n'est pas seulement l'apanage des gens qui vivent bien et des buveurs intempérants arrivés à un âge moyen ou plus avancé, car l'on sait qu'elle affecte aussi parfois dans l'âge adulte les gens de lettres et les ouvriers. Les recherches sur la nature et les fonctions du système nerveux poursuivies depuis vingt-cinq ans vont nous être maintenant d'une grande utilité, au point où nous sommes de la discussion; elles nous ont appris deux points très importants relatifs aux névroses en général. Le premier c'est qu'elles peuvent être primitives ou centrales; le second c'est qu'elles peuvent être secondaires ou provoquées. En d'autres termes, on peut affirmer qu'une névrose peut être acquise ou qu'une tendance à la névrose peut s'établir, se transmettre héréditairement et créer ainsi une tendance diathésique, ou bien qu'en raison d'un état toxémique une névrose secondaire ou provoquée peut se manifester.

C'est en m'appuyant sur ces données que je vais essayer d'établir la part qui revient au système nerveux dans la pathogénie de la goutte.

Représentant un état spécial de la force nerveuse ou plutôt une modalité pathologique particulière de l'évolution de cette force, les névroses se greffent sur un individu de manière à constituer une partie intégrante de son organisme. Elles lui appartiennent en propre et sont aussi caractéristiques de sa personnalité que le seraient sa physionomie et les traits de son visage. Une névrose ainsi greffée représente pour ainsi dire la physionomie morbide de l'axe cérébro-spinal. Une névrose est donc une disposition particulière ou une tendance du système nerveux à une évolution morbide ou à des manifestations nerveuses anormales. Elle n'implique pas du tout l'existence d'un état de maladie, visible pour tout le monde, mais c'est plutôt un état latent qui peut devenir actif sous l'influence d'une provocation spéciale.

La caractéristique particulière des névroses, c'est qu'après avoir imprimé leur cachet sur un individu, elles tendent à se transmettre héréditairement. On a prétendu que la femme y était plus prédisposée que l'homme, mais les faits montrent que c'est une opinion un peu trop absolue. Certaines névroses paraissent prédominer chez l'homme, d'autres chez la femme, et parmi celles qui sont communes aux deux sexes, on voit leurs manifestations survenir à des époques différentes de la vie.

Ainsi certains troubles nerveux se manifestent aux différentes périodes climatériques : au moment de la dentition, de la puberté et souvent de la grande climatérique. On voit donc qu'un certain caractère de périodicité s'attache aux névroses en général.

En outre, un des traits les plus saillants des affections nerveuses, c'est leur tendance à se montrer par accès.

On connaît aussi d'une façon précise les lois d'alternance ou de substitution qui dominent la pathologie des névroses ; ainsi l'on observe certaines formes d'affections nerveuses chez les parents ou les ascendants et d'autres formes chez les collatéraux ou les descendants. Nous nous trouvons donc en présence de types différents au point de vue de l'impressionnabilité nerveuse. Ces états latents peuvent être mis en activité plus ou moins facilement selon diverses circonstances.

On comprend sans peine comment se comporte cette tare nerveuse une fois qu'elle s'est implantée sur l'organisme, mais il est moins facile de concevoir comment se fait la première imprégnation de cette tendance à un trouble fonctionnel sur l'économie. Celui-ci après avoir pris naissance est susceptible de développement, de modifications et même peut s'arrêter tout à fait.

L'activité excessive du système nerveux en général ou d'une de ses parties peut, ainsi que l'a montré Laycock, constituer au point de vue des névroses une cause des plus prédisposantes. Les excès habituels ou prolongés développent la tendance héréditaire. *L'excès de travail intellectuel, la gourmandise, l'intempérance, la débauche et tous les autres vices des parents créent chez les descendants une tare nerveuse et une tendance aux névroses.* Il n'est pas nécessaire de chercher bien loin pour en trouver des exemples et, en première ligne, nous trouvons la goutte dont les manifestations sont si variées. D'après cette théorie que je défends, la goutte serait donc une diathèse nerveuse, et l'anneau qui manquait depuis si longtemps pour relier la longue chaîne de ses phénomènes serait alors tout trouvé.

J'ai dit plus haut qu'il fallait faire une part à la théorie humorale dans la pathogénie de la goutte. Étant admis que la goutte est la manifestation d'une tare nerveuse centrale (vice de nutrition primordial), ses différents symptômes revêtiront un caractère de gravité variable. On peut appeler cela la goutte primaire ou centrale. La tendance morbide ainsi existante peut être transmise ou modifiée, ou même disparaître complètement.

Chez un autre individu, on verra la goutte apparaître sur un terrain tout à fait exempt de tare nerveuse. Tout le monde sait que la bonne chère et le bon vin sont de puissants facteurs de la goutte. Dans ce cas, il se crée un état morbide du sang et il se fait une production excessive d'acide urique.

Mais est-ce tout? Cela suffit-il à expliquer tous les phénomènes cliniques que nous observons dans la goutte? Je ne le crois pas. Il faut pour cela agrandir un peu notre horizon et nous nous trouvons obligés de faire intervenir le système nerveux; aussi n'étant arrivés qu'à admettre une toxémie spéciale, il nous faut bien forcément abandonner la théorie humorale pour chercher les effets de la dyscrasie sanguine dans les centres nerveux. Nous nous y trouvons pleinement autorisé si nous comparons l'action que les autres états toxémiques exercent sur le système nerveux. Ceux-ci, en effet, affectent la nutrition d'une façon très marquée, ce qui se traduit par des convulsions ou tous autres symptômes nerveux.

Je puis maintenant me risquer à avancer la proposition suivante : à savoir qu'une affection secondaire des centres nerveux survient comme conséquence de la toxémie et qu'alors se déroule le processus particulier de l'attaque de goutte. C'est ce que l'on peut appeler la goutte secondaire ou acquise. Une névrose diathésique se trouve ainsi implantée sur l'individu et nous tournons dans un cercle vicieux d'événements dont l'économie est le théâtre.

Une des études les plus intéressantes à faire serait d'examiner, conjointement avec la goutte, les diverses arthropathies qu'on a reconnues dernièrement être d'origine spinale, c'est-à-dire nerveuse. Il semblerait alors impossible d'en séparer l'arthrite goutteuse. Et si l'on admet que celle-ci, qui n'est qu'une forme isolée parmi beaucoup d'autres, dépend véritablement et directement d'une influence nerveuse, on fait disparaître immédiatement la plus grande difficulté qui existe dans l'adoption de la théorie nerveuse de la goutte. Je crois que le plus grand obstacle que l'on a rencontré pour faire accepter celle-ci a été, jusqu'ici, l'impossibilité de rattacher une disposition arthritique avec une forme quelconque de névrose. Mais il existe tant d'autres manifestations de la goutte, qui dépendent si évidemment du système nerveux, que la maladie dans son ensemble paraît naturellement devoir rentrer sous sa dépendance.

Cependant il est juste de rappeler qu'il y a longtemps qu'on a émis l'idée que le système nerveux pouvait avoir une action spéciale sur les articulations et que les affections arthritiques pouvaient à leur tour réagir sur les centres nerveux. Comme exemple, nous citerons les relations qui existent entre le rhumatisme et la chorée, ainsi que l'a montré Liveing [1].

Les recherches de Charcot, Ball, Weir Mitchell, Ord ont jeté une grande lumière sur les arthropathies d'origine spinale. Ce dernier a surtout lutté pour arriver à une revision plus scientifique de nos opinions sur la pathologie de l'arthrite rhumatismale chronique. Ses idées sont non seulement très ingénieuses, mais elles s'accordent parfaitement avec les faits cliniques bien observés.

Comme Sir James Paget l'a fait remarquer, les modifications des centres nerveux, qui pourraient servir à établir la localisation nerveuse du processus goutteux, forment une partie de la pathologie de la goutte, qui n'est pas encore entrée dans la clinique. Aussi, pour le moment, elles ne sont rien de plus qu'une vue spéculative de l'esprit, mais l'on gagnera vite du terrain en continuant les recherches dans cette voie.

La localisation des points affectés dans les arthropathies de l'ataxie locomotrice a suscité certaines divergences d'opinions. Charcot la place dans la corne antérieure de la moelle. Buzzard cependant n'est pas d'accord sur ce point, et, guidé par l'association fréquente des crises gastriques avec les affections articulaires dans cette maladie, admet une sclérose des racines médullaires du pneumo-gastrique étroitement reliée à quelque centre trophique du voisinage tenant sous sa dépendance les systèmes osseux et articulaire. Il fait ainsi voir le lien qui peut exister entre les affections articulaires et leurs métastases, telles que les complications cardiaques du rhumatisme, ainsi que l'existence de l'hyperpyrexie qu'on observe parfois dans ces cas. Il s'agit maintenant de trouver ce centre trophique des articulations.

Il nous reste maintenant à montrer plus en détail comment les phénomènes goutteux se comportent par rapport aux manifestations ordinaires des névroses.

1. Liveing, *loc. cit.*, p. 247.

Pour moi, rien n'est plus facile que d'établir l'élément neurotique dans la goutte véritable.

D'abord il faut tenir compte de la tendance marquée que possède la goutte d'être transmise héréditairement. Cela est notoire. L'affection peut provenir de l'un ou de l'autre des parents et s'associer à d'autres tares héréditaires. Les manifestations de la maladie peuvent être graves ou légères et même leur apparition peut être reculée jusqu'à la treizième période climatérique. Ainsi donc la première attaque de goutte peut n'éclater qu'à soixante ou même quatre-vingt-dix ans. Mais dans ce cas je suis certain que bien des signes moins importants de la maladie ont été négligés dans les années qui précédaient, et qui auraient été suffisamment caractéristiques pour un observateur éclairé. En général, les manifestations peuvent se montrer à des âges bien définis pour chaque sexe, vers quarante ans chez l'homme et cinquante chez la femme. D'après ma propre expérience, il semblerait que la goutte est fréquente chez l'homme de trente à quarante ans.

Certaines particularités qui s'attachent à la transmission de la goutte méritent d'être étudiées. M. Hutchinson [1] a appelé l'attention sur l'une d'elles dans une leçon très intéressante. Il exprime l'opinion que ce qui est transmis n'est pas la dyscrasie goutteuse aiguë proprement dite, mais bien plutôt une susceptibilité spéciale relativement à l'influence de certaines causes excitantes, en même temps qu'un certain trouble des fonctions d'assimilation et d'excrétion. Mais cette susceptibilité spéciale à l'égard de certains facteurs excitants n'est ni plus ni moins qu'une particularité d'origine nerveuse dont le principal caractère est l'*instabilité*. Telle est la névrose goutteuse. Hutchinson croit en outre que la goutte se montre habituellement, dans une famille de goutteux, plus fréquemment, et d'une façon plus marquée, chez les enfants plus jeunes que chez les aînés ; parce que la diathèse acquiert une intensité de plus en plus forte que chez les parents à mesure que ceux-ci avancent en âge. Je suis tout à fait de cet avis [2]. La ressemblance avec les parents goutteux s'accuse d'une façon bien plus nette chez ceux des descendants qui sont fortement touchés par la maladie ; chez les autres membres de la famille, les signes de la goutte peuvent exister, mais ils sont moins prononcés. Ces faits du reste confirment les lois ordinaires de l'hérédité. Wickham Legg a appelé

1. Hutchinson, *Medical Times and Gazette*, 1876, t. I, p. 573.
2. Spencer Wells a publié des observations qui viennent confirmer cette opinion, *op. cit.*, p. 18.

l'attention sur ce fait que la goutte, comme l'hémophilie, la paralysie pseudo-hypertrophique de Duchenne et quelques autres affections, se transmet souvent par la ligne féminine, bien qu'affectant ordinairement les hommes, les femmes restant indemnes de goutte franche.

Un des traits caractéristiques des affections goutteuses est leur apparition brusque. De même que dans l'épilepsie, il arrive souvent, qu'avant l'accès, le malade éprouve une sensation de bien-être très remarquable. Celle-ci n'est rien autre chose qu'un trouble nerveux. L'explosion brusque de la maladie est un des caractères distinctifs de plusieurs névroses, telles que l'angine de poitrine, l'asthme, l'épilepsie et diverses névralgies.

Le moment où se produit l'accès est aussi nettement déterminé. La plupart du temps il se produit le matin de bonne heure, aussi bien dans les formes graves que dans les cas légers. On observe la même chose dans l'asthme, les névralgies et l'épilepsie. La pyrexie propre à la goutte aiguë est paroxystique de même que la douleur, elle présente des rémissions. Nous rappellerons ici l'influence du miasme paludéen sur les centres nerveux.

L'élément paroxystique de la goutte, non moins que la périodicité, imprime à la maladie un caractère nerveux et la rattache aux autres névroses.

On observe des relations importantes de même nature dans l'association de la goutte avec les autres névroses. Ainsi l'hémicranie est parfois une manifestation très nette de la goutte, dans les deux sexes, et peut être une forme de névrose implantée chez un individu dont le père était goutteux, ou peut elle-même alterner avec des symptômes arthritiques chez le même individu.

Nous pouvons maintenant étudier la doctrine des métastases dans ses rapports avec la goutte. Les humoristes purs ont cherché à donner l'explication de ce fait clinique d'après leur théorie, mais elle est manifestement insuffisante pour en rendre compte. Il faut bien admettre que lorsqu'une inflammation se déplace, cela se produit sous une influence nerveuse, qu'on suppose de nature réflexe. Il existe certainement dans l'organe ainsi choisi en apparence par caprice un état de prédisposition, de réceptivité morbide. Le même groupe de tissus peut être atteint successivement. Ainsi la goutte ou le rhumatisme se promène de jointure en jointure, ou comme dans la phlébite goutteuse de veine en veine, parfois d'une façon symétrique mais non toujours. Ce sont surtout les tissus fibreux qui sont atteints, mais les surfaces muqueuses paient aussi leur tribut.

Laycock a montré quelles relations embryologiques unissent ces divers tissus et les rend ainsi propres à être atteints simultanément par une diathèse.

Les modifications trophiques locales sont les effets produits par des causes de dépression de la force nerveuse agissant localement. Ainsi l'altération de certains centres nerveux peut amener des troubles nutritifs spécifiques, comme en témoignent les métastases, et ce qui semblait être un caprice de la nature, se trouve ainsi logiquement expliqué.

Parmi les autres symptômes nerveux de la goutte, nous devons ensuite examiner certaines perversions sensitives, telles que tintements d'oreille, engourdissement des doigts et des orteils, sensations de chaleur dans la paume des mains, dans les cuisses, dans la plante des pieds (paresthésie), chatouillement dans la gorge. Ainsi que Paget l'a fait remarquer, « la goutte affecte les éléments sensitifs beaucoup plus que les éléments moteurs du système nerveux », et il fait observer aussi que la douleur de la goutte aiguë est en apparence hors de toute proportion avec le degré d'inflammation de la partie atteinte. De même toutes les autres maladies modifiées par la goutte, paraissent prendre un caractère spécialement douloureux, le cancer par exemple.

Graves [1] a signalé le grincement des dents chez les goutteux. Donkin [2] a rapporté des cas où il s'accompagnait de somnambulisme, et je connais deux autres cas où les mêmes phénomènes coexistent — le grincement des dents et le somnambulisme chez la sœur, et le bavardage en dormant chez le père. La mère et la grand'mère maternelle de ces enfants étaient goutteuses. Les crampes musculaires des jambes et le priapisme comptent parmi les manifestations nocturnes de la goutte. L'insomnie goutteuse a été signalée par Cullen [3] et elle concorde parfaitement avec d'autres phénomènes nerveux périodiques.

La névralgie goutteuse n'est plus mise en doute et l'on sait que son intensité n'a d'égale que la facilité avec laquelle elle récidive. Elle siège souvent à l'occiput ainsi qu'au talon, à la langue, au thorax, aux bras, et plus fréquemment atteint le grand sciatique. Ce qui en prouve la nature goutteuse, c'est que la douleur cède sous l'influence d'une médication anti-goutteuse, et en outre la fréquence avec laquelle

---

1. Graves, *Clin. med.*, 1864, p. 351.
2. Donkin, *British medical journal*, 21 février 1880, p. 279.
3. Cullen, *St Bartholomew's Hospital Reports*, déjà cités, p. 105, et *Brain*, juillet 1881.

elle apparaît dans les mêmes conditions qui provoquent l'accès de goutte.

Au nombre des preuves les plus frappantes qui démontrent l'origine goutteuse de la goutte, on peut ranger les faits bien démontrés relatifs à la manière dont les attaques surviennent.

Ce qui montre bien le caractère pour ainsi dire explosif de la goutte, c'est l'influence que possède un certain nombre de causes préexistantes sur la production de l'attaque de goutte. Comme le dit si bien Sydenham, avant l'attaque « totum corpus est podagra ». Parfois l'accès éclate presque immédiatement après que la cause qui l'a provoqué a été mise en jeu. Dans un grand nombre de cas, celle-ci est de nature à *déprimer le système nerveux;* par exemple un exercice musculaire trop prolongé, les émotions, la peur, les excitations trop marquées, les excès vénériens, la colère, les chagrins sont des causes qui provoquent l'accès de goutte. Il en est de même de tout shock brusque, tel que celui qui est produit par un traumatisme ou par une opération chirurgicale. Les écarts de régime peuvent également rentrer dans cette catégorie; ainsi un bon repas suivi de l'ingestion excessive de liqueurs fortes et variées détruira l'équilibre dans lequel se trouvait une constitution goutteuse à l'état de repos. On m'accordera bien, je pense, que la plupart des causes que nous venons d'énumérer sont également des causes excitantes très puissantes d'autres névroses, comme l'épilepsie, l'asthme, la migraine et l'angine de poitrine. Cependant il n'est pas nécessaire que l'élément provoquant soit primitivement de nature déprimante; comme preuve, nous citerons les attaques de goutte survenant après un traitement hydro-minéral interne ou externe; il suffit que l'élément causal amène une modification dans les habitudes vitales acquises.

Ainsi les sujets prédisposés aux névroses ne se portent jamais si bien qu'en ayant un genre de vie très uniforme. Si en effet il leur survient un grand malheur, par exemple, on voit de suite leur diathèse prendre le dessus.

Ces considérations expliquent en partie pourquoi les hommes sont plus sujets à la goutte que les femmes. Ce sont eux en effet à qui incombent dans cette vie les travaux pénibles, par leurs occupations ils sont en butte aux excitations nerveuses les plus grandes, et ce sont encore eux qui ont à supporter la plus grande somme de soucis.

Plus les occupations sont sédentaires, plus les travaux intellectuels sont prolongés, plus la lutte pour la vie est dure, plus nous verrons être prononcée la tendance à la dépression nerveuse et à la forme particulière de sa manifestation sous forme de goutte. Si aux causes précédentes vient s'ajouter l'habitude de bien vivre, comme c'est assez le cas des hommes d'État, des législateurs, des spéculateurs, nous avons alors l'anneau qui complète la chaîne des facteurs étiologiques et qui réunit chez un même individu tous les éléments favorables à la production de la goutte.

Les influences climatiques ont aussi leur importance. Le temps changeant, les vents d'est froids des latitudes septentrionales sont très mauvais pour les goutteux. La dépression nerveuse qui s'observe dans les mois où le ciel est couvert; la privation de lumière solaire diminuant considérablement le tonus nerveux — est beaucoup trop négligée comme élément de dévitalisation en Angleterre. L'élimination cutanée est en effet à peu près arrêtée, ce qui peut déterminer un trouble profond des métamorphoses chimiques des tissus qui ont le plus de tendance à être envahis par la goutte.

Il en est de même de la suppression de divers flux soit utérins, hémorroïdaux ou autres.

L'état mental des individus prédisposés à la goutte est digne de toute notre attention, au point de vue de la pathologie de l'affection. L'hypocondrie est connue depuis longtemps comme une des compagnes de la tare goutteuse. Bien souvent on la voit apparaître avant une attaque et disparaître après elle. On a signalé aussi une certaine tendance à pousser des soupirs, ce qui est l'indice d'un épuisement nerveux. Chez la femme, on a noté l'hystérie, comme phénomène précurseur de la goutte, mais disparaissant dès le début des symptômes articulaires [1].

L'irritabilité du caractère est proverbiale chez le goutteux et les accès de colère paraissent quelquefois se substituer à une attaque régulière. Il faut bien savoir qu'un certain nombre de phases de second ordre mais non marquées de l'accès de goutte ne sont pas articulaires. Combien d'erreurs de diagnostic ont été commises en s'attachant seulement aux symptômes articulaires lorsqu'on recherchait la goutte dans un cas donné. Chez le vieillard, on voit souvent ces attaques bâtardes précéder l'accès classique. Je n'ai pas besoin de faire remarquer combien il est nécessaire de reconnaître de suite la nature de ces symptômes, qui peuvent nous abuser facilement, si l'on veut instituer un traitement convenable.

1. Laycock, *On the relations between gout and hysteria*, in *Treatise on the nervous diseases of women*, 1840, p. 163.

On a vu l'épilepsie disparaître dès que survenait une attaque de goutte.

Des sensations de vertiges, d'obnubilation de la vue s'observent assez souvent dans la goutte et sont notoirement de nature nerveuse [1]. Il en est de même des modifications du rythme cardiaque s'accompagnant de palpitations. On a signalé la cessation de l'irrégularité des battements du cœur lorsqu'éclatait une attaque de goutte régulière. Brinton a constaté aussi les rapports de la dysphagie avec la goutte.

Les rapports du saturnisme avec la goutte et la prédisposition que présentent les goutteux à être plus facilement que les autres intoxiqués par le plomb, nous conduisent à penser que le système nerveux joue le plus grand rôle dans ces rapports. Dans le saturnisme en effet, le sang ne se débarrasse de l'acide urique que d'une façon imparfaite, ce qui constitue un appel direct à l'attaque de goutte. Garrod a bien établi ces faits et tout le monde les admet aujourd'hui. Le saturnisme, par un phénomène nerveux, produit un certain degré d'insuffisance rénale, et nous savons que c'est là un des facteurs importants de la goutte. Nous savons en outre que l'intoxication saturnine peut produire des paralysies spéciales, de l'épilepsie, du coma et d'autres phénomènes cérébraux, et ce sont là pour nous des notions qui ne sont pas d'un faible intérêt.

J'arrive maintenant à une question qui embrasse toute la pathologie de la goutte et qui mérite d'être étudiée avec grand soin, je veux parler des rapports de cette affection avec le diabète, qui ont été établis il y a quelques années.

Pour moi, je n'admets pas que l'on emploie le terme de diabète pour cette forme spéciale de glycosurie qui est associée à la goutte. On observe ce symptôme chez certains membres d'une famille goutteuse, d'autres ayant la goutte régulière et d'autres des manifestations moins régulières ou alternant avec la glycosurie. Je crois que bien des cas de glycosurie temporaire reconnaissent pour cause un état goutteux; c'est ainsi qu'on peut expliquer la présence transitoire du sucre chez des personnes âgées. Depuis longtemps on a reconnu qu'une affection qui, dans bien des cas, ne mérite pas le nom de *diabète sucré*, parce qu'il n'y a pas de diabète dans le sens strict du mot, n'est pas grave. *On a constaté que la glycosurie alternait avec l'uricémie.* Chez les vieillards on attache peu d'importance à ce symp-

---

1. Trousseau, Murchison, Paget, *loc. cit.* Mayo, *Philosophy of Living,* 1837, p. 27.

tôme, ainsi que Charcot l'a fait remarquer. Cependant, chez les individus au-dessus de quarante ans, la glycosurie, même d'origine goutteuse, est une affaire grave et mérite qu'on y prête la plus grande attention, car elle peut devenir le diabète confirmé. On constate en général que la quantité d'urine ne dépasse guère la normale, mais en revanche que la densité peut atteindre 1035 à 1050. Un traitement anti-goutteux est nettement indiqué, car la glycosurie ne peut être remplacée que par l'uricémie ou par l'azoturie et il est préférable de s'attaquer à la diathèse goutteuse elle-même que seulement à la glycosurie.

Lauder Brunton [1] a appelé l'attention sur cette catégorie de cas. La goutte et le diabète sont intimement unis. Chez tous deux le système nerveux est atteint et tous deux sont héréditaires. Les mêmes habitudes font naître l'un ou l'autre, la même classe d'individus en est atteinte et les mêmes causes excitantes sont aussi puissantes à provoquer l'un que l'autre. En étudiant ces faits, on est naturellement porté à penser que les parties du système nerveux qui sont lésées ne sont pas bien éloignées les unes des autres dans les deux affections. On a constaté en effet que les lésions portaient surtout sur le bulbe, sur les nerfs sympathiques et splanchniques et dans quelques cas sur la moelle. Le point du quatrième ventricule où l'on fait la piqûre pour la production du diabète expérimental correspond au centre vaso-moteur, d'après les physiologistes.

Guidé par ces faits et sachant que la fonction glycogénique du foie est sous l'influence du système nerveux, me basant sur les théories qui lui attribuent certaines arthropathies et me rappelant les idées de Buzzard, citées plus haut, relatives à l'association des crises gastriques avec les arthropathies de l'ataxie locomotrice, je me risque à émettre l'hypothèse que la portion du système nerveux, qui est surtout prédisposée au trouble fonctionnel connu sous le nom de goutte, a son siège ou son centre dans le bulbe.

Nous signalerons un point qui différencie les arthropathies que nous venons d'attribuer à une influence nerveuse, et celles que l'on observe dans la goutte. Ces dernières paraissent avoir une affinité élective, souvent unilatérale au début, pour les petites jointures, principalement celles du gros orteil, tandis que les premières atteignent surtout les grandes articulations. C'est là peut-être ce qui constitue la spécificité de la goutte.

Les troubles trophiques de cette affection sont souvent imprimés

1. Lauder Brunton, article DIABÈTE SUCRÉ, in *Reynold's system of medicine*, 1879, t. V, p. 381.

très nettement sur le facies de l'individu et sur certains tissus; ils sont réellement très caractéristiques. Tels sont : une tête volumineuse; des cheveux épais avec tendance à grisonner de bonne heure; des veines grosses et saillantes; une luette longue; la peau lisse et molle; le bout du nez gros, les ongles sillonnés de lignes longitudinales et cassants.

Enfin je terminerai par un argument touchant le côté thérapeutique de la discussion.

On sait, d'après les recherches de Garrod, que l'action spécifique du colchique dans la goutte n'est pas due à la faculté qu'il posséderait d'éliminer l'acide urique. C'est pourquoi il agit sur l'inflammation goutteuse sans avoir la moindre influence sur les phénomènes secondaires relatifs à la perversion des rapports de l'acide urique dans l'économie. Le principe actif ou l'alcaloïde de cette plante, la colchicine, appartient au groupe des corps azotés dans lequel rentrent la vératrine, la strychnine, la quinine, la morphine et autres analogues. Toutes ces substances agissent très énergiquement sur le *système nerveux* [1]. L'action du colchique est très rapide et apaise souvent d'une façon remarquable la douleur intolérable de la goutte. Meldon a constaté qu'ingéré à petite dose, chez l'homme sain, il détermine une ardeur générale à la surface du corps, de la diaphorèse, des battements vasculaires et des palpitations. Cet auteur a observé sur lui-même une stimulation intellectuelle très énergique. A haute dose, les effets sont plus marqués sur tout le trajet du pneumogastrique, d'où les manifestations cardio-vasculaires gastriques et entériques

L'efficacité de cette substance est absolument nulle dans les autres formes d'inflammation. C'est donc réellement un spécifique. Il est probable que son action se porte surtout sur les nerfs vaso-moteurs.

L'influence salutaire de tout ce qui éloigne de l'esprit toute espèce de soucis, chez les individus prédisposés à la goutte, doit figurer comme un adjuvant au point de vue de la prophylaxie et du traitement de la maladie.

Contrairement aux idées que nous venons d'exprimer sur la neuropathogénie de la goutte, on peut arguer que celle-ci s'observe chez des personnes et dans des conditions où n'existe pas cet état du système nerveux dont nous avons parlé. Sydenham [2] affirmait que les fous sont rarement atteints de la goutte. Cette assertion n'est pas

1. Bence Jones, *Lectures on pathology and therapeutics*, Londres, 1867, p. 137.
2. On peut en dire autant du *delirium tremens*, qu'on observe le plus souvent chez des gens très intelligents.

d'accord avec les faits, du moins aujourd'hui ; mais, même chez les fous, les grands processus trophiques de l'organisme sont sous la dépendance d'un mécanisme nerveux. Et si l'on venait prétendre que cette conception est exagérée et qu'elle est inutile au point de vue du traitement, je ferais observer qu'en thérapeutique elle est appliquée tous les jours, avec de bons résultats, par des médecins qui seraient souvent bien embarrassés de donner les raisons scientifiques de leur manière de faire. Cependant, pour le cas actuel, je crois que nous avons tout à gagner à élargir nos conceptions et que, dans la goutte, la notion neuro-pathogénique ne nous sera pas inutile au lit du malade.

J'en arrive maintenant à l'examen des rapports de l'acide urique avec la goutte.

Dans ces dernières années, nos connaissances sur la physiologie et les rapports chimiques de l'acide urique ont fait un grand pas. On sait que, comme l'urée, l'acide urique est simplement un dérivé de la désintégration des tissus albumineux ou des matières albuminoïdes des aliments. Il est cristallin, de couleur blanche, quand il est pur et répond à la formule $C^{10} H^4 Az^4 O^6$. Bien que l'on ait avancé que la formation de l'acide urique précède celle de l'urée dans la transformation normale des matières azotées, cela n'est pas prouvé. Il est un des éléments constituants normaux de l'urine, et est éliminé dans la proportion d'environ 40 centigrammes par vingt-quatre heures, surtout sous sa forme de biurate de soude, l'acide se combinant à la base alcaline du phosphate de soude existant dans le sang. On ne sait pas au juste si cette combinaison a lieu dans la circulation générale ou dans le rein. Un des caractères principaux de l'acide urique est son insolubilité. C'est un acide bibasique formant avec les bases des sels neutres et acides ou biurates. Les urates de soude et d'ammoniaque se rencontrent dans l'urine, le dernier est le moins soluble des deux ; l'urate de potasse est plus soluble que les précédents et l'urate de lithine le plus soluble de tous. Les urates neutres sont très instables. Les urates acides ou biurates sont les plus stables. L'urate neutre de soude est plus endosmotique que le biurate de soude ; ce dernier se forme rapidement du premier (et avec lui apparaissent les manifestations goutteuses) si, pour une cause quelconque, le sang devient moins alcalin.

L'acide urique demande pour se dissoudre 15 000 parties d'eau froide et 1800 d'eau chaude. Les solutions alcalines, le phosphate de soude le dissolvent facilement. Quand il se trouve en excès dans l'urine, il se dépose sous forme de cristaux étoilés, quadrilatères, taillés comme un diamant, colorés par le pigment urinaire.

On croit que l'urate d'ammoniaque contenu dans l'urine se forme en partie dans le rein. L'urate de soude est celui qui présente le plus d'intérêt pathologique dans la goutte, puisqu'il constitue la matière même des tophus. On le trouve dans le sang des goutteux, mais aussi dans d'autres conditions qui n'ont rien de commun avec cette maladie. Il cristallise en fines aiguilles prismatiques et constitue parfois avec les sels de chaux le noyau de volumineux dépôts uratiques que l'on rencontre dans les tissus des goutteux. Ces dépôts possèdent la propriété de réfracter doublement la lumière, quand on les examine au polarimètre. Le biurate de soude est soluble dans 800 parties d'eau froide. Tichborne [1] a constaté qu'à la température du corps une partie d'acide urique est soluble dans 1660 parties d'eau et que le biurate de soude est beaucoup plus soluble à la même température.

Il est important de noter qu'en bonne santé jamais on ne constate l'acide urique à l'état libre; quand on le rencontre ainsi dans l'organisme ou dans une sécrétion, c'est un signe de maladie. Chez les mammifères et les herbivores, on sait que la quantité excrétée est faible. Chez les oiseaux, surtout les granivores, et chez les serpents, la quantité éliminée est considérable et remplace à peu près complètement l'urée. Le régime azoté fait accroître cette quantité en même temps que celle de l'urée; un régime végétal ou non azoté la fait diminuer. Elle est également très augmentée dans les états fébriles.

La synthèse de l'acide urique a été faite par Horbaczewski, de Vienne, et par Latham, de Cambridge [2]. Si l'on traite par la chaleur un mélange de glycocolle et d'urée, on obtient de l'acide urique. Le glycocolle ne se trouve jamais à l'état libre dans l'organisme, mais il dérive de l'acide glycocholique, qui, par sa combinaison avec la soude, forme un des sels constituants de la bile. Le glycocholate et le taurocholate de soude se décomposent dans le duodenum, et se dédoublent respectivement en acide cholique et glycocolle et en acide cholique et taurine. Le glycocolle et la taurine sont résorbés par la veine porte, tandis que l'acide cholique s'élimine par l'intestin. Les corps préformateurs de l'urée sont en partie la créatine, produit primaire de la désintégration musculaire et, en outre, la leucine, la tyrosine dérivées du canal alimentaire. On a pensé que l'urée et l'acide

---

1. Tichborne, *Lancet*, 1887, 19 novembre, p. 1097.
2. Latham, *Croonian lectures, Royal college of Physicians*, Londres, 1886, p. 57.

urique provenaient d'une substance dont les principes azotés seraient sous la forme de cyanogène, et que l'urée, en raison de sa plus grande solubilité, s'adapte mieux à l'urine liquide des mammifères, tandis que l'acide urique convient mieux à l'urine solide des oiseaux et des reptiles.

Selon Latham, la présence de l'acide urique dans l'urine est due à la transformation défectueuse du glycocolle en urée. Le glycocolle passe, sans être modifié, dans le foie où il se combine avec l'urée provenant de la transformation des autres substances albuminoïdes : leucine, tyrosine, etc., se convertit en hydantoïne qui est rapidement soluble et passe dans le sang pour se combiner dans le rein avec d'autres molécules d'urée et former de l'urate d'ammoniaque. Selon lui, celui-ci n'est pas éliminé en totalité, une partie reste dans le sang où il se combine à la soude pour former de l'urate de soude.

Schrœder a démontré que, chez les oiseaux, l'acide urique n'est pas produit spécialement dans le rein, mais dans tous les tissus en général.

Ranke a prétendu que la rate est un des lieux de fabrication très important de l'acide urique. Il a été amené à penser ainsi parce que, dans tous les cas d'hypertrophie splénique, l'excrétion de l'acide urique est augmentée. Ceci a été confirmé dans les cas de leucémie splénique et lymphatique; on a constaté qu'il y avait au contraire diminution dans les accès de fièvre intermittente. On a supposé que cela provenait de l'absence des globules rouges vecteurs de l'oxygène. Aussi peut-on admettre que la rate et les ganglions jouent un rôle dans la formation de l'acide urique et que ce processus est connexe avec celui de la formation des globules, plutôt qu'avec celui de leur destruction. Haig pense que lorsque l'acide urique est retenu dans le sang, il l'est en grande partie par la rate. Le foie est cependant le principal siège de fabrication de l'acide urique, à l'état normal, et l'excès de formation de celui-ci est dû, probablement, à un trouble fonctionnel de cette glande. Comme nous l'avons dit plus haut, Murchison pensait que les troubles fonctionnels du foie causaient non seulement un défaut de sécrétion biliaire, mais apportaient aussi un obstacle à la transformation normale des matières albuminoïdes, de sorte qu'il se formait un excès d'acide urique, produit d'oxydation inférieur à l'urée.

Les causes des troubles fonctionnels du foie sont, dans la grande majorité des cas, ceux qui produisent la goutte; mais chez beaucoup d'individus, ils ne donnent pas lieu à la goutte, au moins dans sa forme classique. Cependant ils se traduisent par un certain nombre de symptômes qu'on a depuis longtemps classés, comme ceux de la goutte imparfaite. Tels sont la céphalalgie, l'abattement, la migraine, les douleurs, des palpitations, des crampes, des vertiges, de l'insomnie; ils peuvent tous disparaître sous l'influence d'un traitement dirigé contre l'affection du foie, lequel est habituellement augmenté de volume et douloureux. On pourrait demander pourquoi les individus atteints d'uricémie n'ont pas de goutte déclarée, mais seulement de la goutte incomplète. Cela tient à ce que ces symptômes, bien que goutteux par leurs caractères, surviennent chez des individus qui ne sont pas vraiment ou complètement goutteux. Dans la majorité de ces cas, si les causes qui ont amené l'affection hépatique persistent, elles finiront par produire la goutte véritable. La tendance à cette affection du foie ne consiste probablement, dans bien des cas, qu'en une légère prédisposition à la goutte, qui peut être héréditaire. Murchison croyait que cette tendance aux maladies du foie était héréditaire et je suis de son avis. Dans ces cas, l'urine laisse déposer de l'acide urique et des biurates de soude, de potasse, d'ammoniaque et de chaux. La présence des dépôts n'indique pas toujours qu'il y ait un excès de ces sels dans l'organisme. On peut les voir apparaître dans les fièvres ou après un exercice, après une sudation, simplement par concentration de l'urine. Plus souvent ils sont causés par des écarts de régime, le foie recevant une quantité de substances azotées plus considérable que celle qu'il peut transformer, mais c'est surtout le mélange d'alcool et de matières sucrées, ainsi que celui de graisses et de fruits qui mettent obstacle aux transformations chimiques nécessaires et produisent la dyspepsie acide. Le même résultat est la conséquence du catarrhe gastro-duodénal causé par le froid. Dans les temps froids, la diminution des fonctions cutanées est une autre cause bien connue, amenant une augmentation de l'acidité de l'urine. Beaucoup de ces cas sont des exemples de lithiase temporaire qui peuvent survenir chez des individus n'ayant aucune prédisposition goutteuse [1].

---

1. Sir William Roberts a dernièrement confirmé quelques-unes des expériences de Bence Jones, qui signalait que les dépôts uratiques amorphes n'étaient pas complètement ou principalement composés de biurates, mais qu'ils consistaient en quadrurates ou en un composé complexe dans lequel un biurate se combinait avec un équivalent additionnel d'acide urique. Un urate amorphe traité par l'eau abandonne souvent, mais non toujours, son acide urique et laisse le biurate qui lui est associé, à l'état dissous. Roberts tend à croire que l'acide urique existe dans l'urine à l'état de quadrurates, et il a constaté que celle-ci retarde leur décomposition plus ou moins rapidement selon sa densité. Une densité faible permet une décomposition rapide, tandis qu'une densité moyenne permet

PATHOGÉNIE DE LA GOUTTE

Ainsi l'uricémie, même quand elle est persistante et non due à des causes accidentelles, n'est pas la goutte elle-même. L'urine chargée du premier de ces états est habituellement d'une densité supérieure et très différente de celle que l'on observe dans la goutte ; dans celle-ci l'urine est claire, limpide et laisse déposer parfois de l'acide urique. Le fait que la lithiase est fréquente chez les individus non prédisposés à la goutte, comme les enfants et les gens sobres, a conduit à croire qu'il n'y a pas de rapport entre la tendance à cet état et la goutte. Cependant cette conclusion n'est pas justifiée. Je crois, avec Murchison, que la tendance aux affections du foie, produisant l'uricémie, est héréditaire et qu'on la rencontre certainement chez les enfants et autres descendants de goutteux. C'est ce qui me fait admettre une relation assez étroite entre les deux états, du moins en ce que la tendance à l'uricémie, dans l'enfance, peut être l'expression précoce d'une diathèse goutteuse. Dans les grandes villes des États-Unis, l'uricémie passe pour très commune, tandis que la goutte est rare. Pour moi, il est assez probable que la fréquence de la goutte ne tardera pas à s'accroître dans ce pays ; c'est en effet la maladie des vieilles civilisations.

La lithiase si fréquente chez les enfants rachitiques et strumeux est due probablement au défaut de phosphates alcalins, ainsi que Ralfe l'a signalé.

La tendance à une lithiase persistante ou grave est souvent héréditaire, de même que l'est celle de la goutte. Chez les familles atteintes de cette affection dont les membres ont de la gravelle ou des calculs, il est très fréquent de trouver des antécédents de goutte ou de gravelle, de sorte qu'il est impossible de regarder ces deux affections comme n'ayant pas de relations, car l'une des deux peut précéder,

---

au dépôt de n'abandonner son acide urique que lentement. Ce fait bien connu depuis longtemps était attribué autrefois à la fermentation acide. Roberts croit que cette action inhibitoire de l'urine est due à la présence de ses cristalloïdes : urée; chlorures; sulfates et phosphates de soude, de potasse, de chaux et de magnésie; il explique ainsi la non-précipitation de l'acide urique dans les voies urinaires et dans la vessie, la décomposition étant retardée. La présence de l'acide urique à l'état libre dans l'urine, sous forme de biurate, est ainsi attribuée aux modifications subséquentes des quadrurates qui ont lieu dans les voies urinaires ou après l'émission. « Un quadrurate est très instable et peut être désintégré par l'eau. En présence de bicarbonates alcalins, il se combine lentement à un atome additionnel de base et se convertit complètement en biurate. » L'état très variable dans lequel se trouve l'urine au point de vue de la réaction et de la concentration, influence les quadrurates à l'état dissous et conduit ainsi, d'après Roberts, à la formation de la gravelle ou de la pierre. (*On the amorphous urate deposit*, *Medical Chronicle*, Manchester, mars 1888, p. 441.)

accompagner ou suivre l'autre chez le même individu. La cessation
temporaire de symptômes goutteux peut dépendre de la formation
d'un calcul.

Lorsqu'une lithiase persistante est très marquée, dans l'enfance,
elle indique naturellement, comme dans le cas de goutte, une tendance héréditaire très prononcée.

On voit en outre la goutte et la gravelle alterner chez les générations qui se succèdent.

A l'état de santé parfaite l'acide urique existe en quantité moindre
dans l'économie. A l'état de maladie, on voit les urates augmenter,
ce qui indique une diminution des oxydations qui se font dans l'intimité des tissus, constituant, ainsi que Sir W. Gull l'a fait remarquer,
une dégradation de l'individu, qui se rapproche ainsi du type animal.

Le fait qu'on rencontre l'acide urique dans le sang, sous forme de
sels, chez les gens bien portants comme chez ceux en puissance d'états
pathologiques autres que la goutte, autorise difficilement à admettre
que le sang ainsi surchargé soit le seul coupable de tous les troubles
reconnus comme goutteux. Ce fait doit cependant être accepté; aussi
je soutiens qu'une théorie purement humorale de la goutte est im-
puissante à expliquer la pathogénie entière de la maladie.

Nous allons maintenant voir si l'acide urique peut se trouver en
excès dans l'économie et comment cela est possible. Nous ferons
remarquer tout d'abord que la goutte n'est pas toujours causée par la
bonne chère. La prédisposition particulière à l'accumulation d'urate
qui existe chez le goutteux n'est pas toujours mise en jeu par l'ingestion d'un excès de matières azotées. D'autres conditions sans doute
peuvent aboutir au même résultat. La goutte se manifestera chez un
goutteux, quel que soit son régime alimentaire. Pour expliquer les
rapports que les attaques de goutte ont avec l'acide urique, nous
allons supposer que cette matière peccante n'a d'action que lorsqu'elle
est en solution dans le sang ou dans les tissus. Pour moi, les dépôts
uratiques ne sont pas toujours la cause de l'accès de goutte, car ils
se forment souvent dans le plus grand calme, peut-être même le
plus souvent ainsi. On les voit également se former après les accès.
Nous ne pouvons pas non plus affirmer qu'un excès de formation
d'acide urique soit nécessaire pour amener une manifestation goutteuse dans quelque organe. Il est prouvé aujourd'hui que l'acide
urique peut se former en quantité normale et même être retenu
dans l'organisme; son excrétion peut à un moment donné être moindre
que la normale et à un autre moment lui être au contraire supérieure.

Il est également démontré que sa rétention donne lieu à des sym
tômes bien définis, qui disparaissent dès que l'excrétion d'acide uriqu
redevient normale. Aussi il n'est pas nécessaire qu'il y ait une formation excessive d'acide urique dans l'économie, il suffit que son élimination soit défectueuse pour qu'à un moment donné, il y ait un excès
d'urates dans le sang. Cet état peut créer, chez certains individus,
une prédisposition aux manifestations goutteuses. Ce sont les reins
à qui incombe la fonction d'excréter l'acide urique et aussi peut-être
celle de le former, mais à un très léger degré.

. Un exercice musculaire prolongé est parfois suivi d'une augmentation dans l'excrétion de l'acide urique. C'est aussi une cause d'attaque
de goutte qui est loin d'être rare. On reconnaît bien à celle-ci plusieurs facteurs tels que la fatigue, les changements d'habitude, les
traumatismes articulaires, un surmenage des jointures, mais l'on croit
aussi qu'un exercice musculaire, qui passe les bornes habituelles,
peut provoquer une excrétion excessive d'acide urique. Handfield
Jones en a rapporté un cas très net, celui d'un individu qui avait fait
une ascension alpine. Bien loin que l'exercice éloigne la goutte, il la
provoque au contraire et avec elle la lithiase, deux états qui sont
absents lorsqu'on mène une vie ordinaire [1]. Handfield Jones admet que
la goutte est produite aussi bien par la production excessive d'acide
urique que par sa rétention due à une insuffisance rénale. Il croit
aussi que l'hypersécrétion d'acide urique, après un grand exercice
musculaire, peut être analogue à la sécrétion paralytique consécutive
à la section des nerfs d'une glande.

Haig [2] a rapporté des faits très intéressants relativement à la rétention d'acide urique dans l'organisme et à son excrétion irrégulière,
démontrant clairement sur lui-même que la céphalalgie et les malaises
divers dépendaient de sa rétention et que ses symptômes disparaissaient par une médication qui faisait éliminer l'acide urique. Certainement son insolubilité paraît établir des rapports de cause à effet
avec les manifestations goutteuses; il en est de même de la façon
dont il est éliminé. Garrod a démontré que l'excrétion de l'urée n'est
pas proportionnelle à l'excrétion de l'acide urique, dans la goutte
soit aiguë, soit chronique; Haig a confirmé cette observation.

Dès lors on peut admettre que les fonctions excrétoires des reins

---

1. *Medical Press*, 10 octobre 1888, p. 358.
2. Haig, *Practitioner*, 1844, t. XXXIII, n° 2. — S*t*-*Bartholomew's Reports*, 1887,
t. XXIII, p. 201. — *Medico-chirurgical Transactions*, 1887, t. LXX.

pour l'urée et l'acide urique sont indépendantes l'une de l'autre [1]. Garrod, dans ses 6e et 9e propositions, soutient que parmi les causes excitantes de l'accès de goutte, figure un trouble fonctionnel dans la faculté que possède le rein d'éliminer l'acide urique. Jusqu'à présent, cela n'a pas été démontré. Ainsi que Haig l'a fait remarquer, s'il existe un trouble fonctionnel du rein, l'excrétion de l'urée doit être affectée en même temps que celle de l'acide urique, et ce n'est pas le cas. Dans les attaques du début de la goutte, il est présumable que les reins sont sains, et on les a en effet trouvés ainsi dans des cas où les jointures étaient infiltrées de dépôts uratiques. En citant les opinions de Ralfe, nous avons montré combien l'explication de Garrod était peu admissible, et nous soutenions avec beaucoup d'autres cliniciens que la diminution de l'acide urique dans l'urine s'observait surtout dans la goutte chronique avec·lésions rénales.

Il nous faut maintenant chercher la cause de la rétention ou de la non-excrétion de l'acide urique. Les chimistes et les physiologistes n'ont pas encore dit le dernier mot au sujet de la formation ou de la destruction de l'acide urique dans l'économie. Comme nous l'avons vu, on suppose à sa production un champ bien plus vaste que le foie, la rate et les ganglions. On a émis l'hypothèse que, dans des conditions anormales, l'acide urique pouvait se former dans des parties du corps qui sont habituellement tout à fait étrangères à sa formation. Ainsi Ebstein prétend que les muscles et peut-être la moelle des os peuvent jouer ce rôle chez les goutteux, et il suppose que la maladie peut consister dans une perversion diathésique dans les métamorphoses des tissus, existant à un degré plus ou moins marqué, peut-être latente chez beaucoup d'individus prédisposés à la goutte et ne pouvant être mise en jeu que par l'intervention de causes excitantes. « Parmi les anomalies de modifications de tissus, il faut ranger celles de la goutte. Les goutteux fabriquent de l'acide urique dans des organes tels que les muscles et les os. »

Cependant en acceptant cette hypothèse, on peut aller plus loin et admettre que cette perversion de formation entraîne des troubles dans les métamorphoses des tissus, et que l'acide urique subissant une réduction insuffisante pénètre en excès dans le sang. En rejetant l'opinion d'Ebstein, le champ reste encore ouvert à la dernière hypothèse, à savoir que même avec une production normale d'acide urique,

---

1. Le rapport de l'urée à l'acide urique à l'état normal est de 1 à 33.

il peut y avoir un trouble fonctionnel des tissus qui les empêche d'en opérer la réduction comme cela se fait normalement.

C'est l'opinion de Ralfe, qui soutient que dans tous les points où la circulation se fait librement, l'acide urique pénètre dans le sang où il est graduellement transformé en urée, tandis que dans les tissus où la circulation est peu active, la résorption de l'acide urique se fait moins rapidement, et il suffit alors du plus léger trouble pour en provoquer le dépôt.

Il y a beaucoup à dire sur cette conception d'Ebstein relativement à la formation anormale d'acide urique chez les goutteux dans des endroits où on ne le rencontre pas facilement. Elle sert en particulier à expliquer ce fait que la goutte est quelque chose de plus qu'un trouble fonctionnel du foie dont l'uricémie peut être une des conséquences, mais qui ne va pas jusqu'à créer un état diathésique goutteux. Sans doute il faut considérer dans la goutte des particularités inhérentes au tissu auxquelles peuvent être associées des particularités inhérentes aux fonctions et aux métamorphoses du tissu. Cette tendance à la formation de l'acide urique a été considérée par certains auteurs, entre autres Laycock et Gull, comme un retour à un type inférieur de métamorphoses de tissu dans lequel on voit apparaître cet acide au lieu de produits plus oxydés, partant plus solubles et plus inoffensifs pour l'économie.

Parmi les particularités de tissu chez les individus prédisposés à la goutte, on a observé le ralentissement de la circulation capillaire périphérique, rappelant l'état morbide connu sous le nom d'engelures, où les vaisseaux se remplissent lentement après s'être vidés. La périphérie est aussi très sensible aux impressions extérieures.

Les systèmes musculaire et osseux sont souvent très développés et, si l'opinion d'Ebstein était juste, on trouverait là dans bien des cas un vaste champ pour la production de l'acide urique.

Mais si le foie et les glandes sanguines ne doivent pas tout à fait être incriminés, comme produisant primitivement une quantité anormale d'acide urique, le premier paraît certainement se ressentir de l'irritation causée par les produits nocifs de la première digestion, qui peut causer une perversion des métamorphoses de tissus et amener secondairement une formation anormale d'acide urique. On a souvent la preuve de cette irritation et de cette perversion par le peu de coloration des garde-robes, qu'on observe aux premières périodes de la goutte, et qui est due à l'absence de pigment biliaire, et souvent associée à des migraines.

Je crois que l'on peut admettre que l'acide urique peut se produire en excès de temps en temps chez le goutteux, d'une façon absolue et relative. Il est certain que la goutte se manifeste dans les conditions les plus opposées à la fois chez celui qui a l'habitude de bien vivre et chez celui qui observe la tempérance la plus stricte. Dans le premier cas, il est facile d'expliquer la production excessive d'acide urique, mais il n'en est pas de même dans le second. Il faut chercher la seule explication possible dans ce fait qu'il peut exister des différences spécifiques dans les métamorphoses de tissu dans les deux cas.

Par là on peut prétendre qu'il y a dans la goutte un vice dans l'activité physiologique des tissus ou, comme le dit M. Rendu [1], « un vice primordial de nutrition » conduisant à l'élaboration imparfaite des aliments.

Sans doute les prédispositions individuelles à l'égard de certains aliments sont très variables. Elles constituent les idiosyncrasies diététiques qui varient chez les membres d'une même famille. Hutchinson a placé la goutte parmi les diathèses alimentaires et regarde l'hérédité de cette affection comme une « particularité de tissu ».

On approcherait peut-être davantage de la compréhension parfaite du sujet si l'on considérait, comme existante dans la goutte, une incapacité particulière pour l'élaboration normale des aliments, siégeant non seulement dans le foie ou bien dans un ou deux organes, mais dans toute l'économie, ce qui détermine de temps à autre une formation excessive d'acide urique, ou bien place celui-ci dans des conditions telles qu'il ne peut plus être transformé en un produit plus soluble et moins nuisible. Ainsi une ingestion excessive d'aliments amène une formation excessive d'acide urique; mais, d'autre part, sans que cette circonstance intervienne, il suffit d'un vice dans la transformation des tissus pour qu'un excès d'acide urique pénètre dans le sang. Avec ce vice du métabolisme normal à l'égard de l'acide urique coexiste habituellement un vice semblable pour d'autres transformations, de sorte que d'autres produits imparfaits peuvent pénétrer dans la circulation en même temps que l'acide urique.

Pour moi, cette impuissance dans laquelle se trouve l'économie à détruire l'acide urique dans les tissus dépend d'un trouble nerveux. Ralfe partage cette opinion.

Après avoir ainsi rangé la formation anormale d'acide urique dans le groupe des perversions des fonctions neuro-trophiques, il nous

---

1. Rendu, *Dictionnaire encyclopédique des sciences médicales*, art. GOUTTE.

reste à montrer la cause de sa rétention anormale dans l'économie qui possède à tous égards des relations très étroites avec les manifestations de la goutte. La diminution de l'alcalinité du sang est certainement le résultat soit d'une formation anormale, soit d'une rétention anormale, de l'acide urique. Dans l'état de santé, il est impossible de rendre le sang acide. Son alcalinité est attribuée à l'excès de bases alcalines provenant de l'alimentation. Comme le dit Sir William Roberts, « un repas est une dose de tant d'alcalins et doit forcément augmenter pendant un certain temps l'alcalinité du sang ».

L'expérimentation est venue confirmer l'exactitude de cette assertion en montrant comme conséquence de ce fait que l'urine devient alcaline pendant une période subséquente. Cette « marée alcaline », ainsi qu'on l'a nommée, descend au bout de peu de temps et l'état de jeûne ramène l'acidité de l'urine. Ainsi que l'a fait remarquer Roberts, la réaction de l'urine n'est que le reflet de celle du sang, le rein ayant pour fonction de régulariser la réaction du sang. C'est pourquoi on peut influencer l'état du sang par l'alimentation ou d'une autre façon produire l'alcalinité en administrant des alcalins. Pour ce qui regarde les acides au contraire, ils ne peuvent acidifier l'urine, excepté toutefois l'acide benzoïque. Tous ces faits sont exacts chez l'individu sain. En discutant cette question par rapport aux migraines produites par la rétention de l'acide urique, Haig se demande si, dans des *conditions anormales*, on ne pourrait pas observer des *variations* dans l'alcalinité du sang, dans celle des liquides contenus dans les tissus, dans celle du foie et de la rate, suffisantes pour produire des fluctuations dans l'excrétion de l'acide urique. Il démontre que l'alimentation animale conduit à la rétention de l'acide urique, tandis que l'alimentation végétale en provoque l'excrétion, et il ajoute : « Si un repas ordinaire est une dose d'alcalin, un repas tant soit peu végétarien, d'où on exclurait la viande et le beurre, serait certainement une haute dose d'alcalin » : tous deux augmentent donc l'alcalinité du sang et préviennent la rétention d'acide urique.

Haig suppose en outre que le goutteux ressemble un peu aux végétariens, en ce sens qu'il existe chez lui une diminution dans la faculté normale de former de l'ammoniaque pour lutter contre les acides et les empêcher de soustraire l'alcali du sang. Par suite d'une alimentation animale continue et de l'usage des liqueurs fortes, il croit que le degré d'alcalinité du sang et des liquides de l'économie, chez le goutteux, est tellement diminué que les urates sont moins solubles qu'à l'état normal. Cette théorie vient tout à fait confirmer celle que nous avons exposée plus haut relativement aux « incapacités de tissu ». Guidé par cette conception, qui est basée sur des observations bien faites, nous pouvons très bien admettre que, chez les goutteux, l'excès d'un régime azoté auquel viennent s'ajouter des liquides acides tels que le vin, la bière, les fruits, conduit à la rétention de l'acide urique dans le sang, surtout dans le foie et la rate, parce que le tissu de ces glandes est moins alcalin que celui des autres organes. Haig ajoute « qu'une dose d'acide accroît, chez ces individus, l'acidité du foie et de la rate et augmente la rétention d'acide urique dans ces organes, tandis qu'une dose d'alcali diminue leur acidité et balaye l'acide urique qui y était accumulé ».

Les opinions de Garrod sur la rétention reposaient sur l'incapacité rénale présumée, mais il n'est certainement pas prouvé que cette incapacité existe dans les premières phases de la goutte ; on pourrait peut-être l'admettre comme rentrant dans les particularités de tissu des goutteux. Si l'on étudie les divers phénomènes d'une attaque de goutte, il ne faut pas négliger l'influence du système nerveux consécutive au shock, à la dépression, comme un facteur possible de l'incapacité rénale. Ce fait a été bien démontré dans l'hystérie. Laycock et Charcot ont signalé de l'anurie par suppression dans ces cas. Laycock pensait qu'un certain degré d'insuffisance rénale se manifestait dans les cas de goutte de l'âge adulte, à la suite d'excès vénériens ou alcooliques, par suite d'un phénomène réflexe ayant son point de départ dans les nerfs génitaux, ces organes ayant des rapports embryologiques très étroits. Les recherches de Haig ont montré qu'on était justifié à admettre qu'une rétention temporaire d'acide urique dans l'économie, probablement dans le foie, la rate et les autres glandes, déterminait des fluctuations dans l'alcalinité du sang et simultanément dans l'excrétion de l'acide urique par les reins et un arrêt apparent de la fonction rénale.

D'après ses observations, il y a une diminution de l'excrétion de l'acide avant et une augmentation de son excrétion après les troubles nerveux qu'il détermine.

A mesure que la diathèse goutteuse s'établit, l'on doit supposer qu'il se fait des modifications dans l'alcalinité naturelle du sang dues à la rétention de l'acide urique et en même temps une tendance au dépôt de celui-ci, sous certaines influences, dans différentes parties du corps.

Les conditions qui régissent l'excrétion de l'acide urique sont liées à la marée alcaline de la première digestion ; celles associées à la rétention sont en rapport avec les phases ultimes de la digestion et la marée acide de cette période, ainsi que de celle du sommeil, comme l'a signalé Haig.

D'après M. Lécorché, l'état goutteux est dû à la transformation de l'acide urique en biurate acide. Celle-ci est produite par des causes qui diminuent généralement l'alcalinité du sang. Il refuse de considérer la goutte comme due à un ralentissement de la nutrition, mais il la considère au contraire comme caractérisée par une hypernutrition avec exagération du travail moléculaire.

Le caractère humoral essentiel de la goutte est la présence en quantité anormale d'acide urique dans le sang et les tissus. Tant que cet état dure le malade est goutteux et il peut persister ou réapparaître, à moins que l'excès d'acide urique ne soit combattu par des moyens hygiéniques ou thérapeutiques.

Il nous reste maintenant à établir la corrélation qui existe entre les deux facteurs pathogénétiques dans la production d'une attaque de goutte, à savoir le facteur humoral et le facteur nerveux.

Nous avons montré combien le système nerveux du goutteux était sensible et instable à certains égards. Cette condition, jointe à l'état des tissus particulier aux goutteux, dominé lui-même par des influences nerveuses trophiques, nous donne une conception très complète de la maladie en question. Comme je l'ai déjà dit, aucune condition en elle-même ne suffit à expliquer les caractères assignés à l'affection goutteuse. Ainsi nous avons vu que l'état du sang spécial à la goutte ne suffit pas à faire naître les phénomènes symptomatiques de cette maladie, et le système nerveux peut rester muet par rapport aux symptômes douloureux, indices de la goutte manifeste. Il faut donc regarder l'élément nerveux comme dominant spécifiquement plusieurs manifestations définies de la goutte. Il faut admettre que la chaîne des événements morbides a son point de départ dans l'irritation du système nerveux ou d'une de ses parties causée par l'acide urique qui se trouve dans la circulation, et qu'aussi l'emploi de la force nerveuse se trouve vicié puisqu'elle donne lieu à des attaques ou à des manifestations locales. A cet égard, je renverrai le lecteur au commencement de ce chapitre où la goutte est considérée comme une diathèse nerveuse, due à une tare nerveuse centrale, et provenant d'une toxémie prolongée. C'est ce qu'on appelle goutte primitive ou centrale. Cette opinion est admissible comme pouvant s'appliquer aux prédispositions goutteuses héréditaires; mais elle ne l'est plus si l'on veut la faire servir à tout expliquer en rejetant toute autre opinion qui, la développant, ferait intervenir d'autres tissus. Comme il a été dit plus haut, la prédisposition morbide peut bien exister à un degré plus marqué dans quelques cas, dans un sens que dans l'autre, et dans les conditions les plus accentuées, on peut regarder à la fois le système nerveux et les tissus comme en état de jouer un rôle égal dans la production de la goutte.

Dans une autre catégorie de cas, où l'affection est pour ainsi dire latente ou ne se présente pas sous forme d'attaques, on peut très bien supposer que quelques-unes des manifestations nerveuses qui surviennent habituellement, sont, par suite d'une cause quelconque, en état d'expectative. Ainsi la goutte la plus accentuée, au point de vue des déformations tophacées, peut se développer en différents points, constituant une variété clinique spéciale, comme le croyait Todd [1], sans qu'il y ait le moindre phénomène douloureux ou le plus faible trouble nerveux. Dans ce cas, l'élément nerveux peut n'avoir été mis en jeu que d'une façon tellement anormale qu'il détermine cette forme spéciale de la maladie au niveau des régions affectées. Il est impossible de mettre en doute l'influence de la force nerveuse dans toute forme de nutrition, qu'elle soit normale ou morbide, et l'on peut concevoir que ses perturbations peuvent exciter, sinon déterminer des perversions dans les modifications d'origine trophique qui s'accomplissent.

Une conception complète de la goutte doit forcément embrasser les processus inflammatoires qui sont associés à certaines de ses manifestations, et il n'est pas besoin d'invoquer pour cela des facteurs spéciaux. L'inflammation goutteuse ressemble à toutes les autres formes d'inflammation ; elle en diffère cependant par l'absence bien connue de toute tendance à la suppuration. Elle présente en outre des particularités spécifiques relatives à la brusquerie du début, à l'intensité et à la fugacité de la douleur, et par les conditions qui accompagnent ce processus dans les régions non vasculaires.

Relativement aux inflammations goutteuses et autres, il faut admettre l'influence d'une perversion de la force nerveuse qui produirait l'altération qualitative et quantitative des liquides nutritifs. C'est là qu'il faut chercher une partie de la spécificité du processus goutteux. Il existe, ainsi que je l'ai déjà soutenu, un mode spécial d'évolution nerveuse qui domine la plupart des phénomènes de la goutte, et qui est un caractère particulier de la diathèse aussi certain et aussi signifi-

---

1. Todd, *Clinical lectures on urinary diseases*, 1860, p. 425.

catif que peut l'être l'altération du sang. Aussi il existe une hérédité double par rapport à l'évolution nerveuse et à la toxémie, ou tout au moins une tendance héréditaire qui ne l'est pas toujours au même degré ni même d'une façon égale vis-à-vis de ces deux états.

Quand il est impossible de trouver des traces d'hérédité, on peut admettre que, comme conséquence d'une toxémie primitive due à des écarts de régime, il s'est fait dans le système nerveux des modifications amenant des perversions spéciales dans les manifestations de la force nerveuse, qui constituent cette partie de la pathogénie goutteuse. Et dans notre conception du rôle que joue cette dernière, nous ne devons pas perdre de vue l'influence plus étendue que la force nerveuse exerce sur le métabolisme de l'intimité de nos tissus qui peut être très marqué, bien qu'on ne puisse encore le démontrer.

Nous aurons ensuite à chercher à découvrir quelques-unes des modalités particulières de cette perversion qui produit la goutte.

Il existe, en pathologie, un axiome d'après lequel une modification survenant dans un organe peut en altérant ses relations avec le sang altérer son mode de nutrition. Ainsi les traumatismes survenant sur une région en altèrent la nutrition, en diminuent la résistance et ouvrent la porte aux processus inflammatoires ou autres. Chez les individus sains, ces modifications n'ont aucun caractère spécifique; mais, chez les diathésiques, elles peuvent se transformer d'une manière définie selon la spécificité de la diathèse. Ainsi se manifestent les caractères d'une affection diathésique et pour les mettre en jeu il faut qu'il y ait deux facteurs : la matière morbide dans le sang et un organe récepteur où celle-ci peut exercer ses effets nocifs.

Il est facile d'appliquer ces idées à la localisation des manifestations goutteuses. On sait parfaitement que les parties qui ont été surmenées ou qui ont subi des traumatismes sont toujours celles pour lesquelles la goutte a une prédilection marquée. Ces diverses influences affaiblissent la nutrition des tissus, aussi les organes qui les subissent sont-ils plus que les autres prédisposés aux attaques de goutte. Le sang est le milieu qui recèle la matière peccante de la maladie et il s'établit, pour ainsi dire, une sorte d'affinité élective entre les parties faibles et le sang dont la composition est aussi modifiée.

On comprend ainsi comment des dépôts uratiques se forment en certains points dont la nutrition est affaiblie ou même tout à fait compromise. Parmi les parties spécialement exposées aux traumatismes, les articulations tiennent le premier rang, d'où la fréquence de la goutte à ce niveau particulièrement au gros orteil, aux genoux et aux mains. Pour moi, cette opinion est exacte en ce qui touche les attaques de goutte et la maladie à l'état de développement imparfait. Mais il y a d'autres tissus que les articulations qui peuvent être les sièges d'élection de la goutte : ainsi on trouve des dépôts uratiques dans des endroits principalement où la circulation est ralentie, comme les gaines des tendons et la peau qui recouvre certains organes.

Pour moi, un grand nombre des manifestations moins importantes, quoique douloureuses, de la goutte, sont dues à la stase temporaire sinon au dépôt de sels uratiques, même dans les viscères où la circulation est active comme le foie ou dans les sacs synoviaux, dans les gaines nerveuses, dans les espaces lymphatiques. On n'a pas de preuves certaines du fait, mais sa probabilité est établie par cela seul qu'elles se montrent chez des sujets goutteux et par les heureux résultats qu'on obtient à l'aide d'un traitement anti-goutteux. Chez l'adulte, la présence des urates dans le rein peut être considérée comme un signe de goutte et lorsqu'on les y constate, il est rare qu'il n'y en ait pas dans les petites jointures. Même dans ces cas, il peut très bien ne pas y avoir d'attaque antérieure de goutte. Les symptômes d'une attaque aiguë de goutte ont des points de ressemblance avec ceux d'une fièvre spécifique; du reste les anciens plaçaient la goutte, dans le cadre nosologique, parmi les fièvres. L'attaque brusque, les signes locaux, la crise et l'amélioration consécutive de la santé sont tout à fait comparables avec ce qu'on observe à la suite d'une fièvre exanthématique et leur ressemblent beaucoup en ce qu'ils sont l'indice d'une altération du sang. Nous exposerons plus loin les caractères de la pyrexie goutteuse; quant à ceux qui sont relatifs à l'attaque et à la soudaineté avec laquelle elle éclate, il est nécessaire de s'y arrêter un peu en ce moment où nous discutons les relations pathogéniques de l'affection. Il a toujours été difficile de se rendre compte des caractères explosifs de l'attaque de goutte. Ceux-ci sont très variables chez différents individus et même chez le même sujet. Une attaque grave peut faire explosion en quelques minutes ou mettre plusieurs heures pour atteindre le même degré d'intensité. Fagge regardait l'attaque de goutte comme un accident qui survenait dans le cours de modifications pathologiques essentiellement chroniques existant dans l'articulation affectée. On peut admettre que les conditions qui ont amené l'attaque exerçaient depuis quelque temps leur influence, le sang se chargeant de plus en plus d'urates. Nous devons maintenant faire intervenir un autre facteur pour expliquer l'enchaînement des divers phénomènes qui se produisent. L'apparition de l'attaque à la suite d'un repas copieux ou de l'ingestion de certaines liqueurs s'explique en partie par l'addition brusque qui est faite à l'économie d'une quantité de matériaux plus considérable que celle que les organes et les tissus ne peuvent métamorphoser et ceux-ci sont, outre cela, chez le goutteux, dans un état d'imperfection notoire. Le même résultat peut être produit par l'effet du froid, qui impose aux organes internes un surcroît de travail et qui, en arrêtant la transpiration, diminue l'alcalinité du sang et amène ainsi la précipitation des urates.

Si les reins sont sains, il est difficile d'admettre qu'il existe une insuffisance fonctionnelle spéciale, amenant une excrétion défectueuse. Cependant ces organes sont susceptibles, surtout chez le goutteux, d'obéir à une impression nerveuse. Notons toutefois que certaines liqueurs, telles que les vins, ont des effets variables sur le rein. Ceux qui sont diurétiques sont habituellement ceux qui provoquent le moins souvent la goutte et réciproquement, mais nous reviendrons sur cette question, à propos du régime.

Selon moi, pour expliquer le caractère explosif d'une attaque de goutte, il faut étudier dans chaque cas l'élément nerveux. Il est reconnu que l'alimentation trop copieuse et l'ingestion des liqueurs sont des causes excitantes ; mais si c'étaient là les seules causes, comment expliquerait-on ce fait bien démontré que les mêmes phénomènes surviennent à la suite de causes morales telles que le shock ou après la fatigue, l'épuisement, qui n'agissent que par l'intermédiaire du système nerveux? J'ai déjà essayé de faire voir combien ce dernier était facilement impressionnable chez le goutteux, combien il était doué d'une instabilité et d'une sensibilité anormale, ce qui me conduit à croire que c'est son influence qui préside à toutes les manifestations de l'attaque. D'après cela nous pouvons concevoir celle-ci comme résultant de l'interruption de ce que j'appellerai l'équilibre trophique du corps. Ce n'est pas le dépôt silencieux de l'acide urique qui détermine l'attaque, c'est sa présence en excès, à l'état dissous, dans les tissus, qui joue le grand rôle, en même temps qu'une influence nerveuse spéciale.

J'ai discuté plus haut la façon dont s'exerçait l'influence nerveuse sur les jointures et je considérais les affections articulaires comme dues à une irritation de la moelle et du grand sympathique, et je me risquais à exprimer mon opinion que celle-ci est tout à fait essentielle pour se former une conception complète de la diathèse arthritique, ainsi qu'on l'observe dans la goutte et les affections rhumatismales. L'existence des manifestations unilatérales de l'arthritisme, à savoir les arthrites, les migraines, les névralgies montrent encore bien la prédominance de l'influence nerveuse. M. Henry Cazalis, d'Aix-les-Bains [1], a appelé l'attention sur ces cas et a fait voir que ces manifestations unilatérales étaient plus fréquentes du côté droit.

Je possède plusieurs observations dans lesquelles les attaques articulaires se montraient avec une fréquence et une intensité plus grande d'un côté que d'un autre, sans qu'on ait pu attribuer ce fait à une cause appréciable. Je n'insiste pas sur ces faits. Les attaques aiguës s'observent des deux côtés dans la plupart des cas. Il existe très probablement une cause qui fait que le patient éprouve des douleurs plus vives dans les membres d'un côté que dans ceux de l'autre côté, mais on ne l'a pas encore trouvée.

En Allemagne on tend à faire jouer, dans la théorie de la goutte, le plus grand rôle à la stase locale de l'acide urique dans certains tissus et dans certaines régions et l'on admet que, dans les parties les plus vasculaires, l'excès de cet acide peut être entraîné dans la circulation et charrié par le sang, à l'état dissous. Dans les zones moins vasculaires ou dans les tissus non vasculaires, tels que les cartilages et parmi ceux-ci surtout ceux qui sont situés à la périphérie, le courant sanguin est trop faible pour entraîner les dépôts uriques, d'où leur stase permanente avec attaque de goutte.

D'après cette théorie, les influences locales jouent un grand rôle dans la provocation de l'attaque et il n'est pas même nécessaire de faire intervenir un excès d'acide urique dans l'économie, lors de l'explosion d'une attaque.

Bien qu'elle soit très ingénieuse, je ne suis pas très disposé à accepter cette théorie purement physique de la pathogénie de la goutte, comme expliquant d'une façon suffisante tous les phénomènes. Une théorie purement chimique n'arriverait pas davantage à ce but. Pour moi, il faut non seulement invoquer des causes physiques et chimiques, mais il faut élargir la conception de l'affection goutteuse, et faire intervenir l'influence nerveuse comme un facteur déterminant et indispensable à la solution du problème.

Garrod semble avoir démontré que l'inflammation qui accompagne une attaque de goutte tend à faire disparaître les urates contenus

---

1. Cazalis, *Note sur l'hémi-rhumatisme* (*Journal de médecine de Paris*, 1er mai 1887). — La prédominance hémi-latérale des manifestations du rhumatisme chronique (Académie de médecine).

dans le sang de la partie enflammée. Cependant, il est difficile de croire, comme il le prétend, que cette modification locale suffit à débarrasser l'économie de l'excès d'acide urique existant. Après chaque attaque, l'organisme est certainement allégé et il se fait une amélioration dans la santé générale. On peut en inférer de là que l'excès d'acide urique contenu dans le sang a disparu. On pourrait invoquer en faveur de l'action destructive ou éliminatoire de l'attaque inflammatoire cet argument que les dépôts uratiques les plus volumineux sont situés dans les parties qui ne sont jamais le siège d'attaques de goutte aiguë ni même d'une inflammation légère.

Ce point n'avait pas échappé à Sydenham. Il fait remarquer que dans la goutte « la nature semble se débarrasser de la matière peccante à sa façon; elle la dépose dans les jointures et ensuite elle *l'élimine par une perspiration insensible* ». Il fait ainsi allusion au soulagement apporté par la transpiration du matin consécutive aux douleurs et à l'insomnie des nuits de goutte. Todd a observé que les transpirations soulageaient les douleurs de la goutte. On a mis en doute le pouvoir éliminateur des glandes sudoripares à l'égard des sels uratiques. Garrod ne l'admet pas parce qu'il n'a jamais trouvé d'acide urique chez les goutteux dans la sueur recueillie après un bain turc. Cependant Tichborne, de Dublin, est parvenu à en déceler la présence dans des circonstances semblables et prétend que le caractère colloïde de l'acide urique lui permet de dialyser à travers les membranes animales, et que cette faculté se trouve accrue par une température analogue à celle du corps. Toutefois je n'ai pu réussir à le trouver dans deux cas que j'ai examinés d'après la méthode de Tichborne.

Néanmoins, je doute fort que la peau soit un organe d'élimination pour les sels uriques en excès dans la goutte.

Il peut se faire que le siège de prédilection dans les articulations soit déterminé par une influence nerveuse (neuro-trophique); mais on ne peut l'affirmer. Je crois qu'il est certain que les dépôts peuvent se faire dans les articulations, longtemps avant qu'il y survienne une attaque classique de goutte, et même celle-ci peut ne jamais éclater. Il est également certain que, dans la plupart des cas, une attaque d'inflammation goutteuse laisse derrière elle des dépôts uratiques. Mais la goutte peut amener des modifications bien autrement importantes qu'un vulgaire dépôt uratique. Nous en parlerons au chapitre de l'anatomie pathologique.

On trouve les dépôts uratiques en plus grande abondance dans les régions qui sont les moins vasculaires et qui sont situées à la périphérie. Nous allons maintenant discuter les rapports que ces dépôts ont avec la maladie dans son ensemble, soit dans sa forme latente, soit dans sa forme paroxystique. On a supposé qu'ils représentaient un moyen pour le sang de se débarrasser de l'acide urique qu'il contenait en excès. Garrod a démontré que l'inflammation goutteuse s'accompagne toujours de dépôts d'urates dans la partie affectée et que ce dépôt est permanent. Il est également démontré qu'il peut s'effectuer sans phénomènes inflammatoires. Garrod croit que c'est lui qui est la cause de l'inflammation.

Si l'on avançait cette proposition sans autres développements, elle ne serait pas soutenable, pour le motif que nous venons de dire. Pour moi, je la crois juste dans beaucoup de cas et c'est en réalité la seule explication plausible des attaques de goutte. Même dans les cas où des dépôts latents se sont déjà formés, je crois que l'état goutteux venant à se prononcer davantage amènera une attaque dans l'endroit où ceux-ci existent. Je ne puis accepter l'opinion d'Ord d'après laquelle « les processus locaux ne dépendent pas de ces dépôts »; quant à moi, je dirais « ne dépendent pas *toujours* » parce que je crois qu'étant donné un grand excès d'urates dans le sang, une inflammation locale peut se développer. Lorsqu'il n'existe qu'une certaine quantité d'urates déposés, l'économie peut la tolérer; mais si elle devient plus grande, elle produit une réaction violente. Les conditions qui déterminent ces symptômes sont probablement en rapport avec les particularités propres à chaque individu, avec le degré d'hérédité, avec l'âge, l'état des tissus et l'état général de l'organisme. Dans aucun cas, l'on ne peut perdre de vue ces facteurs individuels.

Quand la diathèse goutteuse s'est établie, les causes que nous venons d'énumérer tendent à agir plus rapidement et avec moins de provocation. En même temps que la puissance nerveuse s'affaiblit, la réaction est moins forte et les processus morbides revêtent un caractère de lenteur, d'atonie tant au point de vue du développement qu'à celui de la durée. Les dégénérescences de tissu peuvent faire des progrès, développés à la fois par l'affaiblissement de l'influence neurotrophique et par l'action directe de la rétention uratique. Le tissu rénal en particulier est envahi et une insuffisance rénale fonctionnelle s'établit. Cet état constitue ce que l'on appelle la cachexie goutteuse. Mais il ne faudrait pas croire que, dans tous les cas, la diathèse goutteuse aboutit à la cachexie. L'état goutteux existe à des degrés variables d'intensité. Il peut ne se manifester que par de très légers symptômes ou seulement par quelques attaques, dans tout le cours de la vie, et la diathèse peut se borner à modifier un état morbide qui vient s'y surajouter, sans conduire directement à la mort. La goutte hérédi- taire est la plus tenace parce qu'elle est développée d'une façon plus complète. Les deux facteurs essentiels à la production de la maladie peuvent être essentiels, probablement dans une proportion variable.

Les vices inhérents aux tissus ou la tendance à former de l'acide urique peut être plus prononcée que l'élément nerveux et récipro- quement. Les circonstances de la vie, les penchants, les habitudes peuvent provoquer, atténuer ou accentuer chacune de ces conditions et déterminer ainsi la prépondérance d'action de l'une d'elles dans un cas donné.

Nous pouvons ainsi expliquer un grand nombre de caractères variés de la maladie. Par exemple, un homme peut être goutteux, sans avoir ce qu'on appelle communément la goutte. Il peut exister de la goutte rénale sans arthrite uratique, quoique dans beaucoup de ces cas, mais non dans tous, on puisse trouver des dépôts d'urates dans certaines jointures. L'élément paroxystique (nerveux) est à l'état latent dans ces cas. Au point de vue clinique, ceux-ci sont diagnosti- qués comme goutteux d'après leurs caractères et d'après leur marche. Mais le diagnostic n'est certain que lorsque l'on constate à l'autopsie des dépôts et la forme spéciale de lésion du tissu rénal.

Chez les individus au-dessous de quarante ans, on est souvent jus- tifié à prédire le début proche d'une goutte régulière, d'après les tendances morbides qu'il présente; la nature goutteuse irrégulière ou incomplète des symptômes étant l'indice de ce qui est en voie d'évo- lution, à moins que tout ne soit arrêté par un changement de régime ou par un traitement approprié. Heureusement la médecine préven- tive peut accomplir cet exploit; aussi est-il important de reconnaître la nature de ces manifestations et les tendances morbides qui appa- raissent dans l'enfance, de même que les antécédents de famille doivent être recherchés avec le plus grand soin.

J'arrive enfin à l'étude de l'importance des dépôts uratiques et de leur signification, en tant que symptôme isolé, dans la goutte.

Il ne s'agit pas de l'existence propre de l'uricémie : c'est un fait qui doit être admis, mais bien de la présence de dépôts d'urates dans une région localisée. Il est impossible de mettre en doute que ces lésions sont produites par l'action de l'acide urique dissous sur les tissus, et qu'ainsi l'on peut voir se développer des modifications inflam- matoires aiguës et chroniques sans que les dépôts uratiques interviennent en quoi que ce soit; c'est un mode d'irritation bien démontré, en ce qui concerne les jointures et certains viscères, notamment les reins. On a vu des dégénérescences et des nécroses ainsi produites.

Nous notons donc ici, comme Ebstein l'a fait, les résultats de la stase locale de l'acide urique dans un cas et de la stase générale dans l'autre.

L'étude de l'anatomie pathologique de la goutte semble justifier les idées soutenues par Ord, Norman Moore et d'autres que des dépôts ne se forment jamais que dans les tissus qui sont déjà en état de dégénérescence.

Quant à moi, je crois, après avoir fait de nombreuses observations et réfléchi longuement sur le sujet, que la présence des dépôts uratiques n'est pas absolument indispensable pour déterminer la nature goutteuse d'une affection ou d'une manifestation. Je crois que tous les éléments essentiels du processus morbide peuvent exister dans ce qu'on appelle la goutte franche, sans ce symptôme particulier. Les faits sur lesquels je m'appuie sont les suivants :

1° J'affirme qu'en pathologie on trouve des états morbides à des degrés d'intensité très variés. Dans chaque cas, existe plus ou moins, mais existe toujours le facteur personnel qui comprend le degré d'hérédité, ses modifications et le plus ou moins de vulnérabilité que présentent les tissus envahis ou impressionnés par la diathèse.

2° Il peut exister un dépôt uratique insignifiant et cependant la nature goutteuse de la maladie se révélera par un grand nombre d'autres symptômes, par exemple le rein granulé (ce qu'on appelle néphrite arthritique), des modifications cardio-vasculaires et autres qui aboutissent à un résultat fatal.

3° Il est permis de considérer comme goutteux un cas dans lequel sans dépôts articulaires, en supposant bien entendu qu'on les a toujours recherchés attentivement, on constate une néphrite interstitielle et d'autres lésions considérées habituellement comme goutteuses et dans lequel, pendant la vie, on a observé certaines manifestations irrégulières, latentes ou larvées de la goutte. Si, outre cela, on note des antécédents goutteux héréditaires, je soutiens qu'on est autorisé à classer ce cas parmi les cas de goutte.

Mais sans vouloir retomber dans l'incertitude ni rendre moins nette la ligne de démarcation entre la goutte et les autres affections articulaires, je crois qu'on a trop insisté sur les dépôts uratiques comme étant la pierre de touche absolue pour un diagnostic exact. Pour moi il existe autant d'affections goutteuses — goutte larvée — que de goutte manifeste et je crois qu'on les distinguera mieux en établissant des différences bien nettes entre chaque cas et en soignant mieux son diagnostic. Il faut aussi faire observer qu'aujourd'hui on rencontre bien plus souvent des modifications de la goutte franche classique que nos devanciers ont décrite.

Ces idées sont défendues par l'école française et ont rallié à elles Virchow et Ebstein. J'insiste sur le cas de goutte chronique et incomplète, surtout chez les femmes âgées, chez lesquelles, en même temps qu'un grand nombre de manifestations goutteuses, se produisent des modifications articulaires aboutissant à des déformités, à des nodosités, des déviations, des ankyloses des phalanges. Dans ces cas, on trouve les reins granuleux et l'on ne peut y découvrir aucun dépôt uratique. L'ankylose seule pourrait déceler le processus goutteux. Les symptômes cliniques de ces cas et l'existence d'un rein granuleux fournissent des preuves additionnelles. L'absence d'incrustation uratique peut s'expliquer par le développement incomplet de la diathèse et par une production d'urates insuffisante pour permettre la formation de dépôts. Bien des observateurs se contenteraient d'appeler ces modifications « rhumatismales » ou « rhumatoïdes », mais je proteste contre cette dénomination qui fait de l'élément rhumatismal le facteur prédominant. L'anatomie pathologique peut souvent faire faire fausse route si elle n'est pas préalablement appuyée par une étude clinique attentive.

Les dernières recherches sur la nature de la goutte dans son ensemble démontrent le caractère envahissant de la maladie. On en a du reste la preuve dans ses variétés articulaires, abarticulaires, viscérales. Il semble qu'aucun tissu de l'organisme ne jouisse de l'immunité à l'égard de la goutte.

L'étude de la maladie telle qu'on la rencontre dans la pratique hospitalière ne permet pas d'acquérir une expérience suffisante, au point de vue des caractères si variés et si particuliers de la goutte. On les trouve, au contraire, à profusion, dans les hautes classes de la société et la pratique privée seule fournit d'amples matériaux à l'observation.

CHAPITRE IV

I. — Goutte articulaire.

Nous diviserons cette étude en deux parties : la goutte qui est primitivement et principalement articulaire et la goutte ou les troubles goutteux qui sont plus généraux et certainement moins localisés dans les articulations. La première est la plus fréquente des deux. Les cas où l'on trouve les deux formes ne sont pas rares. A quelques exceptions près on peut affirmer que la goutte articulaire primitive est la forme la moins grave de la maladie et comporte le pronostic le plus satisfaisant au point de vue de la longévité.

L'anatomie pathologique de la goutte embrasse dans son étude presque tous les tissus du corps. Dans les cas moins prononcés, on peut affirmer que les lésions portent surtout, sinon entièrement, sur les tissus articulaires. Dans les cas très accentués, où en réalité l'économie est imprégnée par la goutte, « *totum corpus est podagra* » (Sydenham), on aurait de la peine à trouver un organe ou un tissu qui ne serait pas impressionné ou modifié dans sa structure intime par la maladie.

La pierre de touche de la maladie étant, d'après la plupart des auteurs, le dépôt uratique, c'est un fait bien avéré que partout où on en trouve on est en présence d'une goutte manifeste. Mais il s'agit en outre de déterminer s'il est le seul signe qui existe dans un organe donné. Au point de vue pratique, les dépôts d'urates peuvent être regardés comme limités seulement à quelques tissus de l'organisme. Les articulations et les tissus qui les environnent en sont le siège de

prédilection. Les données fournies par l'anatomie pathologique suffisent à justifier l'opinion d'après laquelle les dépôts sont favorisés
par le peu d'activité vasculaire, ainsi que par la consistance et les
propriétés particulières de nutrition du tissu envahi. Partout où la circulation est active et la chaleur constante, il n'est guère possible que
le dépôt s'effectue ou tout au moins il éprouve une grande résistance.
En présence, au contraire, d'une circulation ralentie, des dégénérescences qui l'accompagnent, presque tous les tissus peuvent devenir le
siège de dépôts. Aussi, dans la cachexie goutteuse, les dépôts augmentent et se généralisent de plus en plus; il s'en suit également qu'une
constitution originellement bonne et une circulation active, qui existe
toujours dans ce cas, exposent moins les vaisseaux à la dégénérescence et permet aux tissus de mieux résister aux modifications dégénératives et à la formation de dépôts. Quant à la potentialité de tissu
individuelle, nous devons la considérer dans chaque cas telle qu'elle
se présente à nous, et la faire intervenir pour expliquer bien des
caractères de la goutte qui nous laissent perplexes, pour élucider par
exemple des questions comme celle-ci : Pourquoi tel individu a-t-il des
dépôts et tel autre n'en a-t-il pas? ou bien pourquoi tel autre en aurait-
il en quantité prodigieuse? Il arrive aussi peut-être qu'on regarde
tous les individus comme possédant des tendances morbides identiques, et comme également capables de manifester les mêmes symptômes et les mêmes réactions sous l'influence de provocations identiques, tandis que le degré de vulnérabilité est en réalité très varié et
est affecté par de nombreuses influences inhibitrices provenant de
l'association des diathèses et des particularités de tissus. Ces idées ne
s'appliquent pas seulement à la goutte, mais à toute tendance morbide héréditaire ou acquise, et je considère qu'il est essentiel de se
les graver dans l'esprit et qu'elles pourront être très utiles dans la
pratique journalière.

On enseigne que le rhumatisme attaque les grandes articulations et
la goutte les petites. Il pourrait être imprudent de dogmatiser de
cette façon. A l'exception de la hanche qui est rarement atteinte, on
peut dire que la goutte s'attaque aussi bien aux grandes qu'aux petites
articulations.

L'ordre d'invasion des tissus par les dépôts uratiques est assez constant. Ainsi les cartilages diarthrodiaux sont atteints les premiers,
puis les ligaments, les tendons et les bourses séreuses; ensuite viennent le tissu conjonctif et la peau. L'ordre d'invasion des articulations
est aussi également constant; il débute par le gros orteil, les articula-

tions métatarso — et métacarpo — phalangienne, le tarse et le carpe et enfin les grandes articulations, mais sans que ce soit constant.

L'aspect du cartilage articulaire dans lequel il s'est fait un simple dépôt d'urates ressemble à ce qu'on obtiendrait en barbouillant ou en éclaboussant la surface avec de la peinture blanche. S'il ne survient pas des changements irritatifs secondaires, la surface est tout à fait lisse et le liquide synovial est normal tant en quantité qu'en consistance. Cette surface blanche, *plâtrée*, est parfois singulièrement uniforme, recouvrant exactement les bords de tous les cartilages intérieurs d'une articulation. Cela peut se présenter sans signe d'érosion ni d'ulcération et sans excroissance irritative dans le voisinage. On peut rencontrer un grand nombre d'articulations ainsi encroûtées.

On voit donc que des dépôts uratiques abondants peuvent survenir dans les articulations sans amener d'excroissances par irritation. Il serait difficile de dire pourquoi il en est ainsi dans certains cas et non dans d'autres. Quelque facteur ou quelque particularité de tissu individuelle pourrait l'expliquer. Nous avons déjà dit que parfois ces dépôts se forment sur une vaste étendue, sans causer aucune douleur, bien que les déformations soient très marquées. Il est certain que les plus volumineux se font plutôt dans les extrémités supérieures que dans les inférieures.

Les modifications des cartilages articulaires causées par la goutte n'ont pas été étudiées aussi attentivement qu'elles le méritent. En réalité il n'y a que quelques années qu'on examine les articulations des sujets goutteux, dans les autopsies, et l'attention a été dirigée surtout sur les dépôts uratiques.

Des modifications profondes, se font dans tous les tissus de l'articulation goutteuse, et cela est tellement vrai que certains observateurs regardent ce fait comme indiquant la coexistence de modifications rhumatismales. Ainsi Hutchinson considère qu'il est rare de rencontrer des articulations qui ne présentent que le dépôt uratique caractéristique et croit que toutes les modifications de tissu associées sont *rhumatismales*; c'est ainsi qu'il admet qu'un véritable « rhumatisme goutteux » a été l'origine de toutes les modifications importantes existant dans ces cas.

J'ai le regret de ne pouvoir être d'accord avec lui sur ce point. Il est certain qu'il existe très peu de pièces anatomiques montrant les modifications bien marquées du rhumatisme chronique ou ostéoarthrite existant en même temps que des dépôts uratiques. Ces exemples doivent être acceptés comme des types de véritable coïncidence ou association de deux états morbides, et je ne vois aucune raison pour mettre en doute que l'arthrite rhumatismale chronique et la goutte véritable coexistent et se confondent chez le même individu. Il serait étrange que le fait n'arrivât pas quelquefois, mais l'observation montre qu'il est rare de rencontrer cette association. L'opinion d'Hutchinson [1] est exposée d'une façon si dogmatique sur ce point, et elle fait tellement autorité à juste titre que je suis obligé de déployer tous mes moyens pour la combattre. Il soutient, avec Charcot, que le rhumatisme et la goutte sont la conséquence d'une diathèse arthritique basique, et que le développement de l'une ou l'autre de ces affections ou de toutes deux à la fois est subordonné aux habitudes, au régime, à l'exposition à l'humidité et au froid. « La goutte, dit-il, est rarement essentielle, elle est souvent une complication du rhumatisme. Elle s'associe si souvent avec le rhumatisme et les deux affections sont si intimement unies dans leur transmission héréditaire qu'il est très difficile de déterminer jusqu'où le rhumatisme peut aller............ Quand cette complication existe, elle amène une modification permanente de tissu et c'est à cette modification que sont dues les particularités qui se manifestent dans le processus morbide (douleurs rhumatismales transitoires dans les articulations, les aponévroses et les muscles, arthrite déformante, destructive avec élimination, lombago, sciatique). Il s'en suit que, dans la plupart des cas, il est impossible de faire la différence entre la goutte et le rhumatisme. »

Il n'existe pas jusqu'à présent de preuves bien nettes qui puissent permettre de trancher la question. Les facteurs qui peuvent y contribuer sont de trois ordres : 1° les commémoratifs; 2° les symptômes cliniques; 3° l'anatomie pathologique. Or il est très difficile de rassembler des commémoratifs qui puissent être de quelque valeur. J'ai toujours essayé d'en recueillir et je n'ai pu y arriver que bien rarement. Cependant, avec un peu de patience et de persévérance, on peut arriver à élucider suffisamment l'historique de chaque cas pour admettre ou rejeter la goutte comme antécédent. Si les commémoratifs font défaut, on se rabattra sur les symptômes cliniques que l'on observe et sur les effets du traitement. Celui-ci manque rarement de nous éclairer sur la nature du cas. Enfin notre dernier recours est l'anatomie pathologique. Jusqu'à présent, étant donné un cas de goutte, on a toujours considéré la présence d'un dépôt uratique comme un signe pathognomonique. Ainsi que nous l'avons dit,

---

1. Hutchinson, *Pedigree of disease,* 1883, p. 126.

Hutchinson regarde comme rare de trouver des dépôts dans les articulations, sans autres lésions. Mon expérience m'a démontré le contraire, de sorte que je regarde comme un fait commun l'existence de dépôts uratiques sans autres lésions. Quant aux lésions importantes auxquelles Hutchinson fait allusion en les rapportant à une influence rhumatismale, je les considère comme étant le résultat d'une arthrite goutteuse et j'avoue qu'il faudrait me fournir des preuves bien convaincantes pour me faire admettre le contraire. Dans les cas où il existe d'autres signes de nature vraiment goutteuse, il n'est évidemment pas nécessaire de trouver des dépôts d'urates dans chaque articulation, car je crois que l'uricémie a pour effet d'amener des lésions de tissu nombreuses et variées, sans qu'il y ait de dépôts d'urates, et je ne suis pas le seul de cette opinion. La variété de cartilage qui est surtout atteinte dans le processus goutteux, c'est le cartilage articulaire ou cartilage hyalin. Ses cellules sont sphériques ou ovales avec un seul noyau et sont disposées habituellement par paires renfermées dans une seule capsule. Dans le voisinage de l'os, les capsules contiennent plus de deux cellules.

En ce qui regarde la nutrition du cartilage, on peut se reporter aux observations d'Albert Carter sur le système diaplasmatique des vaisseaux qu'il croit exister dans les parties non vasculaires. Il a trouvé dans le cartilage articulaire certains réseaux (canaux de plasma) qui partent des bords des lacunes remplies par-ci par-là de granulations.

Ces réseaux n'ont été signalés par aucun autre observateur. D'après les entretiens que j'ai eus à ce sujet avec des anatomistes et des histologistes distingués, il résulte que l'on ne connaît pas encore très bien le mécanisme de la nutrition intime du cartilage.

Dans les endroits où le cartilage articulaire est voisin de la synoviale et de la capsule de l'articulation, les cellules se ramifient et pénètrent insensiblement dans le tissu conjonctif de la synoviale.

Dans l'étude des lésions articulaires d'origine goutteuse, il faut d'abord examiner les cartilages diarthrodiaux aux divers âges de la vie et chez l'homme sain. Wynne et moi, nous avons constaté qu'il existait trois zones dans le cartilage adulte normal (fig. 1) : a. Une zone superficielle de cellules plates, courtes, fusiformes à la coupe, situées parallèlement à la surface et formant trois ou quatre couches. b. Une zone moyenne de lacunes contenant une ou deux cellules, disséminées en petit nombre, tendant à se placer horizontalement et parallèlement à mesure qu'elles se rapprochent de la surface. c. Une zone profonde de lacunes plus grandes et plus nombreuses qu'en *b* contenant un nombre variable de cellules et situées perpendiculairement. Il n'existe pas de couche de cellules épithéliales limitant la surface libre.

Il n'y a pas de revêtement synovial à la surface libre du cartilage articulaire. La zone superficielle est environnée de cellules fusiformes situées dans une substance fondamentale qui, à la périphérie, devient tissu fibreux se continuant avec celui de la synoviale

Chez les individus non goutteux, il se fait des modifications séniles : *a.* la zone de cellules plates disparaît; *b.* les cellules cartilagineuses peuvent proliférer, de sorte que les zones moyenne et profonde ne se distinguent plus; *c.* la substance fondamentale devient fibrillaire (fig. 2); *d.* il peut se faire des érosions qui mettent l'os à nu.

Ainsi que je l'ai déjà dit, il n'y a pas de revêtement synovial à la

Fig. 1. — Cartilage articulaire normal de la tête d'un métatarsien.

surface libre du cartilage. La zone superficielle est environnée de cellules fusiformes, enfouie dans une substance fondamentale qui présente également des caractères différents de ceux qu'on voit dans d'autres parties du tissu. Ainsi elle prend un aspect fibreux et est striée horizontalement sur environ un sixième de profondeur du cartilage.

L'aspect fibreux est quelquefois très net sur des coupes où les fibres sont en partie détachées de la surface libre en lames comme des rubans. Les cellules sphériques de la couche voisine se transforment en cellules fusiformes vers la surface libre articulaire.

Le mécanisme de la nutrition du cartilage articulaire n'est pas encore bien élucidé par les anatomistes, comme je viens de le dire. Sir William Turner enseigne habituellement que « le cartilage d'encroûtement des jointures diarthrodiales prend ses éléments nutritifs,

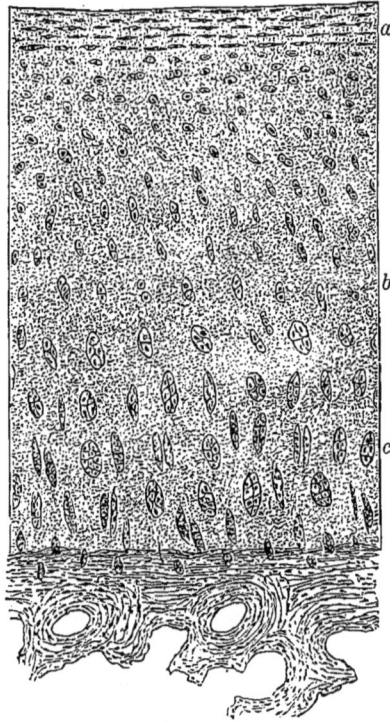

chez l'adulte, en partie des vaisseaux du périoste qui arrivent à sa périphérie et en partie de ceux de la synoviale, qui non seulement atteignent sa périphérie, mais rampent sur un très court trajet sur sa face libre où ils forment un bord vasculaire bien net, le *circulus articuli vasculosus*. Turner n'admet pas que le cartilage soit nourri par des vaisseaux venant des os sus ou sous-jacents.

Il existe aussi quelques divergences au sujet de la relation exacte

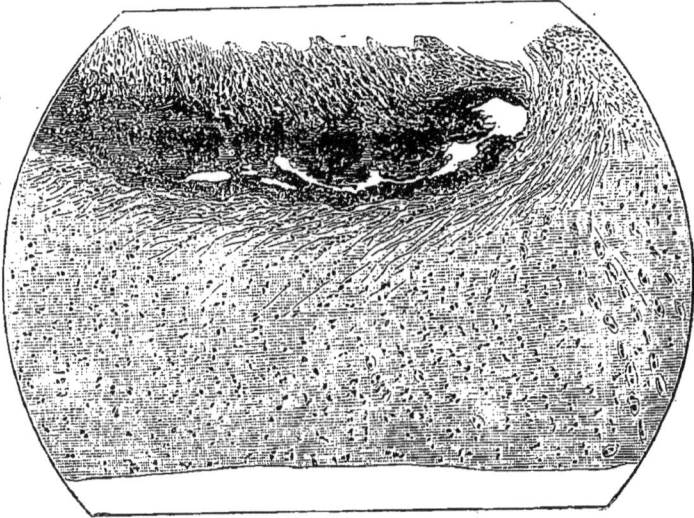

Fig. 2. — Cartilage articulaire encroûté d'urate de soude qui paraît noir à la lumière trans-mise. — Aspect fibrillaire de la substance fondamentale et prolifération des cellules cartila-gineuses.

des dépôts uratiques avec divers éléments du cartilage articulaire. Ce sujet a été étudié très attentivement par différents auteurs. Cornil et Ranvier, Charcot, Rindfleisch prétendent que les cellules sont le centre du dépôt primitif. William Budd [1] considère aussi les cellules comme le foyer primitif des dépôts.

D'autres auteurs soutiennent que les dépôts se font d'une façon irrégulière et indistincte. Il est évidemment très difficile de recon-naître quels sont ceux qui ont raison. L'aspect des coupes de cartilage ainsi encroûté justifie plutôt l'opinion que le dépôt en cristallisant se fraie un chemin sans égard pour les éléments constituants du tissu et se comporte vis-à-vis d'eux comme envers un milieu indifférent ou homogène. Pour moi le dépôt s'accroît indistinctement à travers les éléments du cartilage et les cellules ne prennent pas une part active soit pour le diriger, soit pour le former.

1. Budd, *Recherches sur la goutte. Med.-chir. Transact.*, t. XXXVIII, 1855.

Bowlby [1] admet, comme Ebstein, que les urates se déposent dans le cartilage où il existe déjà une lésion. Il a remarqué que le cartilage articulaire est généralement fibrillaire et érodé. Il considère comme probable que certains sels puissent se former par la désintégration du cartilage lui-même et est ainsi d'accord avec Cantani, qui regarde la dyscrasie urique de la goutte comme due à un trouble de nutrition du cartilage et des autres tissus formant l'articulation, et avec Robin [2], qui prétend que les tissus gélatineux peuvent se désintégrer en acide urique. J'admets la possibilité de cette transformation, mais je n'accepte pas cette explication des dépôts uratiques ordinaires.

Relativement à l'encroûtement uratique du cartilage articulaire, il faut noter que l'autopsie montre que c'est ainsi que sont envahies les articulations qui n'ont pas été, pendant la vie, le siège d'attaques de goutte franche. En étudiant les articulations qui sont infiltrées à la première période ou à un moindre degré, on observe assez généralement que le cartilage est plus profondément affecté dans les parties saillantes et dans les parties centrales. On a assigné deux raisons à ce fait. La première c'est que les parties saillantes étant le plus exposées aux frottements et aux pressions sont plus facilement lésées dans leur tissu. La seconde c'est que le cartilage est en relations plus étroites avec les vaisseaux à sa périphérie, et par conséquent moins bien nourri et plus vulnérable dans ses portions centrales. Il est à peu près certain que la formation des dépôts uratiques est favorisée dans les parties où la vascularisation et la chaleur sont moindres, c'est-à-dire les plus périphériques ou les plus éloignées du centre circulatoire. Ebstein affirme n'avoir jamais observé de cristallisation uratique dans des tissus normaux. Il est certain qu'on ne trouve ces dépôts que bien des années après qu'une articulation a été le siège d'une attaque de goutte aiguë.

. Les lésions goutteuses du cartilage articulaire comprennent deux périodes : l'une d'infiltration ou de dépôt, l'autre de réaction inflammatoire ou irritative. L'observation d'un grand nombre d'articulations goutteuses ne paraît pas justifier cette classification. Il semble plus probable que les deux ordres de lésions marchent de pair dans la plupart des cas, et il est certain que la période irritative ou inflammatoire peut ne pas exister en tant qu'il s'agit de tophus ou de modifications importantes. Le dépôt d'urates peut continuer à s'effectuer après le début de la phase irritative. On a prétendu que celle-ci

1. Bowlby, *Surgical Pathology*, 1887, p. 311.
2. Robin, *Dictionnaire de médecine*, 1865.

était semblable aux modifications qui se produisaient dans l'arthrite rhumatismale chronique qui survient à la suite d'une cause irritative humorale ou neuro-trophique.

Je ne suis pas en mesure de repousser ce fait d'une façon absolue, bien que l'on ne puisse admettre que ces lésions irritatives rentrent dans le processus goutteux; car, dans aucun cas de goutte, ils n'atteignent le même développement que dans le rhumatisme. Je ferai remarquer en outre que l'identité de lésion n'implique pas l'identité de la cause efficiente, dans un cas donné. Le même raisonnement peut s'appliquer aux déviations et aux difformités des doigts. Ainsi j'admets que ces lésions sont souvent identiques dans la goutte et le rhumatisme et qu'elles sont parfois remplacées par des douleurs et plus souvent par la chronicité du processus dans les articulations atteintes.

On ne trouve pas toujours de dépôt uratique dans les couches superficielles du cartilage articulaire, mais il peut exister dans les couches sous-jacentes où il est souvent gonflé ou dégénéré. Le siège de prédilection est l'espace inter-condylien du fémur.

En examinant un grand nombre de coupes de cartilages diarthro-

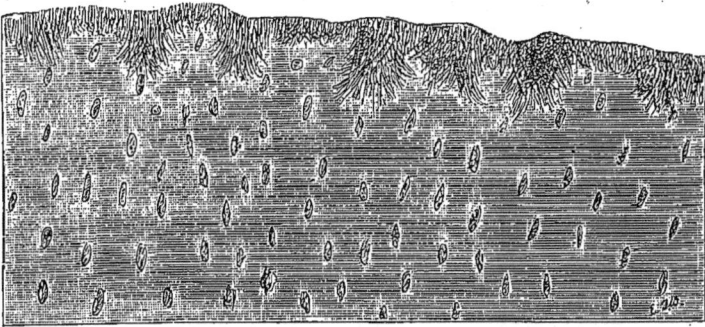

Fig. 3. — Cartilage articulaire encroûté d'urate de soude déposé à l'endroit habituel, c'est-à-dire au bord libre.

diaux, on trouve souvent la couche externe usée chez l'adulte ou chez le vieillard. Cela se reconnaît à l'absence des cellules fusiformes qui sont situées horizontalement ou parallèlement à la surface libre. Cette couche est très visible dans les cartilages jeunes. Les lacunes que l'on voit habituellement à la surface libre du cartilage de l'adulte ou du goutteux sont plus ou moins arrondies et analogues à celles qu'on voit au centre du cartilage à l'état sain et qui constituent la zone moyenne.

J'ai pu établir les points suivants :

1° Le siège le plus fréquent des dépôts est à la surface et pénètre le cartilage à une profondeur d'un millimètre et quart (fig. 3).

2° Le dépôt n'a pas de relation spéciale avec les cellules ; cependant dans quelques cas les cristaux d'urate de soude sont plus nombreux dans l'intérieur et autour des cellules (fig. 4).

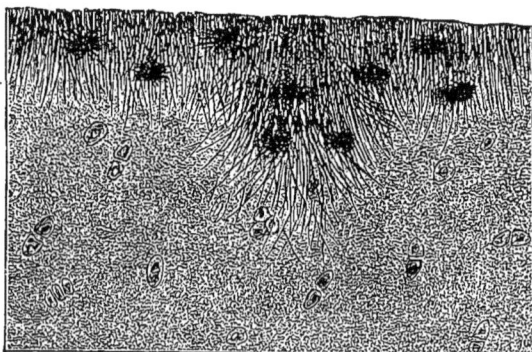

Fig. 4. — Dépôts uratiques dans les capsules du cartilage.

3° Le siège le moins fréquent c'est dans les couches profondes du cartilage, partant dans certains cas de l'os.

Relativement au cartilage :

4° Dans tous les cas, la zone superficielle disparaît.

5° En enlevant les urates par un jet d'eau, on ne trouve d'autre modification du cartilage qu'un état légèrement granuleux. Parfois celui-ci présente un aspect comme fibrillaire qu'il revêt dans sa profondeur par le fait de la pénétration des cristaux, mais je n'ai jamais pu m'assurer si cela n'était pas dû à une macération insuffisante et par suite à un restant de cristaux.

6° Traité par l'acide chlorhydrique, on a constaté la disparition du cartilage au siège du dépôt, mais elle ne paraissait pas due au dépôt lui-même et on ne l'a observée que lorsque celui-ci était très abondant.

7° Tout à fait exceptionnellement, on trouve une cavité en forme de canal qu'Esbtein a décrite comme nécrobiotique et qui s'avance vers l'intérieur en partant de la surface. Il est probable que cela n'indique pas un processus de nécrose, car on ne trouve dans le voisinage aucun signe d'irritation. On peut se rendre compte de l'aspect de cette lésion en chassant par un jet d'eau les urates qui sont très abondants à ce niveau et qui déterminent une sorte d'émiettement de la substance fondamentale qui cède faute d'un point d'appui.

Aussi nous conclurons qu'il n'existe pas au microscope de lésion du cartilage spécial au dépôt goutteux; que le siège habituel de celui-ci est à la surface libre du cartilage, mais qu'on peut l'observer également en d'autres points et que les cellules ne sont pas les foyers de ce dépôt.

Bien que, pendant la vie, celui-ci puisse se former dans tous les tissus, à l'autopsie on l'observe le plus souvent dans les cartilages, parce que c'est de là où il est le plus difficile de le déloger par les moyens thérapeutiques.

On ne trouve pas toujours de dépôts uratiques comme preuve qu'il a existé autrefois une attaque de goutte. Garrod a affirmé que c'était la règle. L'observation suivante vient prouver le contraire :

OBSERVATION. — Un homme de 43 ans était atteint de phtisie et de néphrite interstitielle; il était fondeur de cuivre et avait manié le plomb. Il n'existait pas de liséré sur ses gencives. Il mourut de bronchite aiguë. Il avait eu deux attaques de goutte dans le gros orteil droit. A l'autopsie, on ne trouva pas un vestige d'urates dans l'articulation du gros orteil. Les reins étaient volumineux, granuleux et kystiques, mais ne contenaient pas traces d'urates.

On n'a pas, selon moi, assez appelé l'attention sur l'existence fréquente d'érosions et d'ulcérations du cartilage articulaire dans les jointures goutteuses. Dans beaucoup de cas on peut observer ce fait, mais peut-être avec une fréquence un peu plus grande dans l'articulation du genou. Le siège le plus fréquent en est la rotule et l'espace inter-condylien du fémur. La plaque érodée peut n'avoir pas plus de six millimètres de diamètre et dépasse rarement trois millimètres en profondeur. Le cartilage semble usé sur les bords et ulcéré jusqu'à l'os au centre de la plaque, où l'on peut trouver de la vascularisation ou même un épanchement sanguin provenant de granulations de l'os sous-jacent. On ne trouve pas d'urates dans le voisinage de ces ulcérations. Elles sont si fréquentes qu'elles feraient croire qu'elles constituent une lésion indépendante de l'incrustation uratique, ce qui viendrait à l'appui de l'opinion d'Ebstein que nous avons rapportée plus haut. Il ne faut pas confondre ces plaques avec les sillons d'érosion qu'on trouve dans l'arthrite rhumatismale chronique; elles sont simplement l'indice d'un processus irritatif.

On rencontre assez souvent des érosions dans l'articulation du gros orteil, et, en cet endroit, elles sont le résultat soit de traumatismes anciens, soit d'une décadence prématurée du cartilage. Comme on les observe dans l'âge moyen de la vie on peut les considérer soit comme des modifications séniles précoces, soit comme étant spécifiquement de nature goutteuse.

Norman Moore [1] étudiant les lésions articulaires de la goutte est arrivé aux conclusions suivantes :

1° Quand il existe des urates même dans une seule jointure il y a toujours des lésions dégénératives dans celle-ci ou dans d'autres articulations.

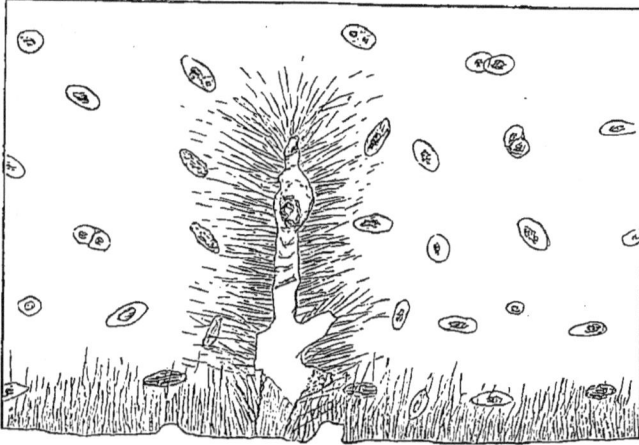

Fig. 4 bis. — A. Plaque de nécrose dans une articulation goutteuse du genou. — B. Urates enlevés en partie à l'aide de l'eau distillée.

2° Les dépôts d'urates, comme toutes les lésions dégénératives, existent habituellement d'une façon plus ou moins symétrique de chaque côté du corps.

3° Il est plus fréquent de constater des dépôts dans les articulations des jambes que dans celles des bras.

4° Il peut y avoir des dépôts dans presque toutes les articulations des membres inférieurs sans qu'on en observe dans celles des membres supérieurs.

5° On constate plus souvent des dépôts dans l'articulation métatarso-phalangienne du gros orteil que dans celles des phalanges.

6° Si abondants que soient les dépôts dans l'articulation du genou et au-dessous de celle-ci, ils sont rares dans la hanche.

7° On voit souvent des dépôts dans le gros orteil et dans le genou, sans qu'il y en ait au cou-de-pied, mais la réciproque n'est pas vraie.

---

1. Moore, *Saint-Bartholom. Hospital Reports*, t. XXIII, 1887.

8° Quand il y a un dépôt dans l'articulation tibio-tarsienne, on en trouve habituellement dans les ligaments du pied.

9° Le coude est le siège de dépôts quand il y en a au poignet.

10° L'articulation sterno-claviculaire est rarement le siège de dépôts, de même que celles du larynx.

Moore a constaté que des dépôts abondants pouvaient exister dans les cartilages articulaires sans dépôt externe, tel que des tophus aux oreilles et même ceci est comparativement rare dans ces cas. En outre, il faut noter que les urates peuvent ne pas exister dans les articulations, tandis qu'on en trouve des traces à l'extérieur dans les ligaments et dans les tendons adjacents.

L'immunité de l'articulation de la hanche est remarquable. Garrod a rapporté un cas et décrit l'aspect d'un dépôt qui se fit sur la tête du fémur, dans la cavité cotyloïde et dans le ligament rond. Dans l'arthrite rhumatismale chronique, l'articulation de la hanche est très sujette à être atteinte, c'est ce qu'on appelle souvent « goutte de la hanche ». Dans ces cas il peut y avoir des lésions osseuses profondes, amenant la résorption des cartilages et aboutissant à une boiterie permanente.

L'articulation de l'épaule est toujours indemne de dépôts uratiques et de lésions goutteuses.

D'après Moore, l'ordre de fréquence des dépôts uratiques dans le genou est le suivant : la face interne de la rotule, l'espace inter-condylien du fémur, les condyles et enfin la tête du tibia.

Ebstein soutient que les dépôts s'observent surtout dans les parties où les métamorphoses de tissus sont moins actives et où, par conséquent, les conditions nécessaires aux échanges nutritifs sont moins favorables. Par des expériences directes, il a montré que l'acide urique a des effets très funestes sur certains tissus, surtout sur la cornée.

Il peut se faire des dépôts dans la moelle des os, habituellement mais non toujours, dans le voisinage des cartilages d'encroûtement; parfois ils semblent dus à la destruction directe de la lame osseuse par la pression continue de dépôts intra-articulaires. Cependant on voit des cas où le cartilage articulaire est intact et pourtant il y a des dépôts dans l'os. Wilks a observé un homme de quarante-six ans, qui était atteint de la goutte depuis seize ans, qui avait des tophus autour des articulations des doigts et des dépôts uratiques au centre de la première phalange de l'annulaire. Féréol [1] a trouvé dans le

---

1. Féréol, *Union médicale*, 1869, p. 827.

tissu spongieux d'une phalange un dépôt qui n'avait aucune connexion avec l'articulation.

Probablement que la circulation est trop active dans la moelle
osseuse pour y permettre la formation de dépôts, aussi rentre-t-elle
dans le groupe des tissus et organes qui en sont généralement
exempts.

Il est à noter que les os, dans la goutte vraie, une fois secs, ont un
aspect graisseux plus prononcé que chez les individus atteints de
rhumatisme, de strume ou d'autres maladies diathésiques. Il n'y a
rien de spécial à signaler relative-
ment à cet aspect graisseux des os
à l'état frais chez les goutteux.
Quelquefois ils paraissent huileux,
ce qui peut tenir à l'existence dans
la moelle d'une plus grande quantité de graisse qu'il n'y en a normalement. Marchand, Lehmann,
Bramson ont analysé la substance
osseuse, chez des goutteux, et y
ont constaté une diminution des sels
terreux et une augmentation de la
graisse. Budin [1] a signalé la raré-
faction du tissu spongieux, des
îlots d'ostéite, une transformation
granulo-graisseuse des ostéoblastes
et des vaisseaux dilatés entourés
de cristaux de margarine. Ces
lésions dépendent très probablement d'une cachexie goutteuse
chronique, et ne se rencontrent pas
dans les cas d'origine récente ou de
nature moins grave. Les lésions

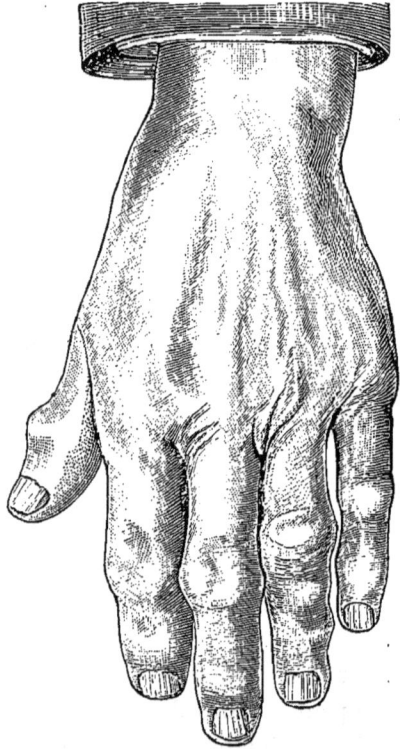

Fig. 5. — Main gauche montrant aux doigts des
nodosités de nature réellement goutteuse.

osseuses se font tard, consécutive-
ment à l'envahissement des cartilages et des tissus moins résistants
et sont par conséquent des preuves de chronicité. Nous ferons cependant une restriction, relativement à ce que nous venons de dire,
à propos de l'affection primitive des os qui survient dans l'arthrite
goutteuse déformante, lorsqu'il se produit des nodosités telles que

1. Budin, *Bulletin de la Société anatomique*, 1875, p. 712.

celles décrites par Heberden et Haygarth [1]. Celles-ci consistent en des exostoses des tubérosités normales des phalanges. Je suis convaincu que, parmi les cas de cette catégorie, il y en a qui sont certainement de nature goutteuse Ces nodosités peuvent apparaître, de vingt à cinquante ans, et sont plus fréquentes, en tant que manifestation goutteuse, chez les femmes qui approchent ou ont dépassé la ménopause, mais ne sont pas rares chez les hommes ni même chez les enfants. La figure 5 en représente l'aspect d'une façon très nette dans

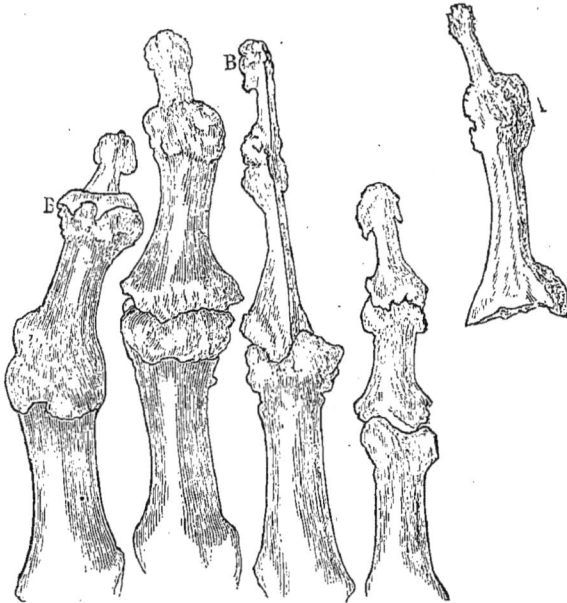

Fig. 6. — A. Ankylose de nature goutteuse. — B. Nodosités des doigts.

un cas qui avait été diagnostiqué pendant la vie comme une polyarthrite déformante. A l'autopsie, on trouva des lésions goutteuses, qui ne faisaient pas de doute, avec de petits dépôts uratiques disséminés. Une véritable ankylose se fait dans plusieurs articulations phalangiennes, ainsi qu'on l'a représenté en A, fig. 6, où l'articulation a été sectionnée longitudinalement. On ne voit aucune ligne de jonction ni aucun vestige du tissu compact de l'os. Garrod a rapporté un cas d'ankylose de la première articulation du gros orteil à la suite de quelques attaques de goutte. Scudamore a relaté les détails d'une autopsie faite par Brodie, chez une vieille femme goutteuse, où il existait une ankylose de plusieurs articulations des doigts, du poignet, du

1. Haygarth, *Clinical History of Diseases*, 1805.

coude et de plusieurs articulations des orteils. On trouvait une « substance calcaire » sur les os dont le cartilage avait disparu et il existait des exostoses aux bords de l'articulation du genou.

Dans quelques cas de néphrite interstitielle, dits cas de goutte rénale primitive, on trouve cette arthrite nodulaire goutteuse, sans qu'elle soit associée cliniquement à des dépôts d'urates, l'augmentation de volume consiste en une saillie des tubérosités normales des pha-

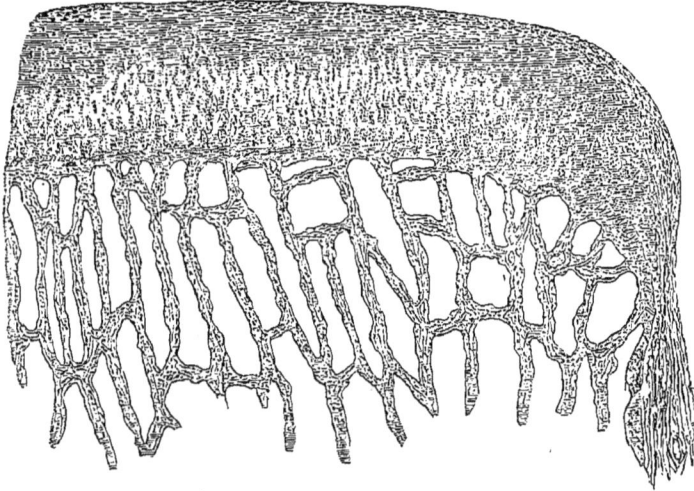

Fig. 7. — Coupe faite sur le bord du condyle d'un fémur sain (à comparer avec les figures 8, 9, 10, 11).

langes. La marche de ce processus est souvent graduelle et indolente, bien qu'elle puisse parfois déterminer du malaise et des sensations de brûlure dans la jointure.

Il est probable qu'Heberden n'a pas voulu considérer ces nodosités comme d'origine goutteuse, parce qu'on les observait dans les manifestations ordinaires de l'arthrite goutteuse et qu'on les rencontrait chez des individus qui ne présentaient aucun des signes reconnus à cette époque comme de nature véritablement goutteuse. Il est certain que les nodosités ne diffèrent en rien de celles qu'on trouve chez les sujets qui ne sont pas goutteux. Leur nature goutteuse, dans un cas donné, est déterminée par d'autres signes constants que découvrent fort bien ceux qui savent les chercher. Ces tuméfactions nodulaires sont souvent rouges et peuvent être le siège de douleurs et d'élévation de température sous l'influence de causes diverses. On peut y constater des élancements fugitifs après des écarts de régime.

L'irritation chronique des cartilages articulaires amène, dans tous les cas d'arthrite, la formation d'exostoses ou d'ecchondroses qui se font sous la synoviale, aux bords des cartilages, autour de la tête des phalanges et des autres os, tels que le fémur, la rotule, le tibia. Dans l'arthrite goutteuse, elles sont moins accentuées que dans l'affection vraiment rhumatismale et, comme je l'ai déjà dit, aboutissent rarement à la prolifération osseuse sous forme de stalactites. En ouvrant les articulations ainsi affectées, on voit les bords osseux retournés,

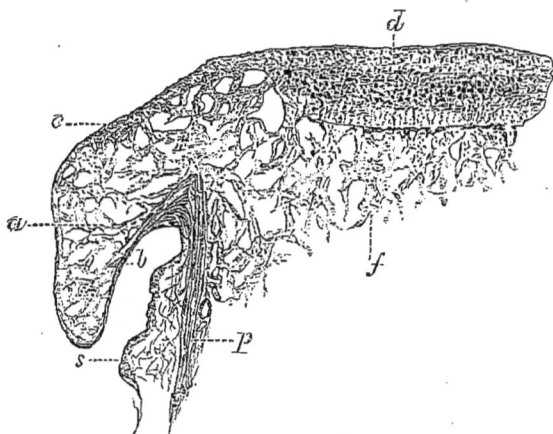

Fig. 8. — Coupe faite sur le bord du condyle du fémur montrant l'exostose goutteuse en ectropion. — a, ostéophyte; b, repli de la synoviale s; — c, limite des cellules cartilagineuses; — d, cartilage articulaire du fémur; — f, tissu cancellaire; — p, périoste.

sinueux, comme dans l'exostose irritative, souvent plus transparents que le cartilage qui les enveloppe. Fréquemment on y trouve un dépôt d'urates en quantité plus ou moins abondante, mais non toujours; il existe rarement sur l'exostose même, mais plus souvent vers le centre du cartilage. Il peut se faire cependant dans le cartilage proliférant, occupant les capsules primaires, qui en renferment beaucoup d'autres secondaires.

Ainsi que l'ont fait remarquer Cornil et Ranvier, cette formation d'exostose marginale est inévitable dans toutes les formes d'arthrite chronique. Elle est moins prononcée dans l'arthrite scrofuleuse que dans l'arthrite goutteuse, mais elle l'est le plus dans l'arthrite rhumatismale. La prolifération se fait aux bords du cartilage articulaire et l'atrophie au centre. Cornil et Ranvier affirment que le premier processus est causé par le revêtement fibro-synovial des bords, décrit plus haut, où les cellules et les villosités fibreuses sont renfermées et doivent forcément s'accumuler au lieu d'être rejetées dans la cavité de l'articulation, comme cela se fait dans les parties centrales et dans celles non revêtues de synoviale. C'est ainsi que se forment des nodosités dans le cartilage articulaire, sur les franges synoviales, sur les tendons, sur les ligaments, points où le revêtement synovial entoure l'excroissance irritative.

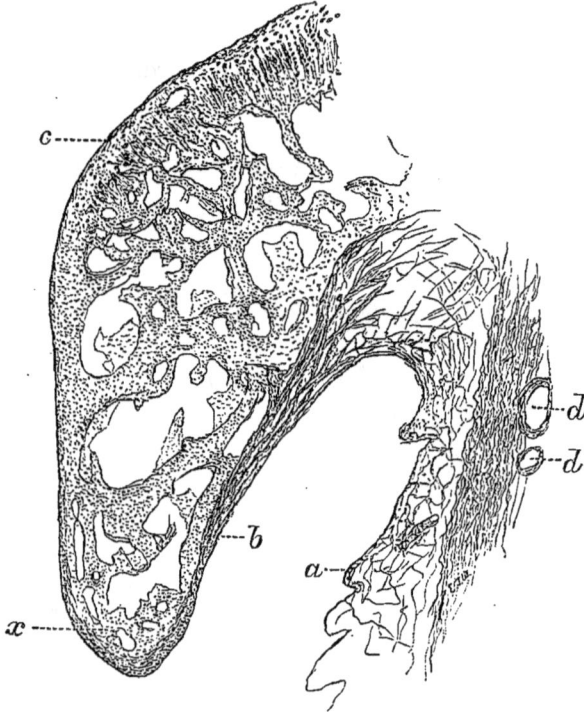

Fig. 9. — Coupe d'une exostose goutteuse. — *a*, frange synoviale; — *b*, prolongation de l'exostose; — *c*, premier aspect des cellules cartilagineuses; — *d*, vaisseaux du périoste.

Wynne[1] a très bien étudié la structure de ces excroissances marginales, dans les arthrites goutteuse et rhumatismale chronique, et je vais lui emprunter la description de ce qui suit.

Les excroissances marginales de l'arthrite goutteuse sont de véritables exostoses. — Cette augmentation de volume spéciale ressemble beaucoup à celle de l'arthrite rhumatismale chronique. Elle n'a pas de connexion *directe* avec les dépôts d'urates qui ne se voient pas dans les portions ainsi tuméfiées. Elle semble due à une excroissance de cartilage; mais ce tissu n'arrive pas jusqu'au sommet de la saillie et est remplacé par un tissu jaune, transparent, qui offre

1. Wynne, *Lancet*, 11 mai 1889, p. 933.

une grande résistance au scalpel. Au microscope (voir fig. 8, 9, 10) ce dernier est composé de substance osseuse, l'épiphyse paraissant être le siège d'une hypertrophie locale et repoussant devant elle le cartilage d'encroûtement. On voit celui-ci se terminer brusquement au sommet de la protubérance, à l'endroit où celle-ci se continue avec

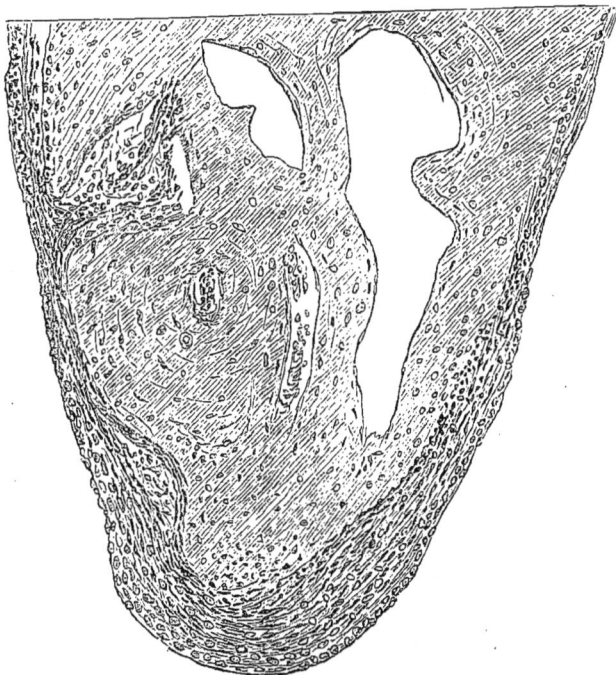

Fig. 10. — Coupe d'une ex,sstose goutteuse faite au point *x* de la figure 9, montrant l'absence du cartilage d'encroûtement, l'exostose étant tapissée par du tissu fibreux provenant d'un prolongement de la synoviale.

une couche mince de tissu fibreux provenant du périoste et de la synoviale. Sous ce tissu fibreux, on trouve la substance spongieuse de l'os, qui se continue avec le tissu cancellaire de l'os sous-jacent. Ces particularités sont constantes dans l'arthrite goutteuse vraie.

Les excroissances marginales situées autour des articulations affectées d'arthrite rhumatismale chronique sont dues à des ecchondroses. — Dans l'arthrite rhumatismale chronique, on trouve des saillies dues à l'excroissance du cartilage, habituellement fibrillaire, qui, dans les parties profondes, peut être calcifié, mais présente rarement une structure osseuse véritable. Aussi, dans le cas d'arthrite goutteuse, cette excroissance en ectropion est une véritable *exostose*; tandis que, dans l'arthrite rhumatismale, c'est une *ecchondrose* (fig. 11). Wynne pense que, dans ce dernier cas, la

lésion est due probablement à une dystrophie nerveuse ; tandis que,
dans la forme goutteuse, les excroissances sont la conséquence d'une
action irritative développée par les dépôts uratiques voisins ou par la
présence anormale des urates dans le sang qui sert à la nutrition de
l'os. Ces résultats forment un nouvel appoint à l'anatomie pathologique intime de la goutte et de l'arthrite rhumatismale chronique,

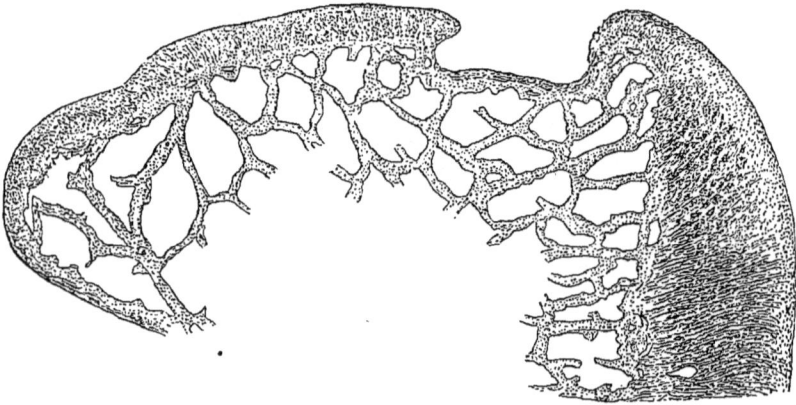

Fig. 11. — Coupe d'une ecchondrose rhumatismale ossifiante (ectropion), montrant son
revêtement complet par du cartilage, qui est devenu fibrillaire.

et sont basés sur les observations de Wynne. Ils sont en contradiction avec ce qu'enseignent Cornil et Ranvier et qui a été généralement admis jusqu'ici. Ceux-ci regardent les lésions en question comme
dues dans chaque cas à de véritables ecchondroses. Il faut donc en
bien établir la différence.

On peut observer l'érosion du cartilage et l'atrophie par suite des
mouvements continus de l'articulation. Il est rare de rencontrer ces
lésions dans les articulations du tarse et du carpe où les mouvements
sont si limités. Cela se voit dans les arthrites goutteuse et rhumatismale, mais dans cette dernière les lésions sont plus étendues. Les articulations ainsi affectées sont le siège de douleurs et de craquements. La
douleur n'existe pas toujours, à moins qu'il n'y ait une inflammation
goutteuse aiguë. L'articulation du genou est peut-être celle qui est le
plus souvent le siège de ces lésions.

L'éburnation semble être une conséquence rare de la goutte et on
peut dire que l'étendue des lésions osseuses, dans la goutte vraie, paraît
être en relation avec la gravité et la chronicité des attaques.

Il est noter que la véritable ankylose s'observe souvent comme conséquence de l'arthrite goutteuse, tandis qu'elle est pour ainsi dire sans

exemple à la suite de l'arthrite rhumatismale chronique. Dans celle-ci, il existe assez fréquemment une fausse ankylose par suite de proliférations péri-articulaires ou de lésions fibro-cartilagineuses. J'ai observé l'ankylose goutteuse au niveau du gros orteil et des phalanges. La cavité articulaire peut être comblée par du tissu spongieux de nouvelle formation (fig. 6), dans lequel on distingue parfois une ligne blanche qui indique l'endroit où se trouvaient primitivement les surfaces articulaires.

L'articulation peut être remplie d'urates qui maintiennent les deux os séparés.

En ce qui regarde les différentes déformations qui surviennent dans les phalanges des doigts, notons qu'elles sont innervées par le nerf médian. Walsham a démontré en effet que les nerfs radial et cubital s'arrêtaient à la première phalange. Les extrémités terminales des doigts reçoivent des rameaux du médian.

L'ostéite causée par le voisinage des dépôts peut être soit raréfiante, soit condensante.

Les extrémités osseuses sont souvent augmentées de volume. Il peut se faire des néo-formations osseuses dans la diaphyse des os longs. Moore[1] a trouvé, dans la moitié inférieure du tibia, un ostéome d'un diamètre supérieur à celui de l'os normal, sans modifications soit dans la cavité médullaire, soit dans le périoste et sans signes d'ancienne fracture.

On trouve quelquefois des urates dans le tissu graisseux situé en dehors de l'articulation, peut-être le plus souvent autour des genoux.

Synovie. — La synovie renferme souvent des traces d'urates et peut être le siège d'une vascularisation anormale. J'ai trouvé des cristaux d'urates dans les franges synoviales; mais c'est rare. J'ai constaté l'alcalinité de la synovie dans une articulation du genou goutteuse, avec des flocons granuleux et des cristaux d'urate de soude aciculaires. L'épreuve du fil m'a donné des résultats négatifs dans le liquide. Il n'y avait pas non plus de glucose. Dans un autre cas, où la synovie était très abondante, dans une articulation du genou encroûtée, j'ai trouvé la réaction légèrement acide. Les franges peuvent s'hypertrophier et s'infiltrer de graisse (lipome dendritique). On peut trouver des dépôts dans tous les tissus qui forment une articulation, dans le tissu cellulaire, entre les muscles, dans les gaines ner-

---

1. Moore, *Pathological Society's Transactions*, t. XXXIII, 1882, p. 275.

veuses, dans le périoste, dans l'aponévrose prévertébrale, dans les tendons et leurs gaines, dans les ligaments et dans les fibro-cartilages.

Torsion des doigts sur leur axe (*Main en nageoire de phoque*). — Dans l'arthrite goutteuse, de même que dans beaucoup d'autres formes d'arthrite chronique, on observe une déviation particulière des doigts vers le bord cubital de l'avant-bras. Les orteils paraissent se dévier en sens contraire, c'est-à-dire du côté externe du pied. On enseigne que c'est là un signe spécifique de l'arthrite rhumatismale chronique, mais cela est faux. Pour moi, la déviation se rencontre plus souvent dans le rhumatisme que dans la goutte, mais je l'ai observée à un degré égal dans les deux. En tous cas c'est un signe de chronicité.

La cause de la torsion sur l'axe réside dans l'action des extenseurs du poignet et des doigts. Au niveau du poignet, les mouvements d'adduction sont plus libres que ceux d'abduction, c'est pourquoi les muscles tendent à attirer les doigts en dedans, quand ils ne trouvent pas d'obstacles. Je crois avec Charcot et d'autres auteurs qu'il y a une irritation réflexe des branches sensitives des articulations affectées se transmettant aux branches motrices qui détermine une contraction spasmodique, laquelle avec le temps produit la torsion caractéristique des doigts.

Herringham cherche à expliquer la déviation centrale des doigts par l'atrophie de l'abducteur de l'index qui amène cette déviation de l'index, lequel presse à son tour sur les autres doigts. On peut répondre à cela que cette atrophie est très inconstante et n'existe pas dans tous les cas.

On a fait des expériences pour déterminer l'influence de la contraction musculaire dans la production des déformations articulaires. Valtat a fait des injections caustiques dans les articulations chez des chiens et des cobayes et a constaté, à la suite de cela, la contracture des muscles qui entouraient les articulations. Il a démontré que ces contractures étaient produites d'abord par l'arthrite et l'atrophie consécutive des muscles et les attribuait à la surexcitation de l'activité réflexe de la moelle par un stimulus périphérique prolongé. Comme analogie, il cite le spasme articulaire causé par l'irritation de la conjonctive et la fissure anale qui est maintenue par le spasme des sphincters. Il considère la contracture comme analogue à l'hyperesthésie survenant lorsqu'une portion motrice de la moelle est excitée.

Dans le cas de déviation des orteils, on a cherché à attribuer le fait à des chaussures mal faites. Arbuthnot Lane [1] en particulier s'est fait l'apôtre de cette théorie, que je ne puis admettre. Il est certain que le port des chaussures détermine la plupart du temps une torsion et une compression du pied ; mais les cas où l'abduction est considérable s'observent presque toujours, d'après ce que j'ai vu, chez des sujets goutteux ou rhumatisants. Les déviations sont très fréquentes chez les femmes, même chez les dames qui portent rarement ces chaussures fortes auxquelles on pourrait seules attribuer les lésions dont nous avons parlé. Si les chaussures seules étaient en cause, on rencontrerait bien souvent les déviations des pieds. Dans les cas extrêmes, le gros orteil est tordu presque à angle droit et recouvre tous les autres orteils.

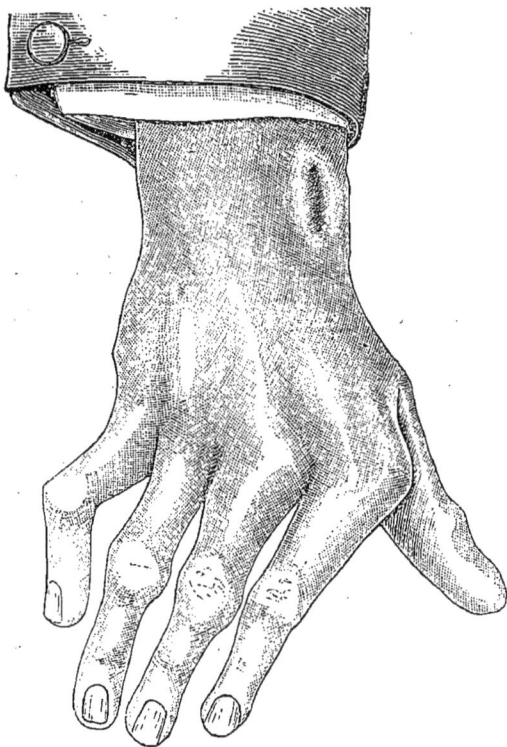

Fig. 12. — Goutte tophacée de la main droite. Déviation des doigts vers le bord cubital. Au poignet, on voit la cicatrice résultant d'une incision faite pour évacuer un dépôt crayeux abondant.

On voit souvent des cas de goutte vraie où, malgré l'envahissement des petites articulations, les doigts restent droits dans leur axe et on voit plus souvent de simples déviations d'une ou deux phalanges. Ainsi les phalangettes peuvent être déviées en dedans ou en dehors ; un déplacement fréquent, c'est la déviation en dehors de l'index en même temps que la déviation en dedans du petit doigt. J'ai observé ce fait assez souvent dans la goutte chronique, chez la femme (fig. 13 et 14).

La flexion de la première phalange et de la phalangette du médius est assez fréquente chez l'homme. Les mêmes phénomènes peuvent s'observer sur l'annulaire. Ils se rencontrent avec et sans dépôts uratiques (fig. 15).

1. Lane, *Pathological Society's Transactions*, 1886, t. XXXVII, p. 433.

Une des articulations le plus souvent affectées est l'articulation métacarpo-phalangienne de l'index. Il est rare de trouver des dépôts

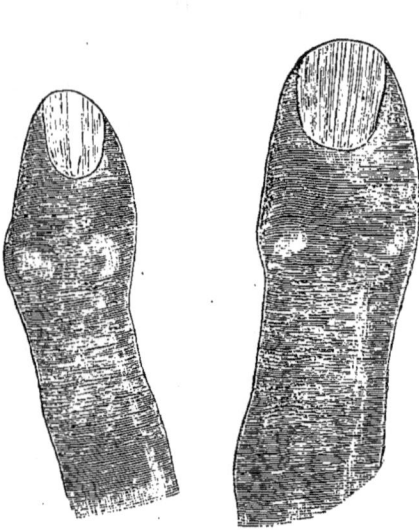

Fig. 13. — Nodosités goutteuses d'Heberden montrant la déviation habituelle de la phalangette. Au niveau des articulations, on voit des kystes en « yeux de crabes ».

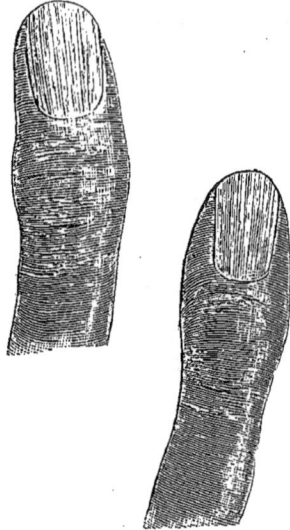

Fig. 14. — Nodosités d'Heberden dues à de l'arthrite goutteuse.

ailleurs quand cette articulation est libre. On peut observer dans la goutte tous les types de déviations décrits par Charcot dans l'arthrite

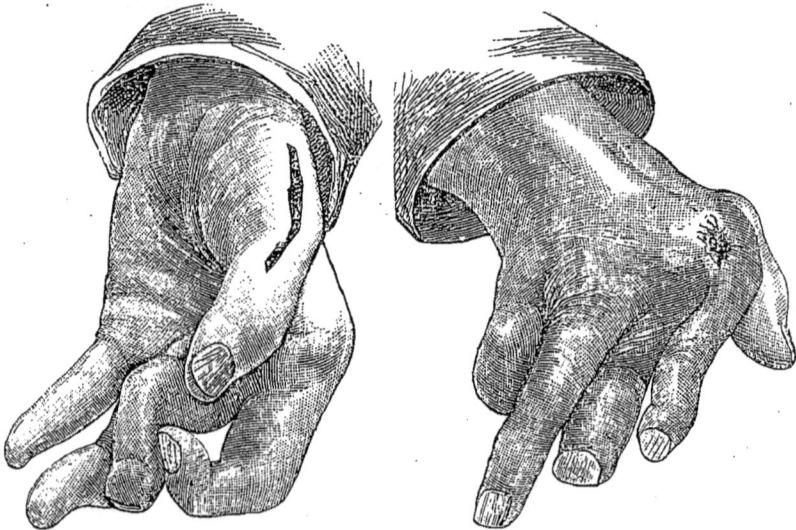

Fig. 15. — Goutte tophacée de la main. Torsion et déviation des doigts et des phalanges. — Type « nageoire de phoque ».

rhumatismale chronique ou leurs combinaisons, et la même loi préside sans doute à leur production dans les deux maladies.

Une hémorragie peut se faire dans l'articulation. Pye-Smith [1] a rapporté un cas où celle-ci s'était effectuée dans les genoux, les hanches, le gros orteil, le cou-de-pied, le poignet et le coude. Les épaules seules n'étaient pas le siège d'épanchement sanguin. Le sang était noir et récent; mais, dans une hanche, il était couleur de rouille. Dans quelques articulations, la synoviale était infiltrée de sang. Dans ce cas, le plexus choroïde était très décoloré à cause de l'infiltration de la pie-mère par de gros disques de sang altéré, qui ne l'avaient cependant pas désagrégé. Cet exemple rappelle un peu ce qu'on observe dans les articulations des hémophiliques.

La synoviale est parfois très congestionnée et forme des saillies en forme de plis qui se projettent dans les articulations. Fogge a rapporté un exemple remarquable où l'on trouva dans une articulation des flocons de lymphe libres, une grande quantité de liquide synovial et du pus aqueux, ce dernier pénétrant dans les muscles de la région thénar adjacente. Goodhart [2] a observé un état très analogue dans un autre cas. Ces faits sont très rares.

Arthrite suppurée dans la goutte. — On trouve rarement du pus; la marche aseptique est une des caractéristiques de l'arthrite goutteuse, ainsi que l'absence de tendance à la suppuration. Dans les bourses séreuses remplies d'urates, l'inflammation peut conduire parfois à la formation du pus. La bourse olécrânienne est le siège le plus fréquent de cette suppuration qui, en cet endroit, peut être causée par des traumatismes. Scudamore a constaté quatre cas de suppuration à la suite d'une inflammation goutteuse, le résultat se trouvant modifié dans chaque cas par la formation concomitante d'urates. Norman Moore [3] a trouvé un liquide puriforme dans l'articulation du genou chez un goutteux âgé de quarante-six ans. Stephen Paget a rapporté un cas d'arthrite blennorrhagique purulente chez un homme âgé de quarante-neuf ans, goutteux depuis longtemps, et cite un autre exemple, rapporté par Rivington [4], d'une suppuration du poignet chez un homme de soixante-deux ans. Hutchinson a constaté la suppuration dans le gros orteil avec des dépôts d'urates. Parfois un abcès circum-articulaire s'ouvre dans une articulation, et de la matière septique se trouve ainsi introduite du dehors.

Gangrène. — On sait que l'inflammation goutteuse se termine sou-

1. Pye-Smith, *Pathol. Soc. Transact.*, 1875, t. XXVI, p. 162.
2. Goodhart, *Pathological Society's Transactions*, t. XXVI, p. 164.
3. Moore, *Clinical Society's Transactions*, 1887, t. XX, p. 232.
4. Rivington, *Pathological Society's Transactions*, t. XXXIII, p. 274.

vent par la gangrène avec sphacèle des téguments qui entourent le gros orteil et sans association de glycosurie. La gangrène est une conséquence assez fréquente de la goutte aiguë ou d'un traumatisme sur ·les parties périphériques chez les sujets atteints de diabète goutteux. L'inflammation goutteuse gangreneuse peut provenir d'un affaiblissement de la vitalité chez les gens âgés et chez les sujets cachectiques.

Kystes bursaux. — On trouve quelquefois de petits renflements kystiques sur les nodosités et juste au-dessus de l'ongle, au niveau de l'articulation de la phalangette. On les a comparés assez heureusement à des yeux de crabes. Jusqu'à présent, je ne les ai rencontrés que chez des femmes, d'un âge moyen ou avancé. Paget et Garrod les ont décrits. Pour moi, ils sont dus à des bourses synoviales petites et peut-être adventices. Parfois ils se rompent et donnent issue à un liquide clair visqueux, dans lequel je n'ai pas découvert de sels uriques. Lorsqu'ils sont le siège d'une tuméfaction, on y constate de la douleur, de la chaleur, et la pression produit au doigt une sensation de craquement, comme dans les bourses ordinaires enflammées. Je n'ai jamais observé ces kystes que sur les nodosités de Heberden enflammées d'origine goutteuse, et seulement rarement. Elles sont représentées figure 13. Avec le temps, leur contenu se dessèche et la nodosité se durcit. Elles peuvent disparaître pendant des mois, puis se reformer comme auparavant.

Rétraction de Dupuytren. — La rétraction de l'aponévrose palmaire, connue sous le nom de rétraction de Dupuytren, s'observe chez les goutteux bien plus souvent que chez les autres personnes. Si la pression seule en était la cause, on constaterait ce signe bien plus fréquemment; elle en est bien la cause excitante, mais elle agit surtout chez les goutteux et chez les arthritiques en général [1]. On ne trouve pas habituellement d'autres lésions goutteuses chez ces malades, aussi doit-on la regarder comme une manifestation de goutte incomplète. Souvent elle est héréditaire. L'aponévrose plantaire en est moins fréquemment le siège. Les téguments adhèrent à l'aponévrose et prennent part à la rétraction. Les gaines des fléchisseurs sont atteintes, mais les tendons et les articulations restent indemnes.

Les dépôts uratiques atteignent quelquefois des dimensions énormes. Les plus volumineux se trouvent naturellement autour des articulations, surtout celles des extrémités supérieures (fig. 16). La section de

---

1. Menjaud, *de la Rétraction spontanée et progressive des doigts dans ses rapports avec la goutte*, etc., Thèse de Paris, 1861.

ces tumeurs montre que la plupart des lésions qu'elles déterminent
sont dues à une compression mécanique prolongée, amenant la
résorption d'une grande partie du tissu normal. Comme ces dépôts

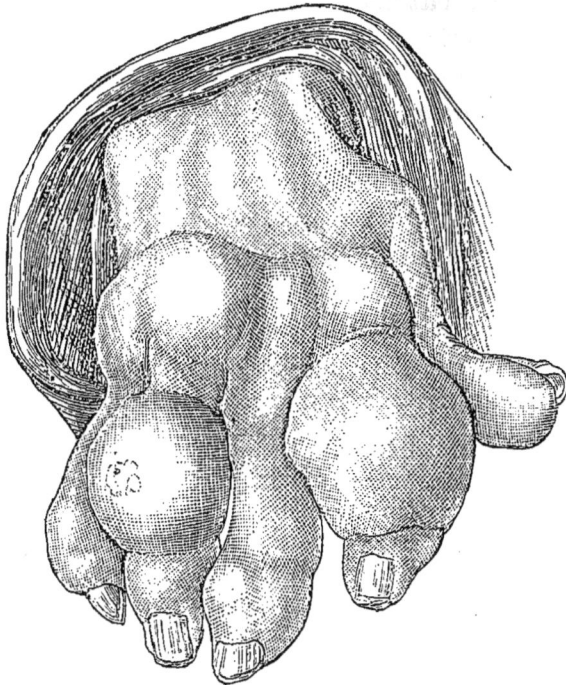

Fig. 16. — Goutte tophacée. — Tophus énormes.

sont très voisins de la surface, ils tendent à faire éclater la peau, ce
qui donne issue à une matière pultacée, calcaire qui soulage beaucoup le malade et diminue la déformation. On a vu sortir de cette
façon jusqu'à 100 grammes d'urates.

II. — Goutte abarticulaire et viscérale.

Les dépôts uratiques se font extrêmement rarement dans les viscères. On a rapporté des cas où l'on est supposé en avoir trouvé dans
les valvules du cœur, dans la tunique interne de l'aorte, dans les ganglions bronchiques et les bronches, dans les méninges. Bien peu de
ces constatations ont été faites depuis que l'on connaît mieux les réactions de l'acide urique. Dans certains de ces cas, on a trouvé seulement
de légères traces de cet acide associé aux sels de chaux qu'on trouve
habituellement dans les organes énumérés plus haut. Lancereaux,

Bence Jones, Sansom, Sydney Coupland ont trouvé des urates dans les concrétions des valvules mitrale et aortique, Bransom dans la crosse de l'aorte.

Appareil respiratoire. — Lécorché [1], Moore [2] ont signalé des cristaux d'acide urique dans les crachats de goutteux. Garrod a observé dans un cas l'encroûtement du cartilage aryténoïde; cela doit être rare. Virchow [3] a trouvé un petit tophus dans la partie postérieure de la corde vocale droite. Litten [4], dans une relation d'autopsie d'un goutteux âgé de quarante-cinq ans, décrit la présence de dépôts uratiques sur les ligaments crico-aryténoïdiens. Norman Moore [5] a rapporté un cas de goutte saturnine, dans lequel on a trouvé de petits dépôts dans les deux cordes vocales, mais rien dans les articulations crico-aryténoïdiennes. Dans ce cas il existait un dépôt dans la pie-mère, sur le lobe cérébral antérieur, la dure-mère n'était pas adhérente.

On observe parfois des plaques congestives sur les cordes vocales, pendant la vie, avec des symptômes de catarrhe, chez les goutteux, sans que ceux-ci se soient exposés aux causes habituelles du catarrhe.

BRONCHITE. — Dans les cas de cachexie goutteuse, on constate des signes d'irritation, tels que la congestion chronique de la muqueuse bronchique. La laryngite d'origine goutteuse est rare, mais elle a été signalée.

La bronchite est très fréquente chez les personnes d'un âge moyen. Elle peut alterner avec la goutte articulaire ou avec quelque affection de la peau telle que le psoriasis ou l'eczéma. On y trouve associé de l'emphysème causé mécaniquement par la toux et dont la cause première est une dégénérescence des petits vaisseaux et des capillaires qui s'oblitèrent et deviennent graisseux, de même que l'épithélium des alvéoles, ce qui amène l'atrophie et la rupture de leurs parois.

EMPHYSÈME. — D'après Norman Moore, l'emphysème est une lésion aussi constante dans la goutte que la néphrite interstitielle. C'est par excellence la lésion pulmonaire des goutteux. A l'emphysème est associée l'hypertrophie du ventricule droit, qui pendant longtemps vient compenser les troubles de la circulation pulmonaire. Comme, dans la plupart de ces cas, il existe de la néphrite chronique, il est difficile de déterminer la part qui revient à la lésion rénale.

1. Lécorché, *loc. cit.*, p. 319.
2. Moore, *Irish hosp. gazette*, 15 juillet 1873.
3. Virchow, *Archiv.*, t. XLIV.
4. *Ibid.*, t. LXII, 1876.
5. Moore, *Pathol. Society's Transactions*, t. XXXIII.

PNEUMONIE (*Pneumonie arthritique*). — On sait que la goutte détermine des pneumonies. Certains auteurs ne veulent pas l'admettre, mais il est impossible de nier le fait. Le froid est probablement la cause excitante. La pneumonie est lobulaire, mais elle peut être ambulante et affecter les deux poumons. Elle ne joue pas son rôle dans l'attaque arthritique comme la pneumonie rhumatismale. Les signes physiques sont toujours les mêmes ; les crachats sont souvent rouillés et même sanguinolents chez les individus âgés et épuisés. Plusieurs attaques peuvent survenir à de longs intervalles, elles ne laissent pas de traces dans les poumons. L'*herpes labialis* n'est pas rare dans ces cas. Les symptômes pneumoniques peuvent être atténués très rapidement par une attaque de goutte articulaire.

On observe parfois de la pneumonie catarrhale.

Dans les cas de dilatation cardiaque on trouve souvent, à la base des poumons, de la congestion et de l'œdème.

PNEUMONIE EMBOLIQUE. — On l'observe dans les cas de phlébite goutteuse [1]. La base des poumons en est le siège le plus fréquent. Les crachats sont muqueux, très sanguinolents, comme du raisiné. Des rameaux de l'artère pulmonaire peuvent être obstrués d'abord dans un poumon, puis dans les deux. L'embolus peut se ramollir et devenir une source d'infection septique générale.

Cette forme de pneumonie n'est pas toujours mortelle.

PLEURÉSIE. — L'épanchement pleural est rare dans les premières périodes de la goutte et il m'est difficile d'admettre l'assertion de Fraentzell [2] qui considère les attaques de pleurésie comme fréquentes dans la goutte. Garrod signale l'existence d'une sorte de pleurésie sèche, qui peut également atteindre le diaphragme et causer une toux spasmodique violente. Charcot croit que ce sont probablement des cas de simple pleurodynie. Dans les autopsies d'individus morts de cachexie goutteuse avec les reins et le cœur dégénérés, on trouve assez souvent des épanchements dans la plèvre. Les adhérences pleurales sont assez communes dans les autopsies de goutteux. Garrod a trouvé de l'acide urique dans les épanchements pleuraux. Ebstein rapporte l'observation d'un homme âgé de soixante-trois ans, atteint de goutte articulaire, qui avait une bronchite intense avec emphysème. A la suite d'une violente attaque au pied et à la main, qui dura cinq jours, il survint une douleur très vive dans la plèvre gauche

---

1. Tuckwell, *Saint-Bartholom. Hospital Reports*, t. X, 1874.
2. Fraentzell, *Ziemssen's Cyclopedia*, t. IV, p. 597.

avec un épanchement modéré, et le malade mourut au bout de deux jours. A l'autopsie, on constata de la néphrite interstitielle uratique, de l'hypertrophie de la vessie et de la prostate, celle-ci en état de suppuration et étant évidemment la cause de la pyoémie. Il y avait un épanchement pleural hémorragique, des abcès dans le poumon gauche et un début de péricardite suppurée. Le ventricule gauche était hypertrophié. Des dépôts uratiques existaient dans les deux gros orteils.

Appareil digestif. — Langue. — La langue ne présente aucun caractère objectif. Cependant le goutteux peut éprouver des douleurs profondes dans la langue, qui lui font redouter l'existence d'un cancer. Cette névralgie dure rarement plus d'un ou deux jours et s'observe souvent dans les cas de goutte irrégulière et incomplète. Les malades accusent quelquefois une sensation particulière de chaleur et de brûlure.

Le psoriasis de la langue peut se présenter dans la goutte. Son étendue peut varier, depuis celle d'une petite plaque jusqu'à celle d'une surface qui recouvrirait la plus grande partie de l'organe. La coloration peut être bleuâtre et si la couche est mince, elle est luisante et brillante comme une « trace d'escargot ». Les plaques plus épaisses sont blanches et rugueuses et portent le nom de leucoplasie ; elles ont été bien décrites par Butlin [1]. Les excès de tabac en sont probablement la cause. D'après Paget, la voûte du palais est quelquefois affectée ; mais non comme dans le cas de psoriasis syphilitique la muqueuse de la bouche et les lèvres. D'après Dickinson [2], dans la goutte aiguë et chronique, la langue présente un enduit pointillé, avec des points blanchâtres.

Gorge et pharynx. — La gorge d'un goutteux ne ressemble pas aux autres. Les piliers, surtout les postérieurs, la luette et le voile du palais sont très rouges et brillants. On dirait qu'ils viennent d'être badigeonnés avec de la glycérine. On voit parfois quelques veines variqueuses qui sillonnent la muqueuse. La luette est volumineuse, allongée, et semble parfois remplir tout l'espace compris entre les piliers ; on voit souvent la pointe ou un des bords qui est œdémateux. D'autres fois elle est si grosse qu'on ne peut voir le pharynx. La surface de ce dernier n'est pas aussi lisse que celle de la gorge. Elle est irrégulière, avec des saillies rouges, glaireuses et des dépressions cou-

---

1. Butlin, *Diseases of the Tongue*, 1885, p. 126.
2. Dickinson, *The Tongue as an indication in Disease*, 1888, p. 36.

vertes çà et là de plaques de mucus grisâtre légèrement adhérent et présente quelquefois des veinules dilatées. Chez les vieillards, la rougeur est moins marquée dans quelques cas, mais le volume de la luette et les plaques glaireuses sont facilement reconnaissables.

Noël Guéneau de Mussy [1] a rapporté un cas de pharyngite granuleuse dans lequel il y avait plusieurs fois par jour une élimination de concrétions formées de carbonate et d'urate de chaux. Celles-ci provenaient des follicules muqueux qui présentaient des points blancs.

L'angine tonsillaire très douloureuse, mais non suppurée, peut céder tout d'un coup à une attaque de goutte articulaire [2].

GLANDES PAROTIDES. — Garrod, Rotureau, Teissier ont rapporté des cas de parotidite goutteuse. La métastase testiculaire n'a pas été observée dans ce cas.

Fenwick [3] a trouvé du sulfo-cyanure de potassium en excès dans la salive des goutteux, surtout avant une attaque aiguë, ainsi que chez les malades atteints de « céphalalgie bilieuse » et appartenant à des familles arthritiques.

ESTOMAC. — On connaît peu l'anatomie pathologique des manifestations goutteuses dont l'estomac est le siège. On n'y a jamais vu de dépôts d'urates dans aucune de ses tuniques. On observe des états congestifs et catarrhaux dans des cas où il existe une affection rénale, telle qu'une néphrite chronique, à laquelle on peut très bien les rapporter. On mentionne fréquemment la goutte de l'estomac, mais on l'observe rarement. Elle peut être déterminée par des aliments irritants. Pendant longtemps, on a confondu l'angine de poitrine de la goutte avec des douleurs gastriques. Le cas le plus frappant a été rapporté par Moxon [4] qui constata une érosion de la muqueuse avec des hémorragies sous-muqueuses et des plaques de lymphe adhérentes. J'en connais un autre où les symptômes ont été très graves, accompagnés d'hématémèse causée par une ulcération. Le malade âgé de quarante-deux ans, médecin, était atteint de goutte héréditaire, régulière. Dans ce cas Charcot fut appelé en consultation et confirma le diagnostic. Il y a dans la goutte beaucoup de troubles gastriques fonctionnels, tels que gastralgie, vomissements parfois incoercibles, pyrosis. Ces symptômes cèdent habituellement lorsque survient une attaque articulaire et ne laissent aucune lésion. Il peut y avoir une

1. N. Guéneau de Mussy, *Union médicale*, 1856, n° 18.
2. Sir H. Halford, *loc. cit.*, p. 108.
3. Fenwick, *Med. chir. Transact.*, 1882, t. LXV, p. 127.
4. Moxon, *Transactions of the Patholog. Society*, 1870.

distension flatulente très marquée, avec douleur intense, et cela, joint au collapsus, peut constituer le symptôme dominant de la goutte de l'estomac.

PANCRÉAS. — On n'a signalé aucune lésion de cet organe. On a constaté parfois l'existence d'un cancer chez un goutteux.

INTESTIN. — Hayem a rapporté une observation d'entérite, où les villosités étaient parsemées de concrétions uratiques. Dans d'autres cas, les symptômes entériques ont paru dépendre d'une néphrite concomitante.

Des coliques violentes, de la distension tympanique, de l'entéralgie, de la diarrhée, tels sont les symptômes que l'on peut quelquefois attribuer très nettement à la goutte. Au point de vue anatomo-pathologique, on sait très peu de chose, car ces manifestations ne sont pas de nature à entraîner la mort.

Hémorroïdes. — Les hémorroïdes sont très communes ; elles sont le résultat de la constipation et de la congestion du système porte.

Système cutané. — PEAU. — La peau n'est pas affectée d'une façon uniforme, chez les goutteux. Cullen s'exprime ainsi : « La goutte s'attaque surtout aux hommes robustes, grands, à tête volumineuse, corpulents, dont la peau est recouverte d'un réseau muqueux épais qui lui donne un aspect rugueux. » A une période avancée, la peau présente souvent un état satiné et lisse particulier, comme si l'on y avait fait une onction. Cela est très remarquable, même chez les hommes qui travaillent. Cet état lisse s'observe surtout sur les membres. Les téguments de la face peuvent être rugueux. Chez les individus au type arthritique vasculaire, les capillaires sont injectés, ils se remplissent rapidement après avoir été vidés. Les téguments du nez peuvent être épais, rugueux, onctueux, et anormalement vascularisés, avec de grosses veinules ramifiées, surtout chez les buveurs. Ce facies est considéré comme caractéristique de l'Anglais mangeur de roastbeef et buveur de bière, sujet classique de la goutte. Chez un individu de soixante-deux ans, j'ai trouvé trois tophus dans la peau du nez ; il n'y en avait pas aux oreilles. Mais la goutte se greffe sur presque toutes les diathèses et chez les individus pâles, à teint jaunâtre ou bilieux (le teint olive arthritique [Laycock]) avec une vascularisation cutanée peu marquée, ces lésions (goutte cachectique) ne suivent pas la même marche. On observe souvent, chez le goutteux, des inflammations folliculaires des ailes du nez, sans suppuration, mais récidivant continuellement. Quant aux dermatoses de nature goutteuse, nous en parlerons plus loin. Les oreilles sont souvent larges et leur cartilage est très dur, parfois de consistance osseuse, c'est ce que je serais tenté d'appeler *porosis*. Il peut y avoir ou non des tophus dans ces cas.

D'après ma statistique, dans un tiers (49 sur 150) des cas de goutte bien tranchés, on trouve des tophus à l'helix, à l'anthelix et au lobule. Dans bien des cas où il y a des dépôts uratiques dans les articulations, il peut ne pas y avoir de tophus aux oreilles ou dans d'autres parties. Il est moins fréquent de trouver des dépôts dans la peau en dehors des jointures et alors ils se font au hasard. Ainsi on a vu des tophus dans les ailes du nez, sur le thorax, au périnée, sur le pénis, sur le tibia et ils sont assez communs sur la rotule et l'olécrâne. La région palmaire et la pulpe des doigts en sont assez souvent le siège.

Ces tophus se rompent quelquefois et évacuent leur contenu où celui-ci peut être extrait, surtout des oreilles, sous forme de petites masses calcaires. Dans un cas, celles-ci disparurent des oreilles et ne se reformèrent qu'au bout de trois ans, le malade ayant renoncé à la bière pendant tout ce temps. Les tophus de l'oreille sont rares chez la femme. J'en ai rapporté un cas au Congrès de Londres en 1881. Dans un cas très remarquable que j'ai observé en 1888, ils avaient envahi la paupière et prenaient la forme de raies, ressemblant beaucoup au xanthome. On en fit l'analyse chimique qui démontra leur nature vraiment uratique. Lorsqu'on les trouve sur la face ou sur l'oreille, il faut prendre garde de les confondre avec des kystes miliaires ou sébacés. On a trouvé des tophus dans la sclérotique. Ils tendent à produire de l'irritation de la peau qui devient pourpre, mince, transparente, lustrée et finit par s'ulcérer. Le dépôt uratique repose sur une base fongueuse et ces ulcères se rencontrent aux mains, aux pieds, aux jambes, où ils peuvent se compliquer de varices et être très douloureux.

L'oreille est quelquefois le siège d'une goutte subaigüe et je serais tenté de croire que les indurations du cartilage que j'ai observées étaient le résultat d'attaques de cette sorte. Laycock décrit le lobule de l'oreille comme « soudé », c'est-à-dire non mobile. Il est souvent gros, vasculaire et le siège de tophus.

CHEVEUX. — Les cheveux sont épais dans la jeunesse, mais ont souvent de la tendance à s'éclaircir sur le sommet de la tête avant l'âge de trente ans et peuvent laisser le crâne dénudé entouré seulement d'un cercle de cheveux. Dans quelques cas, les individus prédisposés à la goutte grisonnent de bonne heure et peuvent garder les cheveux gris toute leur vie. D'autres conservent une chevelure luxuriante brune ou

blonde jusqu'à l'âge de soixante-dix ou quatre-vingts ans, malgré l'existence de dépôts uratiques et d'affections articulaires. Ces faits reposent
sur des observations nombreuses, aussi n'y a-t-il pas de type spécial
en ce qui regarde la nutrition des cheveux. Les divergences qui existent peuvent être expliquées par les facteurs individuels ou héréditaires qui interviennent dans chaque cas. Le grisonnement coïncide
avec une déchéance générale des tissus, car il faut bien savoir qu'il y
a des individus chez qui certains tissus sont plus caducs que d'autres.
Cela est également vrai en ce qui concerne les dents.

TOPHUS. — La composition de la matière tophacée ou *gravelle cutanée*,
comme l'appelle Trousseau, est variable, mais les urates de soude
ou de chaux en représentent 50 pour 100; le chlorure de sodium
s'y trouve dans la proportion de 10 pour 100. Le phosphate de chaux
et des matières animales forment le reste. La consistance varie selon
l'âge du tophus, elle peut être comme de la crème ou comme de
la chaux ordinaire. Pour Garrod, les tophus sont constitués essentiellement d'urate de soude cristallisé qu'on peut dissoudre dans l'eau
distillée et faire cristalliser à nouveau, et la chaux ne s'y trouve
qu'à l'état de mélange accidentel. Dans les concrétions valvulaires des
goutteux il semble qu'il n'y a qu'une légère imprégnation de sels de
chaux avec les urates. Sir Andrew Clark m'a signalé un cas où la
matière tophacée avait fourni une grande quantité d'oxalate de
chaux et il croit que l'urate de chaux s'y trouve souvent. Dans un
cas de tophus de la bourse pré-rotulienne, on ne trouva que de l'urate
de soude avec de simples traces de chaux.

SUEUR. — Habituellement les glandes sudorales sont très actives, bien
qu'elles puissent être complètement inertes, dans les temps froids ou
quand on fait moins d'exercice. Garrod a soutenu que les urates
n'étaient pas éliminés par les glandes sudorales. Tichborne [1] affirme
le contraire et a même indiqué un procédé pour déceler les urates
dans la sueur. J'ai fait plusieurs expériences pour élucider cette question, mais sans succès. Le soulagement que les bains turcs procurent
aux goutteux est attribué à la stimulation des fonctions cutanées : il
en est probablement de même de l'exercice musculaire, qui pourrait
probablement en tenir place, surtout s'il est suivi de frictions générales.

Golding Bird a trouvé de l'acide urique dans le contenu de vésicules eczémateuses et James Begbie a rapporté un cas où il constata
de l'acide urique dans des bulles de pemphigus.

---

1. *British medical journal*, 19 nov. 1887, p. 1097.

Les dermatoses auxquelles le goutteux est surtout sujet sont l'eczéma et le psoriasis ; nous en parlerons plus loin.

Les *bourses séreuses* articulaires, surtout celles des phalanges, peuvent être augmentées de volume et devenir le siège de dépôts uratiques. La bourse olécrânienne peut acquérir le volume d'une orange.

ONGLES. — Les ongles sont gros, fibreux, striés, cannelés ou avec des lignes verticales (fig. 13-16). Cette particularité est bien marquée chez la plupart des arthritiques. La substance de l'ongle est épaisse et cassante, surtout après les attaques de goutte ; et lorsqu'elles ont été violentes, ils peuvent tomber.

Les dépressions transverses, décrites par Beau et par Wilks, s'observent quelque temps après les affections goutteuses ; elles indiquent un état temporaire de décadence et de dépression de la nutrition générale. Comme un ongle entier met six mois à pousser, le siège de ces sillons indique la date de la dernière affection avec beaucoup d'exactitude.

DENTS. — Les dents ont un aspect très remarquable, chez les goutteux. Elles sont en général bien développées, avec un émail fort et dur, de couleur plutôt jaune. Elles ne tombent pas facilement et sont très solides dans leurs alvéoles. Avec le temps elles s'usent, de sorte qu'on voit la cavité de la pulpe.

On voit souvent une des incisives centrales inférieures déjetée en dehors des autres [1].

Vers l'âge moyen de la vie, les individus prédisposés à la goutte sont, plus que d'autres, sujets à des accès fugitifs de douleurs dans un certain nombre de dents saines, éprouvant une sensation comme si les dents sortaient de leurs alvéoles et de la sensibilité en mordant.

On peut observer certainement de grandes variétés dans les caractères que je viens d'exposer. Cela peut s'expliquer par ce fait que d'autres causes, n'ayant pas de relations avec la goutte, viennent exercer leur influence, et du mélange des diathèses naissent certaines prédispositions et certains effets particuliers.

Nous parlerons plus loin du grincement des dents particulier aux goutteux.

Malgré l'assertion contraire, j'affirme qu'il n'existe pas de dépôts uratiques en connexion avec les dents, les mâchoires et les gencives.

YEUX. — On observe l'iritis, dans la goutte, et on la considère comme

---

1. Duckworth, *Du caractère des dents chez les arthritiques* (*Odontological Society of Great Britain journal*, 1883, p. 193).

une manifestation de cette diathèse. Elle peut être très insidieuse et récidiver.

Hémorragie rétinienne. — On ne l'observe généralement que dans un œil et elle survient tout d'un coup, chez les goutteux. Il ne faut pas la confondre avec la rétinite albuminurique. On voit de petites plaques hémorragiques en forme de flamme disséminées en abondance sur le fond de la rétine. Celles qui sont ponctuées ont des bords striés et aucune ne ressemble à une tache. Les veines sont grosses, turgescentes et rendues peu distinctes par l'épanchement sanguin qui s'est fait dans leurs gaines. Les artères sont très petites. Sur 15 cas d'Hutchinson, il y en eut 11 chez les hommes et 4 chez les femmes. Le malade le plus jeune avait quarante-quatre ans et le plus âgé soixante-douze, et sept dépassaient soixante ans. La goutte existait d'une façon certaine chez 6 et très probable chez 5 des autres. L'un d'eux était atteint de goutte saturnine avec une grande quantité d'albumine; chez un autre, on ne trouvait pas de goutte, mais il y avait du diabète qui était probablement la cause de la rétinite. Dans 10 cas il n'y avait qu'un œil affecté, dans 5 les deux. Dans un tiers des cas, on constatait une albuminurie légère. Pas d'hydropisie.

Il est difficile de séparer ce groupe de cas d'autres formes de rétinite associées à des affections rénales et au diabète, qui eux-mêmes sont si souvent des manifestations goutteuses. Les points principaux à retenir sont : le caractère unilatéral, portant le plus souvent sur l'œil gauche, la forme de flamme que prend la plaque hémorragique et l'absence de dépôts blancs. Ces hémorragies peuvent se reproduire pendant longtemps.

L'influence du système cardio-vasculaire est un point à étudier dans ses relations avec la rétinite. Les hémorragies peuvent se produire sous l'influence d'un effort, comme lorsqu'on se baisse ou lorsqu'on tousse. Hutchinson attribue cette rétinite plutôt à une obstruction veineuse telle qu'une thrombose de la veine rétinienne qu'à une affection artérielle, la première étant une lésion reconnue comme goutteuse et expliquant mieux la soudaineté de l'attaque qu'une embolie ou un anévrysme artériel.

Je serais tenté de regarder ces hémorragies comme semblables aux hémorragies sous-conjonctivales, aux épistaxis et aux épanchements sanguins si fréquents chez les goutteux.

Hutchinson a observé chez les goutteux des irido-choroïdites aboutissant au glaucome.

La conjonctivite, l'épisclérite, la sclérotite s'observent comme manifestations de la goutte. Garrod a trouvé un dépôt uratique dans deux cas de conjonctivite.

Glaucome. — Brudenell Carter a signalé chez les arthritiques la tendance qu'avaient l'iritis et la kératite à gagner la zone vasculaire qui entoure la cornée. Pour lui, un grand nombre de cas d'ophtalmies supposées goutteuses ou rhumatismales ne sont rien autre chose que des formes de glaucome subaigu.

Cependant il faut noter que les arthritiques sont plus prédisposés à cette forme particulière que ceux qui ne le sont pas.

Névrite optique. — Il n'existe aucun fait qui démontre que la névrite optique puisse être d'origine goutteuse.

Stephen Paget [1] a mentionné un cas d'inflammation destructive du globe de l'œil chez un goutteux.

Brudenell Carter considère comme très fréquente dans la goutte l'obtruction des conduits des glandes de Meibomius, déterminant la projection de la face interne du cartilage tarse et par suite l'irritation de la conjonctive ; la sécrétion ainsi retenue dans les glandes se trouve rendue plus irritante par des dépôts calcaires qui s'y font [2]. Mais je ne crois pas que cela ait été prouvé chimiquement.

OREILLE. — On sait peu de chose relativement à l'anatomie pathologique de l'oreille dans la goutte. Le méat auditif est parfois rouge, brillant, comme s'il était le siège d'un eczema. D'après Hinton, « une irritation particulière du conduit auditif, avec coloration rouge foncé, gonflement et écoulement aqueux résistant aux remèdes locaux, est un signe très caractéristique de la goutte ». Hutchinson [3] préfère le terme de séborrhée pour les cas de ce genre. La forme chronique peut durer des années, amenant l'hypertrophie et par suite le rétrécissement du conduit au point qu'il admet à peine une petite sonde oculaire.

Le conduit auditif externe peut être le siège d'une attaque de goutte aiguë qui cède au traitement spécifique. Cette forme, d'après Dalby, ne gagne pas la membrane ni la caisse du tympan, mais le gonflement peut être assez prononcé pour obstruer le conduit presque complètement.

Nous avons déjà vu que des tophus pouvaient se former dans le lobule de l'oreille ; ils siègent de préférence sur sa face antérieure. Si on examine à la lumière, par transparence, le lobule, on voit très

---

1. Paget, *Clinical Society's Transactions*, 1887, t. XX, p. 234.
2. *Holmes, Surgery*, p. 692.
3. Hutchinson, *Medical Press and Circular*, 1888, 25 janvier, p. 77.

bien la disposition des dépôts. Les dépôts volumineux, dits dépôts calcaires, qui se forment dans la membrane du tympan, n'ont, d'après Dalby, aucune relation avec la goutte. Ils s'observent quelquefois chez les enfants et sont habituellement les conséquences d'une cicatrice causée par une perforation.

Des hyperostoses multiples du conduit auditif ont été attribuées à la goutte, mais sans motif suffisant. L'adhérence et l'épaississement des osselets peuvent être regardés seulement comme la conséquence d'un processus inflammatoire et non comme étant d'origine goutteuse, dans la plupart des cas. On n'a jamais constaté de dépôts uratiques sur les osselets. J'ai déjà mentionné la possibilité de l'induration des cartilages chez les goutteux, et l'existence dans ces tissus de masses nodulaires ramollies, auxquelles j'ai donné le nom de *porosis*.

Il est probable que certaines formes de surdité sénile ont été attribuées à des lésions goutteuses des osselets.

MUSCLES. — On ne connaît pas de lésions du système musculaire. On a trouvé de l'acide urique dans les muscles. Les tendons sont envahis en même temps que les articulations; ils sont raides et encroûtés d'urates. Gairdner prétend que la rupture du tendon d'Achille survient surtout chez les goutteux; c'est un accident de la vieillesse. Chez ces malades, les muscles sont le siège d'attaques douloureuses et de symptômes subjectifs que nous décrirons plus loin. Pour moi, je suis convaincu que ce qu'on appelle du « rhumatisme musculaire » n'est autre chose que de la goutte.

Système lymphatique. — On croit qu'il n'existe pas de lésions goutteuses du système lymphatique. Il ne serait pas juste de dire que les ganglions lymphatiques sont atteints par la goutte, mais on observe une inflammation goutteuse subaiguë des espaces lymphatiques dans certaines régions causée par des dépôts uratiques ainsi que l'a signalé Buzzard [1].

RATE. — La rate n'est pas affectée dans la goutte. Dans beaucoup de cas elle est augmentée de volume, son tissu est dur et elle peut peser jusqu'à 450 à 650 grammes. D'autres fois elle est ramollie. On y a trouvé quelquefois des infarctus et il peut exister des adhérences entre elle, l'estomac et le diaphragme. Sa capsule est souvent épaissie.

CAPSULES SURRÉNALES. — Aucune modification pathologique n'a été signalée dans ces organes.

---

1. Buzzard, *Diseases of nervous system*, 1882, p. 69.

Systèmenerveux. — L'anatomie pathologique du système nerveux dans la goutte est encore à faire. Nous ne parlons pas ici des lésions dues à la cachexie qu'on observe dans les cas de longue durée. Cliniquement, on peut dire que presque tous les troncs nerveux sont le siège de névrite, s'accompagnant de symptômes moteurs, sensitifs et vaso-moteurs. Les névralgies sont très fréquentes dans la goutte ; les plus fréquentes sont celles du sciatique, du circonflexe, du médian, etc. Buzzard [1] a rapporté un cas de pseudo-paralysie infantile due à de la névrite. Ormerod [2] a signalé l'engourdissement du bras dans la goutte et dans l'arthrite noueuse. Il est probable qu'il existe de la périnévrite, ce qui peut causer une douleur très vive.

Mais la paraplégie goutteuse est un symptôme bien plus important que tout cela ; elle est assez rare et s'observe surtout dans la seconde moitié de la vie, quelquefois tout d'un coup comme une métastase à la suite d'une attaque articulaire. Généralement le malade guérit complètement et il ne reste aucune lésion spinale. D'autres fois on voit la paraplégie disparaître tout d'un coup lorsqu'il survient une attaque articulaire.

Il est rare de trouver des dépôts uratiques dans le tissu nerveux ou dans ses tuniques. On en a signalé dans les méninges cérébrales et Cornil a trouvé de l'urate de soude dans le liquide cérébro-spinal. Albert et Ollivier en ont constaté sur les méninges spinales. Ce dernier a rapporté l'observation d'un goutteux, âgé de quarante-cinq ans, chez lequel on croyait à l'existence des douleurs fulgurantes de l'ataxie. Il y avait des douleurs constrictives autour du cou, du tronc et de l'abdomen avec irradiation dans les membres. On a trouvé des dépôts uratiques à la face externe de la dure-mère ; il y avait sur cette membrane une plaque de granulations blanchâtres qui s'étendait de la troisième vertèbre cervicale jusqu'au canal sacré, d'une épaisseur plus grande vers le milieu de la région dorsale et se prolongeant le long des gaines des nerfs spinaux. Les autres membranes et la moelle étaient indemnes. Rendu, qui cite cette observation, fait remarquer que la dure-mère est la moins vasculaire des méninges.

Charcot [3] a trouvé de l'acide urique dans le liquide sous-arachnoïdien chez une femme goutteuse, au moyen de l'épreuve du fil de Garrod.

1. Buzzard, *Nervous diseases,* p. 39.
2. Ormerod, *Saint-Bartholom. Hospital Reports,* 1883, t. XIX.
3. Charcot, *Archives de Physiologie,* 1878, p. 455.

Graves pense qu'il peut se faire une dégénérescence goutteuse de la moelle consécutive aux névralgies, névrites, périnévrites, de nature centripète. Il fait remarquer « qu'il n'y a pas de motifs pour que la goutte respecte la moelle et ses enveloppes ». Ce qu'il y a de certain, c'est que ces cas sont très rares et que l'on sait très peu de chose relativement à leur anatomie pathologique.

Appareil urinaire. — REINS. — De toute l'anatomie pathologique de la goutte, la partie la plus importante est sans contredit celle qui a trait aux lésions du rein. Si l'on envisage la goutte d'une façon un peu large, on ne se bornera pas à étudier simplement les lésions qui accompagnent les dépôts uratiques ou qui en dépendent; on a, au point de vue clinique, à passer en revue d'autres manifestations parmi lesquelles celles qui sont d'origine rénale présentent une importance capitale. A ce sujet, je répéterai que je crois très fermement que, soit sous l'influence directe du poison goutteux, soit par suite de prédispositions de tissus particulières inhérentes aux goutteux, il se fait dans différents organes des modifications que l'on ne peut pas attribuer d'une façon évidente aux dépôts uratiques. Dans la majorité des cas de reins goutteux, ces dépôts n'existent pas, ainsi que je l'ai constaté à l'autopsie; mais un point plus important à établir c'est l'existence de ceux-ci ailleurs que dans le rein, et surtout dans une articulation. Souvent, il est question de petits reins granuleux, qu'on appelle « reins goutteux ». Je ne mets pas en doute que la néphrite interstitielle survienne en dehors de la goutte, mais je suis également convaincu que les reins peuvent être primitivement et principalement affectés dans quelques cas par la goutte, qui détermine une néphrite chronique et l'état granuleux caractéristique. Si l'on pouvait démontrer que, dans les familles goutteuses, certains membres sont atteints primitivement de la forme articulaire, tandis que d'autres présentent des symptômes rénaux sans manifestations articulaires, et si alors l'autopsie révélait les lésions caractéristiques de la néphrite telles qu'on les constate dans la goutte chronique avec lésions articulaires, je crois que la preuve serait faite.

Le point faible de cette argumentation, c'est que l'examen incomplet des articulations rend très difficile la découverte de dépôts. Il est certain, en effet, que des dépôts uratiques peuvent s'effectuer d'une façon silencieuse dans une articulation, sans donner aucun soupçon de leur présence pendant la vie; aussi, dans ces cas, il n'existe dans les commémoratifs aucune trace de goutte. Il est également certain que la goutte peut affecter des articulations sans donner lieu à la formation de dépôts uratiques. Les statistiques, qui seules ont quelque valeur dans ces cas, nous donnent les résultats suivants :

Dans une série de cas examinés dans le but de déterminer la présence ou l'absence d'affections rénales associées à des dépôts uratiques, Ord et Greenfield [1] ont constaté que dans les deux tiers des cas de goutte du gros orteil observés à l'hôpital, il existait en même temps des reins granuleux rétractés, et que, dans le dernier tiers, il y avait des affections du rein en relation très étroite avec la goutte. *Sur 96 cas d'affection rénale, on n'en trouvait que 9 sans dépôts uratiques dans les jointures. Parmi ceux-ci, dans deux cas, les reins n'étaient pas granuleux ni rétractés d'une façon très marquée, deux l'étaient; et deux ne l'étaient que légèrement; dans un cas il y avait de la néphrite granuleuse et tubulaire.*

Norman Moore a réuni 49 cas de néphrite chronique interstitielle chez l'homme et a montré que les dépôts uratiques existaient dans 22 cas. Le malade le plus jeune avait vingt-huit ans, le plus âgé soixante-six ans. Dans une autre série de 16 cas, chez des femmes, il existait des urates dans 5 cas. La malade la plus jeune avait trente-quatre ans et la plus âgée soixante-six ans. Dans 9 cas de néphrite parenchymateuse chronique, chez l'homme, il a trouvé des dépôts articulaires dans 2 cas, chez des individus de trente-huit et quarante ans.

Pye-Smith [2] a rapporté 10 cas mortels de goutte chez l'homme. En dehors de 2 cas où la mort fut causée par une affection maligne, l'âge moyen des malades était d'environ quarante-huit ans. Il existait de la néphrite interstitielle dans tous les cas, excepté dans ceux de cancer, et dans 2 cas il se fit une hémorragie cérébrale, chez des individus de trente-huit et de soixante ans.

Dans 69 cas mortels de reins granuleux, Dickinson [3] en a trouvé 16 dépendant de la goutte ou coïncidant avec elle. Il regarde les lésions comme étant celles de la goutte rénale. Il n'a pas examiné les articulations.

Virchow tend à croire qu'il peut y avoir une néphrite goutteuse sans l'existence soit de la goutte classique, soit des dépôts uratiques.

Il est évident que la goutte peut revêtir la forme articulaire sans atteindre le rein, qui peut rester sain, même jusque dans la vieillesse.

1. Ord et Greenfield, *Transactions of the international medical Congress*, Londres, 1881, p. 107.
2. Pye-Smith, *Guy's Hospital Reports*, 1874.
3. Dickinson, *Pathology and treatment of albuminuria*, 1877, p. 149.

Ces cas se montrent chez des individus de constitution robuste dont les tissus sont doués d'une grande énergie et d'une force de résistance très puissante. Dans la goutte rénale primitive, l'état général est chétif et la cachexie marche rapidement vers un dénouement fatal prématuré. Dans la goutte franche, de longue durée, les reins sont habituellement le siège de cirrhose; mais on trouve aussi des cas exceptionnels, comme nous l'avons vu [1].

Les lésions sont essentiellement chroniques, d'origine insidieuse et ne sont reconnues que lorsqu'elles arrivent à un état avancé. Pour moi, la goutte est le seul facteur étiologique puissant dans une proportion considérable parmi tous les cas de néphrite interstitielle.

L'influence du saturnisme et de l'alcoolisme sur la production du rein granuleux ne peut être mise en doute. Or le plomb et l'alcool figurent souvent dans les commémoratifs de la goutte, mais nous discuterons plus loin cette parenté. Nous nous bornerons à dire ici que l'anatomie pathologique du rein granuleux ne permet pas de distinguer des différences dans l'étiologie.

Lancereaux admet l'identité des lésions rénales qu'on observe dans la goutte ordinaire et dans la goutte saturnine. Il a décrit une variété de néphrite interstitielle due ou plutôt consécutive à l'altération du système artériel, associée à l'arthritisme qu'on ne peut distinguer de celle qu'on rencontre dans le rhumatisme chronique. Aussi croit-il qu'il y a deux formes de rein granuleux. La dernière variété est celle que l'on range maintenant dans l'artério-sclérose capillaire qui est, dans bien des cas, une manifestation héréditaire de la goutte, ainsi que je suis disposé à le croire.

Pour distinguer les deux variétés décrites par Lancereaux, il serait nécessaire de rappeler plus en détail les symptômes cliniques de l'arthritisme et d'examiner beaucoup d'articulations dans un nombre plus considérable de cas qu'on ne paraît l'avoir fait.

Quelques auteurs ont employé le terme « goutteux » comme synonyme de « granuleux ». Todd a proposé, en 1846, d'appliquer ce dernier au rein rétracté qu'on trouve dans la diathèse goutteuse. Il rapportait en même temps deux cas de goutte vraie où on avait trouvé des vestiges d'urate de soude dans les tubes des pyramides du rein.

Quant à l'opinion d'après laquelle le petit rein rouge est une lésion spéciale à la goutte, il lui manque le contrôle de la clinique pour pouvoir être acceptée. Il est vrai que, dans cette variété, on trouve sou-

---

1. *Berliner Klinische Wochenschrift*, 1884, n° 1.

vent des dépôts d'acide urique et d'urates situés soit à la surface, soit dans les pyramides. Cependant on trouve d'autres variétés de rein granuleux, qui sont la conséquence de la goutte, aussi est-il impossible de considérer une variété spéciale de rein contracté ou cirrhosé comme lésion spécifique de la goutte.

Dickinson a montré que dans les reins devenus granuleux par le fait de la goutte la lésion progresse d'une façon constante jusqu'à la dernière limite, parce qu'elle a le temps d'atteindre le degré de granulation le plus élevé qui soit compatible avec la vie.

On trouve de l'acide urique jaunâtre déposé sous forme de petites particules granuleuses ou cristallines dans la substance corticale et dans les pyramides du rein. Elles sont habituellement disséminées dans la substance corticale, mais au contraire disposées en séries linéaires dans la substance médullaire, quelquefois très épaisses et incrustées comme si elles constituaient le sommet des papilles. Au microscope, on voit que ces dépôts siègent dans les tubes et dans le tissu intertubulaire. On peut trouver des urates dans les mêmes situations. La présence de ces dépôts, même dans les reins granuleux, n'est pas une preuve de la nature goutteuse de la lésion, car nous rappellerons ici que la diathèse urique, malgré ses relations étroites avec la goutte, n'est pas tout à fait la même chose que cette maladie prise isolément.

Chez les enfants, à la *naissance*, on trouve des dépôts uratiques dans les pyramides; mais, d'après Klebs, jamais chez ceux dont les poumons ne sont pas déplissés, ce qui ferait supposer qu'un processus digestif a eu lieu et s'est accompli sous l'influence d'une respiration défectueuse. Fagge a appelé l'attention sur ce fait que les dépôts uratiques dans le rein sont fréquents en Allemagne où la goutte est rare. Castelnau, Garrod, Charcot, Dickinson sont d'avis que le dépôt s'effectue dans le tissu propre du rein, mais Garrod soutient qu'il a lieu également dans les tubes.

Cornil et Ranvier prétendent que les urates sont primitivement déposés dans les cellules qui sont le centre d'où les cristaux libres rayonnent et qui jouent un rôle actif dans le phénomène du simple dépôt.

D'après Senator le dépôt uratique amorphe se fait d'abord dans les tubes et dans leur épithélium, s'étend ensuite dans le tissu interstitiel et alors cristallise.

Greenfield est d'avis que ces dépôts se rencontrent souvent dans le tissu cellulaire de la substance corticale, mais rarement dans les tubes.

D'après ce que j'ai vu, je crois que ces dépôts sont assez rares dans les reins des goutteux. Mais si cela est vrai en Angleterre, il peut très bien se faire qu'il n'en soit plus de même sur le continent.

Dans les 80 cas de Moore, on a trouvé des dépôts dans les pyramides dans 6 cas et dans les tubes dans 6 cas également. Ainsi sur la totalité de ces cas qui étaient tous des exemples d'arthrites uratiques bien marqués, les dépôts tubulaires ou insterstitiels n'existaient que dans un septième des cas à peine. Comme le fait remarquer Ebstein, dans ces cas où il se fait un dépôt intra-tubulaire, la goutte ne peut qu'être la cause de l'affection calculeuse. Cependant, dans la plupart des cas, la formation calculeuse n'est qu'une phase incomplète de la goutte et peut précéder, accompagner ou suivre les troubles articulaires. Le cas propre de Sydenham en est un exemple. Il est très fréquent de constater dans ces cas que la phase graveleuse a précédé les manifestations articulaires. Lorsque débute la néphrite interstitielle on peut supposer que les dépôts intra-tubulaires sont éliminés par la sécrétion abondante de l'urine due à l'augmentation de pression.

On a établi une distinction entre les cas dans lesquels l'acide urique a été trouvé libre, à l'état de gravelle, et ceux dans lesquels on constatait des dépôts d'urates dans le rein comme dans d'autres tissus. Or il est admis que le dépôt *intra*-tubulaire d'acide urique est de la gravelle et que l'infiltration *inter*-tubulaire d'urates rentre plutôt dans la goutte. Il est bien certain que des dépôts s'effectuent dans les deux affections. Ils sont assez rares dans les tubes sécréteurs de la substance corticale. Le rein représente l'exemple unique d'un tissu très vasculaire dans lequel se forme un dépôt.

Dans un cas très avancé, on a trouvé le rein affaissé et plus ou moins induré. La couleur est rouge. La capsule est épaissie et adhérente. La surface est rugueuse, granuleuse et souvent le siège de petits kystes. Certaines granulations sont jaunâtres ou grises et ont le volume d'une graine de moutarde. C'est à cette forme que Bright appliquait le terme de rein « contracté ». Ces reins ne sont pas toujours petits, ils peuvent acquérir un volume supérieur à celui qui existe normalement. Les petits reins pèsent ordinairement 90 grammes. Les granulations sont entourées de dépressions et, en décortiquant le rein, on peut enlever des portions de tissu en même temps que la capsule.

A la coupe, on constate souvent une grande quantité de graisse dans le bassinet. Les cônes des pyramides ne se détachent pas d'une

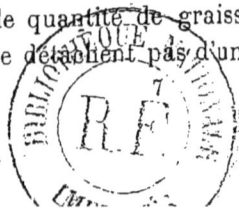

façon très nette d'avec la substance corticale. Celle-ci est très réduite; elle peut l'être d'une façon inégale ; c'est ainsi que dans certaines parties, les pyramides peuvent arriver jusqu'à la surface. On peut y trouver un grand nombre de petits kystes pleins d'un liquide gélatineux jaunâtre. La portion qui sépare les pyramides conserve son intégrité bien plus que les couches superficielles et est atteinte à une période plus tardive que celles-ci. Les pyramides subissent peu de modifications, mais leurs dimensions peuvent diminuer dans une faible étendue.

Tels sont les caractères macroscopiques de ce qu'on appelle le « petit rein rouge granuleux » ou « rein goutteux »; mais, comme nous l'avons dit plus haut, on peut rencontrer des variétés de gros rein ou des formes mixtes de rein granuleux d'origine goutteuse, associées à un certain degré de néphrite tubulaire. On peut voir, dans la substance corticale, des vaisseaux volumineux à parois rigides; les artères sont habituellement dures, athéromateuses et très étroites.

La lésion essentielle et la plus grave dans cette forme rénale c'est la sclérose qui souvent atteint le tissu interstitiel du rein. Il se forme un tissu granuleux à cellules sphériques qui aboutit à l'accroissement du tissu connectif. D'après Greenfield, ce processus débuterait par les vaisseaux et les glomérules des portions périphériques des artères interlobulaires. Leur tissu propre et leurs gaines s'épaississent, tandis que leur tunique moyenne est le siège d'une hypertrophie fibro-musculaire. Les glomérules s'atrophient en partie, de même que les tubes qui sont en rapport avec eux par suite de la compression due à la transformation fibreuse du tissu connectif. Cela détermine des dépressions fibreuses qu'on voit à la surface et qui sont parfois entourées de vaisseaux de nouvelle formation, qui partent de la capsule et dont la teinte rouge sombre contraste avec la pâleur des granulations qui font saillie. Ce processus se développe graduellement mais irrégulièrement dans toute la substance corticale. Un tissu connectif de nouvelle formation remplace les éléments détruits, avec accumulation de leucocytes et le volume de l'organe dépend, dans chaque cas particulier, de l'étendue de ce processus. Cette sclérose n'est pas uniforme, elle peut se limiter à certaines zones. La portion tubuleuse en général échappe aux troubles primitifs, mais est atteinte secondairement par la compression dans les zones affectées de sclérose intertubulaire, qui peut aussi aboutir à la formation de kystes. On admet aujourd'hui que ceux-ci sont dus à la distension des tubes ou des capsules de Malpighi par suite de l'obstruction complète de leur calibre. Les glo-

mérules s'épaississent et leurs vaisseaux s'affaissent en forme de
petites touffes. On voit des traînées dans lesquelles les tubes ont été
détruits ou sont très atrophiés. L'épithélium tubulaire peut s'accumuler
dans l'intérieur des tubes et les distendre en certains endroits; souvent il devient graisseux.

Les lésions vasculaires sont primitivement celles de l'endartérite
oblitérante dans les grosses artères. Les capillaires sont détruits en
même temps que les tubes par la compression.

Dans l'anatomie pathologique de la goutte, il faut forcément réunir
dans la même étude l'état du rein et les lésions cardio-vasculaires qui
y sont associées. Celles-ci accompagnent la néphrite interstitielle. Elles
consistent dans l'hypertrophie du ventricule gauche et des tuniques
artérielles. Le mécanisme de ces lésions a donné lieu à des discussions interminables. La doctrine la plus logique est celle qui attribue
l'hypertrophie du cœur à l'épaississement et à la rétraction des tuniques artérielles, aussi bien dans le rein que dans toute l'économie,
déterminant partout une augmentation de la pression. Les lésions
artérielles sont faciles à voir au microscope; quant à l'augmentation
de la tension artérielle on peut la constater au doigt et au sphygmographe, et toutes deux marchent rapidement à mesure que la néphrite
chronique fait des progrès. L'hypertrophie ventriculaire est la conséquence de l'excès de travail imposé au cœur, qui est obligé de lancer
le sang dans des vaisseaux obstrués. Il est évident que l'obstruction
des artérioles peut amener une augmentation de la pression artérielle
et cela peut suffire à produire l'hypertrophie ventriculaire. Mais dans
la néphrite scléreuse chronique, il y a une cause surajoutée d'obstruction due à la circulation difficile, dans les capillaires, du sang chargé
de déchets organiques par suite de l'insuffisance de la fonction rénale.
Certains de ces déchets passent pour stimuler directement les parois
musculaires du cœur et des artères et conduire ainsi à l'hypertrophie.
Il semble donc que les lésions du rein suffisent à rendre compte des
modifications cardio-vasculaires qui les accompagnent.

Les opinions de Gull et de Sutton relatives à la dégénérescence
qu'ils appellent « sclérose artério-capillaire » ne sont pas, d'après
moi, en désaccord avec l'explication donnée plus haut. Ils admettent
que cette lésion est générale et que les reins ne font qu'y participer
comme les autres organes. La série des lésions que nous venons de
décrire ne peut être mise en doute et prendra certainement rang en
pathologie. J'admets l'existence d'une sclérose artério-capillaire générale en tant que lésion de tissu définie et, pour moi, elle est la cause

productrice de certaines formes de rein granuleux. Quant au rôle étiologique de la goutte dans ce processus, je ne puis l'assigner, faute de données précises.

Mahomed [1] a décrit une forme de mal de Bright chronique avec albuminurie, dans laquelle les reins étaient granuleux et rouges et les lésions surtout vasculaires étaient constituées par l'épaississement des artères et des glomérules ; il y avait aussi les lésions cardio-vasculaires décrites avec élévation de pression. Cet auteur a réuni 61 cas. Parmi ceux-ci, 6 étaient associés à la goutte et s'accompagnaient d'une hypertrophie cardiaque très marquée avec élévation de tension sans albuminurie.

L'état lardacé est rarement associé à la néphrite d'origine goutteuse, à peine dans 2 pour 100 des cas. L'incompatibilité de la goutte et de la scrofule expliquerait peut-être ce fait.

VESSIE. — Dans certains cas, la cystite est nettement une manifestation goutteuse et peut survenir chez les individus qui, quoique goutteux, n'ont jamais eu de goutte régulière. Todd en rapporte des exemples et les regarde comme analogues à la pneumonie ou à la bronchite goutteuse. Elle peut survenir par métastase. Elle se voit plus souvent chez les personnes âgées et chez celles qui ont une hypertrophie de la prostate. La tunique musculaire semble être parfois seule atteinte.

Dans ces cas, il faut toujours avoir présente à l'esprit la possibilité d'une cystite calculeuse.

URÈTHRE. — L'uréthrite d'origine goutteuse se reconnaît distinctement et peut survenir à la fin d'une attaque articulaire quand la douleur disparaît [2], ou spontanément, l'épaississement fibreux des portions spongieuse et prostatique conduisant à un rétrécissement étroit se rencontre quelquefois. La thrombose des veines du corps caverneux du pénis n'est pas rare, elle donne lieu à des nodosités indolentes, dures et circonscrites, variant du volume d'un pois à celui d'un haricot. Elles disparaissent très lentement, parfois incomplètement.

L'induration de la gaine fibreuse du corps caverneux causée par des bandes de tissu fibreux peut se faire sur les côtés, sur le dos ou sur la cloison. Elle donne lieu à une érection cordée. Cela peut persister longtemps et ne jamais disparaître entièrement.

PROSTATE. — Les lésions que l'on constate à l'autopsie, dans cette

---

1. Mahomed, *Transactions internat. med. Congress*, 1881, t. I.
2. Turbure, *Essai sur l'uréthrite goutteuse*, Thèse de Paris, 1887.

glande, ne sont que la conséquence de son hypertrophie ou de l'irritation prolongée causée par un calcul. On voit quelquefois des attaques
de goutte prostatique et l'on constate au toucher rectal de la dureté
et de la sensibilité.

Appareil génital. — Testicules. — Bien qu'il existe une orchite
goutteuse, on ne connaît pas son anatomie pathologique. Cependant
une des conséquences peut être l'induration chronique du corps de la
glande en général, mais non de l'épididyme. Le testicule est moins
nodulaire et moins dur que dans les autres variétés de cette affection.
On a rapporté des cas où il n'y avait pas d'épanchement de la
tunique vaginale, cependant celui-ci peut exister. Le testicule gauche
est le plus souvent atteint. Ebstein a publié une observation d'orchite
gauche avec hydrocèle, chez un goutteux alité.

Utérus et ovaires. — On a décrit des cas de goutte utérine.
Sir James Simpson en a rapporté plusieurs. L'utérus peut être affecté
par une métastase de la goutte articulaire; on l'a trouvé volumineux
et fixé comme s'il y avait eu de la périmétrite. Il peut y avoir de
l'inflammation des ligaments larges. Dans ces cas la muqueuse du
corps de l'utérus et celle du col ne participent pas à l'inflammation.
La ménorrhagie et la dysménorrhée sont certainement quelquefois
causées par la goutte. Contrairement à cette opinion je citerai celle de
Matthews Duncan, qui n'a jamais observé soit pendant la vie, soit à
l'autopsie, aucune affection utérine ou ovarienne à laquelle on puisse
appliquer le terme de « goutteuse ». Il ajoute : « Je ne nie pas que la
goutte puisse affecter tous les organes et tous les tissus ».

Cependant il est fort possible que des influences de goutte héréditaire
passent inaperçues dans bien des cas de maladies des femmes, tout simplement parce qu'il n'y a pas de manifestations goutteuses très nettes.

L'anatomie pathologique des affections utérines et ovariennes
d'origine goutteuse n'existe pas parce qu'elles ne sont jamais mortelles. Aussi c'est la clinique seule qui doit en déterminer le caractère,
et, pour cela, il faut, dans un cas donné, envisager l'état général et
non simplement l'affection locale.

Mais nous reviendrons sur ce sujet plus loin.

Système circulatoire. — L'état du cœur varie selon que la
goutte est plus ou moins ancienne au moment où la mort arrive.
Dans les dernières périodes, quand la cachexie goutteuse est établie,
on trouve le plus souvent de la dégénérescence.

Les lésions peuvent porter sur le péricarde, les parois musculaires
du cœur et les gros vaisseaux.

PÉRICARDE. — Il est difficile d'établir le rapport direct, s'il existe, entre la péricardite ordinaire et la péricardite goutteuse, chez les sujets atteints de néphrite interstitielle, les seuls chez lesquels on l'observe dans la pratique. James Begbie a rapporté l'observation d'une dame de vingt-sept ans, goutteuse issue de parents goutteux, qui mourut de péricardite et il dit en avoir vu deux autres exemples. Quant à moi je n'en ai pas encore vu.

Dans la cachexie goutteuse, avec reins granuleux, la péricardite peut survenir et elle est habituellement mortelle. Sur 68 cas de reins granuleux, Dickinson a trouvé une péricardite, récente dans 16 cas, et s'il avait voulu y ajouter les cas où il y avait des fausses membranes et des adhérences, ce nombre aurait été très augmenté. Norman Moore a trouvé des signes de péricardite, tels qu'épanchement et adhérences, dans 12 cas sur 20 de goutte vraie, accompagnée de reins granuleux. Garrod a constaté de l'acide urique dans l'épanchement péricardique des goutteux.

PAROIS DU CŒUR. — L'hypertrophie du ventricule gauche représente ici la lésion capitale. Elle existe, il est vrai, presque toujours à un degré plus ou moins marqué, associée aux lésions rénales, que nous avons décrites. Il est rare qu'au lieu de l'hypertrophie on trouve de la dégénérescence graisseuse et de la dilatation. Le degré de l'hypertrophie est subordonné à l'état général de l'individu, au degré des lésions rénales et artério-capillaires, dans la sclérose générale qui domine tout. La nutrition des parois du cœur est en rapport avec la présence ou l'absence d'adhérences péricardiques qui peuvent conduire à la myocardite, au ramollissement ou à la dégénérescence fibreuse et au rétrécissement des artères coronaires qui a lieu souvent par endartérite ou par des dépôts athéromateux ou calcaires. La pointe du cœur est souvent formée uniquement par le ventricule gauche, elle participe donc à la dilatation de ce dernier. La dégénérescence graisseuse peut être la conséquence de l'athérome des coronaires. Le poids du cœur est habituellement très augmenté. Sur 49 cas, examinés par Norman Moore, le poids moyen était de 480 grammes. Dans quelques-uns le poids dépassait 600 grammes, dans un cas il atteignait 780 grammes. (Le poids normal est de 330 grammes chez l'homme et de 270 grammes chez la femme.) Le ramollissement et la dégénérescence graisseuse partielle sont les lésions les plus fréquentes. Ebstein croit que la nutrition du cœur se fait d'une façon imparfaite par le sang riche en urates. Il a trouvé des nodules uratiques dans le muscle cardiaque, dans un cas quelques-uns étaient aussi gros qu'un grain de chènevis et il y en avait beaucoup d'autres plus petits. Dans leur voisinage, il y avait des infiltrations cellulaires, de la nécrose due à l'action de l'acide urique. Aucun autre observateur n'a signalé des dépôts d'urates dans le cœur.

ENDOCARDITE. — L'endocardite aiguë n'existe pas en tant que lésion goutteuse. Les modifications de l'endocarde se bornent à la sclérose des valvules surtout mitrale et aortiques. Il en résulte l'épaississement et le raccourcissement de leurs tendons avec plaques d'athérome et nodules calcaires. La tricuspide est très rarement atteinte et les valvules pulmonaires encore plus rarement. Dans le seul cas où ces dernières étaient affectées [1] il y avait quelque raison de croire qu'il existait une affection congénitale, car une des valvules avait disparu et il s'était formé une poche anévrysmale au-dessous de l'endroit où elle devait exister. L'individu en question était goutteux. Ebstein, se basant sur le degré d'infiltration uratique qu'il a constaté sur les valvules, admet l'existence de l'endocardite goutteuse; mais il ne produit aucun fait à l'appui de son opinion, et, quant à moi, je n'en connais pas. Il est de fait que l'acide urique ne se rencontre qu'en très petite quantité en cet endroit et simplement parce qu'il imprègne les sels calcaires qu'on y trouve habituellement.

Ce qui prouve que les lésions scléreuses sont bien dues à la goutte et non à l'alcoolisme, c'est qu'on en trouve chez des goutteux tempérants. Norman Moore fait remarquer « qu'il est très fréquent de trouver des dépôts d'urates dans les articulations des individus dont les valvules aortiques sont en état de dégénérescence, avec calcification, et qui rentrent dans cette catégorie de malades qui sont des candidats à l'angine de poitrine ».

AORTE, ARTÈRES ET CAPILLAIRES. — La dilatation de l'aorte avec perte de son élasticité, l'athérome plus ou moins prononcé et même la calcification, telles sont les lésions qu'on observe.

Les petites artères restent béantes à la section et présentent des parois épaissies dans beaucoup d'endroits. Ces lésions se voient surtout dans les vaisseaux cérébraux, aussi, sous l'influence de contractions énergiques du ventricule gauche, peuvent-ils se rompre, et déterminer une apoplexie, qui est la terminaison fréquente de ces cas. Mais ces vaisseaux ne sont pas toujours fragiles. On peut les ranger en deux catégories : ceux qui restent résistants et ceux qui deviennent fragiles. Tout cela dépend, sans doute, des particularités de tissu inhé-

1. *Transactions of the clinical Society*, t. XXI, p. 18, 1888.

rentes à l'individu. Quant à la tendance à la rupture, Southey a fait remarquer que l'apoplexie ne survenait habituellement que lorsque les parois du ventricule gauche commençaient à se ramollir et à dégénérer.

Quant aux rapports de la goutte avec l'hémorragie cérébrale, Norman Moore a montré que sur 32 cas de celle-ci survenus chez l'homme, on trouvait des dépôts uratiques dans 13 cas. Parmi ceux-ci le malade le plus jeune avait vingt-huit ans et le plus âgé soixante-six ans.

Sur 10 cas de goutte mortels, Pye-Smith en a constaté deux par hémorragie cérébrale.

Murchison a noté que l'athérome artériel qui survient dans l'âge adulte et que les affections des valvules aortiques, qui ne sont ni congénitales ni sous la dépendance de rhumatisme ou de traumatisme, se rencontrent surtout chez les sujets affectés de diathèse urique ou de goutte.

La section des petites artères fait voir qu'il existe un épaississement très marqué des tuniques musculaires et même de leur tunique fibreuse. Quant à l'endartérite, bien qu'elle accompagne habituellement les reins granuleux, quelle qu'en soit la variété, elle est surtout fréquente chez les arthritiques et se manifeste ainsi d'une façon très marquée dans certaines familles.

L'anévrysme est rare chez le goutteux, de même que la gangrène par embolie artérielle et thrombose. Moore a trouvé des dépôts d'urates dans les artères rénales. Il affirme que « les articulations sont le siège de dépôts uratiques dans la majorité des cas chez les individus au-dessus de quarante ans, qui meurent d'hémorragie cérébrale ».

Les lésions des capillaires déterminent leur épaississement et leur fragilité, de là la production d'hémorragie, d'ecchymoses dans différentes parties telles que la vessie, la muqueuse nasale et la conjonctive.

Veines. — On a peu de chose à dire des lésions veineuses, au point de vue anatomo-pathologique. La clinique nous en apprend davantage. Les troubles veineux de la goutte, bien que graves, ont une terminaison habituellement favorable. La *phlébite* est bien connue comme lésion goutteuse, elle détermine de la thrombose et un caillot peut être entraîné par le torrent circulatoire et amener une mort subite en allant se loger dans le cœur, l'artère pulmonaire ou les poumons. Schroeder Van der Kolk a rapporté une observation dans laquelle les parois et les valvules des veines étaient profondément infiltrées d'urate de chaux. Les veines peuvent être grosses et pleines de sang chez les goutteux pléthoriques chez lesquels les varices sont fréquentes. Des veines volumineuses peuvent tout d'un coup et d'une façon spontanée avoir leur calibre obstrué, quelquefois d'une façon permanente comme dans les veines axillaires et iliaques. Les veines crurales superficielles y sont peut-être les plus sujettes et la thrombose peut gagner le haut ou le bas du membre. Parfois ce processus s'accompagne de grandes douleurs, le plus souvent c'est une sensation de malaise. Les veines ont l'aspect de cordes et il se fait ou non de l'œdème selon le degré de l'obstacle. Ces cas sont très ennuyeux, car la récidive est fréquente. Lorsqu'une phlébite survient, chez une personne âgée, sans cause externe appréciable, on doit soupçonner la goutte, d'après Paget, et c'est sans doute la forme la plus commune de phlébite idiopathique.

Nous avons déjà parlé de la fréquence des hémorroïdes.

Appareil biliaire. — Foie. — L'anatomie pathologique du foie, dans la goutte, réclame à coup sûr une attention sérieuse, car il est peu d'organes dont le fonctionnement ait été aussi incriminé dans cette maladie. En réalité, chez les goutteux qui meurent de cachexie, on trouve peu de lésions hépatiques.

La plupart des lésions du foie sont dues à l'affection du cœur qui est concomitante.

La congestion chronique causée par l'alcool ou la suralimentation peut produire un épaississement de la capsule de Glisson qu'on observe quelquefois. La pseudo-cirrhose est due à l'obstacle veineux provenant de l'obstruction cardiaque, dans la majorité des cas. La dégénérescence graisseuse est fréquente dans les cas de cachexie goutteuse et le foie peut ainsi subir une augmentation de volume considérable. On a trouvé l'organe petit, avec une capsule épaissie, qui peut être adhérente aux parties voisines.

La cirrhose vraie est-elle due à la goutte en dehors de toute autre cause plus fréquente? c'est une question qui n'est pas encore élucidée. Je l'admettrais assez volontiers, mais il n'est pas facile de le démontrer. Murchison a noté la fréquence de la cirrhose en rapport avec la goutte et fait remarquer que « l'état du foie, chez le goutteux, rend cet organe très susceptible à l'égard de l'alcool, même en petite quantité ». Il rapporte des cas de cirrhose qui ont été précédés, pendant des années, de dyspepsie et de diathèse urique, où l'alcool ne joue aucun rôle et que l'on a appelés *hépatite goutteuse chronique*. Trousseau [1] parle de ces cas. Murchison cite le cas d'une jeune fille, de douze ans, qui eut une hépatite interstitielle causée par le froid et qui aboutit à une cirrhose; ses parents étaient goutteux. Il est, à un certain point, certain que tous les cas de cirrhose ne sont pas d'origine alcoolique. Elle peut être produite par des irritants variés. On l'observe aussi chez les animaux. Les statistiques de Norman Moore montrent que, dans la majorité des cas de cirrhose du foie, on ne trouve pas de dépôts uratiques dans les articulations. Sur 23 cas, des deux sexes, il n'a trouvé des urates dans les jointures que dans 3 cas, chez des hommes âgés de quarante et un, quarante-trois et soixante-six ans. Ebstein a rapporté des cas de cirrhose hypertrophique chez des hommes goutteux, sans obstruction de la veine porte.

Dans les cas de cirrhose du foie, on trouve parfois des lésions articulaires dégénératives. L'érosion des cartilages, l'éburnation des os, se rencontrent sans dépôts uratiques. Dans la plupart de ces cas, les individus sont des intempérants. Cette association des lésions articulaires avec la cirrhose du foie semblerait signifier que dans l'alcoolisme chronique, on trouve des lésions étendues, indices de dégénérescences, bien plus souvent qu'on ne le croit. Les troubles dus à l'acide urique ne dominent pas la scène dans ces cas, puisque ceux-ci ne sont pas goutteux.

Lithiase biliaire. — On ne trouve pas souvent de calculs biliaires à l'autopsie des individus dont les tissus présentent des signes manifestes de goutte. Sur les 80 cas de Moore, il n'en existait que dans 3 cas, deux fois chez des hommes, de cinquante-quatre et soixante-deux ans, et une fois chez une femme de cinquante ans. Dans les familles goutteuses, surtout chez les jeunes, on note souvent des antécédents de coliques hépatiques. On sait depuis longtemps que les calculs biliaires et rénaux peuvent coexister. Je suis tenté de regarder l'apparition des calculs biliaires comme une manifestation possible, chez la femme, d'une diathèse goutteuse imparfaitement développée. Charcot dit qu'on a trouvé dans la vésicule biliaire des calculs d'acide urique; il s'appuie sur l'autorité de Frerichs. Mais si l'on se reporte à l'observation originale, on voit que le fait est douteux. La provenance du calcul examiné n'a pas été bien établie et il était probablement d'origine rénale. Je ne connais aucun exemple semblable.

Il est certain que dans bien des cas où il existe des calculs biliaires,

---

1. Trousseau, *Clinique médicale*, t. IV, p. 381.

il y a, dans la famille, des antécédents de goutte, aussi bien de la goutte véritable que de l'asthme, de la migraine, des névralgies, de la gravelle, de l'urticaire. Le genre de vie qui conduit à la lithiase biliaire est le même que celui qui donne la goutte, c'est-à-dire la haute vie, les chagrins, la tension intellectuelle, l'existence sédentaire.

On a démontré que les coliques hépatiques étaient assez rares après cinquante ans, tandis que la formation de calculs dans la vésicule tend à continuer sans que ceux-ci en soient délogés; aussi en trouve-t-on souvent, à l'autopsie, dont la présence n'avait pas été soupçonnée pendant la vie. Ils accompagnent rarement la cirrhose du foie d'origine alcoolique, tandis qu'ils sont plus fréquents chez les buveurs de bière, boisson réputée pour donner la goutte.

Dans les pays chauds, ils sont rares, de même que la goutte. Les personnes qui ont une vie active, en plein air, sont en général exempts de goutte et de lithiase biliaire ou rénale.

Aussi l'opinion d'après laquelle la lithiase biliaire est une manifestation de la goutte, repose bien plus sur la clinique que sur les observations nécroscopiques.

Je signalerai ici la fréquence du cancer de la vésicule et des canaux biliaires, produit par l'irritation déterminée par les calculs, qu'on constate chez les goutteux, surtout chez les femmes.

Facies du sujet prédisposé à la goutte (Laycock). — Vaisseaux sanguins, développés; cœur volumineux et à action puissante; globules sanguins nombreux; pommettes très vasculaires, aplaties; peau belle, ferme, huileuse, transpirant facilement; yeux bleus; cheveux abondants ne tombant pas facilement, dents massives, à émail résistant, régulières, se conservant même dans un âge avancé; tête symétrique, os nasaux bien formés; nez aquilin ou d'une forme mixte; mâchoire inférieure massive; lèvres symétriques.

Taille en général petite, thorax large au sommet, côtes bien incurvées, abdomen plein, muscles fermes, volumineux, membres gros, forts, démarche droite, bien équilibrée.

Nutrition active, digestion excellente, appétit très marqué pour la nourriture animale et l'alcool.

Respiration profonde, circulation active, chaleur animale très développée, locomotion active, aptitude aux exercices physiques.

Appétits génésiques très marqués, pouvoir reproducteur très développé, innervation parfaite, facultés intellectuelles puissantes et résistantes.

Facies de la cachexie goutteuse sanguine. — Pommettes vasculaires et variqueuses, peau huileuse, jaune par suite de dépôt sous-cutané de graisse, cheveux épais et blancs, dents nombreuses, décolorées, encroûtées de tartre, lèvres bleuâtres, nez rubicond, hypertrophié, arc sénile, abdomen penduleux, membres épais, articulations noueuses, nodosités aux extrémités des doigts, au lobe de l'oreille, sur les aponévroses et les tendons, respiration précipitée, bruyante, pouls intermittent, irrégulier, estomac flatulent, digestion acide, urine chargée d'urates, tempérament irritable, esprit faible quelquefois.

Inflammation chronique des tissus musculaire et articulaire, calcification des artères coronaires et basilaires et des valvules du cœur. Ces lésions ont pour conséquences : l'apoplexie, l'angine de poitrine, l'hypertrophie et la dilatation du cœur, des affections pulmonaires secondaires telles que l'emphysème, l'apoplexie pulmonaire et l'asthme. L'irritation des muqueuses peut donner lieu à de la néphrite, de la diarrhée, de la toux pharyngée et laryngée [1].

1. Laycock, *Medical Observation and Research*, 2ᵉ édit., p. 96.

CHAPITRE V

En étudiant la pathogénie humorale de la goutte, j'ai déjà abordé assez longuement la question de l'état pathologique du sang. Des recherches ont pleinement confirmé ce que Garrod avait avancé et, à la vérité, il y a peu de chose à y ajouter. Celui-ci en effet a montré que, dans la goutte, le sang contient toujours une grande quantité d'acide urique, surtout avant et pendant les attaques. Après celles-ci, l'acide urique diminue. Dans les intervalles qui séparent les premières attaques, on ne constate pas d'augmentation appréciable ; mais, dans la goutte chronique, en tout temps, même dans l'intervalle des attaques, il existe un excès d'acide urique.

La quantité d'acide urique contenue dans le sang normal est si faible qu'elle est inappréciable, au point de vue pratique. Dans la goutte, Garrod en a trouvé 0,175 parties pour 10 000. Son procédé du fil a été souvent mis en pratique pour le sang des goutteux, et, lorsqu'on procède convenablement, il décèle toujours la présence de l'acide urique, à l'état d'urates. On obtient de meilleurs résultats avec du sérum sanguin provenant directement du sang que lorsqu'on se le procure à l'aide d'un vésicatoire. Garrod en donne une explication très juste, c'est que le processus inflammatoire causé par la vésication peut détruire l'excès d'acide urique dans la partie où on l'applique. Il vaut mieux tirer 30 ou 60 grammes de sang d'une veine brachiale et Garrod a le soin d'ajouter qu'il faut toujours se servir d'acide acétique fort, d'une densité de 1044 environ. Si l'on ne réussit pas, cela peut tenir à la décomposition du sérum produite le plus souvent par une haute température ; dans ce cas, l'acide urique est transformé en acide carbonique et en acide oxalique.

Si l'on se sert de la sérosité d'un vésicatoire, il ne faut pas appliquer celui-ci sur une partie qui est le siège d'une inflammation goutteuse. Mes propres observations confirment pleinement les faits avancés par Garrod. On peut donc affirmer en toute confiance que le sang de la plupart des goutteux renferme un excès d'acide urique. On l'a constaté aussi bien dans la goutte aiguë que dans la goutte chronique, mais d'une façon plus marquée dans la première, et non seulement cela est vrai dans les périodes aiguës de la maladie, mais aussi dans les intervalles qui séparent les attaques aiguës, quand l'état général est bon.

Cependant l'uricémie n'est pas un état particulier à la goutte seule et d'autre part elle n'existe pas dans tous les cas d'arthrite uratique. On l'observe dans la leucémie, la chlorose, le saturnisme et d'autres états morbides qui n'ont aucune connexion avec la goutte. Aussi l'uricémie simple n'est pas un signe de goutte absolu et ne provoque pas elle-même une attaque de goutte, bien que le plus souvent on la constate et qu'elle puisse donner lieu à des phases incomplètes de la goutte.

La diminution de l'alcalinité du sang, dépendant de la présence des urates, est considérée comme un facteur étiologique. D'après Garrod, la réaction du sang, dans la goutte chronique, est bien plus neutre que dans aucun autre cas, excepté la période de collapsus du choléra et certaines formes d'albuminurie.

On admet généralement qu'il y a chez les goutteux une rétention d'acide urique dans le foie et dans la rate. Les recherches de Haig ont montré que lorsqu'une quantité égale à 30 centigrammes a été ainsi emmagasinée il est bien difficile d'amener une rétention plus considérable par des médicaments ou tout autre moyen.

PLASMA SANGUIN, GLOBULES. — La richesse globulaire n'est pas atteinte dans la goutte. Le nombre des globules rouges est normal et celui des leucocytes n'est pas augmenté. L'appauvrissement du sang n'est pas un fait habituel après les attaques de goutte et, à cet égard, il y a une différence tranchée avec le rhumatisme [1]. L'anémie rentre dans le cadre de la cachexie goutteuse et peut être très marquée à la suite d'hémorragies telles que des épistaxis ou des hémorroïdes. Cependant la guérison est rapide dans la goutte, comme dans l'hémophilie, si l'on arrête le sang. Dans deux cas de goutte chronique, Tylden a trouvé l'hémoglobine en proportion à peu près normale ou très peu

---

1. D'après Quinquaud, les globules rouges sont diminués dans la goutte aiguë.

diminuée. Quand les reins sont déjà affectés de néphrite chronique, il y a diminution des globules rouges et augmentation des leucocytes. Ce fait est en rapport avec la coexistence de l'albuminurie et peut à peine être considéré comme un phénomène goutteux. Dans le rein granuleux, les globules rouges peuvent être diminués de la moitié de leur nombre normal et les leucocytes augmentés d'environ trois fois leur quantité ordinaire. Dans la goutte saturnine il existe habituellement une anémie marquée ou « spanémie », mais alors il y a l'influence directe d'un poison spécial qui tue les globules rouges. Ce degré d'anémie est rarement atteint même dans les cas de cachexie goutteuse, à moins que le sujet ne soit alcoolique ou vive d'une façon misérable.

Fibrine. — L'hypérinose s'observe dans certaines périodes de la goutte et se manifeste surtout par la tendance aux thromboses veineuses qui souvent accompagnent la phlébite. Aujourd'hui on considère cela comme une forme de goutte incomplète. Cependant on n'a jamais fait de recherches précises à cet égard. Le sang provenant d'un goutteux ressemble tout à fait à celui d'un individu atteint d'un processus inflammatoire quelconque, et la quantité de fibrine est probablement en raison directe du degré d'inflammation qui existe dans chaque cas.

Albumine. — On connaît peu de chose sur l'albumine du sang, chez le goutteux. On sait qu'elle est normale, même quand il y a une dégénérescence rénale. Dans la néphrite goutteuse, la perte d'albumine est bien faible. Garrod n'a jamais constaté une augmentation de l'albumine du sang, chez les goutteux, mais il croit que la densité du sérum sanguin est plus faible dans la goutte que dans toute autre maladie, excepté l'albuminurie et le scorbut.

Urée. — On n'a jamais démontré qu'il y avait un excès d'urée dans le sang dans les premières périodes de la goutte; car cette recherche est entourée de grandes difficultés. Dans les cas de rein granuleux, il y a probablement une augmentation d'urée dans le sang, en rapport avec le degré d'insuffisance rénale.

Acide oxalique. — Garrod a souvent trouvé de l'acide oxalique dans le sang des goutteux, surtout pendant les attaques; c'est, d'après lui, un degré d'oxydation plus avancé de l'acide urique.

Ebstein a trouvé dans le sang d'un goutteux de la xanthine et de l'hypoxanthine qui se formaient sous l'influence de la chaleur, tandis que de petites quantités d'acide urique disparaissaient.

CHAPITRE VI

Lorsque nous avons étudié la pathogénie de la goutte, nous avons dit que l'on pouvait trouver des dépôts uratiques chez les goutteux vrais de même que chez des individus prédisposés à la goutte.

L'étude des modifications de l'urine est très vaste, très complexe et comprend non seulement celle de l'acide urique et de ses sels, mais aussi celle de tous les principes qui y sont contenus. Elle est le complément nécessaire de celle des modifications du sang et nous devrions également faire celle de la sécrétion cutanée si nous voulions approfondir le côté humoral de la pathogénie de la goutte. Je me propose de passer en revue les modifications de l'urine :

1° Dans la période qui précède l'attaque de goutte;

2° Pendant l'attaque;

3° Pendant l'intervalle des attaques;

4° Dans la goutte chronique ou cachectique;

5° Dans la goutte incomplète;

6° Dans ce qu'on appelle glycosurie goutteuse.

Les points qui feront l'objet de notre étude sont les suivants : le volume, la densité, l'acidité, la quantité d'urée, d'acide urique, de principes fixes et les constituants organiques.

1° DE L'URINE DANS LA PÉRIODE QUI PRÉCÈDE L'ATTAQUE. — On a observé parfois qu'avant l'attaque articulaire il y avait une émission abondante d'urine pâle et aqueuse. Scudamore l'a signalé en faisant remarquer que cela survenait surtout chez les individus affaiblis par la goutte. J'ai souvent recherché ce symptôme et j'ai eu quelquefois l'occasion de le constater.

Habituellement il y a une diminution des principaux éléments de l'urine, en particulier de l'acide urique, de l'acide phosphorique et des pigments. On a constaté une quantité très faible d'urée avant une attaque aiguë. Il peut y avoir des traces d'albumine.

M. Lécorché a pu pronostiquer l'explosion d'une attaque aiguë primitive d'après une augmentation rapide dans l'excrétion de l'urée et de l'acide urique.

2° DE L'URINE DANS L'ATTAQUE DE GOUTTE. — *Volume.* — Dans la goutte aiguë, l'urine présente habituellement les caractères fébriles ordinaires. La quantité est variable, mais en général diminuée; car il n'y a, comme je le montrerai plus loin, qu'un léger degré de fièvre. Par conséquent l'urine peut très bien ne pas subir une grande réduction. Dans les attaques aiguës qui surviennent chez des individus atteints de goutte chronique, l'urine est moins « fébrile » et peut être évacuée en grande quantité.

Densité. — La densité varie selon le volume d'urine évacué et surtout selon les principes qu'elle renferme. Lorsqu'on fait l'examen d'une urine pendant une attaque, il faut tenir compte du régime suivi, qui modifie les résultats. En prenant la densité moyenne dans 10 cas de goutte aiguë, j'ai trouvé 1020, c'est-à-dire une moyenne normale. Le chiffre le plus haut était 1028, le plus bas 1015. D'autres observateurs ont trouvé 1007 et 1025. Le chiffre le plus fréquent est 1014. Les densités les plus élevées représentent le plus haut degré de concentration de l'urine, et la coloration subit une modification similaire. On a remarqué que, chez les individus prédisposés à la goutte, l'urine présentait souvent une densité élevée.

Dans la goutte aiguë, la réaction est toujours acide, surtout dans les premiers jours. M. Lécorché attribue cela à la concentration de l'urine, car à partir de ce moment, il y a une diminution dans l'élimination de l'acide urique et de l'acide phosphorique. Vers la fin de l'attaque l'acidité baisse.

Acidité. — A l'état normal, l'acidité varie selon les différentes phases de la digestion et aussi selon qu'on laisse l'urine reposer, plus ou moins longtemps. Après le repas, l'urine est alcaline; elle est le plus acide à l'état de jeûne et après le sommeil, périodes pendant lesquelles l'exhalation de l'acide carbonique par les poumons est le plus faible. L'acidité est due au phosphate acide de soude. Quelquefois elle peut être due à un excès d'urates acides ou d'acide hippurique, surtout de ce dernier à la suite d'un régime végétal ou de l'ingestion de fruits. D'après Garrod la présence de l'acide urique n'a aucune influence sur l'acidité. Cependant, à l'état normal, la réaction est en rapport avec la quantité de phosphates, qu'ils soient acides, neutres ou basiques. Ainsi que Bence Jones l'a montré, quand une urine est très acide, elle ne peut contenir qu'une faible quantité d'acide urique et lorsque celui-ci s'y trouve en grande quantité, la réaction de l'urine est quelquefois neutre.

Urée. — Ainsi que je l'ai dit plus haut, on a constaté une diminution d'urée avant l'attaque de goutte aiguë. Chez un homme âgé de cinquante-sept ans, Garrod a trouvé une quantité moyenne de 19 grammes, qui, en raison de son âge, était une proportion normale. Il a été fait peu de recherches sur l'excrétion de l'urée dans la goutte aiguë. Celles qui ont été publiées indiquent une excrétion normale et il semble démontré que celle-ci n'a aucun rapport avec la quantité d'acide urique éliminé dans le même temps. Lorsqu'il y a une diminution d'urée pendant l'attaque, on l'attribue au manque d'appétit et à la simplicité du régime suivi par le malade. Les rapports de l'acide urique à l'urée, à l'état normal, chez l'adulte, ont été fixés par Lecanu[1] et par Haig[2] comme 1 est à 33, et ce dernier a constaté que dans la céphalalgie goutteuse l'excrétion de l'urée était normale, mais que celle de l'acide urique variait beaucoup et était en rapport avec la céphalalgie.

Il serait assez étonnant que l'urée ne soit pas augmentée pendant la période fébrile de la goutte, car elle l'est dans toutes les maladies aiguës et surtout dans la pyrexie.

Dans un grand nombre de cas de goutte, Mortimer Granville n'a pas trouvé d'augmentation de l'urée la plupart du temps.

Acide urique. — Un excès persistant d'acide urique dans l'urine est l'indice d'une modification constitutionnelle et indique une augmentation des métamorphoses des tissus dans certains organes ou même dans toute l'économie.

Garrod a montré que la non-élimination de l'acide urique est un caractère constant de l'attaque de goutte. Dans 7 cas, il a trouvé que la moyenne excrétée était de 30 centigrammes au-dessous de ce qu'elle aurait dû être, soit 21 centigrammes au lieu de 51 centigrammes. En même temps que cette élimination défectueuse par le rein, il y a une rétention simultanée d'acide urique dans le sang. Haig a étudié dernièrement ces différentes phases de la rétention d'acide urique et

---

1. Lecanu, *Journal de Pharmacie*, t. XXV, p. 261.
2. Haig, *Medical Press and Circular*, 9 et 23 mars 1887.

il croit que celui-ci s'emmagasine dans le foie et la rate. Il a montré que les manifestations goutteuses peuvent survenir avec un excès d'acide urique dans le sang et qu'elles peuvent être jugulées par des moyens qui déterminent sa rétention dans le foie et la rate. A l'état normal, son excrétion la plus considérable se fait pendant la « marée alcaline » de la digestion, et Haig regarde cela comme une expulsion de l'acide urique accumulé dans le foie et la rate pendant la « marée acide » du sommeil et non comme le fait d'une formation d'acide urique accrue pendant la digestion. Dans la goutte il n'y a sans doute pas de diminution dans la formation de l'acide urique, au contraire, et sa rétention, sa stase, son élimination défectueuse sont à cet égard les modalités qui accompagnent l'attaque de goutte.

C'est là-dessus que repose la théorie de Garrod sur l'insuffisance du pouvoir excréteur du rein à l'égard de l'acide urique pendant une attaque de goutte, et l'argument en faveur de cette opinion fourni par la libre élimination de cet acide par le rein dans d'autres états, tels que la leucémie et les maladies du foie où la formation d'acide urique est largement accrue. Il est probable que si l'on notait heure par heure l'excrétion de l'acide urique dans la goutte on trouverait qu'elle varie beaucoup. Garrod a montré qu'au début d'une attaque, l'élimination était faible et qu'elle arrivait graduellement au delà de la normale jusqu'à la fin de l'attaque et qu'alors elle diminuait. Aussi y a-t-il antagonisme entre la rétention dans l'économie et l'élimination par le rein, et il n'y a sans doute pas, comme on l'a supposé, « une rupture d'équilibre entre la production de l'acide urique et son élimination » (Rendu).

Dans 60 grammes d'urine du matin, dans un cas de goutte aiguë, Simpson a trouvé 5 centigrammes d'acide urique et dans un cas de goutte chronique 7 milligrammes; une expérience comparative faite sur un individu sain a donné 15 milligrammes.

Les recherches de Lécorché sur l'élimination de l'acide urique dans la goutte sont les plus exactes de toutes celles que je connais. Il a démontré que celle-ci était diminuée avant une attaque de goutte aiguë, qu'elle était faible pendant plusieurs jours, de deux à quatre, qu'elle s'élevait beaucoup au-dessus de la normale le troisième jour et les deux jours suivants, puis qu'elle revenait à la normale vers la fin de l'attaque. Par conséquent, selon Lécorché, la plus grande élimination a lieu au paroxysme de l'attaque et non à la fin, comme l'a constaté Garrod.

Phosphates. — On a prétendu que, dans la goutte, en même temps qu'il y avait une rétention d'acide urique, il y avait rétention des phosphates. Bence Jones, Parkes, Bœker et Stockvis l'ont démontré. Ce dernier a constaté que, dans un cas de goutte aiguë, les phosphates terreux étaient diminués comparativement aux autres, non seulement pendant l'attaque, mais dans les intervalles. Un tiers de l'acide phosphorique excrété chaque jour se combine avec les oxydes terreux, chaux et magnésie. Parkes suppose que, comme le phosphate de chaux est un constituant des tophus, il devait être probable que la rétention de ce sel aurait lieu.

Teissier a noté une augmentation de l'acide phosphorique excrété dans la goutte. Lécorché a trouvé qu'il suivait les variations de l'acide urique. Il paraît probable que ces résultats contradictoires tiennent à ce que les examens ont été faits dans des conditions différentes. De même que pour l'acide urique et l'urée, la quantité d'acide phosphorique éliminée varie selon l'alimentation de l'individu. Si l'on accepte qu'il y a une rétention d'acide phosphorique dans l'attaque de goutte, il serait difficile de l'attribuer seulement à celle-ci, bien que nous ayons là un facteur qui aide à expliquer la diminution d'alcalinité du sang et la tendance à la précipitation uratique dans les tissus. M. Gairdner a noté une élimination abondante de phosphates après une attaque de goutte.

Acide hippurique. — Cet acide ne forme jamais de dépôt. M. Budd a trouvé dans l'urine de certains goutteux un précipité floconneux d'acide benzoïque, provenant probablement de la décomposition de l'acide hippurique.

Acide sulfurique. — Parkes l'a trouvé en proportion normale et suppose qu'il n'y a pas de modifications dans sa formation.

Pigments. — Chez le goutteux, l'urine a habituellement une couleur ambrée. Les pigments sont souvent augmentés; l'urine est parfois rouge. La grande affinité des urates pour les pigments est bien connue et leurs dépôts peuvent être chargés de ceux-ci. Ces pigments proviennent de l'urobiline et de l'hématine. Quelquefois, avant et pendant une attaque, il y a évacuation d'une urine pâle, pauvre en pigments.

Comme il arrive souvent avec la diminution des pigments ordinaires, il y a dans la goutte une augmentation de l'uroxanthine. Celle-ci se montre dans les urines acides, parfois avec un dépôt d'acide urique et on peut la déceler par la chaleur à l'aide des acides forts qui déterminent une coloration rouge, bleue et verte. Dans un cas, Parkes a trouvé une grande quantité d'indigo, en ajoutant de l'acide chlorhydrique.

Albumine. — Dans les attaques de goutte, du moins dans les premières, il n'y a pas habituellement d'albuminurie. Mais, à mesure que les attaques augmentent, les reins deviennent de plus en plus atteints et sa présence est en rapport avec le degré d'insuffisance rénale et avec la faculté que possède le rein de résister à l'effort additionnel qui lui est imposé par les phénomènes métaboliques dus à la pyrexie et aux caractères spécifiques de l'attaque : parmi ces derniers il faut ranger l'irritation de l'épithélium tubulaire par un excès d'acide urique éliminé.

Un certain degré d'inflammation catarrhale des tubes peut aussi se développer dans les reins qui se cirrhosent lentement, et que l'on peut espérer voir disparaître avec la rémission de l'attaque aiguë.

L'albuminurie de l'attaque aiguë est toujours transitoire; elle ne dure que deux ou trois jours.

D'après Lécorché elle paraît être en rapport avec l'excrétion de l'acide urique qui se fait vers le troisième ou quatrième jour de l'attaque, puis elle diminue en même temps que celle-ci.

Glucose. — Pendant l'attaque, on trouve quelque fois une petite quantité de sucre. Celui-ci, de même que l'albumine, est transitoire et a presque certainement une origine hépatique.

Dans la goutte aiguë l'urine a une forte odeur urineuse. Elle subit peu de changements par le repos, après que les urates se sont précipités, et par suite de son acidité prononcée, elle est peu propre à subir la fermentation.

Sédiments et leurs caractères microscopiques. — On peut trouver, dans le sédiment, des corpuscules de mucus et de l'épithélium des différentes parties des voies urinaires en même temps que des dépôts d'acide urique et d'urates amorphes pigmentés.

Il est probable que l'hyperacidité de l'urine détermine une telle irritation des voies urinaires qu'elle amène la prolifération et la chute de l'épithélium. On peut voir à l'état de suspension des nuages de mucus englobant parfois de petits cristaux d'urates.

3° ÉTAT DE L'URINE DANS L'INTERVALLE DES ATTAQUES DE GOUTTE. — Il est évident que, dans l'intervalle des attaques de goutte, l'urine subit des modifications très marquées, en rapport avec la longueur des périodes qui séparent les attaques, l'âge du malade, son état général et surtout avec l'existence de la cachexie goutteuse. Chez les adultes, de constitution robuste, qui surveillent attentivement leur régime, ce qui permet de pronostiquer de longs intervalles entre chaque attaque, l'urine ne présente pas de caractères anormaux. Dans les cas de goutte chronique ou de cachexie goutteuse, on peut au contraire en constater.

Phosphates. — Stokvis a trouvé une diminution des phosphates terreux, dans l'intervalle des attaques de goutte de même que pendant celles-ci. Au point de vue de l'élimination des phosphates, il faut prendre en considération l'état des os.

Ebstein cite Bramson et Marchand qui chez deux goutteux, dont les os avaient l'apparence normale, ont constaté une diminution des phosphates et des carbonates terreux.

4° DE L'URINE DANS LA GOUTTE CHRONIQUE OU CACHECTIQUE. — *Acide urique.* — La quantité d'acide urique éliminée est plutôt au-dessous de la normale.

Bartel [1] a trouvé dans un cas, pendant l'attaque de goutte, une diminution de l'acide urique et, dans un cas de goutte chronique, il n'en a trouvé que $0^{gr},225$ par jour.

Cette excrétion insuffisante crée une tendance à la rétention dans l'économie et expose l'individu au retour des attaques. Garrod croit que, dans la goutte chronique, les reins perdent jusqu'à un certain point leur fonction d'excréter l'acide urique. L'anatomie pathologique de la goutte chronique nous autorise à croire qu'il existe un certain degré d'insuffisance rénale et, par suite, des lésions suffisantes pour rendre compte de ce défaut d'élimination.

Urée. — La quantité d'urée est normale ou à peu près, à moins qu'il n'y ait un certain degré d'insuffisance rénale due à de la néphrite interstitielle. Elle est en rapport avec le régime suivi dans chaque cas et l'énergie des combustions qui se font dans le foie.

Phosphates. — On peut en dire autant de l'élimination de l'acide phosphorique. Cependant il est nécessaire que des recherches plus complètes viennent fixer tout à fait cette question. Celles qui ont été faites ont donné des résultats contradictoires, et il est probable qu'elles ont été faites chez des malades n'ayant pas la même forme de goutte et se trouvant dans des conditions différentes, sans tenir compte du régime suivi ni de la façon dont s'accomplissaient les fonctions d'assimilation.

Dans la goutte chronique, l'urine présente souvent les caractères de celle qui est sécrétée par les malades atteints de néphrite interstitielle, et, à la vérité, il en est souvent ainsi.

---

1. Bartel, *Deutsche archiv für Klinische medicin*, 1866, Bd. I, p. 30, et *Nierenkrankheiten* in *Ziemssen's Path. and Therap.*, Bd. X, p. 375.

Polyurie. — La quantité de l'urine peut être abondante, elle peut aller jusqu'à trois à quatre litres par jour. Celle-ci est pâle, claire, souvent mousseuse quand elle vient d'être évacuée, d'une densité de 1005 à 1015, contenant parfois des traces d'albumine ou bien restant pendant longtemps sans en présenter, laissant déposer une petite quantité de mucus, parfois quelques cylindres granuleux ou hyalins, quelques cellules épithéliales du rein rarement à l'état graisseux. Le malade est souvent obligé de se relever plusieurs fois pendant la nuit pour uriner. Dans ces cas, on trouve souvent associées des lésions cardio-vasculaires et rétiniennes.

Bien souvent le malade est très content de voir cette abondante sécrétion d'urine, s'imaginant que celle-ci est dans un état plus normal que lorsqu'elle est foncée, rare et chargée. Le médecin aura une opinion toute différente, s'il passe en revue tous les symptômes faciles à constater dans ces cas. Il faut donc, dans tous les cas de goutte chronique, examiner l'urine à certains intervalles, afin d'être prêt à remplir les indications qui peuvent se présenter.

Albumine. — Dans la goutte chronique, il est assez fréquent de trouver de l'albumine. Celle-ci n'existe pas en grande quantité et l'urine a les caractères ordinaires de celle qui est éliminée par les individus atteints de néphrite interstitielle ou scléreuse. Ainsi on peut constater de petites quantités d'albumine et cela d'une façon transitoire, aussi sa présence n'est-elle pas nécessaire pour justifier le diagnostic de rein granuleux. D'autres caractères, tels que la polyurie et la faible densité due au défaut d'urée et de sels, forment une présomption suffisante des lésions rénales.

L'albuminurie est parfois le symptôme capital de la goutte viscérale, affectant surtout les reins.

5° ÉTAT DE L'URINE DANS LA GOUTTE INCOMPLÈTE. — Nous désignons sous le nom de goutte incomplète celle qui se développe d'une façon imparfaite. On peut ranger dans cette catégorie un grand nombre de cas qui, tout en présentant un certain nombre de symptômes goutteux, ne manifestent aucun des troubles classiques ou paroxystiques de la maladie. On a employé bien des termes pour désigner cet état, tels que goutte *latente, masquée, larvée.* Il serait à désirer qu'on renonce à ces dénominations et il serait plus sage de reconnaître l'état diathésique réel qui existe dans ces cas.

Un grand nombre des symptômes qu'on a ainsi décrits rentrent dans la goutte viscérale et varient naturellement selon les organes affectés. Bien des douleurs vagues, dont se plaignent les goutteux, sont dues à une évolution incomplète de la maladie, et sont habituellement considérées et traitées comme « rhumatismales », sans le moindre succès du reste. Les deux sexes en sont atteints, les femmes peut-être plus souvent que les hommes. Mais je ne dois m'occuper ici que l'état de l'urine, dans les cas qui peuvent être considérés comme des types de goutte incomplète. Cet état se rapproche beaucoup de celui que nous avons décrit dans la période qui précède l'attaque de goutte. Ainsi l'urine peut être chargée et déposer des urates; elle est haute en couleur, très acide et a une odeur fortement urineuse. L'*urina sanguinis* est normalement acide et l'*urina cibi* souvent alcaline, se troublant facilement et précipitant les phosphates. Les mictions sont plus fréquentes que d'habitude. On trouve parfois dans le dépôt des oxalates et du mucus. En général il n'y a ni albumine ni glucose, cependant il peut y avoir un peu de glycosurie passagère. Un grand nombre de cas de lithiase rentrent dans cette catégorie. Les écarts de régime, les excès de boissons aggravent très rapidement cet état et donnent souvent lieu à des douleurs vagues dans le foie, dans la tête et dans diverses articulations.

Il y a des malades qui reconnaissent très bien la nature goutteuse de leurs manifestations et se mettent intentionnellement à un régime alimentaire approprié, dans le but de provoquer une attaque de goutte articulaire et de rendre ainsi complète une attaque qui ne l'était pas; mais on ne peut pas toujours atteindre ce but et l'on échoue généralement chez les vieillards et chez ceux dont l'état général est déjà compromis. Il existe souvent un état d'atonie ou une absence complète des éléments nécessaires pour déterminer une goutte complète chez les individus atteints d'une des formes incomplètes de la maladie. En particulier les combustions et la force nerveuse sont trop faibles pour arriver à produire une goutte complète.

Dans certains cas, où les manifestations articulaires sont légères, on voit survenir d'autres troubles, tels que l'eczéma, la phlébite, l'hépatalgie, la céphalalgie, des névralgies souvent occipitales ou cervico-brachiales, des palpitations et, en dehors d'une médication anti-goutteuse, rien ne pourra apporter du soulagement.

6° GLYCOSURIE GOUTTEUSE. — Nous avons vu plus haut que, pendant l'attaque de goutte, on pouvait constater des traces passagères de sucre dans l'urine. Dans les cas de goutte incomplète, la glycosurie peut alterner avec l'uricémie. La glycosurie goutteuse confirmée peut devenir du diabète chronique; il en est de même de l'albuminurie. La présence du sucre est un signe de goutte viscérale affectant le foie.

Bence Jones a été un des premiers à appeler l'attention sur la glycosurie goutteuse ou intermittente, ainsi qu'il l'appelait. En France, on a longtemps divisé les diabétiques en deux catégories : les maigres et les gras; parmi ces derniers un grand nombre rentre dans le groupe que nous étudions.

Garrod a remarqué que la glycosurie débutait, chez les goutteux, alors que leurs symptômes de goutte disparaissaient, et il suppose que la quantité des principes solides de l'urine se trouvant augmentée par le fait de la polyurie, l'acide urique cesse en même temps d'être retenu dans l'économie. Il a constaté que les intervalles qui séparaient les attaques étaient plus longs et qu'une émission abondante d'urine diminuait la tendance aux attaques de goutte ; tandis que dans les cas où il n'y avait pas de polyurie, bien qu'il y eût une grande quantité de sucre, des attaques aiguës se produisaient néanmoins. Il pense que dans ces cas l'élimination de l'acide urique se fait d'une façon incomplète.

Dans les cas très intenses, il survient des exacerbations bien marquées, parfois avec des manifestations articulaires où viscérales goutteuses plus ou moins nettes. La quantité d'urine est augmentée et peut être double de la normale; dans certains cas cependant elle est inférieure. La couleur peut varier de l'ambre clair au jaune paille. L'urine réfracte fortement la lumière, elle est très acide et ne présente pas de dépôt. La quantité de sucre peut varier beaucoup. Quelquefois, l'*urina sanguinis* en renferme beaucoup plus que l'*urina cibi*, on peut en trouver de 3 à 15 p. 100, de 30 à 40 grammes par litre d'après Lécorché. Dans ces cas, les urates ne sont en général jamais précipités, mais parfois l'acide urique peut exister à l'état de dépôt et alterner avec le sucre. Chez les goutteux héréditaires, on peut, dans l'enfance et dans l'âge adulte, constater une légère glycosurie coïncidant avec une augmentation dans l'élimination des phosphates et des urates, ne dépassant pas en général 1 à 2 p. 100. Cet état est justiciable d'un traitement approprié, mais demande à être reconnu le plus tôt possible.

CHAPITRE VII

GOUTTE HÉRÉDITAIRE ET ACQUISE. — DE L'ATAVISME
DANS LA GOUTTE

On décrit généralement la goutte comme une affection qui peut être héréditaire ou acquise. Dans un grand nombre de cas, les commémoratifs démontrent clairement l'influence de l'hérédité à ses différents degrés, et, dans les classes élevées, ce facteur se retrouve de suite [1]. Lorsqu'il existe des antécédents héréditaires bien nets, il n'est pas permis de négliger une maladie comme la goutte, ni de la confondre avec d'autres, dans sa forme régulière, tout au moins, et ses manifestations tophacées ou « calcaires » ne peuvent vraiment pas être l'objet d'erreurs de diagnostic. Cependant, il est parfois difficile de distinguer, au milieu des récits que font les malades, si ce sont eux, leurs ancêtres ou leurs collatéraux qui ont été atteints d'une goutte vraie ou d'un rhumatisme vrai, et la difficulté est encore plus grande si la goutte a revêtu une forme irrégulière ou incomplète.

Dans les familles de goutteux, on trouve souvent des antécédents de goutte et de rhumatisme, dans ces cas il faut, selon moi, admettre l'existence d'une diathèse arthritique implantée dans la famille et évoluant tantôt dans un sens, tantôt dans l'autre, selon le genre de vie de l'individu.

Il est certain que cette diathèse est très répandue et que ses différentes formes sont souvent mélangées. Cela s'observe pour toutes les diathèses. Et ici cela est d'autant plus le cas, qu'il devient naturellement très difficile, sinon impossible, d'affirmer avec certitude que,

1. Un moine du XIIIᵉ siècle a écrit d'une façon très sérieuse qu'Adam était mort de la goutte.

dans un cas donné, cette affection se trouve acquise à nouveau. L'étude des antécédents de famille poursuivie sur une longue période, d'après les idées modernes sur l'évolution, montre d'une façon très touchante, ce fait que, dans les familles comme chez les individus, les prédispositions peuvent reparaître plus tard chez des membres de la même famille sous l'influence de causes occasionnelles.

J'entends par prédisposition une faculté ou une particularité de tissu d'après laquelle certains tissus peuvent être impressionnés de façon à subir des modifications trophiques définies, répondant à des causes excitantes définies qui conduisent à l'évolution de la goutte ou à l'éclosion de manifestations goutteuses.

Il est rarement possible, je crois, dans un cas de goutte survenant chez un individu dont les ancêtres sont fixés depuis longtemps dans le même pays, d'affirmer avec certitude que la maladie est nouvellement acquise ; cela peut être très probable, mais, je le répète, la certitude n'est pas possible. Il est plus facile d'admettre que l'affection est acquise quand l'individu est issu d'une famille ou vient d'un pays où la goutte est rare. Par exemple, chez les Irlandais de basse classe qui viennent à Londres et deviennent goutteux, on peut être certain que leurs ancêtres ne l'étaient pas, car la goutte est inconnue et l'a probablement toujours été chez les paysans d'Irlande. Mais même chez eux, on trouve des antécédents arthritiques, car le rhumatisme chronique est une affection très commune parmi eux.

Cependant les faits démontrent, à peu d'exceptions près, que certaines habitudes de vie amènent la goutte chez tous les individus et dans tous les pays. La bonne chère, l'abus des liqueurs alcooliques, la vie sédentaire sont des causes de goutte très puissantes dans presque tous les climats. Il faut donc accepter ce fait que la goutte peut être acquise.

Ainsi que Harry Campbell [1] l'a fait remarquer, la faculté d'acquérir une maladie peut être héréditaire, mais l'hérédité de l'acquisition peut ne pas être entièrement implantée dans tous les cas, car si un individu était placé dans des circonstances telles que les modifications de tissus ne puissent se produire, il n'acquerrait jamais la maladie. Ainsi beaucoup d'individus peuvent être dans des conditions voulues pour avoir la goutte, mais par suite de circonstances heureuses, ils ne deviennent jamais goutteux. Par contre, il y en a d'autres dont la constitution les met à l'abri de toute atteinte de goutte ou de rhumatisme ou de toute manifestation arthritique.

1. Campbell, *Causation of Disease*, 1889, p. 140.

Les statistiques, qui ont été publiées dans les littératures française, anglaise et allemande, tendent toutes à démontrer la puissance de l'hérédité dans la goutte. Parmi la classe élevée où la goutte domine et chez laquelle les antécédents de famille sont les plus complets et les plus dignes de foi, son influence apparaît d'une façon évidente et peut être constatée dans 50 à 75 p. 100 des cas. Si l'on pouvait arriver à avoir des notions plus complètes sur les antécédents relatifs aux générations antérieures, on atteindrait une moyenne bien plus élevée; peut-être arriverait-on à 90 p. 100 de tous les cas. Quant au reste, on peut y faire rentrer tous les cas de goutte acquise.

L'hérédité est donc un des facteurs les plus puissants dans la goutte. Mais comme je l'ai fait remarquer la maladie n'est pas toujours « pur sang ». En raison sans doute du mélange des diathèses, du retour d'une diathèse à son état primitif, il peut se développer d'autres formes d'arthritisme et, avec elles, un certain nombre de manifestations bizarres. Comme exemple, nous citerons un fait assez commun : les filles d'un goutteux sont assez souvent atteintes d'arthrite rhumatismale chronique. Cela peut être simplement une phase de la diathèse arthritique ou bien le retour à un type à l'état latent, depuis longtemps dans la suite des générations qui se sont succédé, ou encore la conséquence d'un mélange de diathèses, si, à un moment donné, une prédisposition scrofuleuse est venue se greffer dans la famille. Le problème est si complexe qu'il ne peut jusqu'à présent recevoir de solution. Nous pouvons et nous devons découvrir les causes d'après les effets, retrouver les différents facteurs constituants et établir entre eux les relations qui les lient. En même temps on doit étudier les caractères et l'évolution de chaque cas d'arthritisme avec l'œil, l'esprit et la perspicacité du naturaliste.

L'étude de l'hérédité est de la plus grande importance en clinique, car elle nous permet bien souvent de lutter contre l'évolution de tendances malignes inhérentes à l'individu. En modifiant le milieu dans lequel il vit, on peut arriver à de grands résultats, tandis que l'organisme est encore jeune et malléable. Mais lorsqu'un état diathésique s'est implanté, il est bien difficile d'arriver à le modifier.

Les causes de la goutte acquise sont surtout relatives aux habitudes de luxe et de bien-être, de bonne chère et de boissons alcooliques, d'une insuffisance d'exercice et d'épuisement des centres nerveux.

L'observation démontre que l'hérédité provoque de bonne heure des manifestations de la diathèse, tandis que la goutte acquise ne se révèle guère que vers l'âge de quarante ans.

Le pronostic de ces deux catégories est variable, mais en général meilleur pour la goutte acquise, surtout si le malade est sage et doué d'une grande force de caractère qui lui permette de modérer ses appétits.

Graves signalait comme distinction entre la goutte héréditaire et la goutte acquise ce fait que, dans la première, les attaques survenaient tout d'un coup, sans qu'il y ait eu de trouble précurseur ou l'intervention d'une cause quelconque, tandis que cela n'avait pas lieu dans la seconde.

ATAVISME. — On a affirmé que la goutte, comme d'autres maladies constitutionnelles, pouvait sauter une génération et reparaître chez les petits-fils de ceux qui en avaient souffert. J'avoue que bien souvent j'ai pu mettre en doute la réalité de ce fait. La solution de la question est entourée de plusieurs causes d'erreurs. Il est bien démontré aujourd'hui en biologie que certains caractères peuvent rester latents pendant plusieurs générations successives, puis apparaître de temps à autre sous l'influence de circonstances favorables. Pour la goutte, ce fait ne peut guère s'appliquer qu'aux cas bien nets avec attaques articulaires. Quant aux manifestations moins importantes de la diathèse, y compris leurs phases multiformes que l'on a reconnues aujourd'hui comme étant de nature goutteuse ou bien comme des formes de goutte irrégulière ou incomplète, elles ont été très mal appréciées sinon complètement négligées, et il est bien certain qu'un grand nombre d'entre elles surviennent chez des enfants de goutteux par descendance directe, sans les symptômes classiques et paroxystiques. Ces caractères peuvent disparaître chez une ou plusieurs générations, puis reparaître sous une influence convenable et se développer en manifestations aiguës. Si l'on examine bien toutes les circonstances et si l'on étudie les antécédents des familles goutteuses, on verra que les faits ne permettent pas d'admettre la doctrine de l'atavisme pur dans la goutte. Le mélange des diathèses a une grande influence pour modifier et arrêter des tendances héréditaires, et une sélection judicieuse dans les alliances de famille pourrait peut-être supprimer toute tare goutteuse. Mais, dans la majorité des cas, les faits démentent cette hypothèse, et il y a encore bien à faire pour arriver à poser les lois bien définies des prédispositions et tares héréditaires. En attendant, le médecin doit reconnaître ces caractères spécifiques physiognomoniques, trophiques et évolutionnels qui sont les signes distinctifs propres à la diathèse arthritique.

CHAPITRE VIII

Les études très attentives qui ont été faites sur ce sujet n'ont pas beaucoup éclairé la question. On peut dire cependant qu'aucune maladie ayant une ressemblance étroite avec la goutte n'a été observée chez les animaux. On a trouvé des concrétions d'acide urique chez certains reptiles et chez des oiseaux qui ont été maintenus en cage, dans des conditions qui ne leur étaient pas normales. Celles-ci ont été constatées dans les reins des reptiles et autour des articulations des oiseaux. On rencontre parfois la goutte guanine chez le porc. Après la ligature des uretères chez l'oiseau et l'enlèvement des reins chez le serpent on a trouvé de grandes quantités d'urates dans les viscères, les séreuses et les articulations. Les recherches les plus récentes sur ce sujet ont été faites par le Dr Mendelson, de New-York [1], qui a décrit la nature de la goutte guanine du porc. La formule de la guanine est $C^5H^5Az^5O$ et on a extrait celle-ci tout d'abord du guano. D'après Foster, on en trouve de petites quantités dans le pancréas, le foie et le suc extrait des muscles. Elle se combine avec les alcalis, les acides et les sels pour former des composés cristallins. Par l'oxydation, elle cède, parmi d'autres substances, de petites quantités d'urée, de xanthine et d'acide oxalique. L'acide urique peut être converti en xanthine et hypoxanthine par l'amalgame de sodium. La guanine est donc un corps de la série de l'acide urique.

Mendelson a constaté, dans la goutte du porc, que la guanine se déposait d'abord dans les os, sans signe de processus inflammatoire,

1. Mendelson, *American journal of medical sciences*, février 1888.

le cartilage étant simplement repoussé. Dans les cartilages, le dépôt était d'abord interstitiel (dans la substance fondamentale), mais on le trouvait aussi dans l'intérieur des cellules. Les cristaux en aiguille de guanine situés dans les cellules n'étaient pas contemporains, comme formation, de ceux de la substance fondamentale. Il a aussi constaté des dépôts dans les espaces médullaires de l'os, se développant vers le cartilage, dans les gaines tendineuses et dans les muscles. Il est d'accord avec Ebstein au sujet de la nécrose moléculaire existant au siège des dépôts; mais il pense que, chez le porc, ceux-ci sont primitifs et que la nécrose est secondaire. Les cristaux de guanine étaient fins, ressemblant à des cheveux et doublement réfringents au polariscope transmettant la lumière quand les prismes de Nicol étaient en croix.

Cette maladie est rare chez le porc, cependant on pouvait s'attendre à la rencontrer bien plus souvent étant données les conditions d'existence qu'on impose à cet animal. Cependant il ne faut pas oublier qu'on les tue lorsqu'ils sont encore très jeunes et qu'on les laisse rarement arriver à un âge avancé.

Bien que ces recherches soient utiles au point de vue de l'anatomie pathologique et de la pathogénie des dépôts, elles ne jettent aucune lumière sur les caractères multiformes de la goutte humaine.

CHAPITRE IX

Une des questions les plus difficiles que l'on trouve dans l'étude de la goutte, c'est l'influence particulière et certaine que cette affection exerce sur d'autres prédispositions diathésiques.

Nous ne nous sommes occupés jusqu'à présent que de la pathologie de la goutte pure et sans complications. Mais pour décrire la maladie telle qu'on la rencontre dans la pratique de tous les jours, il faut l'envisager à un point de vue beaucoup plus large. Bien que les exemples classiques de goutte articulaire et viscérale abondent, on trouve beaucoup de cas dans lesquels d'autres états morbides sont modifiés d'une façon variée par l'influence goutteuse.

Nous allons donc passer en revue ces diverses modifications.

I. — Rapports entre la goutte et le rhumatisme.

J'ai déjà étudié cette question dans le chapitre de la pathogénie de la goutte et je me range du côté de ceux qui regardent le rhumatisme comme un rejeton provenant d'une souche arthritique. Ceux qui ont bien étudié les deux maladies reconnaîtront combien il est parfois difficile d'en faire le diagnostic différentiel dans certains cas, au point que des médecins très distingués ont déclaré que cela était parfois impossible.

Pour moi, j'admets qu'il n'est pas toujours possible de faire instantanément un diagnostic exact, mais il suffit habituellement d'observer le malade pendant quelques jours pour dissiper toute espèce de doute.

Quelques-unes des erreurs qui règnent encore sur ce sujet subsistent dans les pays où l'une ou l'autre des deux affections domine. Certains auteurs prétendent même que la goutte et le rhumatisme se sont tellement mélangés à travers les générations qui se sont succédé qu'il n'est pas possible de résoudre le problème et de dire d'une façon certaine dans un cas donné : ceci est du rhumatisme pur ou cela est de la goutte pure. Je proteste de la façon la plus formelle contre ces assertions. Pour moi, chacune d'elles conserve ses caractères propres; mais, comme nous le verrons, il y a quelquefois un mélange des deux.

Je vais d'abord étudier les rapports de la goutte avec le rhumatisme articulaire aigu. Ici il est rare qu'on éprouve quelque difficulté à faire le diagnostic. En dehors des arthrites pyohémique et blennorrhagique nous avons à faire le diagnostic différentiel entre le rhumatisme articulaire aigu et les cas rares où il y a une polyarthrite uratique, ou bien entre le premier et les attaques aiguës ou exacerbations de l'arthrite rhumatismale chronique.

Sans vouloir énumérer tous les caractères différentiels connus de tout le monde, nous nous bornerons à dire que le rhumatisme articulaire aigu est surtout une maladie de l'adolescence, tandis que la goutte, dans sa forme paroxystique, se voit surtout dans l'âge moyen.

Les antécédents de chaque affection sont très différents à tel point que, tandis que l'on ne peut prédire une attaque de rhumatisme, il arrive souvent qu'on peut le faire plusieurs jours d'avance pour une attaque de goutte. La fièvre est très intense dans le rhumatisme, tandis que dans la goutte elle est assez modérée et l'hyperpyrexie est inconnue dans cette dernière. Les complications cardiaques aiguës et les sueurs profuses du rhumatisme n'existent pas dans l'attaque de goutte. Dans le rhumatisme aigu on ne peut guère parler d'une tendance paroxystique dans le sens que l'on donne à ce terme dans la goutte. L'anémie consécutive au rhumatisme ne l'est pas à la goutte. Quant aux articulations affectées et quant à leur aspect, dans les deux maladies, il y a une certaine ressemblance. Dans le rhumatisme aigu, comme dans la polyarthrite goutteuse aiguë, les grandes et les petites articulations peuvent être atteintes simultanément ou successivement et le degré d'épanchement ne viendra pas lui-même en aide au diagnostic. La difficulté du diagnostic peut être augmentée lorsqu'il y a eu des manifestations rhumatismales dans l'enfance et qu'il reste une lésion valvulaire ancienne, car il est certain que les rhumatisants vrais peuvent parfois devenir goutteux.

La distinction essentielle peut être faite par l'examen du sang et de l'urine. Dans le rhumatisme articulaire aigu, le sang présente de notables modifications relativement à l'acide urique, tandis que l'urine a simplement les caractères de l'urine fébrile sans excès d'acide urique.

Dans la goutte, l'uricémie est un fait évident, tandis qu'il y a une diminution caractéristique de l'acide urique au début de l'attaque, et une élimination excessive très significative pendant les quelques jours qui suivent.

La médication peut servir ici de pierre de touche, car le salicylate de soude est presque un spécifique pour le rhumatisme, tandis que le colchique est sans action; dans la polyarthrite goutteuse, l'inverse est également vrai.

Aussi on peut dire qu'il y a bien peu de relations entre le rhumatisme articulaire aigu et la goutte polyarticulaire aiguë. Il ne viendrait à l'esprit de personne, je pense, de trouver une analogie entre le rhumatisme articulaire aigu et la goutte mono-articulaire aiguë. Le seul point commun qu'aient entre eux ces deux états morbides c'est la diathèse arthritique qui constitue une prédisposition aux troubles de nutrition dans les tissus articulaires déterminés par une influence nerveuse affectant les grands centres moteurs; et, en vertu de cette instabilité neuro-trophique, la matière peccante spécifique à chaque affection détermine ces manifestations particulières à chacune. Les rameaux collatéraux goutteux et rhumatisants d'une même souche arthritique ne se développent pas parallèlement, mais vont en divergeant.

Il faut cependant admettre que l'on puisse quelquefois rester pendant un certain temps dans le doute dans la forme aiguë de la polyarthrite déformante. Quand celle-ci survient à un âge moyen ou lorsqu'une exacerbation a lieu et que plusieurs articulations sont affectées tout d'un coup, le cas peut présenter beaucoup des caractères de la goutte généralisée. Il est inexact, comme l'ont prétendu certains auteurs, que la goutte attaque le plus souvent les individus robustes et pléthoriques.

Il existe une goutte atonique qui est l'apanage des gens faibles et à vitalité peu active, et c'est chez eux où l'on voit une grande ressemblance entre la polyarthrite goutteuse et l'arthrite rhumatismale aiguë. Ces cas sont souvent rebelles à tout traitement pendant un certain temps, ce qui complique encore la difficulté du diagnostic. Cependant les antécédents et les commémoratifs viendront beaucoup en aide et l'uricémie est encore le facteur capital même dans ces cas.

Mais où l'on rencontre la plus grande difficulté, c'est à faire le diagnostic différentiel entre les formes chroniques des arthrites goutteuse et rhumatismale. Certains observateurs des plus consciencieux refusent dans bien des cas de se prononcer à cet égard.

L'articulation affectée peut servir de guide dans le diagnostic; ainsi si l'épaule seule est affectée, il ne sera pas probable qu'il s'agira de goutte, car la goutte vraie est très rare dans cette région. L'arthrite scapulaire est donc presque toujours rhumatismale.

Les relations de la goutte avec le rhumatisme chronique sont si importantes qu'en étudiant cette question je serai obligé d'étudier d'une manière un peu détaillée les rapports nosologiques de ce dernier.

Par la dénomination d'arthrite rhumatoïde (polyarthrite déformante), j'entends une forme essentiellement chronique d'affection articulaire atteignant une ou plusieurs articulations et, parmi celles-ci, les petites ou les grandes. La maladie peut débuter soit d'une façon insidieuse par de la douleur, du gonflement qui va en augmentant graduellement, soit par des symptômes locaux aigus. Les tissus articulaires sont atteints d'inflammation chronique débutant par la synoviale et gagnant ensuite le cartilage articulaire et, dans la plupart des cas, celui-ci est affecté d'une façon plus intense que tout autre; puis les ligaments sont envahis à leur tour et enfin les extrémités des os.

L'anatomie pathologique varie selon l'intensité et la durée de la maladie; son expression la plus simple est représentée par les nodosités d'Heberden où l'on ne trouve, à l'autopsie, qu'une hypertrophie des tubérosités phalangiennes normales, un léger épaississement de la synoviale et une expansion du cartilage articulaire. Dans sa forme la plus grave, il peut y avoir des modifications profondes dans tous les tissus articulaires avec épanchement dans la jointure, ulcération du cartilage, éburnation de l'os, excroissances osseuses et cartilagineuses.

L'arthrite rhumatoïde entraîne des déformations, plus ou moins marquées. Cette dénomination, telle que je l'entends, embrasse tous les cas désignés sous les noms d'arthrite déformante, ostéo-arthrite, monoarthrite (*malum coxæ senilis*) et de rhumatisme noueux.

Mais le type de la maladie est variable, car elle peut être plus ou moins aiguë, plus ou moins générale selon l'âge et le sexe des malades, et l'on a décrit avec juste raison ses formes, au point de vue clinique

comme aiguës, chroniques et irrégulières. Les deux sexes y sont
sujets, mais le sexe féminin est atteint dans une proportion plus
grande. La forme aiguë et généralisée est plus fréquente chez les
jeunes personnes, on l'observe même dans l'enfance; elle se rencontre
surtout chez les femmes et revêt le caractère d'une maladie générale
grave. A la ménopause, elle peut se généraliser rapidement. Dans
cette forme, ce sont les petites jointures, surtout celles des mains qui
sont le plus atteintes. La forme chronique, d'origine plus insidieuse,
survient le plus souvent chez l'homme, dans la seconde moitié de la
vie et affecte surtout les grandes articulations; elle se localise souvent à une seule. Elle est provoquée fréquemment par un traumatisme local. Mais il y a bien des exceptions. Dans la grande
majorité des cas, il n'y a pas de complications viscérales. Il est
exceptionnel de trouver des antécédents de rhumatisme vrai. Je ne
m'appesantirai pas à décrire en détail les lésions qu'on peut observer;
j'ai énuméré plus haut d'une façon très développée les signes qui permettent de distinguer cette maladie des autres formes d'arthrite,
aussi nous pouvons poursuivre notre étude sans nous appesantir
davantage sur ce sujet. Au point où nous en sommes, rien ne nous
permet d'affirmer que cette maladie est en relation avec les autres
formes d'arthrite. Cela peut être, et pour ma part je crois qu'il en
est ainsi, mais il faudrait que nous possédions un type bien net pour
établir une comparaison et la plupart des auteurs sont loin d'être
d'accord.

Il est évident que la seule méthode qui permette de faire l'étude
complète d'une maladie doit reposer à la fois sur la clinique et sur
l'anatomie pathologique. Or l'on ne peut avoir que des notions incomplètes si l'on n'adopte qu'une seule de ces méthodes, car l'on peut
considérer comme un axiome en pathologie que la coïncidence de
lésions, telles que celles qu'on trouve aux autopsies, n'implique nullement l'identité du processus qui les a produites. Je dirai même que
certaines des difficultés qui entourent ce sujet proviennent de l'oubli
de cet axiome. Bien que l'étude de l'arthrite rhumatoïde ait été
faite aux points de vue clinique et anatomo-pathologique, on n'a pas
encore déterminé d'une façon précise ni son rang nosologique ni ses
rapports cliniques. Quant à son origine pathologique, voici quelles
sont les opinions qui ont été émises sur elle :

1º C'est un rhumatisme chronique.

2º Elle n'a aucune relation avec le rhumatisme chronique; elle présente seulement quelques points de ressemblance avec lui. Elle peut

survenir avec ou sans prédisposition goutteuse ou rhumatismale et n'est nullement l'antagoniste de la goutte ou du rhumatisme, ayant plutôt la nature d'une modification sénile.

3° Elle a des relations très étroites avec le rhumatisme, tout en présentant cependant quelques caractères de la goutte; elle n'est ni du rhumatisme ni de la goutte, mais un état intermédiaire entre les deux : aussi l'a-t-on nommée justement rhumatisme goutteux.

4° Il existe une diathèse arthritique ou un état particulier des tissus, créant une tendance à l'inflammation des articulations et des tissus fibreux et, sous l'influence de causes spéciales, on voit alors apparaître une prédisposition à la goutte, au rhumatisme ou à toute autre forme de leurs diverses combinaisons.

L'arthrite rhumatoïde doit être rangée dans le rhumatisme. Celui-ci n'est autre chose qu'une prédisposition à l'arthrite en connexion avec des troubles nerveux catarrhaux, tandis que la goutte crée une prédisposition à l'arthrite en connexion avec des modifications du sang. Ces deux classes d'influences causales ne sont pas antago-nistes, mais se trouvent au contraire souvent mélangées; aussi le terme de rhumatisme goutteux est-il très justifié. De plus la majorité des cas que l'on trouve dans la pratique ne représente pas un simple mélange de ces deux influences causales, mais le résultat de celles-ci modifié dans la suite des générations qui se sont succédé. Aussi les voit-on souvent mélangées de telle façon qu'on ne peut les séparer.

5° C'est une maladie d'origine nerveuse et due à une irritation des centres nerveux.

6° Elle ne reconnaît aucune origine spécifique, pas plus rhumatis-male que goutteuse ou scrofuleuse, mais elle constitue « une lésion commune à plusieurs maladies » et ne peut être isolée comme ayant des caractères indépendants. Elle serait donc toujours symptoma-tique, d'après cette opinion.

Nous allons maintenant présenter la critique des diverses opinions que je viens d'énumérer.

1° L'arthrite rhumatoïde est-elle ou non une simple forme du rhumatisme chronique? J'avoue que cette dernière dénomination ne me plaît pas beaucoup. On en a beaucoup abusé et on le fait encore; bien souvent elle ne sert qu'à masquer l'ignorance et on l'emploie de la façon la plus inexacte pour une foule d'états différents. C'est un terme qui est trop vague, car il implique une origine rhumatismale non douteuse et fait supposer qu'il y a eu comme antécédent néces-saire une attaque de rhumatisme articulaire aigu. Je conserverais volontiers ce terme dans ce dernier sens et ne l'appliquerais qu'aux cas assez rares, où, à la suite d'un rhumatisme aigu, les articulations restent affectées et ont de la tendance à rester gonflées et engorgées. Il est probable que certains de ces cas finissent par ne plus pouvoir être distingués de l'arthrite rhumatoïde et alors la différence se trouve réduite à une question de termes. Il ne serait pas bien difficile d'arriver à savoir si le rhumatisme aigu constitue un antécédent de l'arthrite rhumatoïde, mais ce qu'il y aurait d'extrêmement difficile ce serait de pouvoir mener à bien une enquête pratique sur ce point. Il est facile de rassembler des antécédents qui suffiront pour une enquête superficielle; mais la conclusion qu'on pourrait en tirer n'aurait rien de scientifique. Ainsi il est très fréquent que les malades vous racontent qu'ils ont eu une attaque de rhumatisme aigu qui a duré pendant des semaines ou des mois et qui est survenue quelques années avant ou très peu de temps avant que les symptômes de l'arthrite rhumatoïde se soient manifestés. On insiste sur l'existence de douleurs fugaces et de sueurs comme étant un symptôme capital dans la circonstance; mais, dans la plupart des cas, il n'est en réalité pas digne qu'on s'y arrête. Il en est tout autrement lorsqu'il y a une complication cardiaque certaine; car alors on peut affirmer que le malade est un rhumatisant. Mais dans ce cas, que devient l'hypothèse d'après laquelle « l'arthrite rhumatoïde se développe en dehors de tout rhumatisme aigu » en présence d'un antécédent de cette nature? D'après moi, elle se trouve très fortement compromise. Lorsqu'on fait l'autopsie de malades atteints de rhumatisme aigu, il est rare que l'on examine les articulations; Norman Moore s'est cependant livré à cet examen pendant plusieurs années et il m'a assuré que l'on ne pouvait trouver aucun signe qui pût indiquer une influence antérieure de rhumatisme aigu sur les articulations. En général il est de règle que ce dernier guérisse complètement en laissant les tissus articulaires dans leur état normal. La lésion cardiaque, lorsqu'il y en a, subsiste, mais les manifestations articulaires sont temporaires et disparaissent complètement.

Comme le docteur Moore a examiné les articulations dans presque toutes les autopsies qu'il a faites, son opinion a une grande valeur. En se basant sur les données suivantes, à savoir l'extrême difficulté que l'on rencontre à pouvoir affirmer d'une façon certaine l'existence d'un rhumatisme aigu antérieur, et d'autre part l'absence de lésion articulaire dans les cas où celui-ci a existé auparavant, nous pouvons affirmer que l'opinion de ceux qui croient que l'arthrite rhumatoïde est un mode d'évolution du rhumatisme aigu est erronée. Tout ce que l'on peut concéder c'est que, dans un petit nombre de cas, il y a eu certainement un rhumatisme aigu. Ainsi que je le démontrerai plus loin, cela n'est pas sans valeur et nous viendra en aide pour nous former une idée juste de la maladie en question.

Si l'on admet que le rhumatisme aigu n'est qu'un antécédent rare de l'arthrite rhumatoïde, je n'ai que peu d'objections à faire. Je crois cependant que le terme de rhumatisme chronique exprime d'une manière insuffisante toutes les particularités de la maladie et j'aimerais mieux l'appeler une forme de rhumatisme chronique, ce qui rend bien les véritables rapports nosologiques de l'affection. Cependant je crois que l'on peut encore trouver un terme meilleur.

2° La seconde hypothèse est celle-ci, à savoir que l'arthrite rhumatoïde n'a pas de rapports directs avec le rhumatisme, mais présente simplement certains points de ressemblance avec lui, qu'elle n'a aucune relation avec la goutte, qu'elle peut exister avec ou sans prédisposition rhumatismale ou goutteuse, qu'elle n'est l'antagoniste ni de l'un ni de l'autre, que sa nature rentre plutôt dans les modifications séniles et qu'elle est produite par l'usure des jointures. Il m'est impossible d'accepter cette opinion. J'ai montré plus haut qu'il existait une relation certaine avec le rhumatisme vrai, dans quelques cas tout au moins. La ressemblance ne peut donc exister que par rapport à la diathèse arthritique; mais j'ai démontré qu'en dehors du processus inflammatoire, si l'on prend deux cas, l'un aigu et temporaire, l'autre chronique et de longue durée, avec des périodes aiguës, il n'y a rien de commun entre eux. Aussi j'admets avec Pye-Smith que l'arthrite rhumatoïde est une affection distincte qui n'a aucun rapport avec le rhumatisme ni avec la goutte.

Mais qu'elle existe sans prédisposition rhumatismale ou goutteuse, je le conteste. Si l'on veut dire que, dans les formes ordinaires de l'arthrite rhumatoïde, on ne retrouve pas les caractères habituels du rhumatisme aigu ou de la goutte aiguë, nous sommes d'accord; de même que pour ce fait que nous établirons plus loin, à savoir qu'elle n'empêche nullement une attaque aiguë de goutte ou de rhumatisme de se produire. Il est exact de dire que les modifications spécifiques, déterminées par la maladie, ont les caractères des dégénérescences séniles, mais pour embrasser convenablement la maladie dans son ensemble, il faut y comprendre les lésions articulaires connues sous le nom de *morbus coxæ senilis* et le rhumatisme mono-articulaire. En effet un grand nombre de dégénérescences précoces peuvent être dites séniles, par exemple l'athérome artériel chez l'enfant. Ce point de vue seul n'élucide pas suffisamment la question, il faut faire des généralisations plus étendues.

3° La troisième opinion est celle-ci : « l'arthrite rhumatoïde n'est ni rhumatismale ni goutteuse, mais elle occupe une place intermédiaire entre les deux ». Pour Fuller [1], elle est étroitement unie au rhumatisme, tout en présentant certains caractères de la goutte. Tout en refusant à la maladie une connexion avec le rhumatisme, il déclare qu'il a vu souvent des cas de « rhumatisme goutteux qui n'étaient que la suite d'un rhumatisme aigu ». Évidemment il y a là une contradiction. La plupart des cliniciens sont d'accord avec Fuller, mais leurs conclusions diffèrent des siennes. Garrod admet bien la possibilité de cette terminaison du rhumatisme aigu, mais il fait de grandes réserves et ajoute qu'on peut très bien commettre une erreur et prendre les périodes aiguës de la maladie pour du rhumatisme aigu vrai. Deux auteurs seulement sont d'avis contraire. Benjamin Brodie prétend que dans la majorité des cas la maladie semble être d'origine goutteuse et Fuller pensait que le rhumatisme goutteux pouvait se montrer chez des individus qui avaient été goutteux ou pouvaient le devenir, mais qu'il n'y a pas de connexion entre les deux maladies. Pour justifier le terme de « rhumatisme goutteux » je crois qu'il faudrait démontrer que l'arthrite rhumatoïde peut être causée aussi bien par la goutte que par le rhumatisme. Je ne nie pas que cela soit possible, mais cela n'a pas encore été fait. Je crois, avec Garrod, que la plupart des cas de Brodie étaient véritablement de nature goutteuse et non de vrais cas d'arthrite rhumatoïde. Fuller admettait aussi l'existence d'un poison spécifique, comme étant l'agent de cette maladie différente du rhumatisme et de la goutte bien que présentant certains points communs avec ces affections. Il décrit des cas où il existait dans les cartilages des dépôts d'urates de soude et de chaux comme étant des cas de rhumatisme goutteux dans lesquels, pendant la vie, les symptômes avaient été goutteux.

En résumé, Fuller croyait que l'arthrite rhumatoïde était une maladie spécifique et qu'elle pouvait s'unir au rhumatisme ou à la goutte.

4° La quatrième opinion est celle d'Hutchinson, qui prétend que le terme de rhumatisme goutteux indique exactement le rang nosolo-

---

1. Fuller, *On rhumatism*, 3e édit., 1860, p. 331.

gique de la maladie. Pour lui la question est très simple. Il soutient que le rhumatisme et la goutte peuvent se mélanger en toutes proportions, comme le font l'eau et l'alcool et que dans la plupart des cas l'arthrite rhumatoïde est l'expression de ce mélange. Je ne puis admettre cela. Prenons en effet les cas que l'on voit en Irlande, en Écosse, en Hollande et demandons-nous où est l'élément goutteux? La goutte, en effet, est presque inconnue dans ces pays et par conséquent on ne peut dire qu'il y a un mélange des deux maladies. Hutchinson réplique à cela que l'on ne peut prétendre que le dépôt uratique est le seul signe évident de la goutte vraie. Cependant c'est ce qu'on enseigne partout. Dans la majorité des cas de goutte pure, on ne peut le mettre en évidence qu'à l'autopsie. Les recherches de Moore ont établi qu'il existe souvent alors qu'on ne le soupçonnait pas et que parfois il faut se livrer à des recherches très minutieuses pour le découvrir. Dans la plupart des cas, il n'y a pas de signe extérieur d'arthrite rhumatoïde.

Si l'on déclare que le dépôt uratique n'est plus le critérium de la goutte vraie, nous nous trouvons dans une situation délicate. Pour moi, je crois que pour le moment nous ne pouvons affirmer plus que ceci, à savoir que, dans un cas donné de goutte, on peut trouver des dépôts uratiques dans certaines articulations et des signes plus ou moins nets d'arthrite, tels que l'érosion du cartilage et l'éversion des bords articulaires dans d'autres jointures. Je suis tout à fait convaincu que le dépôt uratique n'est pas le seul signe de l'arthrite goutteuse, car j'admets que l'ulcération du cartilage articulaire, sans dépôts dans la même articulation ou dans d'autres, est un signe de même valeur. Mais je soutiens que l'arthrite goutteuse qui n'est qu'une manifestation de la diathèse goutteuse ne donne jamais lieu à toutes les lésions spécifiques de l'arthrite rhumatoïde.

Parfois elle peut les simuler pendant la vie et rendre le diagnostic très difficile, même impossible. Ainsi l'on peut observer les signes physiques particuliers à l'arthrite rhumatoïde : nodosités et luxations articulaires avec ou sans épanchement, craquements, déviations des doigts vers le bord cubital, et à ces signes s'ajoutent également les symptômes habituels à cette affection. Ces malades ayant été atteints de la goutte et du rhumatisme peuvent habituellement très bien établir la différence des douleurs et des symptômes propres à chaque maladie. J'ai la conviction que des cas d'arthrite goutteuse vraie sont souvent pris pour de l'arthrite rhumatoïde et Fuller est également de cet avis.

L'erreur inverse est peut-être moins fréquente. Ainsi pour arriver à
un diagnostic correct, il faut donc mettre en jeu tout le flair clinique
dont on est doué. Tant que nos connaissances ne seront pas plus
étendues, nous devons nous en tenir à certains symptômes et à certains
signes. Le terme de goutte doit vouloir dire présence de dépôts uratiques dans une partie quelconque du corps ou excès d'acide urique
dans le sang; celui d'arthrite rhumatoïde doit signifier destruction de
la synoviale et du cartilage; celui de rhumatisme aigu n'implique pas
les lésions articulaires permanentes. Ainsi les nodosités d'Heberden
sont une forme d'arthrite rhumatoïde. Je les ai observées dans des
cas de goutte pure. En disséquant, je n'ai trouvé aucun dépôt uratique
dans les articulations, mais seulement une petite quantité dans les
ligaments. Il n'y avait pas d'apparence de tophus. Les tubérosités phalangiennes étaient augmentées de volume comme dans le cas d'arthrite
rhumatoïde. La nature goutteuse de la maladie, soupçonnée pendant
la vie, fut démontrée après la mort; je ne puis donc accepter l'affirmation d'Heberden qui prétend que les nodosités ne sont jamais
goutteuses. L'étude clinique de la goutte et des autres formes
d'arthrite m'a convaincu que la goutte simule souvent certaines
formes et certaines phases de l'arthrite rhumatoïde, et je n'ai pas
besoin de faire intervenir un élément quelconque de cette affection
pour expliquer tous les phénomènes. D'autres considérations cliniques
me viennent en aide pour le diagnostic et l'autopsie n'est pas mon
seul critérium. Hutchinson disait : tout ce qui n'est pas de la goutte est
du rhumatisme et il est très difficile de dire jusqu'où le rhumatisme
pur peut aller. Quant à moi, j'ajouterais : il est également difficile de
dire jusqu'où la goutte pure peut aller. Cette difficulté qu'on éprouve
relativement à l'élément goutteux n'a jamais beaucoup préoccupé les
observateurs, en dehors des médecins de Londres. Aujourd'hui, cette
ville est le quartier général de la goutte et il est bien probable que le
nombre des goutteux y est plus considérable qu'en aucune autre ville
du monde. Nous nous trouvons donc aux prises avec les difficultés
qu'on éprouve à éliminer son influence dans les affections arthritiques. La goutte atteint toutes les classes; Écossais, Irlandais, étrangers arrivent à Londres vraisemblablement indemnes de toute tare
goutteuse et y deviennent goutteux. C'est un fait incontestable et,
parmi ces individus, l'on pourrait montrer des cas de goutte uratique
vraie que l'on a toute raison de croire comme ne s'étant pas développée dans leur patrie. La vie de Londres est la seule coupable. La
conséquence de ceci a été de compliquer les cas d'arthrite rhumatoïde

et de faire tomber les médecins anglais dans des erreurs de diagnostic auxquelles ne sont pas exposés ceux d'autres pays.

Peut-il donc y avoir un mélange de la goutte et du rhumatisme? Certainement; et il serait bien étonnant qu'il en fût autrement. Ce mélange, véritable hybridité, existe. Les observations cliniques et les autopsies le démontrent d'une façon certaine. La goutte peut se greffer sur l'arthrite rhumatoïde et réciproquement, et l'on observe alors les signes des deux maladies. Il n'y a pas d'antagonisme, ainsi que les observateurs l'ont prétendu.

Hutchinson est convaincu de la coexistence du rhumatisme et de la goutte; mais je vois les choses autrement que lui et je dirais volontiers que, même dans la pratique de Londres, on peut faire un diagnostic exact dans la majorité des cas.

L'arthrite goutteuse détermine l'éversion des extrémités osseuses, des craquements, de la synovite chronique et d'autres signes souvent considérés, mais à tort, comme caractéristiques du rhumatisme. Je suis tout à fait d'accord avec Hutchinson pour qui les deux affections reposent sur une même base : la diathèse arthritique. Quant aux modifications produites par le mélange de ces deux affections ou d'autres diathèses telles que la scrofule, je suis également d'accord avec Hutchinson.

Cependant il ne faut pas oublier que les antécédents héréditaires de la goutte ou du rhumatisme sont très difficiles à établir chez tous les malades, mais surtout dans les basses classes. Il paraît certain qu'il existe souvent une prédisposition à l'état latent. La mort peut arriver avant qu'elle se soit manifestée ou bien elle peut ne s'établir qu'à une période avancée de la vie. Les descendants hériteront alors de cette prédisposition qui pourra se développer chez eux de bonne heure. Il peut encore arriver qu'une prédisposition héréditaire ne se manifeste qu'après plusieurs générations.

Hutchinson affirme que, tant qu'un arthritique conserve l'intégrité de son estomac et de ses reins, ses manifestations rhumatismales seront exemptes de tout élément goutteux; mais dès que ces organes sont atteints, il est presque impossible, s'il survient une inflammation rhumatismale, qu'elle ne soit pas modifiée et ne devienne pas goutteuse par le fait des modifications du sang qui existaient préalablement. Quant à moi, je crois que la plupart de ces cas suivent leur marche, en restant à l'abri de la goutte, malgré les troubles rénaux ou stomacaux, et que la goutte n'est pas toujours à guetter le rhumatisme pour s'y substituer.

Quant à la théorie humorale de l'arthrite rhumatoïde, je crois que rien jusqu'à présent ne démontre l'existence du poison hypothétique spécifique, imaginé par Todd et Fuller comme l'agent causal de cette maladie. Autant que l'on peut le faire, nous avons assigné à l'arthrite rhumatoïde une place en dehors des manifestations rhumatismales et en dehors de la goutte. Est-il possible d'établir une corrélation entre ces trois affections? Je le crois, mais je développerai ce sujet plus loin.

5° La cinquième hyppothèse est que « la maladie est d'origine nerveuse ». L'opinion d'Hutchinson que le rhumatisme est une névrose catarrhale ou une inflammation nerveuse réflexe représente l'expression la plus forte de l'origine nerveuse qui ait été avancée jusqu'à présent. Elle repose sur ce fait que l'on observe des affections articulaires comme conséquences de lésions spéciales. Ainsi on a noté des épanchements intra-articulaires et de l'arthrite douloureuse dans les cas d'hémiplégie avec dégénérescence descendante de la moelle, et il existe une forme d'arthrite spéciale à l'ataxie locomotrice, qu'on décrit parfois sous le nom de « maladie de Charcot ».

Cependant je ferai remarquer que les caractères des arthropathies spinales diffèrent cliniquement de ceux de l'arthrite rhumatoïde, principalement par le début brusque de la maladie, l'épanchement abondant qui se fait dans l'articulation affectée, l'envahissement rapide des extrémités articulaires et la remarquable fragilité des os.

Les lésions trophiques sont très marquées et sont de telle nature qu'elles démontrent clairement combien l'étiologie et la marche sont différentes dans les deux affections.

Ceux qui n'admettent pas les relations entre les lésions spinales et les affections articulaires trouvent qu'il n'y a rien d'étonnant à ce qu'il survienne une affection rhumatismale ordinaire dans un certain nombre de cas de tabes.

Ceux au contraire qui croient que l'arthrite rhumatoïde est une tropho-névrose invoquent à l'appui de leur opinion son développement fréquent à la suite de shock nerveux, d'affaissement, de chagrins, et la possibilité d'un traumatisme des racines nerveuses déterminé par les modifications mécaniques dues à la spondylite. Pour moi, tout en reconnaissant l'arthropathie tabétique comme une lésion spinale, je ne trouve pas qu'il y ait des preuves suffisantes pour conclure que l'affection que nous nommons arthrite rhumatoïde est toujours le résultat d'une lésion de ce genre.

Je me bornerai à faire observer que, dans la maladie de Charcot, c'est toujours une grande articulation telle que le genou, l'épaule ou le coude qui est affectée et que, dans ces cas, on ne retrouve pas les caractères spéciaux à la diathèse arthritique, ce qui est très important.

6° D'après une autre hypothèse, l'arthrite rhumatoïde ne serait ni rhumatismale, ni goutteuse, ni scrofuleuse, ne reconnaîtrait aucune origine spécifique et ne devrait pas être considérée comme une maladie proprement dite, mais bien comme une lésion commune à différents états morbides. Telle est l'opinion d'Ord[1] qui a tenté de démontrer que cette maladie provient d'une lésion de la moelle développée par une irritation périphérique, de forme et d'intensité variables, et qu'il faut faire aussi intervenir dans la conception qu'on se fait de cette maladie, une augmentation de la susceptibilité et de l'activité réflexes de la moelle. Repoussant les idées humorales, il propose une théorie nerveuse et soutient que l'on observe la maladie comme le résultat d'une lésion primaire de la moelle et d'irritations diverses telles que la blennhorragie, l'uréthrite simple, les maladies utéro-ovariennes, le traumatisme, le rhumatisme aigu, la goutte chronique et les corps étrangers intra-articulaires. Il propose de supprimer l'épithète de rhumatoïde et de la remplacer par une autre qui exprimerait la nature de la cause excitante de la maladie telle qu'arthrite traumatique, blennorrhagique, uréthrale, rhumatismale, hystérique, spinale. Il croit aussi que la maladie peut s'étendre symétriquement d'une articulation à l'autre par influence réflexe. Cette opinion est très philosophique et constitue un progrès très marqué dans la conception de la maladie; elle est en outre très facile à comprendre et très difficile à combattre. La principale objection que je lui ferais c'est qu'elle ne tient pas assez compte de la prédisposition inhérente et souvent latente aux manifestations arthritiques chez certaines personnes. S'il n'y avait pas quelque chose de spécial à certains individus, il arriverait que toutes les irritations périphériques très communes affecteraient indifféremment tous ceux qui y sont exposés, et ce n'est pas le cas. Les lésions spécifiques de l'arthrite rhumatoïde ne se développent que chez les individus qui ont une prédisposition diathésique.

Il y a quelque chose d'héréditaire ou de surajouté qui favorise l'évolution de la maladie chez certains individus. C'est cette vulnérabilité spécifique qui, d'après moi, caractérise l'individu, prédisposé aux manifestations arthritiques, comme cela se voit également pour la

---

1. Ord, *British medical journal,* 31 janvier 1880, p. 155.

scrofule et la tuberculose. Par conséquent je suis d'accord avec Ord pour supprimer le terme de rhumatoïde, puisque je soutiens que ces manifestations se montrent chez des individus qui présentent une prédisposition spéciale. Je ne pense pas que la diathèse rhumatismale soit universelle, comme on l'a prétendu. Car on voit bien des personnes qui n'ont jamais de rhumatisme, de quelque forme que ce soit, bien qu'elles soient très exposées aux causes qui peuvent le faire naître.

Je puis donc parfaitement admettre qu'un individu, d'une constitution et d'une santé parfaites, pourrait être exposé aux irritations périphériques susmentionnées sans que celles-ci donnassent lieu à la production des lésions de l'arthrite rhumatoïde.

Je crois qu'Ord est tout à fait dans le vrai en ce qui regarde le caractère réflexe de l'extension de la maladie et de son développement symétrique; si ce fait était démontré, ce serait un argument de grande valeur en faveur de la théorie neuro-trophique de la maladie.

Parmi les causes moins connues qui déterminent ces lésions, nous citerons la dysenterie chronique, la sclérose artério-capillaire avec reins rétractés, qui a été signalée par Lancereaux.

En résumé, quelle est la relation nosologique de la maladie qui ressort de l'étude de ses caractères? Les auteurs les plus autorisés avouent eux-mêmes que, pour le moment, ils renoncent à résoudre la question. Malgré mon désir de formuler une théorie qui s'imposerait à tout le monde, je crains de ne pouvoir rien faire de plus que de contribuer à élucider un peu la question pour en faciliter la solution ultérieure. Aujourd'hui nous nous trouvons dans une situation qui nous permet seulement d'avancer à pas plus rapides que nos devanciers. Nous avons sur eux l'avantage de connaître bien exactement l'anatomie pathologique; nous avons pu assigner à chaque forme d'arthrite ses caractères spéciaux, il ne nous reste plus qu'à réunir les antécédents morbides et héréditaires, afin d'arriver au but que nous cherchons. Une enquête bien faite nous sera d'un grand secours; les antécédents de famille recueillis avec soin nous seront encore plus utiles. Mais est-ce tout? Pour moi, il reste encore à étudier les modifications et les transformations de la maladie, les effets du temps, du lieu et du genre de vie. On peut dire que, dans la majorité des cas, on trouve aujourd'hui les mêmes lésions produites par les mêmes causes qu'autrefois, mais il peut se faire que nous rencontrions certaines formes d'arthrites qui diffèrent de celles observées par nos devanciers et que des formes disparues depuis longtemps reparaissent maintenant et soient très difficiles à classer exactement. Ainsi la maladie sous sa forme initiale pure peut se modifier et donner lieu à des variétés, auxquelles on ne peut assigner aucune place nosologique. Par exemple en Angleterre, l'union de la goutte et du rhumatisme a produit, dans bien des cas, un type pathologique mixte; non pas un simple mélange, mais un nouveau type qui peut se propager et nous rendre très perplexes. S'il ne se produit pas de types hybrides, on voit certainement des types mixtes. Mais il y a des faits qui démontrent que tandis que les types purs se reproduisent d'une façon constante, il n'en est pas de même des types mixtes; nous pouvons donc concevoir qu'une maladie bien distincte, telle que l'arthrite rhumatoïde, dont l'origine est antérieure à celle de la goutte, tendra constamment, même au milieu des conditions qui peuvent la modifier, à revenir à son type primitif. Toutefois, nous devons, dans la pratique, ne pas nous laisser surprendre par les formes mixtes de la maladie. L'immunité, à l'égard du rhumatisme chronique dont jouiraient les individus aux cheveux clairs, si elle est véritable, demanderait à être étudiée d'une façon attentive. [1].

Il pourrait sembler étonnant que nous ignorons le degré d'hérédité de cette maladie. Cela s'explique par la difficulté que l'on éprouve à obtenir des renseignements exacts sur les antécédents de famille. Dans bien des cas, j'ai pu recueillir d'une façon très certaine des antécédents arthritiques. J'ai constaté, ainsi que Garrod et d'autres, que les filles de goutteux sont souvent atteintes d'arthrite rhumatoïde. Comment expliquer cela? Est-ce une transformation de la goutte chez la femme ou simplement une manifestation isolée de la diathèse arthritique? J'adopte plus volontiers la dernière hypothèse : mais pour expliquer le fait, il faudrait recueillir les antécédents de plusieurs générations. En attendant que je puisse le faire, je préfère accepter la théorie d'une diathèse arthritique fondamentale, qui explique les rapports, quoique indirects, entre les deux maladies. Les faits tirés de l'étude de l'hérédité de l'arthrite rhumatoïde, bien que peu concluants par eux-mêmes, tendent cependant à confirmer l'opinion d'après laquelle la maladie serait une manifestation de la diathèse arthritique. On s'oppose à admettre la goutte comme branche ou rejeton provenant d'une souche arthritique, parce qu'un grand nombre de ses manifestations ne sont pas articulaires. Je suis tout à

---

1. Statistiques publiées par American War Office en 1875, sous la direction du Dr Baxter.

fait convaincu de la vérité de cette objection, mais je ne serais pas
éloigné de penser que les symptômes arthritiques de la goutte sont
si fortement imprimés chez les malades, qu'il est difficile d'admettre
l'objection précédente. L'opinion qui admet une diathèse arthritique
entraîne l'admission d'une tendance aux lésions des tissus moteurs et
des centres nerveux sous la dépendance desquels ils se trouvent, aussi
les physiologistes conçoivent-ils la possibilité de l'existence d'un ou de
plusieurs centres nerveux trophiques pour les articulations. Des examens très attentifs de la moelle sont nécessaires pour pouvoir affirmer
l'existence de lésions associées dans l'arthrite rhumatoïde ou dans
d'autres affections arthritiques.

En général, on peut dire que l'arthrite rhumatoïde n'est pas associée le plus souvent avec d'autres maladies. Sutton a appelé l'attention sur des cas que l'on observe, dans la jeunesse, où la maladie
semble associée à la phtisie et à la folie dans la famille et croit qu'il
y a quelque relation entre ces états morbides. Il croit en outre qu'il
existe aussi une relation, encore peu connue, entre l'arthrite rhumatoïde et l'arthrite rhumatismale avec affection cardiaque, ainsi
qu'entre l'arthrite goutteuse et la folie. Pour lui, ces maladies sont
trop souvent regardées comme des entités morbides, ce qui empêche
de voir leurs relations.

Charcot a noté l'association fréquente de la scrofule et de la phtisie
ainsi que la coexistence fréquente des nodosités d'Heberden avec le
cancer de l'utérus et celui du sein. Dans toutes ces coïncidences, je ne
vois rien autre chose que le mélange et l'union inévitable de plusieurs
diathèses.

La scrofule peut modifier rapidement l'arthritisme et les localisations arthritiques de celles-là sont suffisamment connues. Les cas de
Charcot et de Sutton peuvent être expliqués selon moi par l'union
occasionnelle d'autres tares, telles que la scrofule ou le cancer ou
d'autres névroses héréditaires avec la prédisposition arthritique.

L'association du diabète est certainement rare. Garrod a rapporté
des cas où il a observé de la glycosurie et il admet qu'elle peut favoriser le développement de l'affection rhumatismale. Ord et moi[1] nous
en avons publié également. Lancereaux n'a constaté cette coïncidence
que rarement, Charcot ne l'a jamais vue. L'association de la glycosurie dans la branche goutteuse de la diathèse arthritique est au contraire très marquée et constitue un symptôme capital.

---

1. *Saint-Bartholomew's Hospital Reports*, 1882, t. XVIII, p. 371.

J'ai observé rarement le psoriasis, dans l'arthrite rhumatoïde, bien que les dermatoses soient certainement une manifestation de la diathèse arthritique.

Je vais rassembler, dans une série de propositions, les opinions concernant l'arthrite rhumatoïde qui me paraissent le plus recommandables :

Il existe une diathèse arthritique, véritable souche, qui donne naissance à deux rameaux : le rhumatisme et la goutte.

L'arthrite rhumatoïde est une des nombreuses manifestations de cette diathèse et doit être regardée comme le rameau rhumatismal de cette souche, par conséquent, comme un véritable rhumatisme.

Cette situation nosologique comporte nécessairement des relations indirectes avec toutes les formes de rhumatisme et de goutte.

Bien que la maladie ait des relations indirectes avec d'autres branches de la famille arthritique, elle n'empêche pas, à une quelconque de ses périodes, le développement d'autres manifestations rhumatismales ou goutteuses. Cependant la maladie s'observe le plus souvent dans sa forme pure, sans être influencée par d'autres manifestations arthritiques.

L'arthrite rhumatoïde se montre spécifiquement sous une forme plus ou moins grave et peut aussi se développer sous l'influence de facteurs spéciaux.

Les individus prédisposés à l'arthritisme sont particulièrement vulnérables et sensibles aux changements qui se font dans la température, le sol et le climat et manifestent cette susceptibilité par certaines lésions trophiques des articulations.

Les manifestations goutteuses peuvent survenir d'une façon indépendante, chez les individus atteints d'arthrite rhumatoïde, ou peuvent s'associer à un état rhumatismal. Avec la suite des générations, il peut se faire des transformations, qui donnent lieu à des formes non habituelles d'arthrites, non encore classées.

Certaines de ces formes irrégulières peuvent être dues à l'union de plusieurs états diathésiques.

L'étude des antécédents morbides et héréditaires est essentielle pour arriver à un diagnostic précis.

Les arthritiques sont plus que d'autres sensibles à l'irritation uréthrale et blennorrhagique, peut-être même à d'autres poisons spécifiques et aussi à certaines inflammations oculaires. Ces troubles sont plus fréquents chez les goutteux que chez les rhumatisants.

L'hérédité est un caractère très marqué de la diathèse arthritique.

Les formes locales du rhumatisme sont l'indice d'un état diathésique, qui a pu rester latent auparavant.

Il existe probablement des formes de rhumatisme alliées avec d'autres manifestations, par exemple cet état qui consiste simplement dans la présence de nodules dans la peau, les aponévroses, le périoste avec ou sans lésion cardiaque.

Bien qu'il y ait un rapport indirect entre le rhumatisme et la goutte, les deux maladies sont tout à fait distinctes l'une de l'autre, aussi bien que de l'arthrite rhumatoïde.

Dans la diathèse arthritique, le système nerveux joue un grand rôle, car un grand nombre de symptômes goutteux et rhumatismaux font supposer l'existence d'un centre trophique spinal pour les articulations; il suffirait alors d'un état morbide de ce centre pour constituer une névrose qui peut être héréditaire, acquise ou modifiée.

Il n'est pas nécessaire de concevoir une perversion du chimisme normal, dans le rhumatisme ou la goutte, comme autre chose qu'un épiphénomène et ne constituant simplement qu'une partie de l'état dynamique produit par ces maladies.

On doit supprimer le terme de *rhumatisme goutteux*, et le remplacer par celui d'*arthrite rhumatismale chronique*.

II. — Des rapports entre la goutte et le saturnisme.

Les rapports entre la goutte et le saturnisme sont bien établis, quoique leur nature reste encore obscure. Il est juste de reconnaître que c'est à Garrod que revient le mérite de les avoir le premier bien établis, bien que les premières notions de ce fait datent de 1703 [1]. Garrod a montré que « au moins 1 sur 4 des goutteux de son service hospitalier avait eu à un moment de sa vie des manifestations de saturnisme et que la plupart étaient plombiers ou peintres » [2]. En 1870 [3] il faisait voir que 33 p. 100 des goutteux étaient des saturnins. Ces faits sont très remarquables et sont très probablement au-dessous de la réalité. Il est difficile d'arriver à avoir un champ d'expérience suffisant pour contrôler les faits, et on peut dire que Londres est peut-être le seul endroit où une étude de ce genre peut se faire sur la même échelle.

---

1. W. Musgrave, *Dissertatio de arthritide symptomaticâ*, 1703.
2. Garrod, *Lancet*, 1870, t. II, p. 781, et 1872, t. I, p. 1.
3. Garrod, *Gout and rheumatic gout*, 3e édit., p. 237.

Les rapports de la goutte et du saturnisme ne peuvent s'observer que presque exclusivement dans la classe ouvrière et par suite à l'hôpital. Le saturnisme est aujourd'hui heureusement très rare dans les classes élevées; cependant même chez les malades de cette classe, il ne faut jamais perdre de vue cette influence. Parmi la population ouvrière de Londres, le saturnisme est très fréquent, mais les cas les plus graves s'observent surtout chez les lamineurs en plomb. Ces individus sont très pauvres et n'acceptent ce travail que lorsqu'ils n'en trouvent pas d'autre. Ce sont souvent des Irlandais et on compte parmi eux un grand nombre de femmes.

Ma propre expérience porte sur 136 cas de goutte, dans les deux sexes; 25 d'entre eux, soit 18 p. 100, présentaient des signes de saturnisme et étaient peintres, plombiers, compositeurs ou lamineurs en plomb. Tous étaient des hommes. Le plus jeune avait vingt-cinq ans et le plus âgé soixante-deux ans. Dans 17 cas, il existait ou il y avait eu le liséré des gencives ou des coliques. Au moins la moitié d'entre eux étaient des alcooliques. L'urine était légèrement albumineuse, peu dense et il y avait des crampes dans les jambes et de l'incontinence nocturne d'urine, tous symptômes de néphrite interstitielle; chez environ les trois quarts.

Cette proportion de 18 p. 100 est inférieure à celle de 33 p. 100 donnée par Garrod.

A Edimbourg, Grainger Stewart a constaté qu'il existait une sorte d'immunité à l'égard du saturnisme et de la goutte. Il ajoute : « Bien que je voie un grand nombre de goutteux dans mon cabinet, j'en observe bien rarement à l'hôpital. »

Gairdner, de Glasgow, dit que son expérience à cet égard est tout à fait négative : « Je n'ai jamais vu en Ecosse un cas de saturnisme associé à la goutte; or comme chacune de ces maladies est rare dans ce pays, leur association doit par conséquent être encore plus rare. »

Drummond, de Newcastle-on-Tyne, s'exprime ainsi : « Dans ce district, il y a beaucoup de cas de saturnisme, mais je n'en ai jamais vu associés à la goutte. Celle-ci, du reste, est très rare dans les classes ouvrières. »

Plusieurs autres observateurs ont confirmé ces faits, dans la région où ils exercent.

Quant à Paris, Charcot s'exprime ainsi : « Il existe parmi les saturnins quelques goutteux, chez qui l'empoisonnement par le plomb est la seule cause qu'on puisse invoquer. » Il admet que la goutte puisse se développer sous cette seule influence, mais il considère ces cas comme rares. Lancereaux a publié une série de 24 cas de néphrite saturnine; dans un tiers des cas il y avait des signes de goutte ou des infiltrations uratiques dans les articulations. Je crois que si celles-ci avaient été examinées dans tous les cas, la proportion eût été plus forte. La plupart de ces malades étaient des alcooliques. Ces cas montrent clairement que l'alcoolisme et le saturnisme sont deux facteurs puissants dans la production de la goutte dans des collectivités ou dans des pays où cette maladie est rare. Lancereaux est d'accord avec les auteurs qui admettent que les lésions de la goutte et de la goutte saturnine sont identiques dans tous les organes; excepté cependant que, dans la goutte pure, les dépôts uratiques sont peut-être plus nombreux; mais il ne croit pas que les habitudes d'intempérance jouent un grand rôle dans la production de l'urate de soude et de la goutte, il s'appuie sur ce fait que sa pratique d'hôpital lui fournit tous les ans des centaines de cas d'alcoolisme parmi lesquels on observe rarement la goutte, et, quand cela arrive, ce n'est qu'une simple coïncidence.

Il faut noter que, dans la majorité des cas de Lancereaux, les reins étaient très gravement atteints.

Pye-Smith [1], dans une série de 61 cas de goutte, à Guy's Hospital, n'a trouvé que deux cas de saturnisme.

Il est important de voir quelle est l'influence du plomb dans les cas de goutte où il n'y a pas de tare héréditaire ni d'alcoolisme pouvant jouer un rôle dans la production de cette maladie. Charcot [2] en a rapporté un cas, Todd [3] un autre et Wilks [4] trois. Dans la plupart des cas, on trouve soit une prédisposition à la goutte, soit de l'alcoolisme; mais l'influence du saturnisme n'est pas moindre.

Begbie [5], Falconer [6], Fagge [7], ont rapporté des cas, observés chez des alcooliques. Bricheteau [8] a publié l'observation d'un peintre dont le père exerçait le même métier, et parmi mes observations j'en trouve trois dont le père de mes malades était peintre ou compositeur. Dans ces cas, on doit considérer comme presque certain qu'il existait une prédisposition à l'arthritisme ou que celle-ci était héréditaire. Il est toujours très difficile de rassembler les commémoratifs dans les cas

1. Pye-Smith, *Guy's Hospital Reports*, 1873.
2. Charcot, *Gazette hebdomadaire*, 1863, n° 27, p. 433.
3. Todd, *On Gout and Rheumatism*, 1843, p. 44.
4. Wilks, *Guy's Hospital Reports*, 1870, p. 40.
5. Begbie, *loc. cit.*
6. Falconer, *British medical journal*, 1861, p. 464.
7. Fagge, *Medico-chirurgical Transactions*, t. LXIV, p. 221.
8. Bricheteau, *Gazette des hôpitaux*, 1870, n° 26.

de goutte, surtout chez les malades de l'hôpital, et il est non moins difficile de constater des signes de saturnisme dans certains cas où cette intoxication existe sans les manifestations classiques de coliques, liséré, etc.

La pratique londonienne confirme l'opinion de Garrod que les individus exposés au saturnisme sont dans d'excellentes conditions pour devenir goutteux et que ceux qui sont prédisposés à la goutte peuvent être atteints rapidement d'un saturnisme grave. Il est assez remarquable que ce fait d'observation ne soit pas universel, même en Angleterre. Cependant, il est à noter que, dans bien des cas où la goutte vraie n'est pas associée au saturnisme, on observe des douleurs rhumatoïdes et de l'arthrite, ce qui me paraît confirmer l'opinion de Lancereaux et de Wynne Foot, à savoir que l'arthrite est d'origine nerveuse. J'accepte parfaitement cette théorie, car je suis un partisan convaincu de l'influence nerveuse dans la goutte en général. Lancereaux croit que la goutte ordinaire et la goutte saturnine ont une origine commune « dans une perturbation primordiale de l'innervation nutritive ». Il ajoute : « La goutte est certainement le résultat d'un trouble de ce genre et personne ne peut mettre en doute l'action du plomb sur le système nerveux. »

Quant aux lésions articulaires produites par le plomb, l'attention a été appelée sur elles par MM. Gubler [1], Nicaise [2] et Bouchard [3]. Dans une série de 14 cas, on trouve notées certaines tuméfactions des tendons extenseurs et de leurs gaines en connexion avec l'atrophie musculaire et la paralysie du poignet. Quelquefois les os du carpe et du métacarpe sont le siège d'exostoses et dans quelques cas les articulations phalangiennes et métacarpo-phalangiennes sont affectées d'arthrite. La goutte et les dépôts uratiques paraissent avoir été soigneusement éliminés, excepté peut-être dans un cas. Les tendons extenseurs du pied et les os du tarse sont quelquefois atteints. Gubler a donné le nom de *tumeur dorsale du poignet* à une tuméfaction qu'on observe souvent dans les deux mois qui suivent la paralysie ; quelquefois elle se forme au bout de quelques jours, d'autres fois au bout de six mois. A l'autopsie on constate que les tendons et leurs gaines sont granuleux, la synovie est opaque, il y a des exostoses, mais pas d'incrustation uratique. Ces tuméfactions ont disparu dans plusieurs cas, mais après avoir été au début le siège d'inflammation et de douleurs.

1. Gubler, *Union médicale*, 1868.
2. Nicaise, *Gazette médicale*, 1868.
3. Bouchard, *Gazette hebdom.*, 1868.

Gubler a constaté la même affection dans un cas d'hémiplégie due à une hémorragie cérébrale et Tournié [1] a rapporté trois cas où ces tuméfactions étaient survenues dans la main du côté paralysé.

Gubler considère ces cas comme dus à un affaiblissement des nerfs vaso-moteurs; on doit grouper ces manifestations avec celles qui sont de nature goutteuse, car toutes deux sont la conséquence de troubles neuro-trophiques : Erb [2] affirme que, dans le saturnisme, il y a une lésion primitive du système nerveux, surtout spinal, aboutissant à des troubles moteurs trophiques, et il cite des observations de Remak, montrant qu'on trouve des lésions circonscrites dans les cornes anté-rieures de la moelle.

Nous venons de voir le saturnisme produire des arthrites, des dou-leurs articulaires, des tuméfactions spéciales des tendons et de leurs baines, nous devons maintenant étudier le rôle qu'il joue dans la pro-duction de la goutte vraie. Les effets, dans ce cas, sont de nature nerveuse et se rapprochent des arthropathies spinales.

La tare plombique se surajoutant à une diathèse arthritique exis-tant déjà ou s'unissant aux causes excitantes ordinaires de la goutte, semble favoriser l'évolution de la goutte et augmenter l'intensité des manifestations.

Ceux qui n'admettent pas les rapports du saturnisme et de la goutte objectent que les cas où ils se présentent devraient être plus fréquents qu'ils ne sont et qu'on devrait en observer chez les femmes. Mais le nombre de ceux qu'on rencontre chez l'homme constitue une propor-tion très forte sur tous les cas de goutte vraie et quant au fait que les femmes semblent en être exemptes, on peut l'expliquer en ce qu'elles sont, moins que les hommes, exposées à une imprégnation plombique permanente. Les femmes qui sont atteintes, sont celles qui travail-lent pendant quelque temps dans les moulins à plomb. La plupart n'acceptent ce travail qu'à défaut d'autre et le quittent dès qu'elles le peuvent. Les femmes sont aussi moins sujettes à la goutte que les hom-mes, pendant leur période d'activité génitale, et elles ont également des habitudes d'intempérance moindres. Parmi mes observations, la plupart des femmes affectées de saturnisme étaient Irlandaises et très pauvres. On peut donc affirmer que, dans ces cas, il y a en général absence des deux facteurs principaux de la goutte, à savoir la prédis-position héréditaire et l'intempérance. Je vois beaucoup de cas de goutte, chez les Irlandais qui habitent Londres depuis longtemps et qui

1. Tournié, *Union médicale*, 1869.
2. Erb, *Ziemssen's Cyclopedia*, t. XI, p. 548.

ont acquis la maladie en adoptant les habitudes des ouvriers de Londres, qui boivent de la bière en excès. Il est probable que, si ces individus étaient restés en Irlande, ils ne seraient jamais devenus goutteux.

Les femmes, qui sont atteintes de cachexie saturnine, présentent toutes les lésions de cette intoxication, excepté la goutte vraie. Elles ont des lésions cardio-vasculaires et rénales très marquées, mais pas d'uricémie.

Les rapports du saturnisme avec la néphrite interstitielle sont hors de doute dans les deux sexes. Lancereaux a appelé l'attention sur l'état des reins, dans le saturnisme et dans la sclérose artério-capillaire indépendante de cette intoxication. Dans cette dernière il a trouvé un état granuleux, plus prononcé, plus irrégulier, les artérioles plus dures et les lésions inégales dans les deux organes. En même temps que ces reins granuleux accompagnés de lésions purement vasculaires, il a observé, dans un certain nombre de cas, certaines formes d'arthrite tout à fait distinctes de la goutte et se rapprochant plus de l'arthrite rhumatoïde, sans aucun dépôt uratique. Les articulations le plus souvent affectées sont l'articulation métacarpo-phalangienne du pouce et le genou. Quand les caractères de la néphrite interstitielle dominent, Lancereaux [1] a trouvé les lésions arthritiques caractéristiques de la goutte, c'est-à-dire des dépôts uratiques dans les tissus articulaires.

Dans un grand nombre des cas de saturnisme rapportés avec soin par Tanquerel des Planches, il est assez remarquable qu'on n'y trouve aucune mention de la goutte. Les caractères de l'arthropathie saturnine sont décrits en détail, elle est rangée comme fréquence au second rang en tant que symptôme, les coliques s'observant près de deux fois plus souvent. L'arthropathie se rencontre plus fréquemment pendant l'été et vers l'âge de quarante ans. Les articulations des membres inférieurs sont surtout atteintes, tandis que celles des membres supérieurs sont affectées de paralysie. Il est fait une mention spéciale de l'absence de chaleur, de rougeur, de gonflement et du soulagement de la douleur par la pression.

La susceptibilité spéciale du goutteux à l'égard du saturnisme, affirmée par Garrod, semble être hors de doute. Dans certains cas, le plomb a déterminé l'éclosion des premiers symptômes de la goutte, en précipitant pour ainsi dire le processus morbide spécifique de

---

1. Lancereaux, *Congrès international de Londres*, août 1881.

l'inflammation goutteuse et formant une sorte de pierre de touche pour cette diathèse.

L'étude de la physiologie pathologique du plomb sur l'organisme montre que les systèmes nerveux et circulatoire sont profondément atteints. A l'autopsie on a trouvé le plomb dans presque tous les tissus, surtout le cerveau [1] et l'intestin [2]. Gaffky [3] admet une lésion des nerfs vaso-moteurs de l'abdomen, surtout des rameaux sympathiques du splanchnique, ce qui expliquerait les lésions rénales. Kussmaul et Maier [4] ont publié l'autopsie d'un cas de saturnisme chronique dans lequel, parmi beaucoup d'autres lésions, ils ont trouvé la prolifération et la sclérose des cloisons de tissu conjonctif des petits ganglions du sympathique, surtout des cœliaques et des cervicaux. Ces ganglions étaient durs et le nombre des cellules nerveuses était diminué. Les petites artères étaient rétrécies et l'induration péri-artérielle très prononcée. Il est difficile de saisir la relation exacte de ces lésions, mais on sait que, sous l'influence du plomb, l'action du cœur se ralentit et que la tension artérielle s'élève [5]. Il est également établi qu'une élévation permanente de la tension artérielle est en elle-même une cause d'hypertrophie cardiaque et d'épaississement artériel et il peut bien se faire qu'un certain nombre des lésions du saturnisme se développent de cette façon. La rétention de matières excrémentitielles, telles que l'acide urique, dans le sang, s'accompagne souvent de sclérose artério-capillaire et l'on a supposé que ce sang impur trouvait de la résistance dans les petits vaisseaux et provoquait ainsi une élévation de tension. Cependant il peut se faire que tout cela provienne d'une lésion primitive du sympathique produite par le sang contaminé.

Garrod a démontré que le plomb diminue le pouvoir excréteur du rein à l'égard de l'acide urique et Charcot [6] compare cette action inhibitoire du métal à une sorte de paralysie du rein. Il y a donc rétention d'acide urique dans l'organisme. Si l'on tient compte de ces faits, il devient dès lors facile de saisir la relation étroite qui unit le saturnisme et la goutte ; mais cela ne nous explique pas pourquoi la fréquence de la goutte dans la cachexie saturnine n'est pas plus

1. Troisier et Lagrange, *Gazette médicale*, 1874, p. 62.
2. Fagge, *loc. cit.*, 1880.
3. Gaffky, *Uber den ursächlichen Zusammenhang zwischen chronischer Blei-intoxication Nieren affectionen*, Berlin, 1873.
4. Kussmaul et Maier, *Deutsch. Archiv.*, t. IX, p. 233.
5. Harnack, *Archiv für experimentelle Pathologie und Pharmakologie*, IX ter Band, Leipsick, 1878, p. 152.
6. Charcot, *Leçons sur les maladies des vieillards*, 1868, p. 124.

grande qu'elle ne l'est réellement. Pye-Smith n'a jamais observé de
goutte dans le saturnisme sans qu'il y ait une prédisposition héréditaire ou de l'intempérance. On peut expliquer ce fait que l'association de la goutte et du saturnisme s'observe peu dans le nord de l'Angleterre, en Irlande et en Écosse, d'après les conditions d'hérédité et
de genre de vie des habitants de ces contrées. Il y a toujours eu beaucoup plus de goutteux à Londres et parmi les buveurs de bière des
.comtés sud de l'Angleterre que parmi les populations du nord, de
l'Écosse et de l'Irlande où on boit surtout de l'alcool, c'est ce qui fait
que les habitants du sud paient le plus large tribut à la goutte saturnine. D'autre part la bière n'est pas la seule cause efficiente dans la
production de la goutte, car on observe celle-ci chez des individus
qui n'ont jamais bu que de l'alcool ainsi que chez ceux qui, comme
les ouvriers de Paris, boivent, d'une façon immodérée, il est vrai à la
fois de l'alcool et des vins de qualité inférieure. Nous pouvons donc
conclure que ce sont les deux principaux facteurs, l'hérédité et
l'intempérance, souvent réunis, quelquefois isolés, qui produisent la
goutte saturnine. Dans ces cas, on trouve deux des principaux éléments essentiels de la goutte : a, l'altération du système nerveux; b,
la rétention de l'acide urique.

L'action du plomb sur la production de la goutte peut très probablement être attribuée à l'action spécifique du poison sur les centres
nerveux. Cette influence provoque des modifications trophiques dans
tout le système vasculaire et dans les reins, de même que l'état
pathologique qu'on désigne sous le nom de goutte, dans son sens le
plus large. Dans le saturnisme, comme dans la goutte, le processus
de dégénérescence s'effectue d'une façon pour ainsi dire parallèle et
semble n'être modifié que par les habitudes de l'individu et ses prédispositions diathésiques [1].

Saundby [2], après avoir analysé 13 observations, arrive à cette
conclusion « que la goutte saturnine est plutôt un fait de doctrine
que d'observation ». Je crois que si l'on étudiait tous les cas on arriverait à démontrer l'association du saturnisme et de la goutte d'une
façon indiscutable.

Frerichs, de Berlin, m'a communiqué 163 cas de saturnisme, qu'il
a étudiés à sa clinique, dans le but de découvrir s'il existait parmi
eux quelque association de goutte.

---

1. D'après Poney, l'action du plomb se porte surtout sur le foie, en mettant
obstacle aux métamorphoses qu'il est chargé d'accomplir.
2. Saundby, *Medical Times and Gazette*, 1881, p. 385 et 412.

On verra que le résultat de cette enquête a été contraire à cette manière de voir, ce qui vient confirmer l'opinion que l'association du saturnisme et de la goutte ne se manifeste que dans les pays où la goutte est une maladie commune dans la population.

CLINIQUE DE FRERICHS. — *Service du Dr Ehrlich.* — L'analyse de 122 cas de saturnisme, dont quatre seulement survinrent chez des femmes, et sur lesquels il n'y eut que deux morts (dans un cas le malade se jeta par la fenêtre), a donné les résultats suivants :

I. *Coliques de plomb.* — On les constata chez 95 hommes et 3 femmes. Parmi celles-ci, une était phtisique, une autre avait une pneumonie croupale, la troisième une insuffisance aortique.

II. *Paralysies.* — Leur siège fut surtout dans la sphère du nerf radial. On les constata chez 14 hommes et une femme.

a. Dans 12 cas, l'affection était bilatérale. Dans 6 cas elle était compliquée de coliques, et dans un cas, de fièvre typhoïde.

b. Dans 3 cas, l'affection était unilatérale et toujours limitée au bras droit. Un de ces malades avait en même temps des coliques.

III. — *Arthralgie.* — 6 cas dont 3 avec coliques.

IV. *Affections des centres.*

Céphalalgie.

Encéphalopathie avec coliques.

Épilepsie avec coliques.

Épilepsie et hallucinations.

Épilepsie, amaurose transitoire et coliques.

Paralysies, myélite antérieure chronique.

V. *Divers.* — Deux cas d'ulcère de l'estomac, dont un avec perforation fut mortel.

Un cas d'asthme saturnin.

On ne constata ni lésion articulaire, ni néphrite vraie, bien que souvent, lorsqu'il existait des coliques, on ait trouvé de l'albumine dans l'urine.

Service du Dr Litten. — « Dans 41 cas de saturnisme, il y en eut 6 avec affections articulaires, en général peu intenses et transitoires. Dans deux cas seulement il y eut une tuméfaction marquée des articulations des pieds.

« Dans aucun cas, on ne trouva de symptômes de goutte vraie.

« L'albuminurie a été constatée quatre fois et seulement d'une façon transitoire.

« Parmi ces 163 cas de saturnisme, tant graves que légers, il n'y eut pas un seul cas de goutte vraie ni de néphrite chronique.

« Je possède en outre 200 autres cas, que je n'ai pu analyser, mais je sais que dans aucun d'eux il n'y eut de la goutte vraie.

« Ma propre expérience ne concorde pas avec celle de Lancereaux [1] relativement à la néphrite et à l'arthropathie saturnine. A quoi cela tient-il? Je l'ignore. La goutte est rare dans ce pays, peut-être est-ce une raison pour qu'on ne la trouve pas associée au saturnisme. L'alcoolisme, en revanche, y est cependant très fréquent. »

Lorimer, de Buxton [2], a observé 107 cas de goutte saturnine. Il a constaté qu'elle apparaissait à un âge moins avancé que la goutte ordinaire. Dans 70 cas, la première attaque survint avant trente-cinq ans.

L'hérédité était moins marquée que dans la goutte vraie et l'anémie en était un des caractères saillants.

Le type de l'arthrite était asthénique, les symptômes locaux et généraux étaient atténués. Il attribuait cela, avec raison, à la cachexie, qui y était associée et à la présence de lésions rénales organiques.

La densité moyenne de l'urine était de 1012; l'acide urique était diminué et dans les dernières périodes, il était absent.

Dans 69 cas, il nota la sclérose artérielle et l'athérome. L'hypertrophie cardiaque et l'augmentation de la tension artérielle ont été également observées. Dans un cas, il y eut de la péricardite.

Les manifestations cutanées étaient rares ; il y eut de l'eczéma dans un cas et du psoriasis dans un autre. Il y avait là un contraste frappant avec les cas de goutte ordinaire où l'eczéma figure pour une proportion de 30 pour 100.

Les affections oculaires goutteuses ont été rares. Il y eut un cas d'iritis. Dans un autre la neuro-rétinite accompagnait une affection rénale.

Dans 28 cas, les articulations des pieds ont été affectées; dans 7 cas, le gros orteil l'était seul. Dans 34 cas, les articulations des mains l'ont été en même temps que celles des pieds. Dans 20 cas, celles des mains l'ont été seules. Dans 25 cas, les genoux étaient pris; et, dans 4 cas, les coudes.

Dans 23 cas, on trouva des tophus aux oreilles.

Lorimer croit que la goutte associée au saturnisme attaque surtout les reins, et associée aux excès alcooliques, les jointures.

---

1. Lancereaux, *Archives générales de médecine*, décembre 1881.
2. Lorimer, *Bristish medical journal*, 24 juillet 1886.

III. — Des rapports de la goutte avec la scrofule et la tuberculose.

On peut, je crois, affirmer sans crainte que la goutte est bien rarement associée à la tuberculose. Il ne faut pas oublier naturellement
que la première est une maladie de l'âge moyen, tandis que la dernière apparaît surtout vers l'âge de 20 à 30 ans. Il pourrait se faire
qu'un grand nombre de ceux qui meurent tuberculeux, auraient
peut-être pu devenir goutteux s'ils avaient été épargnés.

Au milieu du mélange constant des états diathésiques, la tuberculose doit souvent se rencontrer sur le même terrain que la goutte.

Il est rare que l'élément goutteux soit très prononcé chez les individus manifestement tuberculeux. J'ai cependant vu des exemples
où la scrofule s'associait à la goutte et présentait des manifestations
très nettes aux différentes périodes de la vie.

Les anciens auteurs décrivaient une forme arthritique ou goutteuse
de la phtisie, survenant surtout à l'âge moyen ou plus avancé, dans
les deux sexes, se caractérisant surtout par la tendance à des hémoptysies abondantes, une expectoration légèrement muco-purulente et
surtout par une marche lente, tendant à la guérison. Ils signalaient
également des cas où il y avait peu de toux, mais beaucoup de dyspnée, et d'autres cas qui sont classés aujourd'hui comme bronchites
chroniques et emphysème. Ils insistaient sur l'existence fréquente de
masses crétacées dans les poumons de ces individus. Celles-ci seraient
regardées aujourd'hui comme la trace de lésions tuberculeuses anciennes
cicatrisées et non comme la preuve d'un élément goutteux spécifique.

Laycock a décrit « la cachexie tuberculeuse arthritique » et affirmait que « lorsqu'il existait une tare goutteuse dans la famille on trouvait toujours quelques-uns des signes caractéristiques de la diathèse
arthritique. à savoir les traits réguliers, les dents saines et bien plan-
tées, le teint de roses et de perles, la mâchoire inférieure habituellement rétractée, les os de la face petits, la peau fine et transparente,
le cou allongé, le thorax rétréci, les battements du cœur faibles et
irréguliers ». Il a noté, dans ces cas, la tendance à l'hémorragie
comme précurseur du dépôt tuberculeux, due, selon lui, à la dégénérescence graisseuse des vaisseaux pulmonaires, ainsi que l'absence de
ces dépôts dans les ganglions.

D'après Paget, la goutte et la scrofule sont souvent, par hérédité,
tellement mélangées que l'état qui en résulte peut difficilement être
analysé. Au début de la vie, les manifestations scrofuleuses domi-

nent habituellement et, à cette période, il peut n'y avoir aucune trace d'élément goutteux apparente.

Aussi c'est surtout à un âge plus avancé que l'union des deux diathèses se produit cliniquement. Les observations de Paget ont montré que la scrofule pouvait ne se manifester qu'à un âge avancé et modifier alors matériellement les processus goutteux habituels. Il cite un goutteux héréditaire qui, vers le milieu de sa vie, eut une inflammation du tarse ressemblant à de la goutte aiguë, mais la douleur, la raideur et le gonflement ne cédèrent pas au bout du temps ordinaire. Après plusieurs mois, il restait un gonflement pâteux, une douleur sourde, de l'impuissance du membre inférieur, et d'autres signes tout à fait caractéristiques de la scrofule. On fut obligé, pendant des mois, d'appliquer des attelles et d'employer des moyens tout à fait contre-indiqués dans la goutte. Une fille de ce malade eut une coxalgie. Dans ce cas, il est probable que la goutte a été le phénomène initial, mais l'inflammation, au lieu de garder le caractère paroxystique et transitoire, a pris graduellement celui de l'arthrite scrofuleuse chronique.

Après la découverte du bacille tuberculeux on a cherché à expliquer l'action inhibitoire sur la scrofule comme due à l'action directe de l'acide urique se trouvant dans le sang, sur ces parasites. Telle est la doctrine de M. Lécorché qui, avec Pye-Smith, nie l'existence de la pluralité des diathèses; opinion à laquelle je me rallie. Je reconnais l'antagonisme de la goutte et de la tuberculose et je partage l'avis de ceux qui admettent l'arrêt du processus tuberculeux souvent pendant un temps très long, sous l'influence d'une prédisposition goutteuse. En Angleterre, personne n'a mieux étudié ce sujet que James Edward Pollock [1]. Cependant il considère la goutte et le rhumatisme comme si étroitement unis dans leur développement qu'on peut considérer, comme unique, leur influence sur la tuberculose pulmonaire; il est regrettable qu'il n'ait pas scindé cette étude. Il cite l'opinion de Noël Guéneau de Mussy sur l'identité des constitutions arthritique et tuberculeuse. Cet auteur prétend que, dans bien des cas où la goutte passe pour avoir sauté une génération et être apparue dans la suivante, l'intermédiaire n'était pas exempt de manifestations goutteuses, qui se traduisaient par des affections scrofuleuses et tuberculeuses et que, chez les femmes, l'hérédité de cette diathèse apparaissait sous diverses formes d'affections tuberculeuses. Cependant il faut établir

---

1. Pollock, *Elements of prognosis in consumption*, Londres, 1865, p. 270.

une distinction entre la diathèse arthritique en général et la branche goutteuse de cette souche.

L'alliance de la tuberculose avec la branche rhumatismale de l'arthritisme pourrait se démontrer, il n'en serait pas de même des connexions qui existeraient entre la tuberculose et la prédisposition goutteuse vraie. Les statistiques de Pollock en sont la preuve, car on y trouve beaucoup plus de cas d'association avec le rhumatisme qu'avec la goutte. Cet auteur a montré que, dans cette association, le sexe masculin était le plus souvent atteint, que l'âge variait de vingt à vingt-cinq-ans, tandis que les cas de goutte survenaient de quarante à quarante-cinq ans. Dans le cas de rhumatisme, la question de l'antagonisme est aussi influencée par la coexistence d'une affection valvulaire qui entre comme une cause de retard dans l'évolution de la tuberculose.

Pollock a fait voir que lorsque la goutte se développe chez un phtisique, elle possède une action inhibitoire sur le processus tuberculeux, que les symptômes pulmonaires s'atténuaient, que la maladie se prolongeait et prenait un caractère de chronicité.

Les cas que j'ai observés étaient ceux d'individus ayant passé l'âge moyen de la vie. Leurs symptômes pulmonaires étaient ceux des formes calmes de la phtisie avec sclérose progressive et les doigts et les orteils en forme de massue. J'exclus de cette catégorie tous les cas accompagnés de rhumatisme avec complications cardiaques et je ne parle que des cas purement goutteux. Dans certains cas où la goutte et la tuberculose sont associées, il faut tenir compte de l'influence spéciale des excès alcooliques, qui exercent des effets funestes sur cette dernière.

Pye-Smith[1] a publié quatre observations de phtisie pulmonaire survenant chez des sujets vraiment goutteux, tous du sexe masculin, âgés de dix-neuf, quarante-huit et soixante ans.

Chez l'un d'eux, âgé de soixante ans, il y avait des tophus. Deux de ses frères étaient goutteux. Il y avait des hémoptysies et de l'albuminurie. Chez deux autres, des attaques de goutte survinrent pendant les manifestations pulmonaires. Le plus jeune présentait des dépôts uratiques en grand nombre, des artères en mauvais état, des reins granuleux, de l'hypertrophie du ventricule gauche, de la gastro-entérite, laquelle causa la mort; on trouva des tubercules au sommet des deux poumons, avec une vomique dans le poumon droit et une grande quantité de tissu cicatriciel.

1. Pye-Smith, *Guy's Hospital Reports*.

Dans les autopsies de 80 cas de goutte, rapportées par Norman Moore, il constata 6 fois des tubercules pulmonaires chez des hommes de trente-quatre à soixante ans. Ils s'y trouvaient à toutes les périodes, depuis le dépôt récent jusqu'aux cavernes et à la crétification. Dans aucun cas, ils ne furent la cause de la mort ni ne donnèrent lieu à des symptômes saillants pendant la vie.

Les caractères principaux de la tuberculose pulmonaire modifiée par la goutte sont les suivants : il y a au début une tendance plus marquée que d'ordinaire aux hémoptysies et à leur retour fréquent ; malgré les exacerbations aiguës du processus tuberculeux pulmonaire il y a une tendance marquée à la limitation de la maladie et à sa résolution, celle-ci s'accompagnant de la cicatrisation. La conséquence de ce mode d'évolution du processus tuberculeux, arrêtée par la diathèse goutteuse, c'est que ces malades présentent une tendance marquée à la guérison. Dans ces cas, il n'est pas nécessaire de chercher bien loin les antécédents tuberculeux, et le facteur goutteux vient s'y ajouter très heureusement, car chaque arrêt du processus tuberculeux est une étape vers l'amélioration générale et parfois vers la guérison complète. Quelle qu'en soit la cause, les tissus du goutteux semblent être moins vulnérables que ceux des autres individus à l'égard de la tuberculose, mais l'antagonisme est loin d'être absolu et par conséquent celle-ci peut parfaitement être mortelle.

Lorsqu'on essaie, comme on doit le faire, dans les cas où il existe plusieurs diathèses, de déterminer la part qui revient à chacune dans l'issue fatale, on doit arriver à reconnaître le degré de prédominance de l'une ou de l'autre, ce qui est le point important [1]. Le début de la phtisie pulmonaire dans le cas de goutte chronique doit parfois être regardé comme un mode de dégénérescence, dans les cas où, par suite d'alcoolisme, les poumons deviennent vulnérables et s'ulcèrent. Les progrès de la phtisie sont alors retardés par le degré de vitalité qui subsiste et par la tendance à la transformation fibreuse, qui entraîne alors un pronostic de chronicité.

IV. — Des rapports de la goutte avec le cancer.

La goutte ne met pas à l'abri du cancer ; elle semblerait plutôt y prédisposer. Sur dix cas mortels de goutte, Pye-Smith signale le cancer dans deux cas.

1. D'après M. Baumès, un père goutteux et une mère tuberculeuse engendreront un enfant asthmatique, le père fournissant la cause générale prédisposante et la mère la cause locale.

D'après Paget, la goutte et le cancer sont souvent associés, chacun suivant sa marche isolément. En traitant de la succession des maladies constitutionnelles, il dit qu'il n'est pas rare de trouver un malade qui a été scrofuleux dans sa jeunesse, goutteux plus tard, puis qui finit cancéreux. Il rapporte le cas d'un individu âgé de soixante-quinze ans, qui avait eu du psoriasis pendant trente ans; à soixante-quinze ans il eut un cancer épithélial au petit doigt; on le lui amputa et il eut, immédiatement après, sa première attaque de goutte, maladie qui était héréditaire chez lui, car son frère, âgé de quatre-vingts ans, en était atteint en même temps. Il mourut au bout d'un an, de cancer des ganglions axillaires.

Charcot a noté à la Salpêtrière que les femmes qui avaient des nodosités d'Heberden étaient plutôt sujettes au cancer du sein et de l'utérus. Cela est intéressant par rapport à la goutte, qui peut être la cause de certaines de ces nodosités; dans un cas semblable, où il y avait un cancer du foie, j'ai trouvé des dépôts uratiques associés aux nodosités. J'ai aussi observé un cas très net de goutte tophacée, chez une femme de cinquante-cinq ans, qui mourut de cancer du foie.

W. Budd [1] a publié une observation de cancer du pénis avec dépôt cancéreux dans le foie et les poumons, chez un homme de soixante-huit ans, qui avait eu de la goutte vraie avec tophus.

Lécorché a rapporté trois cas de cancer de l'estomac associé à la goutte.

En France, on croit que le cancer est fréquent surtout chez les arthritiques. Bazin, Cazalis et Verneuil ont soutenu cette thèse; mais son association à d'autres maladies n'a pas été étudiée dans ce pays.

Quant à l'influence de la diathèse goutteuse sur le cancer, Paget admet que dans ce cas celui-ci s'accompagne de douleurs plus vives et est plus susceptible de devenir le siège d'inflammation.

L'existence du cancer de la vésicule biliaire peut être en relation avec l'irritation prolongée causée par des calculs si fréquents chez les goutteux, surtout chez les femmes.

V. — Des rapports de la goutte avec la syphilis et les maladies vénériennes.

Dans ces dernières années, on a étudié d'une façon très approfondie les manifestations de la goutte et de la syphilis, ce qui a permis de mieux connaître l'influence réciproque de ces deux maladies.

1. Budd, *Lancet*, 1851, p. 482.

Nous noterons ici, comme pour la scrofule, que les premières manifestations de la syphilis surviennent plus tôt que celles de la goutte, mais même dès les périodes de début, on peut observer une influence modificatrice de l'une sur l'autre.

Nous dirons d'abord que les goutteux semblent jouir d'une réceptivité aussi spéciale que fâcheuse à l'égard du virus blennorrhagique, ils en éprouvent les effets plus rapidement et d'une façon plus marquée que les autres. Chez eux, il existe une prédisposition spéciale à l'arthrite dite rhumatisme blennorrhagique et aux complications oculaires de même nature.

La conjonctivite blennorrhagique est-elle ou non le résultat de l'inoculation directe? La question est très débattue. La non-contagiosité paraît être vraisemblable. Il serait difficile d'assigner l'infection comme cause de la sclérotite qui accompagne si souvent la blennorrhagie, chez les goutteux. D'autre part on ne peut guère mettre en doute que les cas de blennorrhagie suivis d'arthrite et de sclérotite s'observent le plus souvent chez les individus affectés de diathèse arthritique, surtout chez les goutteux. Il serait facile de montrer qu'il suffit pour faire apparaître une uréthrite chez un goutteux d'un simple rapprochement sexuel où l'on pourrait tout au plus faire intervenir la leucorrhée comme cause excitante, et cette uréthrite peut encore provoquer des manifestations articulaires et oculaires, comme dans ce qu'on appelle le rhumatisme blennorrhagique.

Ces complications sont l'indice d'une prédisposition goutteuse, et la preuve de la vulnérabilité spéciale dont nous avons parlé plus haut. On peut les rencontrer chez des individus qui n'ont jamais eu de goutte régulière.

Quant au virus spécifique blennorrhagique, il est aujourd'hui bien reconnu que son développement varie selon le terrain qui l'a reçu; de sorte qu'on peut assister à des manifestations variées selon que le patient est scrofuleux, goutteux ou alcoolique.

Chez le goutteux, il y a quelque raison de supposer que la syphilis donne lieu à des symptômes cutanés, semblables à ceux qu'on voit si souvent chez eux, surtout les dermatoses squammeuses, et qu'elle y développe un degré de prurit et d'irritation plus marqué que chez d'autres malades.

Rien ne démontre que la lésion primaire puisse être influencée en quelque façon par la prédisposition goutteuse.

Les manifestations tertiaires, survenant à un âge avancé, peuvent plus que toutes autres être modifiées par la goutte.

Ainsi on observe les différentes formes de psoriasis de la langue, l'ostéite chronique, la synovite rebelle à tout traitement. On peut voir des névralgies et des myalgies persistantes chez les goutteux syphilitiques. Lécorché tend à croire, d'après ses observations, que la goutte confère une sorte d'immunité à l'égard des manifestations syphilitiques.

Les blennorrhées rebelles sont souvent sous la dépendance d'une diathèse goutteuse de même que certains rétrécissements qui, d'après Paget, peuvent être comparés aux indurations qu'on trouve dans les corps caverneux et dans l'aponévrose palmaire.

Pour Hutchinson, rien n'autorise à croire que la syphilis puisse être modifiée par la goutte. Il est parfois, selon lui, très difficile de déterminer ce qui est de la goutte et ce qui est de la syphilis dans les cas où les os et les articulations sont atteints, surtout dans les cas d'ataxie menaçante consécutive à la syphilis.

VI. — Des rapports de la goutte avec le diabète et la glycosurie.

Rien n'est mieux établi en médecine que la dépendance d'une certaine variété de glycosurie par rapport à la goutte. Dans ces cas, on n'a pas beaucoup de peine à trouver les traces de la goutte. Il peut y avoir eu ou non des attaques articulaires. Les antécédents de famille dénotent clairement la prédominance de cette diathèse. Ainsi la goutte chez l'aïeul pourra reproduire de la goutte vraie chez certains membres de la famille et du diabète chez d'autres. D'autres pourront être atteints de migraines, d'obésité, de lithiase biliaire, de gravelle, d'eczéma ou d'autres formes de goutte larvée. L'école française a beaucoup insisté sur les relations qui unissent ces différentes manifestations; ma propre expérience confirme pleinement cette doctrine et je considère comme de la plus haute importance de l'étudier dans tous ses détails.

On sait depuis longtemps [1] qu'il existe des relations entre le diabète et la goutte. Ce fait saute aux yeux de tout observateur qui le cherche, aussi a-t-on le droit de s'étonner de ne trouver qu'un petit nombre d'auteurs qui signalent ces relations. Il faut bien dire aussi que ceux

1. Stosch en 1828 et Naumann en 1829 passent pour avoir signalé ce fait les premiers en Allemagne, Trotter l'a également mentionné (*Essay on Drunkenness*, 1804), Thomas Willis en 1674 attribuait le diabète à l'usage des vins forts, aux chagrins et aux malheurs. Rayer a signalé la transformation de la goutte en diabète.

qui l'ont fait, ont très peu contribué à élucider la question, qui est, il est vrai, très obscure.

Nous croyons qu'il est utile de passer tout d'abord en revue quelques-unes des observations qui ont été publiées et nous noterons en passant que les auteurs se sont bien plus occupés du côté diabétique que du côté goutteux de la question.

Prout[1] a été un des premiers à signaler la glycosurie comme fréquente chez les dyspeptiques et les goutteux, et à montrer que des centaines de ces malades présentaient ce symptôme d'une façon plus ou moins constante, sans s'en douter, jusqu'au jour où il y avait de la polyurie[2].

Prout divisait les diabétiques en deux classes : les maigres et les gras, et cette classification nous permettra de mettre en lumière ce qui est le mieux connu sur ce sujet. Il a montré les rapports de la goutte et du diabète dans deux cas très intéressants, l'un avec gravelle rouge, l'autre avec calcul rénal. Il a aussi rapporté des cas de glycosurie chez des femmes grosses et je crois que c'est lui qui a signalé le premier le prurit de la vulve comme étant un symptôme de diabète.

Prout insistait en outre sur ce fait que, dans les cas favorables de diabète, la quantité d'acide urique éliminée était très considérable et il faisait remonter les premiers symptômes du début de la glycosurie à l'époque où l'urine, primitivement trouble par le refroidissement, commençait à devenir claire ou bien à une certaine attaque de goutte ou de rhumatisme. Il montrait que cette modification survenait parfois

---

1. Prout, *On stomach and renal diseases*, 4ᵉ édit., 1843, p. 34.

2. On n'est pas encore d'accord sur l'unité du diabète. D'une part les formes légères et intermittentes semblent en faveur de l'opinion d'après laquelle il y a un trouble distinct ou même une série de troubles auxquels le terme de glycosurie convient de préférence. D'autre part le fait que ces formes de glycosurie se transforment parfois en diabète essentiel vrai, semble en faveur de l'opinion de l'unité du diabète, les cas de glycosurie n'étant regardés que comme du diabète léger. Quant à moi je serais plutôt de cet avis. Je ne puis admettre qu'une perversion localisée des rapports chimiques puisse exister dans l'organisme sans l'intervention de l'influence directe du système nerveux central. Le fait que l'irritation du foie par des aliments nuisibles produit parfois de la glycosurie s'explique facilement par une action nerveuse réflexe transmise par la moelle allongée et peut être appelée à juste titre glycosurie hépatique; mais si l'expérience clinique montre que ce trouble se transforme en diabète ordinaire avec lésion probable des centres nerveux, je crois que l'unité du diabète se trouvera démontrée. Il y a certainement diverses variétés de diabète selon les causes qui le produisent, parmi elles je citerai les variétés symptomatiques ou diathésiques. Dans la plupart de ces cas, si on peut supprimer la cause, on fait disparaître l'effet. Parmi ces variétés nous rangerons celle qui est en rapport avec l'arthritisme. Lancereaux (*Bulletin de l'Académie de médecine*, 1877, p. 1215) et d'autres ont rapporté des exemples où la maladie était évidemment due à la destruction du pancréas; ces cas constituent une variété rare de diabète.

tout à coup, les symptômes diabétiques apparaissant alors graduellement. Il appelait ces cas « diabète latent ».

Il y a près de trente ans, Bence Jones [1], à propos du diabète intermittent, relatait sept cas où il y avait eu alternance du sucre et des urates en excès.

En 1854, Gairdner écrivait qu'il pensait depuis longtemps que la glycosurie, sans tendance à devenir du diabète, était un symptôme concomitant de différentes phases de la goutte.

Claude Bernard [2] disait : « On voit quelquefois des malades goutteux dont les urines contiennent beaucoup d'acide urique présenter tout à coup des symptômes diabétiques et les urines se charger de sucre, c'est-à-dire la goutte se changer en un accès de diabète. »

Laycock [3] enseignait que les diabétiques goutteux ne dépérissaient pas et ne devenaient pas tuberculeux.

Marchal (de Calvi) a discuté la question d'une façon très complète [4]. Il croit que la goutte et le diabète (dans sa forme la plus commune) ne sont que les expressions différentes d'un même état morbide, sous-diathèse de la diathèse urique. Il regarde le diabète urique ou goutteux comme une variété connue et comme le type du diabète. D'après lui, quand la diathèse urique attaque les solides, elle donne lieu à la goutte ou au rhumatisme quand elle se porte sur le sang, elle produit le diabète et ce diabète n'est alors rien autre chose que la goutte du sang.

En passant en revue les opinions de Marchal, Charcot montre que ses conclusions concordent avec ses observations et avec les faits actuels, mais il croit que cet auteur a trop étendu l'influence de cette forme de diabète et la diathèse urique, ses idées ne pouvant s'appliquer aux classes élevées de la société, du moins en France. Lécorché [5] s'exprime ainsi à propos de la théorie de Marchal : « On aurait tort de vouloir donner à ce terme spécifique de diabète goutteux une extension trop grande et surtout de regarder tous les diabètes comme fatalement liés à la grande diathèse urique, ainsi que l'a fait Marchal. »

Cette question de rapports a beaucoup intéressé Trousseau qui l'a discutée dans ses leçons sur la goutte et sur le diabète. Il a parfaite-

1. Jones, *Medico-chirurgical Transactions*, 1853, p. 403.
2. Cl. Bernard, *Leçons de physiologie expérimentale*, Paris, 1855, p. 429.
3. Laycock, *Lectures on Practic. of Physic*, Edimbourg, 1862.
4. Marchal, *Recherches sur les accidents diabétiques et Essai d'une théorie générale du diabète*, Paris, 1864.
5. Lécorché, *Traité du diabète*, Paris, 1877, p. 273.

ment reconnu l'alternance du diabète et de la goutte, mais il diffère de Prout en ce qu'il ne considère pas la glycosurie comme représentant la maladie connue sous le nom de diabète sucré. Il décrit un diabète intermittent survenant seulement après les repas, devenant cependant quelquefois continu et une forme périodique dans laquelle la glycosurie existe à des périodes distinctes et à de longs intervalles. Il pensait que c'étaient peut-être seulement des formes différentes du vrai diabète.

Garrod a montré que l'apparition du diabète tend à arrêter l'évolution des symptômes goutteux, la polyurie amenant l'élimination de l'acide urique et des autres déchets. Dans les cas où la goutte persistait, il n'a pas constaté une augmentation notable de la sécrétion urinaire, bien qu'il y eût beaucoup de sucre; il en conclut que l'acide urique peut n'avoir pas été éliminé d'une façon complète.

Charcot[1] a reconnu ces rapports et dit qu'ils obéissent à des lois encore inconnues. Il montre, dans un tableau, comment la goutte, la scrofule, le diabète et l'obésité se rencontrent parmi les membres d'une même famille et, dans un autre tableau, il signale les particularités suivantes :

Père goutteux.....
{ Premier fils graveleux;
Second fils diabétique;
Troisième fils goutteux phtisique;
Fille graveleuse.

Il croit que la fréquence de ces rapports varie selon le milieu où l'on observe.

Sir William Gull m'a dit avoir constaté depuis longtemps la dépendance de la glycosurie par rapport à la goutte; il fait remarquer que ces cas se rencontrent très souvent, mais qu'il faut savoir les découvrir. Pour lui, ce n'est pas du diabète vrai, bien qu'ils puissent le devenir. On les observe surtout chez les hommes et ils sont souvent accompagnés de lésions cardiaques et rénales.

Sir William Roberts[2] décrit sous le nom de « formes atténuées de diabète » toute une catégorie de cas dans lesquels on trouve de la glycosurie chez des sujets d'un âge avancé, qui ont une alimentation habituellement très copieuse et qui, malgré cela, n'ont qu'un embonpoint modéré; chez eux la diurèse est légère, la quantité de sucre éliminée est faible, il y a d'abondants dépôts d'acide urique et de

1. Charcot, *Maladies des vieillards*, p. 98.
2. Roberts, *Urinary and renal Diseases*, 2e édit., p. 258, Londres, 1878.

fréquentes manifestations goutteuses. Le sucre existe parfois pendant des années, en quantité très variable et parfois même d'une façon intermittente.

Lauder Brunton [1] signale aussi la fréquence du diabète chez les goutteux et fait remarquer qu'il peut exister pendant des années sans produire un effet très appréciable sur l'état général.

Dickinson [2] admet une forme de glycosurie, qui serait d'origine primitivement hépatique. Elle est, dit-il, légère, transitoire, s'accompagnant de peu de diurèse. On l'observe chez les gros mangeurs, chez les goutteux et chez les pléthoriques, dont l'urine est chargée d'acide urique et d'urates. Dans cette forme de glycosurie, les symptômes généraux du diabète sont la plupart du temps absents.

Lécorché [3], dans son ouvrage sur le diabète qui est devenu classique, fait remarquer que « de toutes les glycosuries diathésiques, les glycosuries goutteuse et rhumatismale sont, sans contredit, de beaucoup les plus importantes ».

Cette variété de diabète est, selon lui, souvent précédée d'une glycosurie intermittente, qui est en relation étroite avec les attaques de goutte. Quelquefois la sciatique et la gravelle sont les manifestations qui font soupçonner la goutte. Le diabète, une fois déclaré, ne diffère pas matériellement de la forme ordinaire de la maladie. Tout d'abord intermittent, il ne devient continu qu'au bout d'un certain temps et même il peut alors survenir des exacerbations qu'on ne peut expliquer que par l'existence d'une diathèse particulière. Les symptômes goutteux peuvent être peu prononcés, mais il y a toujours une prédisposition héréditaire très marquée et on peut observer en même temps des névralgies faciales, sciatiques, lombaires ainsi que des névroses telles que l'asthme et la migraine. On observe quelquefois, comme maladies associées, de la dyspepsie, des coliques néphrétiques, de la pyélite et des hémorroïdes. Lécorché fait remarquer qu'il n'y a qu'une légère polyurie et que la quantité de glycose varie de 18 à 30 grammes par litre, en même temps qu'il y a de la gravelle rouge. La glycosurie peut persister indéfiniment sans se transformer en diabète.

Lancereaux [4] admet sans réserves la relation entre l'arthritisme et

---

1. Brunton, *Reynold's System of medicine*.
2. Dickinson, *Diseases of the Kidney*, part. I, Diabète, p. 99, Londres, 1875.
3. Lécorché, *loc. cit.*, p. 532.
4. Lancereaux, *Traité de l'herpétisme*, p. 282, Paris, 1883.

le diabète : « L'obésité, le diabète gras, la gravelle urique et la goutte forment une première série de processus morbides qui se rencontrent successivement ou simultanément chez le même individu, dans une même famille, se succèdent par hérédité et procèdent d'une même condition pathologique, l'insuffisance des combustions. Un lien étroit de parenté réunit par conséquent ces états pathologiques et les rend inséparables. »

Lasègue [1] a décrit des cas de goutte incomplète qui deviennent des cas de diabète incomplet chez certains individus où une simple attaque de goutte bâtarde provoque un diabète transitoire.

Dans une série de 600 cas de diabète traités par Schmitz [2], cet auteur montre que chez 45 individus le diabète était très nettement de nature goutteuse et qu'il provenait de l'influence nocive exercée sur le système nerveux par l'uricémie. Les symptômes goutteux avaient existé sous les formes les plus variées longtemps avant que le diabète eût fait son apparition.

En ce qui regarde l'obésité, il l'a trouvée dans 35 cas et chez quelques sujets seulement elle alla en augmentant. Dans 46 cas, il y eut un peu de perte d'embonpoint. Il est bien probable que la plupart de ces cas étaient de nature goutteuse.

Ord [3] a attiré l'attention sur les cas de cette nature. Sur 22 cas de glycosurie, survenus chez des individus âgés de cinquante ans et au-dessus, chez lesquels la maladie ne put à aucun moment mériter le terme de diabète, il a constaté qu'en la réduisant au rang de symptôme, elle se trouvait associée à quatre états importants : 1º des troubles nerveux, soit comme cause ou comme effet; 2º la goutte; 3º des écarts de régime; 4º l'albuminurie. Sur ces 22 cas, dans 8 il y avait de la goutte et dans un cas du rhumatisme chronique datant de douze ans. L'albuminurie existait dans 10 cas, associée avec la goutte dans 4 cas. Dans la majorité de ces cas, il y avait peu ou pas d'émaciation.

Ord admet l'origine nerveuse de la glycosurie comme trouble soit central soit réflexe et il propose une explication ingénieuse de la forme intermittente de ce symptôme chez les goutteux, en comparant la disparition du sucre à ce qui survient dans le diabète pendant les inflammations intercurrentes; la glycosurie étant peut-être « un phénomène de même ordre que l'inflammation goutteuse des articula-

1. Lasègue, *Communication verbale.*
2. Schmitz, *Communication faite en son nom par Sedgwick à la Medical Society de Londres*, Lancet, 4 nov. 1882, p. 177.
3. Ord, *British medical journal*, 25 nov. 1882, p. 1041.

tions, une congestion active se développerait sous l'influence du processus goutteux ou par suite de l'irritation provoquée dans le foie par des écarts de régime ou d'autres causes, de même que l'inflammation se développe dans une jointure à la suite d'un traumatisme ou d'un surmenage et qu'on pourrait en réalité considérer ce symptôme comme étant l'expression de la « goutte du foie ».

Après avoir passé en revue l'opinion des divers auteurs sur les rapports du diabète et de l'arthritisme, je vais maintenant exprimer la mienne. Il faut tout d'abord bien établir ce fait que *c'est une question purement clinique* pour la solution de laquelle la physiologie ni la chimie n'ont à intervenir en quoi que ce soit. Étant donné qu'il y a du sucre dans l'urine, tout le problème consiste à trouver quelle en est la signification et quels en sont les rapports avec tout autre état diathésique.

Il est clair que si l'on peut faire le diagnostic d'un diabète diathésique, le traitement devra varier selon la diathèse. Mais ce traitement pourra n'être que temporairement applicable avec chances de succès, car on voit des cas de glycosurie d'origine diathésique qui, lorsqu'ils sont négligés, tendent quelquefois à devenir des cas simples de diabète essentiel ou confirmé.

On peut affirmer sans crainte que les rapports dont nous nous occupons peuvent être étudiés en Angleterre mieux que dans tout autre pays. Cependant cette question a attiré l'attention des médecins en France et en Allemagne, peut-être parce que les malades riches de l'Angleterre vont demander la guérison de leurs maux aux eaux minérales de ces pays, et ont fourni ainsi une somme considérable de documents aux médecins qui les soignaient et qui n'auraient pu trouver dans leur propre pays l'occasion d'en rassembler d'aussi nombreux.

Il est important de faire remarquer qu'on a soutenu pendant longtemps qu'il y avait un antagonisme absolu entre le diabète et la goutte. Scudamore croyait que le diabète s'observait plus souvent en Ecosse qu'en Angleterre et admettait que la différence dans les habitudes diététiques des deux peuples rendait compte de la prédominance de la goutte dans le Sud et du diabète dans le Nord de la Grande-Bretagne. On a exprimé aussi la même opinion pour l'Irlande, où le diabète est fréquent et la vraie goutte très rare.

On a également observé que, dans certains cas, les symptômes goutteux disparaissent quand les manifestations diabétiques surviennent; c'est encore là une des raisons qui faisaient admettre l'antago-

nisme. Garrod a expliqué ce fait clinique d'une façon très ingénieuse
en admettant que l'augmentation de la diurèse débarrasse le sang des
matières solides superflues qui y étaient accumulées.

La présence du sucre dans l'urine est considérée aujourd'hui comme
moins importante qu'autrefois. Cela provient de ce qu'on examine
avec soin l'urine dans toutes les maladies graves et qu'on a constaté
que, chez les vieillards des deux sexes, il y a souvent un peu
de glucose même en l'absence de tout symptôme pouvant la faire
soupçonner. On a aussi constaté que, dans ces cas, l'apparition du
sucre était intermittente et pouvait être remplacée par un excès
d'urée, d'acide urique ou d'acide oxalique. Ainsi souvent l'on observe
une alternance dans la présence de l'acide urique et dans celle de la
glycose. D'autres fois, l'acide urique et l'urée existent en excès en
même temps que le sucre.

Dans la plupart des cas de glycosurie qui peuvent rentrer dans
cette classe, ce symptôme serait, comme Pavy le fait remarquer, un
peu plus que la mesure de l'incapacité digestive de l'individu à l'égard
des matières amylacées et sucrées. La faculté d'assimilation est limitée ;
elle varie indéfiniment selon les différents cas et aux différentes
périodes de la vie du même individu. Elle varie également aux différentes heures du jour à l'état normal. Ce fait est à noter, et quoique
constituant un caractère saillant dans tous les cas de diabète, il est
d'un intérêt tout particulier en ce qui regarde les rapports de la
maladie avec la goutte, car il existe dans la goutte d'autres formes
d'incapacité digestive, qui interdisent soit complètement, soit en
quantité limitée, l'usage de certains aliments. Nous verrons plus loin
que ce qui est mauvais pour la goutte l'est également pour le diabète
qui l'accompagne.

Il serait évidemment absurde de croire que, dans tous les cas de
diabète léger, latent ou intermittent, il faut soupçonner une tare
goutteuse chez la plupart des malades qui appartiennent à la classe
des diabétiques gras ; il m'a été impossible de trouver des antécédents
ou des signes d'arthritisme.

En revoyant mes observations d'un grand nombre de cas de goutte
très nette, je remarque que la glycosurie est très rare et j'en conclus
que plus la goutte est accentuée et complète dans ses manifestations,
plus il y a de chances pour qu'il n'y ait pas de formation anormale
de sucre. Le type de goutte où l'on peut surtout observer de la glycosurie, c'est celui des formes irrégulières ou incomplètes. Cependant
cela n'est pas exact pour les cas à manifestations articulaires ; car,

dans ceux-ci, on observe de la glycosurie en même temps que les jointures sont gravement atteintes.

Il est inutile d'énumérer les divers états morbides dans lesquels on trouve de la glycosurie à un degré quelconque. Cependant nous ferons remarquer que, dans le cas où il y a une disposition à voir apparaître le sucre dans l'urine sans cause particulière ou facilement apparente, il y a de grandes chances pour les voir se terminer par un diabète vrai, à moins que la tendance morbide ne soit reconnue et combattue de bonne heure. Ainsi la non-digestion des matières amylacées, conduisant à la glycosurie, peut être, pendant quelque temps, une cause banale dans le cas de certains individus obèses, mais si ceux-ci ne s'astreignent pas à supprimer de leur alimentation les aliments féculents et sucrés, ils courront de grands risques d'être atteints d'un diabète vrai qui ne céderait alors à aucun traitement.

Les cas que j'ai en vue en ce moment sont ceux des diabétiques robustes et corpulents. Ils ont été classés par l'École de Paris, surtout par MM. Lancereaux et Lasègue, comme diabétiques *gras* par opposition aux diabétiques *maigres*. Dans un nombre considérable de ces cas, on trouve, en cherchant bien, qu'il y a des antécédents goutteux ou chez les malades eux-mêmes ou dans leur famille, et, dans certains cas, on trouve des manifestations arthritiques qui ne peuvent être appelées goutteuses, mais auxquelles on a donné le nom de rhumatismales. Je suis obligé d'avouer que ces dernières ne me paraissent pas très nettes. Je n'en ai rencontré qu'un cas que je relaterai plus loin. Je ne serais pas éloigné de croire que certains de ces cas, dans lesquels on a trouvé de la glycosurie, étaient en réalité des cas de goutte et que leur diagnostic est souvent incorrect. Charcot [1] dit « qu'il ne croit pas que le diabète ait été souvent observé comme complication du rhumatisme chronique » et il cite les statistiques de Griesinger qui ne relatent que 2 cas de rhumatisme aigu sur 225 diabétiques.

Cependant Garrod a rapporté un cas très net, survenu chez un homme de vingt-six ans, atteint de rhumatisme chronique et qui devint diabétique cinq mois après le début de l'affection. Il eut aussi la cataracte et mourut dix-neuf mois après de phtisie pulmonaire. Cet auteur m'a appris depuis qu'il a observé plusieurs cas de coexistence de la glycosurie avec la polyarthrite déformante et qu'il admet que le développement de cette affection puisse, dans certains cas, être favorisé par cet état si rebelle.

---

1. Charcot, *loc. cit.*, note page 230.

Ord en a également publié une observation.

Lancereaux dit avoir rencontré assez rarement le diabète dans le rhumatisme noueux, et c'était le diabète gras. Il ne pense pas qu'il existe une relation entre les deux états pathologiques. Il ajoute qu'il est parfois facile de confondre le rhumatisme avec la goutte.

Il est important maintenant d'examiner quelle est la proportion des cas de diabète à tous les degrés de gravité qui ont des connexions avec l'influence goutteuse. Les statistiques de Griesinger, citées par Charcot, et pourtant sur des malades de toutes les classes, ne donnent que 3 goutteux sur 225 diabétiques. Seegen, dont les observations portent surtout sur des malades riches, en a trouvé 3 cas sur 31 diabétiques.

Il est intéressant de noter la fréquence relative de cette variété de diabète. Dans toutes les formes de la maladie, observées par Griesinger, on ne trouvait la goutte comme cause que dans 3 p. 100; dans les cas de Seegen, la goutte figurait dans 9,3 p. 100; dans ceux de Schmitz, dans 7,5 p. 100; tandis que dans ceux d'Ord, qui sont des cas de diabète léger et intermittent, on la trouve dans 36,3 p. 100.

Les relations pathogénésiques de la glycosurie et de la goutte sont peut-être aussi obscures que celles des formes plus graves de glycosurie persistantes, qui sont en réalité du diabète. Je ne suis pas en mesure, pour le moment, d'admettre ou de rejeter l'unité de tous les états glycosuriques ou diabétiques. Nous avons vu plus haut que les formes légères de glycosurie goutteuse pouvaient parfois devenir du diabète chronique.

Pour moi, la glycosurie, qui survient chez des individus qui ont des antécédents héréditaires goutteux ou qui ont déjà eu des manifestations de goutte, doit être regardée comme une forme de goutte viscérale, le foie étant principalement l'organe atteint dans ces cas. De même que pour le processus goutteux, envisagé d'une façon générale, nous devons faire intervenir une théorie neuro-humorale pour expliquer ce trouble. Au point de vue nerveux, il faut examiner les causes qui dominent, dans ces cas, et dont toute l'action porte sur le système nerveux qu'elles épuisent, prédisposant ainsi à l'instabilité de l'état neurotique. La façon dont s'exerce l'action morbide peut se concevoir de la manière suivante : à la suite de l'irritation ou de l'épuisement, ou peut-être d'une lésion encore indéterminée du système nerveux cérébro-spinal ou sympathique, il survient des modifications vaso-motrices dans le sens de l'irritation ou de la paralysie. L'impulsion morbide gagne la portion cervicale de la moelle, passe par le ganglion sympathique cervical inférieur et, de là, par les rameaux splanchniques, atteint le plexus cœliaque. Il en résulte soit une irritation temporaire, soit une dilatation passive plus permanente du système artériel hépatique, premier facteur de la glycosurie. Tel est le mécanisme hypothétique de l'impulsion morbide d'origine centrale. Cependant on peut aussi concevoir l'hypothèse que de pareilles impulsions morbides prennent naissance directement dans le plexus cœliaque sous l'influence d'une irritation développée dans les voies digestives par certaines formes de dyspepsie, peut-être surtout par celles d'origine goutteuse. Quand il y a rétention d'acide urique dans l'économie, on suppose qu'il est emmagasiné dans le foie et dans la rate et que sa présence en excès dans le premier de ces organes peut, dans certaines conditions, provoquer une véritable goutte du foie, ainsi que le croit Ord. Il y aura donc dans cet organe une tension vasculaire très élevée avec hyperémie, condition très favorable à la glycogénèse. Au point de vue humoral, la matière peccante est probablement l'acide urique qui agit comme irritant viscéral local.

Haig a fait voir que, chez les goutteux, l'état dyspeptique pouvait amener la congestion hépatique et produire une diminution de l'acidité du sang avec excrétion d'acide urique. On pourrait ainsi expliquer la glycosurie temporaire des goutteux qui souvent alterne avec l'élimination de sable urique. Par suite de la répétition de ces troubles métaboliques du foie, le vice de nutrition tend à devenir permanent et l'on se trouve alors en présence de la forme de diabète hépatique, due à la paralysie vaso-motrice et souvent associée très probablement à une autre forme de diabète causé par la dyspepsie gastro-intestinale avec production exagérée de glucose.

Dans les cas de glycosurie confirmée chez les goutteux, il existe très probablement une névrose centrale, qui domine toute la marche de la maladie.

Nous nous trouvons donc en présence d'une forme bien nette de goutte viscérale et il est rare que l'on ait à chercher bien loin pour en déceler la nature goutteuse. Les antécédents de famille, les prédispositions individuelles du malade dénotent vite la diathèse goutteuse, et je suis convaincu que la glycosurie est dans ces cas l'indice d'un trouble développé dans le foie par l'influence goutteuse, de même que celle-ci exerce son action nocive sur les reins en y déterminant de la cirrhose avec polyurie et parfois albuminurie. Aucun de ces cas ne s'accompagne de troubles du côté des articulations; mais, dans chacun d'eux, il n'est pas rare d'observer de la goutte articulaire.

Il est très remarquable que, dans la plupart des cas, dont nous nous occupons en ce moment, les malades ne présentent pas les symptômes ordinaires ni l'aspect des diabétiques, ainsi qu'on le comprend généralement. Il n'y a souvent pas de diabète, dans le sens étymologique propre du mot, et les premiers symptômes se manifestent soit au médecin s'il analyse l'urine, soit au malade par une soif anormale, une légère faiblesse musculaire, de l'amaigrissement, une fréquence plus grande de la miction et, chez la femme, souvent par du prurit vulvaire très gênant. Ces malades ont habituellement l'aspect robuste, avec une charpente musculaire très développée; ils sont souvent corpulents avec de l'adipose abdominale très prononcée.

On a souvent observé que cette dernière condition était la dernière étape qui précédait l'apparition de la glycosurie et que, dans le cours de la maladie, il se faisait une diminution très marquée de l'embonpoint.

Il est certain que le degré de la glycosurie peut varier beaucoup dans les différents cas, et, chez le même individu, aux différentes périodes de la maladie et que la tolérance de l'économie pour l'imprégnation glycosique varie beaucoup selon les individus.

Chez tous les diabétiques, il faut tenir compte non seulement de la quantité de glucose produite et éliminée, mais aussi du double effet de l'imprégnation des divers tissus et du degré de cachexie générale, qui s'ensuit graduellement, comme conséquence de la maladie. Aussi est-il souvent plus important de traiter la cachexie que le symptôme dominant et l'on devra toujours diriger la médication de manière à traiter *le malade* plutôt que la maladie. C'est là un point qui demande une attention toute spéciale, surtout dans les dernières périodes de l'affection et qui est parfois tout à fait négligé.

On ne sait pas bien quelle est l'influence directe d'une imprégnation glycosique prolongée sur les tissus. Il est difficile de croire à son innocuité, bien qu'il en soit ainsi dans beaucoup de cas. Il est certain que la dégénérescence vasculaire est rare dans le diabète grave et lorsqu'on l'observe, c'est surtout dans les cas dont nous nous occupons, c'est-à-dire ceux où l'élément arthritique domine la scène. (Laycock.)

L'affection atteint les muscles et le tissu adipeux, ce qui fait rider la peau bien que la sécrétion de la sueur ne soit pas supprimée. On a observé un certain affaiblissement du cœur accompagné d'intermittences dans cet état de dépression générale qui survient lorsque la glycosurie a évolué pendant un certain temps sans être traitée.

La parésie cardiaque est parfois très marquée dans les états avancés. J'ai, parmi mes observations, des cas où l'on obtenait un grand soulagement en ajoutant une certaine quantité de sucre au régime.

Au point de vue de l'état mental, je signalerai une certaine irritabilité de caractère. Cela s'observe très facilement chez les goutteux ; mais cette modification se rencontre aussi chez les diabétiques et ne peut être considérée comme particulière à cette forme de maladie.

Des névralgies intercostales graves sont souvent associées au diabète diathésique. Je relaterai plus loin une observation de ce genre, et Sir William Roberts en a rapporté une autre, qui a beaucoup de points communs avec la mienne. Toutes deux ont trait à des personnes âgées.

Quelquefois on observe tout d'un coup, chez les glycosuriques obèses, de la dyspnée avec angoisse précordiale et palpitations, tous symptômes constituant une attaque de fausse angine de poitrine.

Dans les cas avancés, quand l'obésité commence à diminuer, il peut y avoir de la dilatation cardiaque.

La sclérose artérielle peut se développer graduellement et faire des progrès, dans les cas de longue durée.

Le diabète goutteux, si l'on peut lui appliquer ce terme, s'observe plus souvent dans le sexe masculin. Cela concorde avec la plus grande fréquence de la goutte dans ce sexe. La majorité des malades ainsi atteints ont eu des attaques de goutte ou ont des antécédents goutteux héréditaires. Quelquefois ce sont de gros mangeurs ou des gens qui affectionnent particulièrement le pain, les pommes de terre et les sucreries. Dans un certain nombre de cas on peut souvent invoquer comme facteurs déterminants des soucis, des chagrins, à la suite desquels les symptômes diabétiques ont fait leur apparition. Ces mêmes causes peuvent aussi provoquer une recrudescence de ces symptômes. Dans d'autres cas, l'exposition au froid et à l'humidité semble avoir été la cause excitante et l'on a noté aussi une recrudescence de la maladie sous l'influence trop excitante des vents, c'est surtout au bord de la mer, ainsi qu'à la suite de bains de mer pris en dehors de la saison convenable. On a prétendu que l'air de la mer est généralement préjudiciable aux diabétiques et les faits ne manquent pas pour démontrer la justesse de cette opinion. Ce sont des symptômes bilieux et la pneumonie qui dominent la scène et l'on a vu des malades commencer à s'affaisser, depuis le moment où ils avaient séjourné au bord de la mer. Camplin insistait toujours près des diabétiques pour les empêcher de rien changer à leur régime ou à leurs habitudes à l'époque où soufflent les vents d'est et de nord-est[1].

La quantité de glucose contenue dans l'urine peut varier beaucoup, comme nous l'avons déjà vu. Quelquefois l'*urina sanguinis* en contient plus que l'*urina cibi* chez le même malade. Cela est généralement regardé comme un signe grave et comme indiquant un état pathologique plus confirmé. Le volume d'urine de vingt-quatre heures peut très bien ne pas dépasser la quantité normale ou même quelquefois lui être inférieur.

Quant à l'albuminurie qui accompagne l'état cachectique avec modifications cardio-vasculaires, Schmitz a trouvé que la glucose et l'albumine étaient souvent éliminées en raison inverse l'une de l'autre. Après des exercices physiques violents ou quand le malade est épuisé, l'albumine est souvent augmentée, il y en a plus dans l'urine du jour que dans celle de la nuit; après les repas, la quantité en est diminuée. La densité peut être très élevée. Dans un cas, je l'ai trouvée à 1.060 et cela pendant plusieurs années.

Quand le sucre disparaît, à la suite d'un traitement diététique ou sous d'autres influences, on voit souvent apparaître dans l'urine des sédiments uriques ou uratiques, des douleurs goutteuses revenir dans les articulations et des éruptions eczémateuses et prurigineuses se faire sur les membres.

Je crois que c'est dans les cas de cette nature que l'on observe surtout l'anthrax et la furonculose. D'après ce que j'ai vu, les cas graves de diabète présentent rarement ce symptôme. Marchal désignait ces cas sous le nom de *furoncles uriques* et les regardait comme la « goutte du tissu cellulaire », croyant qu'ils constituaient une dérivation de l'inflammation goutteuse des articulations et que les sujets qui en étaient atteints présentaient un excès d'acide urique.

Dans certains de ces cas, si l'on se contente de faire un seul examen de l'urine, on peut n'y pas trouver de sucre; il peut y avoir un excès d'acide urique à ce moment et plus tard la glycosurie reparaît. Lorsqu'on fait le diagnostic, il faut tenir compte du genre de vie et de tous les détails qui ont rapport avec l'existence du malade.

L'anthrax est généralement plus fréquent chez l'homme. On pourra soupçonner ses rapports avec la diathèse goutteuse d'après ce fait, admis maintenant par la plupart des chirurgiens, qu'il sera traité avec beaucoup plus de succès en s'abstenant d'alcool et en instituant le régime lacté.

1. Simms, *British medical journal*, décembre 1881, p. 1006.

Dans ces cas, on ne trouve habituellement pas les lésions dentaires et gingivales qui se rencontrent dans les formes graves du diabète.

Si la maladie n'est ni diagnostiquée, ni traitée, elle devient incurable et aboutit à la cachexie diabétique, alors on voit du catarrhe et de l'ostéo-périostite alvéolaires ou de l'ébranlement des dents, ainsi que l'a signalé Magitot [1].

Il en est de même pour les troubles de la vision, tels que l'asthénopie, la cataracte, qui rentrent dans le cadre de la cachexie diabétique et ne se rencontrent par conséquent que dans les cas confirmés.

L'haleine « sucrée » des formes graves de diabète n'est pas habituelle dans les cas légers. Cependant il peut y avoir de la sécheresse de la bouche de même que de la soif pendant les exacerbations aiguës de la maladie.

La peau conserve sa souplesse, et la transpiration n'est pas modifiée. J'ai rarement trouvé des tophus dans ces cas; cependant, dans un cas, j'ai vu un petit kyste en œil de crabe sur une apophyse phalangienne.

La gangrène des extrémités rentre dans le cadre de cette forme de diabète; mais elle ne lui est pas spéciale. Le pronostic n'en est pas forcément fatal et on peut en avoir raison par un traitement convenable. Les tissus en général semblent devenir très vulnérables dans tous les cas de diabète prolongé, quand le malade peut être considéré comme cachectique.

D'après Marchal, l'attaque d'apoplexie est fréquente dans la goutte et dans le diabète.

Les glycosuriques goutteux sont généralement doués d'une grande activité physique et morale, ce sont des « hommes d'affaires ». Ils ont souvent un appétit immodéré et réunissent ainsi les excès de table et ceux de travail intellectuel. Ils sont atteints de quarante à cinquante ans.

J'ai déjà parlé de la glycosurie passagère qu'on rencontre dans la goutte aiguë. On peut la considérer comme en étant la forme la plus simple; elle disparaît, pour ne pas revenir, dans la majorité des cas.

Dans d'autres cas, il peut y avoir une glycosurie temporaire plus importante, qui peut alterner avec des symptômes articulaires aigus ou avec des manifestations goutteuses aiguës dans d'autres organes, la glucose disparaissant pour faire place à l'acide urique dans l'urine.

Dans ces cas, l'urine est habituellement très claire, acide, réfrin-

---

1. Magitot, *Académie de médecine*, 1881.

gente; le seul dépôt, quand il y en a, est constitué par des cristaux d'acide urique; il est donc très différent de celui des urines chargées qui se troublent et laissent déposer des urates. Ainsi que Pavy l'a montré, lorsque le traitement institué est efficace, il se fait un abondant dépôt d'urates et c'est là le signe le meilleur. L'acidité naturelle de l'urine peut être augmentée par suite de la fermentation lactique, alors l'acide urique se précipite comme si l'on ajoutait un acide à de l'urine normale.

Chaque cas de glycosurie goutteuse doit être l'objet d'une étude spéciale pour le médecin. Il n'en existe pas deux qui se ressemblent comme degré d'intensité ni pour lesquels on puisse porter un pronostic semblable. La maladie peut durer des années, même quand elle est définitivement permanente. Tout dépend de la vigueur de l'individu, de sa force de volonté pour se soumettre à un régime et s'astreindre à un genre de vie capable de maintenir ses forces physiques et morales à un niveau qui se rapproche le plus de l'intégrité normale. Je ne connais rien de plus désastreux pour ces malades que de leur dire qu'ils sont diabétiques, cette idée les amène généralement à un état de dépression, contre lequel il est ensuite difficile de lutter. Si l'on institue, dans ces cas, le même traitement que pour les formes graves de diabète, on voit les malades aller plus mal, ils maigrissent et perdent tout stimulus nerveux.

Cette glycosurie peut s'observer chez de jeunes femmes, dont les ascendants étaient goutteux, et parfois elle apparaît d'une façon très insidieuse. Lorsque, avec les apparences de la santé, on constate une diminution d'énergie, de la rougeur de la face, même un teint brillant, on devra chercher s'il y a de la glucose, car elle pourra exister d'une façon fugitive tout d'abord ou en petite quantité mais d'une façon permanente. Au point de vue du traitement, il sera bon d'être instruit de bonne heure de la prédisposition individuelle. Si l'urine n'est pas abondante, elle peut être concentrée; il y a par conséquent un lavage incomplet des tissus et tendance à la rétention des urates.

J'ai signalé l'existence de sensations étranges et indescriptibles siégeant le long du rachis et dans les membres, et pouvant être provoquées à la suite de fatigues ou d'émotions brusques, chez les malades de cette catégorie.

Parfois c'est une brûlure intense au niveau des mains et des pieds qui survient par accès. Ces malades ont constamment besoin d'air, ils ne peuvent rester dans les appartements où il fait chaud ou bien où il y a un certain nombre de personnes. Quelquefois il y a des douleurs hépatiques.

DUCKWORTH. — Goutte.   12

L'appétit peut être capricieux et il y a des périodes où il existe du dégoût pour tous les aliments.

Le sucre peut disparaître et être remplacé par de l'acide urique ou des sédiments uratiques, la quantité d'urine diminuant en même temps. A cette phase correspond un malaise général et l'aggravation des différentes manifestations goutteuses auxquelles ces malades sont sujets. On peut observer une alternance parfaite entre la glycosurie et des accès de goutte ou de gravelle urique (diabète alternant).

La diarrhée est presque constante et s'il survient de la constipation, cela vient ajouter encore au malaise général. .

J'ai observé d'abord des transpirations qui duraient pendant long-temps, mais loin de soulager les autres symptômes cela produisait l'effet contraire. On peut parfois observer du zona.

Nous avons déjà fait remarquer que le début de la glycosurie ou du diabète goutteux (avec polyurie) faisait disparaître la tendance aux manifestations articulaires. Je puis confirmer cette assertion comme s'appliquant au grand nombre de cas que j'ai observés et j'ajouterai que plus il y a de diabète moins il y a de goutte. Cependant on peut observer, chez ces malades, des attaques faibles ou incomplètes, arti-culaires ou viscérales, surtout s'il n'y a pas de polyurie.

J'ai relaté, au chapitre X, une observation très remarquable dans laquelle un accès de goutte articulaire aigu est survenu dans le cours d'une glycosurie bien établie.

J'ai observé plusieurs cas dans lesquels des douleurs lombaires et dorsales profondes et intenses étaient associées à cet état; elles avaient fait naître l'idée d'un anévrysme aortique au début ou d'un néoplasme comprimant les nerfs spinaux; on ne pouvait apporter du soulagement qu'à l'aide de calmants à doses répétées pendant longtemps. Ces dou-leurs étaient très probablement de nature névralgique.

La présence de la glucose dans l'urine des malades atteints de rhu-matisme aigu fébrile et traités par le salicylate de soude peut avoir un certain intérêt par rapport à la glycosurie goutteuse. La glycosurie salicylique apparaît lorsque les symptômes toxiques du médicament se manifestent sous forme de surdité, tintements d'oreilles, etc.

Comme dans toutes les variétés de diabète, de même dans celui que nous étudions, la gravité du pronostic est subordonnée à l'âge du malade. Il sera d'autant plus favorable que la maladie éclatera à un âge plus éloigné de quarante ans et il sera d'autant plus grave qu'elle apparaîtra au-dessous de cet âge.

La glycosurie goutteuse ne se rencontre guère avant trente ans; car,

avant cet âge, il est rare de voir des manifestations goutteuses apparaître. Le diabète, pris dans toutes ses variétés, est le plus fréquent
entre trente et soixante ans. Les cas de diabète ordinaire, n'ayant
aucun caractère arthritique, s'observent chez les descendants de goutteux, à une période plus précoce. Je possède, dans mes observations,
des cas survenus chez une jeune dame de dix-huit ans et chez un
homme de vingt et un ans. C'est un fait commun dans les familles
goutteuses et qui a été très bien étudié en France.

VII. — Rapports de la goutte avec l'obésité.

Parmi les modalités d'évolution de la diathèse goutteuse, on trouve
l'obésité chez certains membres des familles où règne cette diathèse.
Bouchard, Charcot et d'autres auteurs en France, Laycock d'Édim-
bourg ont insisté sur ce fait. Dans 94 cas d'obésité réunis par Bouchard on trouve des antécédents goutteux chez 28 et rhumatismaux
chez 33. Chez les 33 autres, on trouvait des manifestations goutteuses diverses, telles que migraine, diabète, lithiases rénale et biliaire,
eczéma, névralgies. Quelquefois, il y a coïncidence de l'obésité et de
la goutte aiguë.

Dans les familles de goutteux, on trouve des cas d'obésité très marquée, qui se développent parfois avant la puberté. Il peut arriver
que, dans une famille, un seul membre présente cette tendance.

L'association de la lithiase rénale et de l'obésité est un fait connu
depuis longtemps.

Comme preuve d'affinité entre l'obésité et la goutte, nous citerons
les chiffres de Bouchard qui, sur 100 cas de lithiase biliaire, a trouvé
72 cas d'obésité parmi les antécédents personnels ou héréditaires des
malades et 35 cas parmi les parents directs. Chez ces derniers, il
nota aussi 30 cas de goutte.

Chez les goutteux, l'obésité se rencontre associée à la glycosurie,
surtout sous forme de diabète gras. Cette association s'accompagne
souvent d'une polysarcie extrême. L'obésité peut précéder de longtemps le début de la glycosurie; on devra par conséquent la rechercher de temps en temps, et du jour où on l'aura constatée, instituer
un traitement approprié. Ces diabétiques peuvent maigrir graduellement et devenir alors des diabétiques maigres, mais cela n'arrive pas
toujours. On les observe dans les deux sexes.

Les goutteux présentent une certaine tendance à la formation de
tumeurs graisseuses qui peuvent survenir isolées ou en grand nombre. Il sera préférable de ne pas s'en occuper.

VIII. — Rapports entre la goutte et l'oxalurie.

L'oxalate de chaux se rencontre dans l'urine dans des états morbides très divers, et manifeste sa présence par des symptômes bien
connus [1]. Garrod [2] a été, je crois, le premier à montrer que le sang
des goutteux contenait de l'acide oxalique. Il dit avoir très souvent
observé ce fait et, pour lui, cet acide se formerait surtout dans la
période inflammatoire et ne serait probablement qu'une phase d'oxydation de l'acide urique. Il l'a trouvé également dans la sueur de
deux goutteux.

Prout [3] fait remarquer que la diathèse oxalique diffère du diabète
en ce qu'elle ne peut pas prendre naissance à la suite d'une attaque
de goutte, bien que cependant, après celle-ci, on puisse observer la
formation de calculs oxaliques. Il fait remarquer que les concrétions
d'acide oxalique remplacent celles d'acide urique chez le même
individu et que les oxaluriques finissent par devenir glycosuriques.
Il a constaté en outre que les oxaluriques se mettaient parfois à
éliminer un excès de carbonate de chaux et qu'à mesure que la quantité de chaux augmentait, la quantité d'acide oxalique diminuait,
tandis que l'acide phosphorique augmentait jusqu'à ce que celui-ci soit
devenu du phosphate de chaux presque pur. Pendant cette transition
l'urine dépose souvent du phosphate triple, mais en quantité moindre
que quand ce sont des sédiments uriques qui se transforment en
sédiments phosphatiques. Chez les enfants on a constaté que la transition des oxalates et phosphates s'accompagnait souvent de l'excrétion d'urates blancs aussi bien que de phosphate triple ammoniaco-
magnésien. On s'accorde généralement à reconnaître que toutes ces
transitions s'opèrent sans se manifester par aucun symptôme chez les
goutteux.

Les dépôts d'oxalate de chaux peuvent reconnaître des causes
variables, mais ils se forment surtout dans les conditions suivantes :

a. L'ingestion d'acide oxalique sous forme d'aliments qui le contiennent en nature, tels que la rhubarbe, l'oseille, les tomates, le
cresson, le céleri, etc.;

---

1. Begbie, *On dyspepsia and nervous disorders in connection with the oxalic
diathesis* (*Contribut. to practical medicine*), Edimbourg, 1862, p. 178.
   Dyce Duckworth, *Notes on Oxaluria.* — *Saint-Bartholomew's Hospital Reports*,
1866, t. II, p. 160.
2. Garrod, *Medico-chirurgical Transactions*, t. XXXII, 1849.
3. Prout, *On Stomach and renal Disease*, 1843, p. 70.

b. L'oxydation incomplète des matières sucrées, féculentes ou grasses contenues dans les aliments;

c. La suractivité de la nutrition qui donne naissance à des acides gras incomplètement oxydés;

d. L'excès des acides lactique et butyrique, formés et incomplètement réduits lorsqu'il y a de la dyspepsie intestinale;

e. L'excès de sécrétion de mucus dans les voies urinaires, tendant à fermenter et favorisant ainsi la précipitation des oxalates;

f. L'ingestion habituelle d'eau riche en sels de chaux.

Prout considère que le fait même de la présence d'oxalates dans l'urine, à la suite de l'ingestion d'aliments qui en contiennent, indique une faiblesse de la digestion, tandis que l'estomac devrait transformer les faibles quantités de cet acide en produits tels que l'acide carbonique. Dans les cas graves, quand une assimilation défectueuse est le résultat de la transformation imparfaite des aliments, il existe habituellement de la dyspepsie à forme catarrhale, qui affecte tout le tube digestif. Dans ces cas, le foie est atteint, la couleur de la bile est variable, les excréments sont acides et recouverts de mucus.

J'ai observé des cas d'oxalurie, chez les goutteux, et soupçonné que ces formes de dyspepsie et d'assimilation défectueuse, avaient des rapports très étroits avec celles qui dominent dans la goutte. Les aliments contre-indiqués pour les individus qui manifestent de la tendance à l'oxalurie sont précisément ceux qui sont mal tolérés par les goutteux et le régime qui convient aux uns convient également bien aux autres. Chez les goutteux dyspeptiques, on voit souvent coexister des dépôts d'urates et d'oxalates.

Autrefois, on croyait que les oxalates provenaient de la décomposition de l'acide urique dans l'urine excrétée. On sait maintenant que l'acide oxalique résulte de l'oxydation de l'acide urique, et que celle-ci peut s'effectuer dans l'économie par suite de troubles dans les phénomènes de nutrition. Cependant la quantité d'oxalates éliminés dans certains cas est beaucoup plus grande que la quantité totale d'acide urique contenue soit dans toute l'économie, soit dans l'urine; aussi y en a-t-il également d'autres sources.

Les individus atteints de glycosurie persistante, de même que les glycosuriques présentent une tendance marquée à la furonculose et aux antbrax.

Les rapports de l'oxalurie et de la goutte peuvent donc être considérés comme indirects et comme étant sous la dépendance de troubles digestifs primitifs ou secondaires. Aucune manifestation goutteuse proprement dite n'est attribuable à l'acide oxalique, mais sa présence en excès peut être associée à certaines formes de dyspepsie et de dépression morale auxquelles les goutteux sont sujets et dont beaucoup de manifestations goutteuses dépendent. L'oxalurie peut donc être le signe précurseur de symptômes goutteux plus francs et peut ainsi servir de guide pour le traitement, au point de vue de la prévention de troubles goutteux à venir.

Au point de vue des calculs d'oxalate de chaux, on peut dire d'une façon générale qu'ils sont moins fréquents que ceux d'acide urique et que ces derniers sont surtout ceux que l'on trouve chez les goutteux. Parfois les concrétions sont formées de couches alternatives de l'un et de l'autre.

IX. — Rapports de la goutte et de la leucémie splénique.

Dans certains cas d'hypertrophie splénique, on a constaté une abondante élimination d'acide urique [1]. Aujourd'hui les physiologistes regardent la rate comme un lieu temporaire d'emmagasinement de l'acide urique dans les cas de rétention de cette substance. Le foie partage aussi cette propriété avec la rate. Par conséquent on pourrait s'attendre à observer de la goutte dans des cas de leucémie splénique; cependant cette association n'a été jusqu'à présent constatée qu'assez rarement. Ebstein n'admet pas la coexistence de ces deux affections.

Les deux observations suivantes sont les seules que je connaisse.

OBSERVATION I. — Un homme adulte était devenu pâle et faible depuis dix-huit mois ou deux ans. Le foie et la rate étaient très hypertrophiés. Le chiffre des globules blancs était de 1 pour 5 rouges. Pas d'antécédents de fièvre intermittente. L'urine contenait des traces d'albumine et d'urates, mais il n'y avait pas de cristaux d'acide urique précipité. Pas d'antécédents héréditaires de goutte ni de saturnisme. Au bout de quelque temps, il survint une attaque de goutte au gros orteil. Sous l'influence du colchique, elle disparut en quelques jours. Un an auparavant, le même orteil avait déjà été le siège d'une attaque semblable.

OBSERVATION II. — W. F., âgé de cinquante-six ans, peintre, entra dans mon service en 1880. Quatorze ans auparavant, il avait eu la goutte dans le gros orteil droit et un an avant dans le coude gauche, et, depuis cela, dans les coudes, les poignets, les épaules, la nuque et la hanche. Les attaques avaient lieu plutôt à gauche qu'à droite. Pas de tare saturnine.

---

1. Dans certains cas de leucémie splénique, la quantité d'acide urique a été de deux à sept fois plus considérable qu'à l'état normal. Quelquefois on a même observé l'élimination de calculs uriques.

Artères dures. Tophus aux articulations et aux deux oreilles. Peau lisse, paupières boursouflées. Les attaques aiguës débutaient toujours dans la journée. Il est le fils aîné de sa famille. Son grand-père maternel a eu la goutte. Ses parents en sont exempts. L'urine contient des traces d'albumine. On le traita par des badigeonnages d'iode, du bromure de potassium et de la vératrine. Au bout de deux jours il y eut du soulagement. Au bout de neuf jours, la peau se desquama au siège de la douleur; l'amélioration fut considérable. On donna du quinquina, de la noix vomique avec de l'iodure de potassium, puis de l'iodure de fer. Ce malade était entré à l'hôpital, dix-huit mois auparavant, avec des ganglions hypertrophiés de chaque côté du cou et il avait eu une attaque de goutte. L'hypertrophie disparut pendant douze mois, puis revint. Il y a six mois, il y avait de l'hypertrophie ganglionnaire aux aines. Il y a trois semaines c'étaient les ganglions de l'aisselle et du cou qui étaient tuméfiés et la rate mesurait 15 centimètres de long et autant de large. Les globules blancs étaient augmentés de nombre, six mois plus tard la rate mesurait 23 centimètres verticalement. Attaque récente de goutte dans les deux genoux avec épanchement abondant. Trois mois plus tard, nouvelle attaque de goutte et douleur splénique intense. Ganglions axillaires gauches très volumineux. Urine = 10 10, avec trace d'albumine. (Ce malade a été ensuite perdu de vue.)

X. — Rapports de la goutte et du purpura.

On peut observer l'association de la goutte et du purpura, comme dans le cas suivant, que j'ai eu dans mon service. C'est une preuve de la tendance hémorragique dont sont affectés les individus qui sous l'influence de privations voient la diathèse goutteuse se développer d'une façon intense.

Observation. — *Purpura hemorrhagica chez un goutteux.* Frédéric C..., âgé de quarante-quatre ans, fabricant de brosses, entra à l'hôpital Saint-Barthélemy, le 16 août.

Bonne santé jusqu'à il y a cinq ans. A partir de ce moment, il devint goutteux et a eu depuis plusieurs attaques dans les pieds, les genoux et la main gauche; l'index, le médius et le petit doigt ont été deux fois le siège de la maladie, la dernière fois il y a trois semaines.

En même temps que cette dernière attaque, il a été pris d'une douleur dans le cou suivie au bout de quinze jours d'un gonflement du triangle cervical postérieur. Ce gonflement augmenta progressivement. La veille de son entrée à l'hôpital, le malade constata que tout son corps était couvert de taches purpuriques, mais surtout les jambes. Depuis le matin de son entrée, il a eu plusieurs épistaxis.

En même temps que la tuméfaction disparaissait du cou, la voix devenait rauque et est toujours restée ainsi depuis. Depuis cinq semaines il était incapable de travailler et depuis ces trois dernières semaines il avait pris très peu de nourriture. Il buvait d'une façon modérée; il y avait des antécédents de goutte du côté maternel.

A son entrée à l'hôpital, le malade avait le teint jaune sale et la voix rauque. A la partie inférieure du triangle cervical postérieur, du côté droit, il y avait une tumeur dure, non mobile, foncée, grosse comme une moitié d'orange, bien limitée, fluctuante et animée de battements douloureux même sans qu'on y touche. Tout le corps et surtout les jambes étaient couverts de taches purpuriques. Rien d'anormal aux poumons et au cœur. Urine acide avec trace de phosphates, mais pas d'albumine. La température du soir était de 38°,5. Le volume du foie était normal ainsi que celui de la rate.

17 août. — Température matin, 37°,2 ; soir, 38°,3. Pas de pulsation dans la tumeur cervicale et moins de douleur. Moins de fièvre, mauvaise nuit. Langue assez bonne.

18. — Quelques taches purpuriques apparaissent sur la langue, celles du corps s'effacent. Irritation laryngée, qui a tenu le malade éveillé toute la nuit. Douleur et sensibilité à la percussion en un point situé à cinq centimètres sous la clavicule gauche. Pouls intermittent. Température, 37°,5 et 37°,3. Hématurie. Ramollissement des gencives.

19. — Température, 38° — 38°,5. Pharyngite. Langue couverte d'un enduit brunâtre. Suintement au niveau des gencives. La tumeur a pris une coloration brun verdâtre. L'urine est presque noire, avec un sédiment épais, donnant la réaction du sang, contenant 1/6 d'albumine. Les taches des jambes sont plus faibles. Pouls très petit.

20. — Température, 37°,3 — 38°. Hémoptysie. Langue plus propre. Les taches purpuriques s'ulcèrent. Suintement au niveau des gencives. Tumeur moins sensible, d'une couleur bleu verdâtre. Nausées, appétit moindre, grande soif. Douleur dans les testicules et la vessie, plus vive dans celle-ci avant et après la miction. Hématurie augmentée. Pouls variable, très faible et souvent intermittent. Bruits du cœur très faibles.

21. — Température, 37°,5 — 38°. Grande faiblesse. Un peu plus d'appétit. Voix plus claire. Moins de toux.

22. — Température, 37°,2. — 38°.

23. — Température, 40° — 38°,2. Pas de toux. Voix meilleure. Hémorragie des gencives moindre. Langue propre. Sédiment de l'urine renferme des globules rouges. Le sang renferme un excès de globules blancs.

24. — Température, 40° — 38°. Grande pâleur, faiblesse, fièvre et soif. Pas d'hémoptysie et moins d'hémorragie des gencives. Hématurie diminuée, plus d'albuminurie.

25. — Température, 38° — 39°. Pouls, 124. Évacuation de quatre litres d'urine dans les vingt-quatre heures.

26. — Température, 37°,5 — 38°. Pouls, 134, régulier. Langue chargée. Constipation. Le malade s'alimente très bien. 3 1/2 litres d'urine de couleur normale. Quelques larges pétéchies sur l'abdomen.

27. — Beaucoup de dyspnée. Pas de toux. Langue plus propre. Abdomen distendu. Vomissements. Pouls intermittent. 46 respiration ; température, 37°,5. Mort au milieu de la journée.

Traitement. — Application, sur la tumeur sanguine de la nuque, d'une vessie de glace qui parut en arrêter le développement et en amener la résolution. Ergot, glace, styptiques. Rien ne parut influencer la marche de la maladie.

Autopsie. — Plusieurs petites hémorragies cutanées à la partie antérieure des cuisses et de l'abdomen. Plaques hémorragiques du volume d'une pièce de deux francs à la face inférieure de la dure-mère. A la face antérieure du cœur se trouvait une plaque noirâtre et dans le ventricule gauche plusieurs hémorragies sous-endocardiques. L'intestin était très distendu par des gaz et contenait des excréments pultacés vert noirâtre. Pas de plaques hémorragiques dans l'estomac ni dans l'intestin. Foie et rate normaux. Les bassinets avaient une coloration noirâtre et la muqueuse donnait un peu de sang en la râclant. La vessie présentait un ou deux points, près du col, où il y avait du sang extravasé. La tumeur cervicale contenait une substance liquide rougeâtre, résultant probablement de sang extravasé et altéré.

HÉMATINURIE. — Dans un cas d'hématinurie paroxystique que j'ai eu dans mon service, il est survenu en même temps une attaque de goutte.

XI. — **Rapports de la goutte et de l'hémophilie.**

Différents auteurs de la première moitié du siècle ont affirmé l'existence de rapports entre la goutte et cette variété de la diathèse hémorragique. La plupart des auteurs modernes nient ces rapports ou bien y attachent peu d'importance. D'après Legg [1], la goutte vraie est très rare chez les hémophiliques, ce qui ce conçoit facilement en raison de la jeunesse des sujets.

L'existence de manifestations articulaires dans l'hémophilie a été sans doute une des raisons qui ont fait croire à un élément goutteux dans ces cas.

Cependant, il est incontestable que l'on peut trouver parmi les antécédents héréditaires de ces malades des cas de goutte vraie et de goutte incomplète.

En analysant les sept observations de Legg [2] je relève les faits suivants à l'appui de ce que je viens de dire :

Observation I. — Grand'mère maternelle graveleuse et calculeuse.

Observation II. — Un frère de trente-cinq ans a eu des tophus au niveau des pieds. — Père et mère goutteux.

Observation III. — Famille goutteuse, le père avait des tophus aux doigts.

L'affection présente un caractère d'hérédité très marqué et se

---

1. Legg, *Treatise on hæmophilia*, 1872.
2. *Ibid.*, *Pathological Transactions*, t. XXXIII et XXXVI et cinq observations dans l'ouvrage précédent.

transmet de la ligne féminine à la ligne masculine, car ce sont les hommes qui en sont surtout atteints. Les femmes le sont plus rarement et seulement à un faible degré; les articulations ne sont pas chez elles en général le siège d'épanchement, mais surtout de douleurs. Elles peuvent de même n'avoir simplement que des ménorrhagies comme seule manifestation de l'affection. Comme causes déterminantes des attaques d'hémorragie, dans ces cas, en dehors du traumatisme, nous trouvons les émotions excitantes ou déprimantes, les variations brusques de climat, l'exposition au froid et à l'humidité.

Les attaques sont précédés d'euphorie, comme cela arrive souvent dans l'épilepsie et dans la goutte.

Les attaques articulaires avec épanchement de sang dans les jointures s'accompagnent de fièvre qui peut atteindre 38° ou 39°. En 1829, Rieken, cité par Legg, a signalé l'hémophilie comme une variété de goutte anormale et déclare que :

1° La tendance aux hémorragies abondantes n'a été observée que chez les individus dont les parents ou les aïeux ont été goutteux;

2° Chez les membres de familles hémophiliques, qui ont échappé à la prédisposition hémorragique, on observe souvent des attaques de goutte;

3° Chez les hémophiliques mêmes, on voit presque toujours des attaques de goutte et parfois on constate une alternance de l'affection articulaire avec les hémorragies;

4° La goutte est une maladie qui a des rapports très étroits avec l'état du sang et des vaisseaux et qui paraît souvent être une cause directe d'hémorragie.

Legg s'est livré à une discusion étendue de chacune de ces propositions, mais je ne puis admettre son raisonnement. Je ne considère pas comme probable que dans tous les cas d'hémophilie on puisse trouver une influence héréditaire seule; mais l'existence d'antécédents goutteux me paraît un facteur trop important dans l'étiologie de la maladie pour le mettre complètement de côté. Mais il est bien difficile de s'assurer de la réalité d'antécédents goutteux chez les ascendants, surtout chez les malades qui forment la clientèle des hôpitaux. Il est bien possible que Rieken ait pris pour des types d'arthrites goutteuses des cas d'hémophilie aiguë avec douleur et tuméfaction des jointures. Quant à discuter la quatrième proposition, comme le fait Legg, en affirmant que, sur 50 cas de goutte bien franche, il n'en a pas trouvé plus de 3 qui avaient des hémorroïdes et qu'aucun d'eux n'avaient eu d'hémorragie, cela ne me paraît pas soutenable, car les goutteux francs n'ont que rarement les symptômes de goutte incomplète parmi lesquels rentrent les hémorroïdes et la tendance hémorragique. Je ne crois pas à l'association de la goutte franche avec l'hémophilie. Les hémorragies sont rares dans celle-là, mais rentrent assez dans le cadre de la diathèse goutteuse en général et sont plus marquées chez la femme.

Si l'on examine les caractères les plus saillants de la goutte et de l'hémophilie, on reconnaîtra qu'il y a une certaine relation entre ces deux états. Nous allons les faire ressortir dans l'énumération ci-dessous :

GOUTTE.	HÉMOPHILIE.
Hérédité très prononcée.	Hérédité très marquée et antécédents héréditaires goutteux fréquents.
Moins fréquente chez la femme.	Moins fréquente chez la femme.
Les femmes, moins sujettes à la goutte franche, donnent naissance à des fils goutteux.	Les femmes, moins sujettes à l'hémophilie, donnent naissance à des fils hémophiliques.
Attaques brusques, paroxystiques. Attaques précédées d'euphorie. Causes déterminantes traumatiques, climatiques, psychiques, diététiques.	Attaques brusques paroxystiques. Attaques précédées d'euphorie. Causes déterminantes traumatiques, climatiques, psychiques, diététiques.
Prédilection pour les articulations. Diathèse arthritique.	Prédilection pour les articulations, surtout les plus volumineuses ; quelquefois le gros orteil est atteint. Prédisposition arthritique.
Arthrite amenant la degénérescence du cartilage, avec dépôts spécifiques, ankylose, synostose.	Arthrite avec dégénérescence du cartilage, ankylose fibreuse.
Association de dermatoses chroniques.	Association de dermatoses chroniques.
Tendance hémorragique dans la goutte incomplète, comme cela se voit chez les descendants de goutteux.	Tendance hémorragique.
Tendance au retour des attaques avec symptômes viscéraux.	Alternance des épanchements articulaires avec des hémorragies comme l'épistaxis, l'hématurie.
Parfois association de l'épilepsie.	Parfois association d'épilepsie.

Comme contraste nous allons signaler les caractères suivants :

Goutte.	Hémophilie.
Éclate vers le milieu de la vie.	Éclate dans les deux premières années de la vie.
Dépend beaucoup d'écarts de régime.	Ne dépendra pas directement d'erreurs diététiques.
Les petites jointures sont plutôt affectées que les grosses.	Affecte plutôt les grandes articulations que les petites.
La fièvre est modérée dans les attaques aiguës.	Fièvre intense quand les articulations sont envahies.

Barlow m'a communiqué un cas très remarquable dans lequel un jeune homme avait eu de l'hémophilie avec épistaxis, hématurie, épanchement dans les jointures et avait eu ensuite des tophus uratiques dans les oreilles.

En examinant les caractères saillants de l'hémophilie, il est difficile de ne pas se convaincre des rapports qui existent entre elle et la goutte, en envisageant la question dans son sens le plus large. Dans une forte proportion des cas, on trouve des ancêtres goutteux. La tendance à la récidive est un des caractères marqués de l'hémophilie. Il semblerait donc que cette maladie est associée à certaines affections récidivantes.

Quand la tendance hémorragique est très marquée, aucun moyen préventif ne peut en empêcher les effets. Il en est de même pour la goutte. Il est donc difficile de maintenir l'état de santé dans un état d'équilibre stable ; la plus petite provocation suffit à faire éclater des manifestations pathologiques sous des formes diverses. Pour moi, l'hémophilie grave ne serait qu'un état de pléthore qui s'est graduellement accumulée et qui doit nécessairement à un moment donné trouver une issue.

Je suis donc de l'avis d'Hutchinson qui pense qu'on pourrait trouver une explication de cette maladie dans certaines particularités de structure vasculaire développées primitivement par la goutte, et qui se sont modifiées et spécialisées par transmission à travers plusieurs générations. S'il en était ainsi, il est facile de comprendre que les sujets atteints de ce nouveau trouble évolutif ne présentent pas souvent de symptômes de goutte franche. Nous devons donc considérer le type morbide en face duquel nous nous trouvons, et nous arriverons à distinguer une certaine prédilection pour certains tissus qui rappelle les localisations de la diathèse goutteuse. Il est assez fréquent de trouver des manifestations hémorragiques chez les descendants de goutteux; l'épistaxis, la ménorrhagie à des degrés marqués sont les plus fréquentes; à côté de cela les hémorragies rétiniennes et intra-crâniennes le sont moins.

Quant aux cas de tendance hémorragique sporadique, je les regarde avec Hutchinson [1] comme très nettement et très étroitement alliés aux formes graves d'hémophilie vraie L'étude des formes sporadiques de chaque maladie est toujours très intéressante et aide beaucoup à mieux saisir leur étiologie.

Il serait ridicule aujourd'hui de ne pas admettre les rapports de certains états morbides avec la diathèse goutteuse, envisagés sous leur jour le plus large, parce que l'on ne peut toucher du doigt un tophus ni démontrer qu'il y a de l'urate de soude dans le sang des individus malades. Ainsi que j'ai eu l'occasion de le faire remarquer plus haut, il y a dans la goutte un grand nombre de troubles pathologiques et de modifications de tissus, qui sont tout à fait en dehors de l'uricémie. Il est facile de concevoir que quelques-uns seulement de ces caractères de tissu puissent être transmis aux descendants avec des modifications, de sorte que de nouvelles phases évolutives de la maladie se manifestent chez les descendants éloignés de goutteux.

Comme pour la goutte, de même pour l'hémophilie, le système nerveux est atteint d'une façon marquée; ainsi les localisations articulaires et les caractères paroxystiques de la maladie sont, parmi d'autres symptômes, les indications de son influence spécifique.

Il ne manque pas d'observations où l'instabilité du système nerveux s'est manifestée, chez des hémophiliques, par de l'épilepsie.

XII. — Rapports de la goutte et du traumatisme.

Nous avons déjà vu que le traumatisme pouvait provoquer des attaques de goutte chez ceux qui y étaient prédisposés. Nous citerons dans cet ordre d'idées les chutes de cheval, les entorses, le shock moral et physique causé par des opérations même de petite chirurgie, l'enlèvement de tumeurs, l'extraction d'une dent, la ligature d'hémorroïdes, l'opération de la cataracte, et d'après Heberden les piqûres si irritantes de moustiques. La vaccination a produit le même effet chez un homme de cinquante ans. Paget a connu un malade qui eut une attaque aiguë après chacune des trois opérations qu'il avait subies. Le gros orteil étant le plus exposé est souvent le siège de la

---

1. Hutchinson, *Pedigree of Disease*, p. 25.

goutte consécutive à des traumatismes qui passent presque inaperçus au moment où ils s'exercent et, si c'est une première attaque, on croit souvent que la douleur articulaire est le fait du traumatisme seul. Des chaussures étroites peuvent produire le même effet. La partie où a porté le traumatisme peut ne pas être le siège de l'attaque, le processus goutteux se fixant sur un autre point, de préférence une articulation. Les parties qui sont le plus habituellement le siège de pressions sont le plus sujettes aux attaques, telles que l'éminence thénar, le poignet, les genoux et les pieds des cavaliers, la plante des pieds des peintres et de ceux qui travaillent sur des échelles.

Lorsque des parties ont été une fois le siège d'un traumatisme, elles peuvent devenir le siège électif de la goutte. Le frottement des courroies de l'étrier peut développer de la phlébite dans les veines saphènes et dans les branches de la poplitée externe, et le même phénomène peut se produire plus tard sans qu'il y ait eu de cause provocante.

Sir James Paget [1] fait remarquer que « rien ne peut montrer mieux que la goutte quel est exactement l'état de santé de chaque individu, dans quel état d'équilibre se trouvent chez lui la santé et la maladie. Une personne digne de foi m'a assuré que, se croyant en état de bonne santé, il se fractura l'avant-bras, et cinq minutes après il eut une attaque de goutte à la main. »

Des hémorragies graves, telles que l'hématémèse ou l'épistaxis (traumatismes internes), par suite du shock qu'elles déterminent, provoquent parfois des attaques de goutte. Un coup sur un point donné chez un goutteux a été suivi de la formation de tophus à cet endroit. On a incriminé les chaussures serrées comme ayant été la cause déterminante de la goutte du gros orteil chez nos ancêtres immédiats, mais celle-ci existait déjà à l'époque où l'on ne portait que des sandales.

Il est à noter que le même genre de vulnérabilité s'observe chez les individus sujets au rhumatisme. Le traumatisme d'une jointure peut déterminer une arthrite mono-articulaire, qui, d'une façon réflexe ou autre, deviendra polyarticulaire, témoignant ainsi dans les deux cas de l'existence de la diathèse arthritique.

Il semble donc que les individus prédisposés à la goutte ont souvent des tissus très vulnérables et que cette susceptibilité particulière n'existe que comme faisant partie de la nature spécifique de la mala-

---

1. Paget, *Clinical Lectures and Essays*, p. 354.

die, lorsqu'elle est implantée dans l'organisme. Le traumatisme originel semblerait diminuer la vitalité des tissus et le rendre particulièrement susceptible, en faire en un mot un *locus minoris resistentiæ*.

On sait très bien également que ces troubles trophiques sont des facteurs de premier ordre pour déterminer la localisation de néoplasmes et en particulier des tumeurs malignes.

On ne peut mettre en doute que toute diathèse n'exerce une influence sur la guérison des traumatismes et des blessures.

La goutte agit donc dans ce sens et retarde la guérison des traumatismes portant sur les articulations.

D'après Paget, quand chez un individu d'un âge moyen ou plus avancé, un traumatisme articulaire ne guérit pas dans le temps voulu, on peut soupçonner la goutte. Le processus de réparation d'une plaie ou d'une fracture peut être arrêté temporairement par une attaque de goutte dans le membre qui en est le siège; et, lorsque la goutte cède, la cicatrisation se fait ensuite d'une façon complète.

L'influence de la cachexie goutteuse sur le traumatisme n'a rien de particulier, elle est la même que pour tous les états cachectiques. Lorsqu'il existe de l'anémie, de la glycémie, de la cirrhose rénale, de l'athérome artériel, toutes causes d'affaiblissement du pouvoir vital, cela suffit à expliquer la lenteur de la cicatrisation des plaies, les hémorragies qui s'y produisent quelquefois et leur tendance aux inflammations septiques ou érysipélateuses.

La susceptibilité de la peau à l'égard de certains irritants, tels que l'arnica et l'iode, a été signalée chez les sujets prédisposés à la goutte et doit être prise en considération au point de vue de l'application de ces topiques.

L'influence du shock physique ou moral, en provoquant une attaque de goutte, témoigne autant de l'instabilité du système nerveux que des particularités de tissu des goutteux. Une conception purement humorale de la maladie ne suffirait pas à expliquer certains de ses caractères les plus marqués. Les effets du traumatisme ou d'une opération ont sur le système nerveux une double action, locale et centrale, et le résultat peut porter soit sur le tissu lésé, soit, d'une façon réflexe ou non, sur une partie éloignée.

XIII. — Goutte et ostéite déformante.

L'ostéite déformante s'observe, dans la majorité des cas, chez des goutteux, héréditaires ou non.

OBSERVATION (Barlow). — *Ostéite déformante avec symptômes goutteux et dépôts uratiques.*

X..., âgé de soixante ans, a eu un grand-père goutteux. Lui-même a eu plusieurs attaques de goutte au gros orteil. Lorsqu'il marche beaucoup il éprouve des douleurs dans les genoux et les pieds. Cependant il sent le besoin de faire de l'exercice, pendant plusieurs mois il monta en tricycle et sa santé générale s'en trouva très bien. Deux mois avant ma visite, il avait eu des douleurs aiguës du côté gauche le gênant beaucoup pour respirer. Il vint me consulter parce qu'il avait la respiration courte et une légère éruption.

C'est un homme d'une constitution très robuste. L'articulation du gros orteil gauche est un peu grosse, mais ne présente pas de sensibilité. Ostéite déformante aux deux jambes; la droite a une courbure générale externe et le tibia est un peu gros. Pas de sensibilité ni de nodosités. La courbure et la grosseur du tibia sont tout à fait différentes du rachitisme de vieille date.

La jambe gauche est aussi un peu incurvée en dehors, mais non épaissie. Les extrémités osseuses ne paraissent pas altérées; les mouvements des articulations sont libres.

Pas d'autre anomalie osseuse.

Eczéma chronique léger aux deux jambes et au sacrum.

Poumons. — Quelques râles à la base.

Cœur. — Bruits normaux. Artères brachiales non tortueuses.

Langue presque nette. Fausses dents.

Pas de tophus.

Urine très colorée. Pas d'albumine ni de sucre.

Huit mois plus tard je le revis et trouvai un peu de bouffissure sous les yeux. Il se plaignait de nouveau de sa bronchite, bien qu'il n'y eût que quelques râles.

Un an plus tard, 7 mars 1882, je le vis de nouveau. Il venait d'avoir une attaque de goutte intense pendant un mois. Les deux pieds avaient été atteints et plusieurs doigts. Il existait sur le dos du pied un peu d'œdème sans rougeur. La bronchite et l'eczéma avaient disparu. Le pouls était un peu intermittent. L'urine était claire, foncée, sans albumine. Pas de tophus.

5 avril 1888. Un peu d'eczéma au scrotum et au périnée.

Langue propre.

Urine, 1015; pas d'albumine.

Tophus au bord de l'helix gauche et sur le bord de la paupière inférieure droite.

XIV. — Influence de la diathèse goutteuse sur les maladies aiguës et fébriles

On sait peu de chose des modifications que la goutte fait subir aux maladies aiguës ou aux états fébriles spécifiques. Chez les jeunes gens, cette diathèse est difficilement reconnaissable et ne fait guère soupçonner sa présence. Par conséquent il est impossible de savoir si les enfants de goutteux présentent certaines particularités lorsqu'ils sont atteints d'exanthèmes ou de maladies aiguës.

Je suis tout à fait d'accord avec Murchison qui enseigne que les individus atteints de dyscrasie urique sont plus que tous autres exposés aux manifestations fébriles sous l'influence du froid et aux inflammations locales extraordinairement intenses. La diathèse goutteuse prédispose aux inflammations locales, soit par suite des particularités de tissus héréditaires, soit parce qu'il peut survenir de temps en temps des altérations du sang.

DIPHTÉRIE. — Il est certain que la tolérance que présentent les goutteux, à un âge un peu avancé, à l'égard des maladies aiguës dépend largement de l'état des tissus et de l'intégrité des reins. A ce point de vue, l'observation suivante de Pye-Smith est intéressante.

OBSERVATION. — Un homme âgé de quarante-cinq ans mourut d'éclampsie urémique et ses deux reins ne pesaient ensemble que 130 grammes. Étant à l'hôpital, il fut pris de diphtérie et guérit, bien qu'atteint de goutte et d'albuminurie.

FIÈVRE TYPHOÏDE. — En ce qui concerne la fièvre typhoïde, la diathèse goutteuse est, selon Murchison, une complication très grave. Il n'a jamais vu guérir un typhique goutteux. Le danger réside dans l'état pathologique des reins, qui empêche toujours la maladie de guérir, et ce fait serait peut-être à noter en ce qui regarde l'âge des malades qui meurent de fièvre typhoïde, car au-dessus de cinquante ans la mort est presque la règle.

PNEUMONIE. — La pneumonie chez les goutteux est assez souvent une manifestation goutteuse proprement dite et n'a pas une mortalité si grande qu'on serait tenté de le croire. Son début et sa disparition peuvent être assez brusques et elle peut être parfois tout à fait atténuée par l'éclosion d'autres manifestations goutteuses. La gravité de chaque cas est subordonnée à l'état des reins et des autres tissus ainsi qu'à l'âge du malade. Si, chez un goutteux atteint de pneumonie, il y a déjà de l'emphysème avec de la bronchite chronique, le pronostic en sera aussi grave que possible. Des poumons emphysémateux ne tolèrent que très difficilement une inflammation lobaire aiguë. Cependant les pneumonies *arthritiques* sont moins mortelles que les autres formes de l'affection.

ÉRYSIPÈLE. — Prout croyait que la diathèse goutteuse avait une influence fâcheuse sur l'érysipèle. Mais ses observations portent sur des cas de glycosurie goutteuse, survenus vers le milieu de la vie, où il y avait probablement un affaiblissement général. J'ai observé que les filles de goutteux étaient particulièrement prédisposées aux érysipèles. Scudamore[1] a fait la même remarque et croit que l'apparition de l'érysipèle remplace l'attaque qui devait arriver. Copland[2] mentionne la diathèse goutteuse parmi les causes prédisposantes de l'érysipèle. Pour celui-ci, comme pour la fièvre typhoïde, la gravité chez les goutteux est subordonnée à l'état de la nutrition générale et à l'intégrité du rein. Chez les individus affaiblis, le poison érysipélateux montrera toute sa malignité, et c'est dans ces conditions qu'on voit survenir la gangrène spontanée chez les sujets atteints de cachexie goutteuse, avec des artères en mauvais état, même quand la glycosurie ne domine pas la scène.

Il est très rare que des attaques de goutte éclatent en même temps que des maladies aiguës. Ainsi les exanthèmes surviennent surtout avant vingt ans, et il est peu probable qu'ils puissent dès lors se combiner ou s'associer à ces attaques.

Il existe parfois, à la suite des fièvres ou autres affections aiguës, une pierre de touche qui décèle la diathèse arthritique ou autre. Ainsi, à la suite de la fièvre typhoïde, on peut observer une arthrite subaiguë ainsi que de la thrombose veineuse. Dans des cas de ce genre j'ai pu quelquefois affirmer l'hérédité arthritique.

XV. — Influence de la diathèse goutteuse sur les affections douloureuses.

Il est incontestable que la goutte augmente souvent l'intensité des processus douloureux. Elle peut même leur faire revêtir un caractère paroxystique. Les goutteux ont souvent une sensibilité extrême et ressentent les douleurs à un degré plus marqué que les autres.

---

1. Scudamore, *loc. cit.*, p. 531.
2. Copland, *Dict. of medicine.*

Le caractère douloureux de la goutte est un de ceux qui dominent tout le tableau de cette maladie. Si la goutte n'était rien autre chose qu'un simple processus inflammatoire ou un état de gêne, de malaise sans douleurs, elle ne serait pas pour ses victimes une cause de trouble aussi marquée qu'elle l'est habituellement. Ainsi la plupart des manifestations goutteuses sont douloureuses, et certaines même le sont d'une façon excessive. Cela fait partie du caractère spécifique de la maladie. Une articulation atteinte de rhumatisme aigu n'est habituellement que peu douloureuse à moins qu'on ne la touche ou qu'on ne la remue; tandis que si elle est atteinte par la goutte, elle est excessivement douloureuse, même quand on ne la touche pas. Tous ceux qui ont souffert de goutte et de rhumatisme savent très bien faire la distinction entre les deux. J'ai eu un cas de ce genre, dans mon service, et le malade savait très bien me dire qu'à tel moment il était plus goutteux et qu'à tel autre il était plus rhumatisant.

La douleur de la goutte n'est pas proportionnée au degré apparent de l'arthrite. Ce fait, d'après moi, tend à montrer qu'il y a, chez les goutteux, un état d'éréthisme nerveux spécial. Tous supportent mal la douleur. Toute source d'irritation est accrue dans ses effets non par les manifestations de la maladie, mais bien par sa nature essentielle.

Tels sont goutteux qui ne le seraient pas s'ils ne possédaient, comme faisant partie d'une disposition nerveuse innée, une susceptibilité particulièrement intensive et une tendance aux manifestations nerveuses, qui éclatent brusquement.

Paget a rapporté l'observation d'un goutteux atteint d'un abcès qui présentait des caractères très douloureux, et il croit que certains cas de cancer s'accompagnent de douleurs particulières par suite de poussées inflammatoires survenant chez les individus prédisposés à la goutte.

On voit, chez les goutteux, les plus petites choses s'accompagner d'un état douloureux marqué. Sans parler des névralgies si vives des goutteux, je me bornerai à rappeler l'hyperesthésie spéciale des dermatoses goutteuses, les douleurs si fortes des furoncles, les douleurs profondes siégeant dans le talon, dans la plante des pieds, dans le coccyx, dans les muscles, dans la langue, dans les dents, dans le cartilage ensiforme, et les crampes incoercibles des mollets.

Ball a rapporté l'observation d'un goutteux qui n'a jamais eu une douleur, même transitoire, sans qu'un tophus se forme à cet endroit.

XVI. — Goutte et arthrite pyohémique.

La pyohémie peut survenir parfois chez les goutteux, comme chez les autres individus, et les phénomènes qui l'accompagnent peuvent être assez embarrassants. Dans certains cas, la pyohémie peut se développer insidieusement, en partant d'un foyer purulent très petit et latent, puis donner lieu à des inflammations articulaires qu'il n'est que trop facile de considérer comme rhumatismales ou goutteuses, chez les sujets prédisposés. Il peut y avoir une fièvre très grande, plus élevée même que dans toutes les formes de goutte franche; mais il peut y avoir aussi absence de frissons caractéristiques et d'écarts marqués de température. Lorsque ceux-ci se produisent, le diagnostic devient facile.

On voit se développer insidieusement de la cystite et des foyers de suppuration chez les goutteux chroniques et assez souvent chez les glycosuriques cachectiques.

A l'autopsie, on trouve parfois, dans ces cas, en même temps que du pus dans les articulations, les reins, etc..., d'anciennes lésions articulaires dues à la goutte, telles que l'érosion des cartilages et l'encroûtement uratique avec de l'ostéite. Dans les cas malins, l'intervention thérapeutique est très limitée, mais l'on doit au moins en faire le diagnostic.

Les différentes questions présentées dans ce chapitre sur l'influence de la goutte sur les diverses constitutions et les divers états diathésiques ont beaucoup attiré l'attention des médecins français; aussi, ont-ils cherché à classer la goutte en différentes variétés ou types. Les auteurs anglais, à l'exception de Laycock, n'ont pas accepté cette classification.

Quant à moi, j'ai hésité à adopter les idées de l'école française et je préfère traiter la question, très difficile, je l'avoue, d'une façon moins dogmatique.

Durand-Fardel donne une classification de la goutte dans laquelle il fait rentrer les individus à constitution sanguine, bilieuse, nerveuse et lymphatique. Lécorché décrit cinq types basés sur les localisations dominantes de la maladie, à savoir articulaires, néphrétiques, musculaires, nerveuses et gastro-hépatiques.

Au point de vue clinique, il peut être nécessaire de tenir compte des caractères dominants de la maladie dans un cas donné, mais dans tous, il y a une unité basique type. Le point important c'est de reconnaître d'une façon exacte l'élément vraiment goutteux dans un cas donné.

En pratique, il n'est pas toujours facile de ranger chaque cas dans une catégorie particulière et il peut arriver que plusieurs types pathologiques soient réunis chez le même malade.

Il ne faut pas oublier que, dans le cours de la maladie, la goutte peut traverser des phases nouvelles. Par suite de variations dans la transmission héréditaire, par son union avec d'autres états morbides, par les modifications que l'individu apporte à sa vie et à son régime, il est facile de concevoir que l'évolution de la maladie subit des changements qui en atténuent certains caractères considérés jusque-là comme classiques et qu'ainsi une forme nouvelle de goutte se présente à l'observateur. Paget a appelé l'attention sur cette vaste question et a signalé à propos de la goutte l'apparition de la phlébite comme pouvant apporter une variante dans la transmission de la diathèse.

On pourrait citer un exemple analogue pour les nodosités sous-cutanées qui autrefois passaient inaperçues et semblaient être de nouvelles manifestations de la diathèse arthritique.

En considérant les associations possibles et si diverses de la goutte, il ne faut pas oublier qu'elle peut se développer chez des individus en raison de l'hérédité arthritique à des degrés variables dont ils sont atteints, ou qu'elle peut apparaître chez des sujets qui ont d'autres diathèses. Nous trouvons donc toutes les variétés de goutte chez des personnes qui ne présentent aucun des caractères physiognomoniques de la maladie, connue chez les individus purement nerveux ou ceux qui sont sobres et ont une constitution délicate. Parmi ceux-ci nous citerons la goutte des pauvres et la goutte incomplète, cette dernière comprenant la goutte viscérale et celle qui a été si faussement appelée goutte nerveuse. La maladie peut n'être que légèrement indiquée chez un membre d'une famille goutteuse, chez une femme par exemple, tandis que le frère, plus robuste, aura une goutte plus franche.

Dans ces cas de goutte irrégulière ou incomplète, il existe une implantation ou une greffe de la maladie sur d'autres états diathésiques. Au point de vue du traitement, il est important de reconnaître ces associations de diathèses.

CHAPITRE X

L'existence de la diathèse goutteuse chez les ascendants d'individus présentant un certain nombre de troubles nerveux a frappé l'attention de tous les cliniciens. On pourrait en dire autant de la diathèse scrofuleuse. Il est très important de reconnaître la prédisposition spéciale que présentent les goutteux héréditaires pour l'instabilité du système nerveux.

J'ai déjà parlé des manifestations diverses des névroses et de leur tendance particulière à alterner dans des générations successives. C'est ainsi qu'on rencontre certaines formes de folie, l'épilepsie, l'asthme, l'angine de poitrine et les névroses cardiaques (vasculaires), la migraine, les névralgies, le vertige et tout ce qu'on comprend sous la dénomination d'hypochondrie et d'hystérie. Il est certain que les sujets atteints de ces états morbides ont des antécédents héréditaires arthritiques et, lorsqu'on sait les découvrir, on possède alors un élément de premier ordre au point de vue du traitement. Ce fait a une grande importance par rapport au rôle que joue le système nerveux dans les manifestations goutteuses en général. Syers [1] sur 500 cas de rhumatisme aigu, a trouvé des antécédents nerveux dans 16 p. 100 des cas.

J'ai déjà suffisamment insisté sur ce point de la pathogénie de la goutte et attiré l'attention sur l'instabilité du système nerveux chez les goutteux. Je vais maintenant passer en revue les divers troubles nerveux que je viens d'énumérer et chercher à suivre, dans leur

---

1. Syers, *Lancet*, 30 juin 1888.

manière d'être, les éléments divers qui indiquent l'existence de l'arthritisme. C'est ce que les auteurs envisagent habituellement sous la dénomination de goutte irrégulière.

Goutte et folie. — On a observé des accès de manie survenant lors de la cessation d'une attaque de goutte et cédant quand celle-ci reparaissait.

Rayner soutient l'opinion de Berthier qui tend à prouver que la goutte peut produire toutes les formes de folie. Il rapporte une observation à l'appui et Garrod en cite d'autres. Dans la goutte articulaire atonique, avec affaiblissement général, il a noté deux cas où il y avait eu des hallucinations de l'ouïe et de la vue très suspectes, qui disparurent après une attaque de goutte. Dans ces cas de goutte incomplètement développée, il cite des cas où des sujets, d'abord d'une imagination très exaltée, devenaient ensuite mélancoliques, puis tout disparaissait sous l'influence d'une attaque de goutte. Dans la goutte saturnine, il a trouvé du proptosis et une coloration foncée du teint, surtout dans les cas de mélancolie, et tous ces symptômes diminuaient à mesure que la santé s'améliorait. Il en conclut que :

1° La toxémie goutteuse prolongée, quand elle n'est pas très intense, produit habituellement des hallucinations sensorielles ou de la mélancolie ;

2° La toxémie intense et brusque donne lieu à la manie et à l'épilepsie ;

3° La toxémie intense et prolongée aboutit habituellement à la paralysie générale.

4° S'il y a une tendance à la dégénérescence vasculaire par suite de saturnisme, d'alcoolisme, etc., on observe alors les divers degrés de démence.

Crichton Browne croit que la folie ne survient que chez les goutteux qui sont héréditairement prédisposés à cet état ou à l'épilepsie. Il admet que bien des cas de *melancholia attonita*, chez les jeunes filles à faible circulation, sont en rapport avec la goutte héréditaire.

Goutte et mélancolie. — La goutte peut alterner avec des accès de mélancolie et celle-ci succéder à une attaque de goutte. L'excès d'acide urique dans le sang paraît en être le facteur déterminant. Haig [1] prétend qu'on peut trouver tous les degrés d'anomalie psychique depuis la simple dépression intellectuelle et le mauvais caractère

---

1. Haig., *Mental Depression and the Excretion of Uric acid.* — *Practitioner*, nov. 1888, p. 342.

jusqu'à la mélancolie, le suicide, etc..., formes de manie produites par la rétention de l'acide urique, et il fait remarquer que le régime végétarien si utile dans l'épilepsie et les céphalalgies l'est également dans certaines formes de folie.

Dans ces cas, il y a souvent une élévation de la tension artérielle, qui varie avec la quantité d'acide urique contenue dans le sang et qui est justiciable aussi d'un régime restreint et non azoté.

Savage [1] a appelé l'attention sur des cas de ce genre et a rapporté des observations où des attaques de goutte coïncidaient avec la disparition de la manie et de la dépression mentale.

Je connais des cas graves de tendance au suicide qui ont cédé, soit à une médication anti-goutteuse, soit à l'éclosion d'une attaque de goutte. Cela est très important à savoir tant pour le diagnostic que pour le traitement.

Goutte et épilepsie. — Certains cas d'épilepsie paraissent être en rapport avec la diathèse goutteuse. On a relaté des cas où les accès disparaissaient sous l'influence d'une attaque de goutte franche, et Garrod a trouvé une grande quantité d'acide urique dans le sang de ces malades. Il faut naturellement exclure de cette catégorie tous les cas de convulsions qui surviennent chez les sujets atteints de cachexie goutteuse, qui ont des reins granuleux et dont les attaques sont probablement de nature urémique. Les cas les plus remarquables sont ceux que l'on observe chez des jeunes sujets qui sont des nerveux héréditaires et qui présentent des modifications de la névrose dont ils ont hérité.

Haig a appelé l'attention sur cette catégorie et a présenté des arguments très concluants en faveur de cette opinion que certains épileptiques doivent leur maladie aux effets irritants de l'acide urique, qui est un excitant direct. Nous pouvons donc pour ces cas adopter une théorie neuro-humorale, car on ne peut naturellement pas admettre l'existence de l'épilepsie comme résultat de l'uricémie seule. Il doit toujours y avoir, ainsi que je le soutiens, dans chaque cas, un facteur nerveux, consistant en une tendance héréditaire à l'instabilité de certains centres nerveux. De cette façon, il est facile de comprendre que l'accumulation de l'acide urique dans l'organisme peut parfois déterminer et précipiter une attaque.

OBSERVATION. — *Goutte, épilepsie et traumatisme du dos.* — B. J..., âgé de quarante-six ans, entra dans mon service en juillet 1882. Première attaque de goutte à vingt-huit ans dans le pied. Il y a six mois, il fit une chute dans

1. Savage, *Insanity and allied Neuroses*, Londres, 1888.

les escaliers et se blessa le dos. Trois mois après, il eut un accès d'épilepsie.
Pas de syphilis. Pas de goutte depuis l'âge de trente-trois ans. Bruits du
cœur faibles. Articulations tarso-métatarsiennes volumineuses. Le 4 août,
attaque de goutte au gros orteil gauche. Pas d'albumine ni de sucre. Plusieurs accès d'épilepsie survinrent à différents intervalles pendant son
séjour à l'hôpital.

OBSERVATION. — *Épilepsie chez un goutteux.* — R. P., cinquante-deux ans,
fils d'un père très goutteux et autrefois intempérant, entra dans mon service
en janvier 1876. Première attaque de goutte au gros orteil à l'âge de trente
ans. Aucune depuis deux ans. A suivi un régime très sévère pendant près
de trois ans. Attaque de goutte récemment. Quatre attaques d'épilepsie,
ces trois dernières années, survenant une demi-heure après s'être couché,
et semblant être causées par des soucis ou des excès de travail. Urine
= 1005, pas d'albumine.

Van Swieten a également rapporté une observation de ce genre.

Parmi les causes prédisposantes de l'épilepsie, Copland [1] cite la
diathèse goutteuse. Haig a fourni un argument en faveur de cette
opinion en montrant que des fluctuations dans l'excrétion de l'acide
urique se produisaient dans certains cas d'épilepsie de même que
dans les cas de goutte et de céphalalgie causée par cet acide. L'utilité
du régime végétarien et les bons effets qu'on retire des alcalins associés aux bromures viennent également à l'appui de cette opinion.

Dans la plupart de ces cas, il y a des antécédents héréditaires de
goutte, et le fer qui est nuisible dans cette maladie en favorisant la
rétention de l'acide urique l'est également dans l'épilepsie.

Goutte et chorée. — Il n'existe pas de faits bien probants tendant
à montrer les rapports directs de la goutte et de la chorée. Cela est
assez remarquable, car les relations de cette maladie avec la diathèse
rhumatismale se démontrent facilement dans la majorité des cas. Le
siège de la chorée est sans aucun doute dans les centres nerveux
moteurs et le rhumatisme est une maladie qui atteint surtout les
tissus moteurs, en particulier les articulations et le cœur. Pour moi,
la chorée est une névrose motrice et je crois qu'une vulnérabilité ou
une susceptibilité analogue commune des grands centres nerveux peut
prédisposer, sous l'influence de certains excitants, à l'une ou à l'autre
ou aux deux à la fois des maladies connues sous le nom de chorée et
de rhumatisme [2].

OBSERVATION. — *Chorée, rhumatisme, goutte héréditaire.* — K. R..., dix-sept
ans, machiniste, a eu une première attaque de chorée pendant trois mois,

1. Copland, *Dictionary of medicine*, Londres, 1858.
2. Duckworth, *Discours sur la chorée.* — *British medical journal*, 3 janvier 1885.

deux ans avant la seconde qui est récente. Il a cinq frères : l'aîné a eu du
rhumatisme, mais n'a jamais été alité; un autre a eu du « rhumatisme »
dans les malléoles. Son père, âgé de cinquante-sept ans, a eu à quarante
et un ans, une attaque de goutte aux orteils, aux malléoles et aux genoux.
Il était un buveur sérieux.

OBSERVATION (Gee). — *Goutte-Hémichorée droite. Mort.* — J. A..., cinquante-
quatre ans, peintre, entra à l'hôpital le 7 novembre 1886. Il a cinq enfants.

Pas de symptômes saturnins. Goutte il y a sept ans. Il buvait beaucoup
de bière, mais peu d'alcool. Pas de syphilis. Le 2 novembre, mouvements
choréiques de la main droite cessant pendant le sommeil, puis ils gagnè-
rent la jambe et devinrent presque constants. Sensibilité normale. Pouls, 80,
régulier. Le réflexe rotulien normal.

10 novembre. — Insomnie et délire. Mouvements de la jambe presque
continus.

21 novembre. — Température, 40°,6. Pas de frissons. Mouvements continus. Langue sèche et brune. Pas d'albumine. Délire.

23 novembre. — Mort.

Autopsie. — Poumons emphysémateux. Cœur un peu gros, flasque, plaque
athéromateuse au milieu de la crosse de l'aorte. Les reins pesaient ensemble
320 grammes et présentaient un début de cirrhose. Pas de dépôts uratiques.
Foie et rate normaux. Cerveau : plaque hémorragique dans la capsule
interne gauche.

Goutte et asthme. — Les relations de la diathèse goutteuse et de
l'asthme sont très importantes. Certains cas d'asthme semblent tout
à fait en rapport avec l'hérédité goutteuse. La tendance paroxystique
appartient à la goutte et est sous la dépendance des caractères nerveux qui lui sont inhérents. La cessation d'attaque de goutte franche
est parfois suivie d'accès d'asthme qui eux-mêmes disparaissent si
des manifestations goutteuses éclatent ailleurs.

Des affections goutteuses de la peau peuvent alterner avec l'asthme.
Les accès peuvent éclater le matin de bonne heure tout comme les
attaques de goutte articulaire. La bronchite est commune dans la
goutte, mais peut être tout à fait indépendante de complication
asthmatique. Dans quelques cas, les deux sont très marquées. Parmi
les diverses métamorphoses des troubles nerveux, l'asthme figure en
première ligne et alterne avec l'épilepsie, les névralgies, la chorée, la
migraine et la folie. Il peut être directement héréditaire ou se montrer
comme transformation d'autres névroses héréditaires. La diathèse
goutteuse est un excellent terrain pour le développement de tous ces
états morbides.

En considérant l'asthme comme une dyspnée paroxystique due à
des troubles de l'innervation des tubes bronchiques, on devra dans
chaque cas en rechercher la cause spéciale. Une lésion pulmonaire

est insuffisante par elle-même pour expliquer son apparition. Les rapports de la goutte avec l'asthme ne paraissent pas dépendre simplement d'une altération du sang (cause humorale), mais aussi d'un état nerveux qui lui est associé. L'asthme des goutteux est donc de nature neuro-humorale, et dû à une irritation, soit centrale, soit locale. Les cas de ce genre peuvent survenir à tout âge. Dans la jeunesse, où il n'y a pas de symptômes goutteux apparents, c'est l'élément nerveux qui domine dans la plupart des cas. Chez les individus au delà de quarante ans, des symptômes goutteux peuvent se montrer, mais l'hérédité arthritique est également puissante dans les deux cas. Les deux sexes peuvent être atteints également ; mais, chez la femme, il est plus difficile de trouver la tare goutteuse que chez l'homme. Il semblerait cependant devoir être assez fréquent de voir l'évolution nerveuse de l'hérédité goutteuse transmise dans la ligne féminine avec plus d'intensité.

Chez les sujets âgés, il faut toujours se préoccuper des reins en raison de la fréquence de leur état granuleux dans la goutte.

On peut prendre l'asthme urémique pour une forme plus simple et moins grave de l'asthme goutteux alternant ; mais très souvent, dans ce cas, l'examen de l'urine montrera les progrès de la lésion rénale, en révélant l'existence de l'albumine et son augmentation possible sous l'influence congestive de la bronchite, de l'emphysème et de la distension du cœur droit.

On peut quelquefois, en clinique, distinguer l'asthme urémique des formes bronchique ou autres. Dans le premier, il n'y a pas de bruits respiratoires surajoutés, l'inspiration étant nette et souvent exagérée. Ce fait a conduit à cette opinion que l'obstacle respiratoire dans l'asthme urémique est dû plutôt au spasme des artérioles pulmonaires qu'à celui des petites bronches, la cause en étant peut-être attribuable à quelque poison urinaire agissant sur les vaisseaux sanguins [1].

ASTHME DES FOINS. CATARRHE ESTIVAL. — Noël Guéneau de Mussy [2] pensait que bien des cas d'asthme des foins étaient fréquents surtout chez les sujets appartenant à des familles goutteuses, et il regardait les lésions de la muqueuse des fosses nasales comme ayant des rapports avec les éruptions des goutteux. Il a publié dix observations à l'appui de cette opinion. J'ai moi-même constaté ces rapports.

1. Carter, *Lancet*, 25 août 1888, p. 359.
2. N. Guéneau de Mussy, *Gazette hebdomadaire*, 1872, p. 9.

**Goutte et angine de poitrine et névroses cardio-vascu-
laires.** — On a souvent avancé qu'il existait un rapport entre la
goutte et l'angine de poitrine, mais il y a peu d'observations à l'appui
de cette opinion. Deux caractères saillants des névroses appartiennent
à l'angine de poitrine, savoir la tendance paroxystique et la douleur
extrêmement vive.

Latham est assez sceptique en ce qui regarde les rapports directs de
la goutte et de l'angine *vraie* et n'a jamais observé d'alternance de
l'une avec l'autre. Il concevrait que cela puisse arriver dans les cas
« où l'angine a été une affection vraiment vitale, où le cœur a été le
siège de douleur et de spasmes, tout en conservant l'intégrité de son
tissu. Il n'y a rien d'impossible pour que dans ces conditions une
angine prenne naissance sur le même tronc que la goutte » [1].

L'angine de poitrine vraie avec issue fatale est heureusement une
affection rare. Elle affecte surtout le sexe masculin et les individus
appartenant aux rangs élevés de la société de cinquante à soixante ans.

On peut affirmer qu'il est très difficile de reconnaître les formes
graves d'angine de poitrine, en dehors des affections organiques du
cœur. Les attaques de pseudo-angine peuvent survenir sans maladie
de cœur manifeste et s'observer chez des individus jeunes. Cette fausse
angine doit être reliée cliniquement à la goutte et on peut en distinguer deux sortes : l'une, et c'est la plus importante, qui survient lorsque
le cœur est intact et qui est en rapport immédiat avec une attaque
articulaire récente ou imminente ; l'autre, la forme grave, qui est
associée à l'artérite, aux dégénérescences des parois du cœur, aux
lésions scléreuses des valvules surtout aortiques.

Garrod [2] a rapporté un cas où l'exposition au froid pendant la convalescence d'une attaque de goutte a déterminé plusieurs accès de
pseudo-angine et le pied est redevenu goutteux. Il n'y avait pas de
signe d'affection cardiaque. Il semble probable qu'il s'agissait là d'un
cas de métastase, rentrant dans les autres formes de goutte viscérale,
qui peuvent survenir dans des circonstances semblables.

Gairdner [3] à propos des rapports de l'angine et de la goutte, pense
que ce qu'on appelle la métastase de la goutte sur le cœur est le
résultat de lésions dégénératives graduelles, agissant plus ou moins
sur l'organisme, qui, si elles ne sont pas en rapport direct avec

---

1. Latham, *On the Diseases of the Heart*, 1846, t. II, p. 419.
2. Garrod, *loc. cit.* p. 440.
3. Gairdner, *article Angine de poitrine in Reynold's system of medicine*, t. IV,
p. 547.

l'attaque de goutte dans sa forme ordinaire, sont du moins étroitement alliées aux causes de la goutte et forment par conséquent partie de son tableau pathologique en tant qu'affection générale.

Lécorché s'exprime ainsi : « Pour nous, la maladie d'Heberden, chez les goutteux, est toujours due à une artérite des coronaires ».

Nous avons vu que le cœur et le système artériel étaient le siège de lésions graves dans le cours de la goutte chronique. Celles-ci sont précisément les mêmes qui, produites par d'autres états cachectiques, déterminent l'angine de poitrine. Il est donc impossible de ne pas conclure que les dégénérescences graves, quelle qu'en soit l'origine, ont des rapports directs avec les phénomènes de l'accès d'angine de poitrine.

Il a été publié de nombreuses observations qui démontrent que les lésions scléreuses de l'aorte et des coronaires envahissent et compriment les branches du plexus cardiaque. La lésion de ces artères peut être assez avancée pour amener la dégénérescence des parois du cœur, sans donner lieu à des signes physiques très marqués. Dans ces cas, il peut y avoir de l'angine sans que l'on soupçonne la lésion cardiaque, à moins que l'on ne soit amené à faire l'autopsie. C'est ainsi qu'on peut expliquer les cas d'angine mortelle dans lesquels on a supposé que le cœur était intact.

Il est peut-être plus difficile d'expliquer pourquoi l'angine ne se produit pas lorsque l'athérome artériel a déterminé le ramollissement et la dilatation des parois du cœur, car il est certain que bien des cas de ce genre surviennent et se terminent fatalement sans présenter aucun symptôme d'angine. Pour moi, cela tient à ce que, dans ces cas, l'élément nerveux nécessaire pour produire l'accès fait défaut.

On peut exprimer ainsi les rapports de la goutte et de l'angine de poitrine :

1° La pseudo-angine de poitrine peut survenir comme symptôme concomitant de la goutte chronique. C'est certainement la forme la plus commune de cardialgie qui se voit dans la goutte. Elle se traduit par une douleur angoissante avec palpitations, lipothymies, vertiges et respiration haletante. Il y a généralement en même temps des troubles gastriques, de l'indigestion et de la flatulence. Le malade a habituellement moins de cinquante ans et est du sexe masculin. Quand il s'agit d'angine vraie, elle survient à tout âge.

2° L'angine de poitrine vraie peut survenir dans les cas de goutte chronique ou de cachexie goutteuse lorsqu'il y a des dégénérescences artérielles étendues, de l'athérome de l'aorte et du ramollissement des parois du cœur en même temps que d'autres signes de déchéance des tissus. Ici l'état goutteux est le facteur qui prépare la voie à l'éclosion de l'angine; mais des dégénérescences analogues peuvent être produites par d'autres influences que la goutte.

Dans cette forme, le malade a généralement dépassé la cinquantaine. La douleur est atroce et produit une sensation de constriction violente, elle s'irradie au dos et souvent jusqu'au bout des doigts mais surtout du côté gauche et le long de la face interne du coude. Il n'y a pas de dyspnée. Le pouls est petit, tendu, irrégulier; il peut être lent. Le malade éprouve le sentiment d'un danger imminent. Il peut y avoir de la flatulence gastrique. L'accès est suivi d'une miction abondante.

Les angineux sont souvent des gens doués d'une grande activité intellectuelle, de même que les goutteux.

Des cas d'angine de poitrine ont été décrits comme de la goutte diaphragmatique.

Dans les cas de cardialgie pure ou pseudo-angine, le cœur ne présente pas des signes d'affection organique et l'on ne peut découvrir aucune lésion artérielle. Les malades sont en général trop jeunes pour être arrivés à ce degré pathologique et sont encore loin de la phase cachectique de la goutte. Les attaques peuvent être graves, bien marquées, et survenir à de longs intervalles. Elles sont fréquentes pendant la nuit. Quelquefois les malades présentent ces symptômes sans avoir eu aucune attaque de goutte franche, mais ils ont généralement des antécédents goutteux héréditaires très nets. Nous pouvons donc considérer avec Trousseau ces attaques comme des manifestations de la diathèse goutteuse.

Nous ne pouvons quitter ce sujet sans parler de l'élément nerveux qui y est inhérent. Dans chaque forme il peut bien y avoir des lésions importantes ou un état qui favorise l'attaque, mais le facteur spécial qui domine tout vient du système nerveux : c'est lui qui tient sous sa dépendance l'éclosion de l'attaque et l'intensité de la douleur. Il est impossible de négliger l'état spécifique des centres nerveux, dans les deux cas, l'instabilité et la tendance à suivre certains filets nerveux représentant probablement une perversion fonctionnelle.

On peut ainsi découvrir une relation causale (nerveuse) entre la diathèse goutteuse et la tendance aux attaques non seulement d'angine de poitrine, mais d'autres troubles nerveux douloureux.

L'influence des émotions comme facteurs déterminants et la tendance qu'ont les attaques d'éclater après le premier sommeil, le matin de bonne heure, appartiennent à d'autres névroses spasmodiques.

Goutte et goître exophthalmique. — On a observé cette dernière affection chez les individus issus de parents goutteux. Je n'en ai guère observé qu'un seul cas, chez une dame nerveuse et hystérique. Les symptômes de la maladie apparurent vers l'époque de la ménopause. Ils disparurent dans l'espace d'une année. Son père et plusieurs de ses frères avaient des manifestations goutteuses très nettes.

Goutte et tachycardie. — On sait que les palpitations cardiaques s'observent chez les individus prédisposés à l'arthritisme. Dans des cas

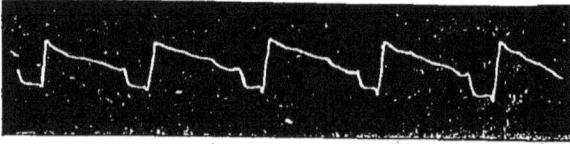

Fig. 17. — Sphygmogramme d'un cas de goutte chronique avec tophus, psoriasis et albuminurie légère, montrant l'augmentation de la tension artérielle.

d'arthrite rhumatismale chronique à marche progressive, on observe parfois de la tachycardie presque dès le début, le pouls étant tendu

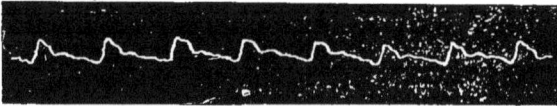

Fig. 18. — Sphygmogramme d'un cœur faible et sans souffle.

et arrivant à 90 pulsations ou davantage. J'ai vu un ou deux cas, chez des femmes, où il est resté d'une manière persistante à 150 et 200 [1]

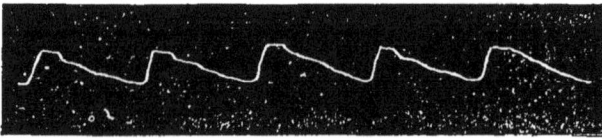

Fig. 19. — Augmentation de tension non perceptible au doigt.

par minute, mais je n'ai jamais rien vu de semblable dans la goutte. Dans les cas d'origine rhumatismale, il n'y a pas de signes d'affection cardiaque et pas de fièvre.

D'après Gerhardt [2], il y a deux formes de tachycardie, l'une permanente, l'autre transitoire. Il attribue la plupart des cas de la forme

1. Spender, *British medical journal*, 11 avril 1888, p. 781.
2. Volkmann, *Leçons cliniques*.

nerveuse à une paralysie du pneumogastrique; ceux qui ont un chiffre moyen de 200 pulsations à une excitation combinée du pneumogastrique et du sympathique. Au-dessus de ce chiffre, il les considère comme dus à cette dernière.

J'en ai noté un cas chez un glycosurique goutteux, âgé de cinquante-

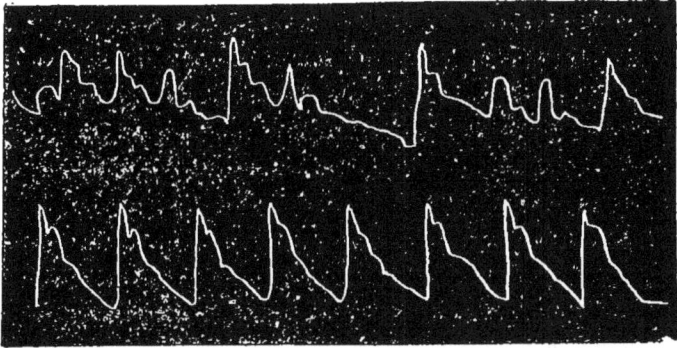

Fig. 20. — *a*, pouls irrégulier dans la goutte; — *b*, pouls régulier pendant une attaque de goutte.

deux ans, pendant la guérison d'une arthrite aiguë, la température n'étant que peu élevée et le pouls étant à plus de 130.

On trouve parfois, chez les goutteux, des pulsations anormales de l'aorte abdominale et d'autres artères volumineuses, en même temps que de la dyspepsie, de la tympanite, de l'oxalurie et de l'hypochondrie [1]. Je connais bien des cas de ce genre qu'on a pris pour des anévrysmes; mais, à l'autopsie, on ne trouvait aucune lésion. Bien que causant parfois de l'anxiété au malade, cela n'a pas d'autre importance et n'indique pas du tout qu'il y ait une affection organique du cœur.

Chez les individus âgés, qui ont de l'athérome, on peut trouver, avec l'arythmie, des signes d'affection valvulaire et de la dégénérescence graisseuse des parois du cœur. Dans ces cas, il peut y avoir une fausse intermittence.

Goutte et migraine et céphalalgie. — Il y a certainement peu de troubles morbides qui offrent dans leur étiologie un champ aussi vaste que les nombreuses variétés de céphalalgie. Il faut faire acte de grand jugement pour rapporter une de ses formes à sa source exacte. Ainsi des goutteux peuvent avoir de la céphalalgie, sans que pour cela elle soit de nature goutteuse.

1. Décrit pour la première fois par M. Baillie, *Medical transactions*, 1813, t. IV.

Les anciens auteurs ont décrit des symptômes cérébraux de goutte comprenant des cas de céphalalgie que l'on considérerait aujourd'hui comme de l'urémie. Ceux-ci sont souvent sous la dépendance de la néphrite chronique, qui elle-même est la conséquence de la goutte. Des antécédents antérieurs de goutte semblaient autrefois justifier l'opinion que, dans ces cas, la maladie est tombée directement ou par métastase sur le cerveau ou les méninges.

L'examen de l'urine, du cœur, des artères, du pouls et de la rétine empêcherait aujourd'hui de commettre une pareille erreur de diagnostic. Les individus qui ont de la céphalalgie goutteuse indiscutable ou, comme l'on dit parfois, de la céphalalgie urique, ne présentent aucun signe de dégénérescence dans les tissus énumérés plus haut. Cette céphalalgie peut débuter de dix à vingt ans. Elle n'a pas de siège de prédilection et peut être, soit générale, soit localisée en un point. La douleur peut varier d'intensité depuis un simple malaise jusqu'au degré le plus vif. Dans les cas graves, la surface du crâne peut être chaude et sensible, au point que le simple arrachement d'un cheveu est douloureux. La douleur peut présenter des rémittences pendant un accès et devenir ensuite plus vive au bout d'un certain temps, revêtant ainsi un caractère paroxystique, qui a fait croire parfois à une origine paludéenne. La céphalalgie, après avoir duré quelques jours, peut céder tout d'un coup à une attaque de goutte franche ou lui succéder.

Lauder Brunton se déclare incapable de distinguer une céphalalgie goutteuse de celle qui est due à de la pléthore ou à une indigestion et ne soupçonne l'élément goutteux que chez les individus qui ont des antécédents de ce genre.

Haig a appelé l'attention sur cette forme de céphalalgie et montré que l'on peut la produire artificiellement chez les individus prédisposés par des écarts de régime ou directement par des agents qui augmentent l'excrétion de l'acide urique. Cela prouverait pour lui qu'il y a de l'uricémie, car s'il n'y avait pas excès d'acide urique dans le sang ou dans l'économie, l'administration des alcalins qui lui permet de provoquer la céphalalgie, dans ces cas, échouerait complètement.

On peut, en pratique, distinguer la céphalalgie goutteuse de la migraine. Celle-ci peut survenir dans sa forme classique, c'est-à-dire être unilatérale et se terminer par des nausées ou des vomissements. Il est probable que, selon les tendances personnelles ou le degré d'hérédité de la goutte, il surviendra une migraine vraie ou une céphalalgie à forme générale.

La migraine reconnaît d'autres causes que la goutte, mais elle est peut-être plus fréquente chez ceux qui sont goutteux héréditaires. Elle peut survenir au lieu de la goutte régulière, mais le plus souvent elle n'apparaît que chez ceux qui n'ont jamais cette forme de goutte. De cette façon elle constitue une des transformations de la névrose goutteuse ou bien peut être regardée comme une forme de goutte incomplète. Les céphalalgies violentes, qui répondent à la migraine, et qui peuvent persister pendant plusieurs jours, dominent chez ceux qui sont déjà sujets à la goutte franche ou qui sont sur le point d'en être atteints. Elles n'apparaissent pas d'une façon aussi brusque que la migraine, ni à une période de la vie aussi précoce, et ne reviennent pas périodiquement comme elle. Celle-ci est de beaucoup la plus commune, mais bien des individus en présentent des variétés qui s'écartent du type classique. La forme de migraine la plus régulière a les allures d'une névrose paroxystique et la plupart des goutteux héréditaires en sont atteints. Ceux qui sont prédisposés à la goutte peuvent avoir des accès incomplets qui ne sont que la réponse à une provocation plus forte qu'il n'est nécessaire pour détruire l'équilibre nerveux chez ceux qui sont victimes des formes plus intenses. Dans ce dernier cas, il arrive souvent qu'aucune espèce de mesure de prudence ne puisse prévenir l'accès, tandis que dans les formes moins violentes on peut y arriver de même qu'on peut en atténuer l'intensité.

Comme pour les autres troubles nerveux, la maladie a toujours une tendance à se développer jusqu'à un certain point avant que l'accès n'éclate. Dans le cas de manifestations goutteuses, ce développement est attribué à la rétention de l'acide urique et c'est une opinion que l'on peut considérer comme assez exacte. J'ai déjà essayé de montrer que cette conception humorale n'explique pas tous les phénomènes et que, dans chaque cas, il faut tenir compte du facteur nerveux.

Les causes qui provoquent la migraine ont souvent leur point de départ dans le système nerveux : ainsi l'épuisement, le surmenage physique et intellectuel, l'exposition à une lumière vive, des couleurs voyantes, des odeurs fortes, un mauvais air, le bruit, l'anxiété, la crainte, etc., sont des causes au moins aussi puissantes pour déterminer une attaque que peuvent l'être des écarts de régime.

Je suis de l'avis de ceux qui regardent la migraine comme un orage nerveux produit par une ou plusieurs des causes que je viens d'énumérer.

Les caractères d'une attaque bien nette sont très connus. Le début a lieu habituellement le matin de bonne heure, le malade se réveille avec une sensation de malaise dans la tête. Souvent cela est précédé d'une sensation de bien-être, la tête étant très libre et toutes les fonctions s'accomplissant normalement. L'appétit peut même avoir été particulièrement bon. L'accès continue pendant le jour en augmentant d'intensité avec une sensation de frissonnement, de froid aux pieds et de malaise général. La douleur s'accompagne d'une sensation de battements qui traverse le globe oculaire ; les conjonctives sont injectées et peuvent être un peu ictériques ; les pupilles sont assez petites. L'exercice augmente la douleur ; les efforts pour monter les escaliers augmentent surtout la sensation de battements. Il peut y avoir des nausées et l'appétit être à peine affecté. Il peut y avoir ou non de la teichopsie. Les malades observent instinctivement le repos le plus absolu dans une chambre sombre assez chaude. Le décubitus augmente souvent la douleur, tandis que la pression continue sur les carotides la diminue. Le pouls est rare, petit, tendu, et habituellement les migraineux ont une pression artérielle élevée, qui l'est encore davantage pendant les accès. D'après ce que j'ai observé, la douleur de tête est plutôt générale que locale, plus vive en certains points, tels que ceux qui sont animés par les nerfs grand occipital et sus-orbitaire. Il y a de fréquentes envies d'uriner, et l'urine est pâle et peu dense. La douleur peut aller en s'exaspérant jusqu'au soir où alors elle cesse à moins que l'accès ne dure plusieurs jours.

Souvent l'accès se termine par des vomissements. Les garde-robes sont plus pâles que d'habitude, au moment de l'attaque.

Au delà de quarante-cinq ans les accès tendent à diminuer de fréquence et d'intensité ; cependant ils peuvent persister jusqu'à soixante ans. Dans les cas où la maladie est bien implantée, les accès peuvent revenir toutes les trois semaines et il est rare qu'il se passe un mois sans qu'on les voie apparaître. Ils s'accompagnent plus ou moins de prostration et de dépression morale, et il faut une force de volonté énorme pour arriver à vaquer à ses occupations habituelles.

Nous venons de décrire la forme de migraine la plus accentuée. Mais il existe beaucoup de degrés dans l'intensité des accès, même chez le même malade ; cependant l'affection est toujours reconnaissable même dans sa forme la plus atténuée.

Les moyens les plus propres à calmer l'accès et à en prévenir le retour jettent de la lumière sur sa nature, surtout lorsqu'il est sous la dépendance manifeste de la diathèse goutteuse.

Goutte et névralgies. — Certaines formes de névralgies dépendent manifestement de la diathèse goutteuse. Paroxystiques et périodiques comme pour les autres formes, elles ne présentent rien de particulier au point de vue de l'état douloureux des nerfs dû à la goutte. Le diagnostic repose sur les symptômes ordinaires de la diathèse. Toutes les fois que le symptôme douleur est une manifestation de la goutte, elle existe toujours à un degré très intense. Tous les troncs nerveux peuvent être affectés, et c'est peut-être une caractéristique de la diathèse goutteuse de voir apparaître des névralgies dans des endroits qui en sont habituellement exempts.

L'exposition aux courants d'air humide et froid, surtout aux vents de nord-est, lorsqu'on a très chaud ; l'épuisement dû à une cause quelconque, les insomnies, une excitation anormale et prolongée, en sont les facteurs déterminants les plus fréquents.

Les névralgies goutteuses se montrent très rebelles au traitement, même à celui que l'on dirige contre la cause elle-même, surtout chez les individus qui ont passé la quarantaine et dont les tissus présentent des signes de déchéance.

Les nerfs le plus souvent affectés sont le sus-orbitaire, l'occipital, surtout le grand occipital, les diverses branches du plexus brachial, les nerfs intercostaux, le sciatique.

Dans certains cas de névralgies, dites goutteuses, on serait bien plus dans le vrai en portant le diagnostic de névrites. Je soupçonne fort qu'il en soit ainsi surtout dans la plupart des cas de sciatique rebelle et intense. Il se fait alors des lésions inflammatoires dans la gaine du nerf conduisant à la sclérose.

Il est parfois assez difficile de déterminer exactement si les douleurs éprouvées par le malade siègent dans la zone du nerf ou sont dues à la rétention urique et à la localisation du processus goutteux dans les espaces lymphatiques ou dans les aponévroses musculaires. Elles peuvent être très vives et fugaces. La tendance paroxystique manque, ainsi que le caractère d'engourdissement qui est le propre des névralgies vraies qui durent depuis quelque temps. Il serait difficile, pour un observateur un peu attentif, de prendre les douleurs fulgurantes du tabes pour des névralgies ordinaires.

Les causes qui provoquent généralement les névralgies suffisent à le faire aussi dans la goutte. Elles peuvent être en apparence insignifiantes et telles que, certainement, elles n'arriveraient pas à produire leur effet si le malade n'était, pour ainsi dire, *à point*, c'est-à-dire mûr pour les manifestations goutteuses.

Il n'est pas sans intérêt de noter incidemment que les névralgies sont parfois associées à certaines formes de diabète. J'ai relaté plus haut certains cas de glycosurie goutteuse où il existait des rachialgies intenses, apparemment de nature névralgique ; mais je n'ai pas eu l'occasion d'observer des névralgies ordinaires chez ces malades. On a signalé l'existence de névralgies bilatérales dans le diabète.

Goutte et zona. — Le zona et les autres variétés d'herpès avec les névralgies qui les accompagnent s'observent chez les goutteux et peuvent être très intenses et incoercibles. J'ai observé un zona qui revêtait ce caractère, en même temps qu'une goutte très rebelle au gros orteil et au pied, qui a duré plusieurs semaines..

Musson m'a signalé la fréquence du zona, surtout de celui de la face, chez les goutteux.

Les névralgies du grand occipital et du plexus brachial, qui affectent surtout les hommes, vers la quarantaine, sont les plus douloureuses et les plus opiniâtres.

On peut souvent reconnaître une névralgie goutteuse parce qu'elle est plus douloureuse, plus soudaine que les autres et plus rapidement déterminée par des écarts de régime. Lorsqu'elle siège dans certaines parties, elle est alors un indice de goutte, par exemple dans le talon, dans l'oreille externe, dans la langue, dans le palais, dans les doigts, dans la poitrine. Il existe aussi un certain nombre de phénomènes douloureux et de dysesthésies qui tourmentent les goutteux, tels que des engourdissements, des sensations de « piqûres d'aiguille » dans les doigts et les orteils, de doigts « morts » qui demeurent froids et blancs, puis sont le siège de rougeur et de chaleur.

Les individus prédisposés à la goutte éprouvent parfois de brusques élancements douloureux qui ne durent que quelques secondes, quelques minutes ou quelques heures, sans cause apparente. La douleur est quelquefois très vive et serait intolérable si elle persistait. Les pieds, les orteils, les jambes sont habituellement le siège de ces douleurs fugaces. Quelquefois l'oreille est affectée d'une douleur brusque qui ne dure que quelques heures. Graves croyait qu'il se faisait une congestion brusque dans les parties ainsi atteintes, mais il est probable qu'il y a simplement une stase locale de l'urate acide de soude.

Anstie [1] a noté six régions dans lesquelles des douleurs goutteuses ou dues à de la goutte latente peuvent simuler des névralgies. Il ne croit pas qu'il existe un rapport causal bien étroit entre la goutte et

1. Anstie, *Neuralgia and its counterfeits*, 1871, p. 270.

les névralgies. Il signale les douleurs suivantes : 1° douleurs dans les
yeux ; 2° douleurs plus vagues dans le crâne; 3° douleurs dans l'estomac simulant la gastralgie; 4° douleurs dans la poitrine simulant
l'angine de poitrine ; 5° douleurs de la face dorsale du pied simulant
des névralgies du nerf tibial antérieur; 6° douleurs diffuses autour de
la hanche et de la face postérieure de la cuisse, simulant la sciatique.
Si les douleurs que nous venons d'énumérer ne sont pas de nature
névralgique, elles ne peuvent être dues qu'à des attaques localisées
de goutte incomplète, qui ne seraient pas très difficiles à reconnaître.

Goutte et vertiges. — Le vertige rentre dans les symptômes de
la goutte irrégulière. Lorsqu'on fait le diagnostic, il faut avoir soin
d'exclure toutes les causes qui ne sont pas en rapport avec la diathèse goutteuse. C'est ainsi qu'on ne devra pas confondre avec cette
affection le vertige oculaire, labyrinthique et épileptique.

Une brusque attaque de goutte peut faire disparaître entièrement
la tendance au vertige de longue durée. L'action de prendre une
posture droite peut déterminer le vertige. Ce symptôme se présenta
deux ans chez un homme cité par Trousseau, d'après Van Swieten,
et disparut complètement sous l'influence d'une première attaque de
goutte. A une certaine période de sa vie, John Hunter en a souffert;
cela durait dix jours pendant lesquels il était obligé de rester couché.

Chez les sujets prédisposés, le vertige peut être produit par des
aliments irritants, et certains cas de vertiges, dits gastriques, en sont
des exemples indubitables. Murchison [1] rapporte le cas d'un homme
qui avait la goutte depuis longtemps et chaque fois qu'il prenait une
tasse de thé ou un verre de champagne, il avait du vertige et était
obligé de se tenir pour ne pas tomber. Il n'y avait pas perte de connaissance et au bout de quelques minutes tout était terminé. Le même
auteur relate d'autres cas où il y avait du vertige et de l'obnubilation
de la vue associés à de l'uricémie, mais non avec de la goutte.
Moxon a observé un goutteux chez qui le vertige était si marqué qu'il
était obligé de marcher « à quatre pattes ».

Une simple obnubilation de la vue peut constituer une petite
attaque de cette sorte de vertige. Cela arrive chez les goutteux, tout
d'un coup, en lisant, en écrivant ou dans la rue. Trousseau cite un
cas où il semblait au malade que ses yeux étaient couverts de flocons
de neige. Les attaques de vertige durent peu et peuvent revenir
plusieurs fois pendant un jour ou deux. Dans tous les cas, elles sont
généralement associées à des symptômes concomitants de la goutte.

1. Murchison, *Maladies du foie.*

Goutte, hypochondrie et hystérie. — Les rapports de l'hypochondrie et de la diathèse goutteuse sont le plus nettement établis lorsque celle-là est atténuée ou disparaît sous l'influence d'une attaque d'arthrite uratique.

Sydenham a signalé l'état mental particulier qui est parfois associé à la goutte.

L'hypochondrie est rare chez les arthritiques sanguins où la circulation est active et les fonctions intellectuelles en éveil. On l'observera plutôt chez les individus maigres, à teint pâle, bronzé, chez qui la circulation est faible et l'énergie nerveuse moins active. Il y a souvent, chez ces malades, un certain degré d'insuffisance hépatique ; la digestion est faible et de petits écarts de régime se font immédiatement sentir. L'oxalurie est aussi assez fréquente. Il existe de l'hérédité goutteuse, mais les manifestations sont souvent incomplètes.

On sait très bien que les goutteux ont facilement de la dépression morale sans cause. Ils sont toujours tristes, parfois lugubres et ont des « idées noires ». Pour eux, l'horizon est toujours sombre et ils voient tout sous le jour le plus fâcheux.

J'ai appris à considérer cet état plutôt comme une phase de goutte incomplète que comme une manifestation alternant avec des attaques de goutte articulaire franche et comme un signe de goutte héréditaire. Lécorché fait observer que l'hypochondrie de la goutte n'atteint pas seulement l'imagination, mais qu'elle a pour base des douleurs qui ne sont que trop réelles. Les divers symptômes de moindre importance de la goutte incomplète en prennent de suite une très grande. Les attaques de goutte régulière ne soulagent cet état qu'assez rarement et d'une manière imparfaite. Gairdner a rapporté plusieurs observations d'hypochondrie dans la goutte et a remarqué que les malades étaient de gros mangeurs et que leur goutte avait un caractère atone. Il en a constaté tous les degrés depuis la simple sollicitude du sujet pour sa santé jusqu'au désespoir le plus profond. D'accord avec d'autres auteurs. il signale l'existence de l'hypochondrie et de l'hystérie chez les femmes, surtout à l'époque de la ménopause.

J'ai parlé plus haut d'une dame arthritique héréditaire chez qui se développèrent temporairement des symptômes de goître exophthalmique et qui fut toute sa vie très hystérique. Elle avait une tendance d'esprit très sombre et généralement tournée vers le désespoir.

L'hystérie ou la neuromimèse dans toutes ses variétés est certainement très fréquente chez les femmes issues de parents goutteux.

Copland attribue cela à un défaut d'énergie constitutionnelle légué par les parents et à une plus grande susceptibilité du système nerveux. J'ai recherché chez toutes mes malades l'existence de ces troubles nerveux et je puis affirmer qu'il y a une relation incontestable entre ceux-ci et la goutte. Les manifestations peuvent apparaître peu après la puberté, avant ou après la ménopause. Les filles de pères goutteux forment la majorité de ces cas. Garrod a vu des cas où des symptômes articulaires alternaient très nettement avec de la sensibilité spinale. Laycock insistait sur ce fait que la diathèse arthritique prédisposait les femmes aux formes anomales d'hystérie.

Dans ces cas, il y a généralement un état languissant de la circulation et une grande délicatesse du système nerveux. Le genre de vie a peu d'importance, car on voit ces cas survenir chez des pauvres.

Les écarts de régime et une mauvaise éducation tant de l'esprit que du corps jouent certainement un grand rôle dans la production de l'hystérie; mais il y a toujours un vice inhérent et un défaut de force nerveuse.

L'existence de l'hystérie chez les arthritiques héréditaires paraît être une preuve de plus de l'implication du système nerveux dans les diverses manifestations de la goutte.

Dans les cas d'arthralgie chez les hystériques (arthropathie hystérique), il est fort possible que la localisation de la maladie soit une preuve d'arthritisme héréditaire.

La plupart des malades ont un type asthénique quand bien même ils ont un faux air de vigueur.

Goutte dans les membres paralysés. — On a prétendu que les membres paralysés étaient toujours indemnes de goutte; mais, avec d'autres auteurs, je m'élève contre cette assertion.

Landré Beauvais [1] a rapporté une observation très remarquable d'attaque de goutte dans un membre paralysé.

J'ai eu, dans mon service, un homme qui entra avec une hémiplégie gauche récente; il avait en outre de la sclérose artérielle et des reins granuleux. Il fut pris dans les poignets de goutte aiguë qui suivit sa marche ordinaire.

Lécorché a rapporté l'observation d'un homme, âgé de trente-neuf ans, goutteux héréditaire, qui eût une hémiplégie droite, à la suite d'une chute de cheval survenue à l'âge de dix-huit ans. A seize ans, il avait eu un rhumatisme aigu, et, quatre ans plus tard, la syphilis. Il fut

---

1. Landré Beauvais, Thèse de Paris, 1800.

pris de goutte dans le gros orteil du côté paralysé et, un mois après, dans celui de l'autre côté ; il eut quatre attaques du côté droit. Lors d'une de ces attaques, il se fit une métastase vers les intestins, puis les douleurs disparurent quand le pied fut pris à nouveau.

OBSERVATION. — *Goutte dans des membres paralysés.* — Un homme âgé de cinquante ans, opticien, entra à l'hôpital le 22 février 1881 avec une hémiplégie gauche très marquée.

Antécédents. — Insolation pendant trois semaines il y a cinq ans. Il y a deux ans, attaque (épileptique?). Bouffissure des yeux il y a un ou deux mois. Il a eu deux attaques de goutte.

Pas d'antécédents de paralysie ni de goutte dans sa famille.

La paralysie siégeait du côté gauche ; elle était plus marquée aux extrémités supérieures qu'aux inférieures. Le bras était enflé et douloureux, et toute tentative pour le mouvoir lui causait de la douleur. Bien que les mouvements de la jambe fussent difficiles, ils pouvaient cependant s'exécuter volontairement, mais la station debout était impossible. La sensibilité, bien que diminuée, était conservée. Les réflexes rotuliens et cutanés étaient normaux.

Le côté gauche de la face était paralysé à l'exception des muscles orbiculaire et occipito-frontal. Un peu d'albumine.

24 février. — La main et le poignet droits gonflent et deviennent douloureux, la main gauche également.

4 mars. — Amélioration. Le gonflement des poignets a presque disparu.

10 mars. — Plus de douleurs ni de gonflement dans la main.

24 mars. — Légère attaque de goutte au gros orteil gauche qui céda le lendemain au colchique.

Il est bien possible que la goutte puisse avoir été soupçonnée dans les cas de paralysie où une arthrite est survenue dans le cours d'une affection cérébrale, constituant ce que Charcot[1] appelle l'*arthropathie des hémiplégiques.* Scott Alison[2] a appelé l'attention sur ces cas.

Charcot rapporte l'observation d'une femme âgée de quarante-neuf ans, qui fut prise tout d'un coup d'hémiplégie. Quelques jours après, de la douleur, de la chaleur et du gonflement apparurent dans le poignet, puis dans le genou et le pied du membre paralysé. A l'autopsie, on trouva un ramollissement cérébral. Les bassinets contenaient de nombreux calculs d'acide urique.

Un autre malade, un peintre âgé de cinquante-quatre ans, qui était atteint de goutte saturnine, devint tout d'un coup hémiplégique. Peu après, le poignet, la main et le pied du côté paralysé furent atteints par la goutte. On constata une hémorragie cérébrale à l'autopsie.

1. Charcot, *Leçons sur les maladies du système nerveux*, Paris, 1877, t. I, p. 114.
2. Alison, *Lancet*, 16 janvier 1846.

Dans tous ces cas, il est difficile de mettre en doute la nature goutteuse de l'arthrite. Charcot a soin de faire observer que ces cas étaient
exceptionnels et très différents de ceux où il y eut de l'arthrite sans
tare rhumatismale ou goutteuse.

Bourneville [1] a rapporté l'observation suivante : Une femme âgée
de cinquante-quatre ans avait eu, cinq ans auparavant, une hémiplégie
droite avec aphasie, due probablement à une hémorragie cérébrale.
Puis survint une seconde attaque d'apoplexie qui fut mortelle. A
l'autopsie, on trouva une vaste hémorragie récente qui, du cerveau,
s'étendait dans les ventricules. Dans le genou et le gros orteil du côté
droit paralysé, on trouva des incrustations uratiques, tandis qu'il
n'y en avait aucune de l'autre côté. Les reins semblaient normaux, à
l'exception de quelques stries uratiques dans les tubuli. Dans le
genou, la synovie était sanguinolente et il y avait des exostoses à
bords renversés. Bourneville pensait que ces dépôts avaient été déterminés par l'état paralytique des membres.

J'admets tout à fait l'existence des arthropathies chez les hémiplégiques et je crois que la théorie de leur production peut s'appliquer
aux cas où l'arthrite goutteuse survient dans les membres paralysés.
L'élément nerveux appartenant à la goutte est ici souvent, sinon toujours, le facteur déterminant de la localisation. Il y a évidemment des
exceptions, mais elles ne renversent en rien la règle générale.

Observation (Wilks) [2]. — *Paralysie guérie chez un goutteux.* — Un homme
âgé de cinquante-deux ans, était goutteux. Il n'avait jamais eu la syphilis. Un
mois avant son entrée à l'hôpital, il avait eu la goutte dans les pieds, et,
au bout de deux semaines, il était paralysé des jambes et de la vessie. A
son entrée à l'hôpital, il ne pouvait faire aucun mouvement. Il y avait une
anesthésie partielle qui remontait jusqu'à l'ombilic et des réflexes très marqués. Il avait des sensations de constriction en ceinture, et des engourdissements dans les bras et les mains. Puis la fièvre se déclara, il eut des
frissons, du hoquet, la langue rouge, il se forma une eschare. On soup-
çonna une néphrite suppurée par propagation de la vessie aux reins. Il fut
très mal pendant quelques jours, puis les symptômes s'atténuèrent; il put
remuer un peu les jambes. La guérison fut ensuite rapide, et au bout de
deux mois il quittait l'hôpital.

Goutte et idiosyncrasies. — Un des caractères les plus remarquables qui s'attachent à la tendance goutteuse est celui des idiosyncrasies. C'est là un des côtés de la question qui demanderait une étude

1. Bourneville, *Études cliniques et thermométriques sur les maladies du système nerveux*, Paris, 1872, p. 58.
2. Wilks, *Diseases of the nervous system*, 1887, p. 229.

approfondie, mais que nous ne pouvons qu'effleurer ici. J'en dis quelques mots ici parce que je crois qu'en ce qui regarde les idiosyncrasies, le système nerveux joue un grand rôle. Il y a toujours évidemment des facteurs individuels, personnels, chacun étant une loi pour lui-même.

Ces goutteux présentent une idiosyncrasie très marquée de leurs tissus à l'égard de certains liquides alcooliques qui ne peuvent subir les transformations intimes nécessaires.

Les particularités individuelles que présentent les goutteux relativement aux odeurs, aux aliments, à l'air, à l'eau, aux médicaments, aux climats et autres circumfusa sont tout à fait remarquables. Au point de vue du traitement, il est très important de noter celles qui se manifestent. Je crois qu'aucune diathèse ne possède autant d'idiosyncrasies que la goutte.

Beaucoup de particularités diététiques se rencontrent chez les goutteux ou leurs descendants. Elles peuvent se manifester à un âge précoce ou à un moment quelconque de la vie; elles peuvent durer quelque temps puis disparaître complètement. Nous devons donc noter une certaine périodicité comme s'attachant aux idiosyncrasies. On la retrouve du reste aussi dans certains troubles goutteux qui, à un moment donné, sont l'apanage de la jeunesse, puis disparaissent pour se transformer ensuite en une tendance ou une idiosyncrasie. Nous citerons comme exemples la tendance au mal de gorge, aux troubles hépatiques, à la répugnance pour certains aliments animaux dans l'enfance et l'âge adulte, à la migraine à l'âge adulte qui disparaît vers le milieu de la vie, à la furonculose, à la glycosurie qui peuvent se montrer à un âge plus avancé.

Les faits relatifs aux idiosyncrasies goutteuses jettent une lumière très vive sur l'élément nerveux qui représente un facteur si important de toute la maladie.

On peut dire qu'il n'existe aucun moyen de combattre une idiosyncrasie.

Tant qu'elle existe, il faut la traiter comme le facteur dominant et la considérer comme une forme spéciale de l'impressionnabilité nerveuse, faisant partie de la diathèse goutteuse neuro-trophique.

CHAPITRE XI

GOUTTE. — *Histoire de la maladie. Prédispositions de famille. Héré-dité. Modifications par transmission. Association avec d'autres maladies, telles que rhumatismes, strume, cancer, syphilis, etc.*

Initiales du malade.

Age.... Résidence.

Profession et celle des parents (surtout au point de vue des excès alcooliques et du saturnisme).

Régime alimentaire sévère ou non. Depuis quand?

Boissons alcooliques, leur quantité, leur nature.

Teint : rougeur ou pâleur.

Tète : son volume.

Système cutané. — Teint moitié rouge, moitié pâle. Cheveux, leur couleur; date du grisonnement ou de la calvitie. Tête volumineuse. Artères temporales tortueuses. Peau épaisse, lisse, très lisse. Oreilles, dureté des tophus, état du méat, surdité. Ongles, stries longitudi-nales, lisses, cassants. Nez épais à son extrémité. Eczéma, ulcères eczémateux douloureux la nuit. Urticaire. Lichen. Herpès. Psoriasis. Prurit, anal, vulvaire.

Yeux. — Yeux, arc sénile, œdème de la conjonctive, œdème suborbitaire. État de l'iris, iritis ancienne, adhérences. Cataracte. Modifications de la rétine, hémorragies flammiformes sur la pupille, glaucome. Ecchymoses conjonctivales. Épisclérite. Sclérotite.

Système articulaire. — Souplesse généralement dans le cou, la colonne vertébrale, les membres et les extrémités. Craquements sous l'influence de mouvements, par exemple dans la colonne vertébrale. État des articulations phalangiennes et métacarpo-phalangiennes au point de vue des nodosités, des altérations dans l'axe. Épanchements liquides ou tophacés, augmentation de volume de l'os, œdème, ankylose. Nodosités d'Heberden dans la goutte vraie. Flexion ou non des doigts vers la face palmaire. Articulation du gros orteil fléchie en dehors ou non, son augmentation de volume, ses craquements. Etat des bourses séreuses au point de vue de leur épaississement, des épanchements tophacés. Kystes transparents au voisinage des articulations. Ankyloses vraies ou fausses. Périostite. Rétractions de l'aponévrose palmaire. Nodosités.

Système lymphatique. — En noter l'état dans les cas où il n'y a pas de tare scrofuleuse. Leucémie splénique et lymphatique.

Système circulatoire. — Cœur, lieu où bat la pointe, signes d'hypertrophie. Bruits, normaux, dédoublés, bruits aortiques, leurs caractères. Lésions valvulaires. Pouls, sa qualité, son rythme ; état des tuniques artérielles ; tension du sang. Angine de poitrine. Veines, varices, phlébite. Palpitations cardiaques, dans les artères abdominales et thyroïdienne. Sphygmogrammes. Hémophilie. Goître exophthalmique.

Système respiratoire. — Tendance aux maux de gorge dans l'enfance. Amygdalites unilatérales. Laryngite catarrhale et bronchite. Emphysème. Pneumonie et nature des crachats. Pleurésie sèche. Hémoptysie. Épistaxis dans l'enfance et plus tard. Asthme spasmodique. Phtisie, antécédents de famille. Association de la goutte et de la phtisie.

Système digestif. — Dents régulières, massives, petites, émail normal, leur couleur, usure du bord, cariées ou non ; dents saines déviées en dehors ; résorption alvéolaire, sensibilité, rétraction des gencives, liséré bleu, tartre. Langue, son état ; parfois sécheresse anormale ; douleurs profondes, psoriasis, névralgie. Isthme du gosier, très rouge, granulations. Luette, longue, luisante. Parotidite. Salive, excès de sulfocyanure de potassium. Pharynx, état de la muqueuse. Œsophagisme. Digestion gastrique, acidité. Digestion intestinale, flatulence, effet des différentes boissons, vins ou bière, cardialgie. Idiosyncrasies alimentaires. Gastralgie. Foie normal, sensible à la palpation, coliques hépatiques, calculs biliaires. Entérite, coliques. Attaques bilieuses, plénitude hypochondriaque, douleur à la pointe de l'omoplate. Adipose de l'épiploon et des parois abdominales. Excréments, leur couleur et leurs caractères. Diarrhée. Tendance hémorrhoïdale.

Système génito-urinaire. — Douleur rénale, la distinguer des douleurs lombaires. Calculs, gravelle. Urine, ses caractères, sa quantité, etc.., avant l'attaque de goutte, pendant et dans les intervalles, couleur, réaction, densité, dépôts, cylindres, albumine, glucose, urates, oxalates, urée, acide urique et pus. Mictions nocturnes, leur nombre, cystite, vessie irritable. Hématuries. Prostatite avec rétention d'urine, rétrécissements. Priapisme. Urèthre, thrombose des corps caverneux, herpès ou eczéma du gland, excès vénériens à l'âge adulte. Varicocèle. Orchite. Blennorrhagie. Ménorrhagies. Aménorrhée. Hémorragies supplémentaires.

Système nerveux. — Tempérament, disposition à la gaîté ou à la mélancolie. Tendance hypochondriaque. Hystérie. Caractère. Énergie. Sensibilité à la douleur. Facultés intellectuelles. Antécédents nerveux des parents ou du malade (folie, épilepsie, migraine, névralgies, angine de poitrine, asthme spasmodique). Sommeil, grincement des dents en dormant. Somnambulisme. Crampes dans les mollets ou ailleurs. Douleurs fugaces dans les articulations, etc.... Douleurs du talon, du tendon d'Achille, du cartilage xyphoïde. Sensations de brûlure dans la paume de la main, dans la plante des pieds, dans les cuisses. Douleur et chatouillement dans le palais. Lumbago. Sciatique. Sensation de piqûres d'aiguille. Engourdissements, doigts morts, vertiges. Névralgie du grand occipital et de la cinquième paire. Névrites. Paresthésies. Convulsions.

Symptômes nerveux prémonitoires de l'attaque.

Antécédents de famille. — Goutte. Ostéo-arthrite. Rhumatisme fébrile ou tout autre état des articulations. Goutte tophacée. Diabète. Habitudes diététiques des ancêtres. Age d'apparition de la goutte. Si les parents jeunes en ont été atteints de bonne heure et d'une manière intense. Histoire médicale des ancêtres aussi complète que possible.

Chez la femme. — Santé pendant la ménopause. Premières manifestations goutteuses, si articulaires, où? .

Goutte chronique. — Tendance à la polyarthrite simulant le rhumatisme généralisé. Modifications des attaques. Alternance avec les attaques nerveuses. Manifestations substitutives. Glycosurie.

Attaques viscérales. — Gastriques. Hépatiques. Entériques. Pulmonaires. Vésicales. Encéphaliques.

Influences climatiques. — Saisons. Influence spéciale du froid, des vents d'est, de l'humidité, des montagnes, de l'air de la mer. Vie à la ville et à la campagne.

Influences diététiques. Végétarianisme. Régime de poisson. Régime de viande.

Occupations. — Profession. Habitudes actives ou sédentaires. Vie en plein air.

CHAPITRE XII

I. — Signes prémonitoires de la goutte.

Les symptômes précurseurs de la goutte sthénique, dans les premières
attaques, sont peu nombreux et peu marqués. Plus tard, dans les
attaques subséquentes, ils sont plus prononcés et le malade en a mieux
conscience. Le premier avertissement vient des systèmes digestif et
circulatoire. On note généralement un certain degré de dyspepsie,
accompagné d'une sensation de plénitude à l'épigastre et dans la
région hépatique. De la gastralgie, des éructations aigres et de la
flatulence : tels sont les symptômes dyspeptiques principaux. Il peut
y avoir de la céphalalgie. L'urine peut être chargée d'urates. L'action
irrégulière du cœur se manifeste par des palpitations, qui se font
sentir jusque dans la tête, surtout à la suite d'efforts. Le pouls peut
être ferme ou tendu. Il y a parfois de l'expiration prolongée. Il peut
y avoir des hémorrhoïdes. Du côté du système nerveux, on trouve
de la dépression morale, des névralgies, de la migraine, des bâil-
lements, de la somnolence, des douleurs profondes dans différentes
parties, parfois violentes et de peu de durée. On peut les ressentir dans
les membres, dans les pieds ou dans les articulations des doigts.
La douleur du calcanéum et de l'aponévrose plantaire est caractéristique de la goutte, de même que le prurit général.

Des douleurs lombaires, de l'odontalgie siégeant dans des dents
saines, des douleurs aiguës dans les amygdales, ainsi que dans plusieurs autres endroits peuvent de même être des signes précurseurs
d'attaque. On peut observer une certaine coloration jaune sale de la

face et une teinte ictérique des conjonctives. Scudamore a noté du ptyalisme. Il y a souvent de la constipation et les selles sont décolorées. Quand il survient des douleurs articulaires, les symptômes dyspeptiques peuvent disparaître. On a souvent remarqué que, la veille d'une attaque, l'appétit était particulièrement bon et qu'on éprouvait une sensation de bien-être ou d'euphorie, ce qui est souvent un mauvais signe dans bien des maladies. En général, il y a avant l'attaque diminution du volume d'urine ; cependant parfois l'attaque est précédée d'une urination abondante. J'ai observé ce fait et Scudamore croyait que cela n'arrivait que chez des personnes d'un tempérament nerveux, qui avaient été très affaiblies par la goutte. Je suis tout à fait de cet avis. Graves en a rapporté deux observations dans des cas de goutte héréditaire.

On a noté quelquefois, comme précurseur de la goutte, une ophthalmie intense affectant la sclérotique et la conjonctive.

La congestion est assez limitée et s'observe surtout près de l'insertion des muscles de l'orbite. Les nuits peuvent être troublées par divers symptômes dyspeptiques et le sommeil n'est pas réparateur.

Le matin l'on n'a pas d'appétit et les écarts de régime se reconnaissent très vite ; on est mal en train, mal disposé à vaquer à ses occupations habituelles. Comme symptômes psychiques, on note une irritabilité particulière, peu d'énergie, les efforts intellectuels sont difficiles, laborieux ou impossibles.

Ainsi qu'on peut s'y attendre, ces symptômes varient lorsqu'une attaque éclate par suite d'une cause quelconque ou par un concours particulier de circonstances. En général, tous disparaissent avec le début d'une attaque articulaire. Quant aux causes déterminantes, elles sont bien connues. Ce sont des travaux intellectuels prolongés. des efforts exagérés, des soucis, les tracas des affaires, la vie confinée, la suppression d'un exercice habituel, la répétition fréquente de repas copieux ; une seule de ces causes peut suffire, mais il y a en général réunion de plusieurs d'entre elles.

II. — Des causes déterminantes des attaques de goutte.

Nous avons fait plus haut allusion à plusieurs conditions qui paraissent déterminer les attaques de goutte articulaire.

Le traumatisme et les shocks physiques et moraux, les hémorragies et divers autres troubles morbides sont reconnus comme étant des facteurs déterminants. Plusieurs d'entre eux produisent évidemment des modifications du système nerveux et sont de nature à détruire l'équilibre des processus de nutrition générale.

Les attaques graves d'influenza ont été signalées assez souvent comme étant suivies d'attaques de goutte. Parmi les diverses prédispositions de ceux qui sont atteints de goutte incomplète nous signalerons une tendance aux attaques catarrhales qu'on appelle généralement « mauvais rhume » et qui se manifestent par du coryza avec pharyngite, laissant le malade affaibli et déprimé pendant plusieurs semaines.

Des purgations énergiques sont une, cause déterminante, surtout lorsque la goutte est bien établie. Il en est de même des excès vénériens, des changements dans des habitudes prises relativement à l'exercice et au régime, que ce soit en excès ou, au contraire, en privation. L'exposition au froid avec suppression de la transpiration est souvent une cause efficiente.

Les écarts de régime peuvent provoquer une attaque avec une soudaineté étonnante. Un simple verre de champagne peut en produire une en quelques minutes.

Dans ces cas, toutes les conditions nécessaires pour l'éclosion d'une attaque existent et sont pour ainsi dire « à point ». Il a suffi d'introduire dans la circulation une substance qui en réduisît suffisamment l'alcalinité pour mettre, pour ainsi dire « le feu à la maison ». L'équilibre de santé est donc, dans ces cas, très facilement détruit et, lorsque cette instabilité existe, des causes, autres que des écarts de régime, peuvent agir comme déterminantes telles que des shocks, de fortes émotions et en général tout ce qui peut produire de fortes impressions.

L'hydrothérapie est souvent une cause d'attaque aiguë. C'est un fait bien connu dans les diverses stations hydrominérales. Des changements d'habitudes, de régime, joints à l'influence spéciale des bains et de l'eau minérale prise à l'intérieur, ont suffi à produire des attaques et celles-ci sont souvent très salutaires, en ce sens qu'elles épurent l'économie et lui assurent une immunité plus longue pour de futures attaques.

L'inflammation, telle qu'on l'entend habituellement, ne forme pas partie essentielle de la pathologie de la goutte, pas plus du reste que la douleur. On voit des attaques de goutte incontestable survenir dans une articulation, sans aucun des symptômes classiques du paroxysme aigu. Il peut y avoir une douleur intense, mais ni chaleur, ni rougeur ou modification apparente dans la partie affectée, et la douleur peut arriver sans prévenir. J'ai cité plus haut un cas où une goutte « calme » monta graduellement et arriva à produire des déformations graves avec dépôts uratiques et où il n'y avait ni douleur ni goutte manifeste dans les parties.

Des travaux intellectuels prolongés peuvent précipiter une attaque. Comme le disait Sydenham : *Quoties enim ad hæc studia me recipiebam, toties et podagra recurrebat.* La saignée et les hémorragies doivent également être comptées parmi les causes déterminantes.

III. — Goutte aiguë.

La forme articulaire ou podagre constitue le type classique de la goutte.

Lorsqu'elle se manifeste d'une façon typique, ses caractères et ses symptômes se reconnaissent facilement, et ne peuvent être confondus avec autre chose.

Cependant, pour une première attaque, le malade est souvent sceptique au sujet du diagnostic. Cela peut être la première atteinte morbide de sa vie d'adulte. Il est très fier de sa constitution robuste et veut se persuader qu'il est encore trop jeune pour être victime d'une maladie qu'il considère comme l'apanage d'un âge plus avancé et la juste punition d'un régime trop copieux et trop riche.

Il s'imagine avoir une entorse ou un traumatisme quelconque ou simplement une douleur « rhumatismale ». Une seconde attaque entraîne habituellement sa conviction et il se résigne à son sort.

Si l'on observe attentivement quelques caractères d'un cas bien tranché on évitera des erreurs de diagnostic, car on peut affirmer qu'aucune autre maladie n'affecte une articulation comme le fait la goutte. D'autres formes d'arthrites peuvent atteindre le goutteux et l'on se trouvera ainsi en présence d'une certaine difficulté, mais la règle générale subsiste quand même : une arthrite monoarticulaire aiguë, qui arrive tout d'un coup, est, dans la majorité des cas, une manifestation incontestable de goutte.

Les caractères principaux d'une attaque régulière de goutte sont surtout relatifs à son mode de début, à l'intensité spécifique de la douleur et à l'endroit qui est le plus souvent le siège d'une première attaque.

Aucune description, si détaillée qu'elle soit, ne peut comprendre tous les symptômes qu'on peut observer dans une attaque de goutte. Chez chaque individu il y a toujours un élément personnel, et la manière dont il souffre dépend d'un ou plusieurs facteurs, qui tiennent à sa constitution, à ses prédispositions héréditaires, à son âge et à diverses autres circonstances. Les symptômes sont très modifiés par l'état spécial du système nerveux, surtout au point de vue de la sensibilité et de la réaction de chaque personne. Les attaques classiques, décrites par Sydenham, ne sont nullement la règle, même quand il s'agit de la première pas plus que pour les cas qui peuvent être appelés sthéniques. Les attaques nocturnes sont beaucoup plus rares qu'on ne se l'imaginerait, si l'on s'en rapportait aux descriptions des traités classiques. La soudaineté du début n'existe pas non plus dans les cas qui deviennent très aigus au bout de quelques heures. Une attaque classique de *podagre*, survenant de bonne heure chez un individu prédisposé, est souvent caractérisée par sa soudaineté, l'intensité des douleurs qui sont une véritable torture et par son siège dans l'articulation du gros orteil.

La majorité des médecins est d'accord sur ce point que, dans la plupart des cas, les quatre symptômes classiques de l'inflammation existent et qu'on trouve de la tuméfaction, de la rougeur, de la chaleur et de la douleur. A cette définition concise, nous ajouterons que l'attaque se déclare souvent dans les premières heures du jour.

On a contesté qu'il y ait toujours un degré notable d'inflammation et j'admets très bien qu'on ait fait cette objection. Mais il est incontestable que dans la majorité des cas de goutte régulière et localisée, il existe de l'inflammation comme faisant partie intégrante du processus.

Lorsqu'une attaque de goutte aiguë, régulière, sthénique, va éclater chez un malade jeune, qui peut avoir eu auparavant des symptômes précurseurs, tels que des crampes dans les mollets, généralement celui-ci se met au lit sans éprouver de troubles particuliers et même il peut ressentir une sensation de bien-être spéciale. Puis, aux premières heures du jour, il est réveillé par une douleur violente, siégeant habituellement dans le gros orteil, accompagnée parfois d'un léger frisson. Elle va en augmentant jusqu'à ce qu'elle soit tout à fait angoissante. Il existe une sensation de tension vasculaire extrême, parfois avec des battements artériels. Il est impossible de trouver une position convenable pour le pied. Les plus légères vibrations augmentent la douleur, à tel point que le malade ressent même les mouvements qu'on imprime aux draps de son lit ou les trépidations produites sur le sol par une personne marchant dans la chambre. La douleur est atroce et tout à fait particulière aux premiers processus de l'arthrite goutteuse. Il n'y a rien de semblable dans aucune autre affection articulaire. Au bout de quelques heures, il y a un peu de soulagement, qui se fait tantôt graduellement, tantôt tout d'un coup; la transpiration s'établit et le sommeil arrive. Le lendemain, l'articulation atteinte est gonflée, rouge sombre, tendue, luisante et très sensible au toucher. La douleur peut persister avec plus ou moins d'intensité pendant toute la journée et s'accroît de nouveau, le soir. Les veines dorsales du pied sont en état de turgescence. Le pouls est rapide, 80 à 100, et la température peut s'élever de 38° à 39°, rarement plus haut. J'ai quelquefois trouvé 39°,5 et Garrod une fois 40°.

La température de l'articulation enflammée, bien que paraissant excessivement chaude à la main, peut être au-dessous de la normale. Je l'ai trouvée à 36°, tandis que, dans la bouche, elle était de 37°,5 et que celle de l'articulation correspondante saine était de 36°,3. Dans un autre cas, avec une température de 40° dans la bouche, je n'ai trouvé que 35°,6 au niveau de l'articulation. On peut prendre cette température en enveloppant la jointure de coton et en y insinuant un thermomètre qu'on laisse en place pendant vingt minutes.

Les symptômes que nous venons de décrire peuvent se représenter pendant plusieurs jours. Peu à peu les téguments sus-jacents s'œdématient de plus en plus jusqu'au quatrième ou cinquième jour, où l'œdème est alors à son maximum et laisse l'empreinte du doigt. Il peut y avoir des ecchymoses. La rougeur disparaît graduellement avec la turgescence veineuse. Lorsque l'œdème survient, la douleur commence à s'atténuer. Quelquefois les mollets sont le siège de crampes très fortes. La langue est généralement chargée, sale, jaunâtre, l'haleine est forte, la soif intense, l'aversion pour les aliments est complète et il peut exister un goût d'amertume dans la bouche. Il peut y avoir du hoquet et des éructations, mais pas de vomissements. La constipation est habituelle, sinon les garde-robes sont ou décolorées ou très foncées et infectes. L'urine présente les caractères ordinaires de l'urine fébrile : rose foncée, concentrée, déposant des urates rouges et des cristaux d'acide urique. Il peut y avoir une trace d'albumine qui dure pendant tout le temps de l'attaque. Puis l'épiderme de la jointure se fendille et s'exfolie, ce qui détermine des démangeaisons très vives. Lorsqu'il s'agit d'une petite articulation, on ne peut y découvrir d'épanchement; mais dans le cas où c'est le genou ou le cou-de-pied, qui est atteint, ce signe est très manifeste.

Une fois l'arthrite disparue, le malade reprend rapidement son état de santé habituelle et même se sent pendant un certain temps, mieux qu'auparavant. Pendant quelques jours, la jointure reste un peu faible et raide, puis la guérison est complète. La durée totale d'une attaque est généralement de huit à dix jours.

J'ai déjà fait remarquer, à propos du mode de début de la goutte, que cette particularité lui est imprimée par le caractère nerveux de la maladie, qui présente aussi d'autres troubles nerveux à explosion brusque.

L'intensité de la douleur est spécifique et ne se rencontre dans aucune autre forme d'arthrite. Scudamore notait que la sensation de battements était plus marquée quand c'était le gros orteil qui était atteint, que la sensation de pesanteur et d'impuissance du membre l'était davantage quand le tarse était le siège de l'attaque et que dans le cas où le coude ou bien le carpe était affecté, c'était la sensation de raideur qui dominait. D'une façon générale, on peut affirmer que la goutte des extrémités inférieures est bien plus insupportable que celle des extrémités supérieures, et un malade, qui avait l'expérience de la chose, déclarait à Scudamore que les deux parties les plus douloureuses étaient les ligaments du jarret et le ligament rotulien; et je le croirais volontiers, car il est très difficile de les maintenir immobiles. La goutte de la nuque est aussi très douloureuse. Sydenham notait avec raison la tendance constante de la douleur à s'augmenter la nuit et à s'apaiser le matin.

La localisation spéciale au gros orteil, surtout dans les premières attaques de goutte, a depuis longtemps attiré l'attention et a été très discutée. L'explication, qui me paraît le plus satisfaisante, c'est que cette articulation est plus exposée que toute autre à la compression, aux traumatismes de toute nature, ce qui fait qu'il y a toujours une tendance à ce que l'intégrité de ses tissus soit compromise. De plus c'est elle qui supporte tout le poids du corps. Chez les individus bien portants, comme je l'ai constaté souvent à l'hôpital, il est très fréquent d'y trouver des érosions des cartilages d'encroûtement surtout au centre de la dépression articulaire de la première phalange. Cette partie se trouve donc prédisposée à l'infiltration uratique et aux dépôts comme formant un *locus minoris resistentiæ*. A côté du gros orteil, vient le genou comme étant le plus exposé aux érosions et par conséquent aux attaques d'arthrites uratiques.

J'ai déjà dit qu'on ne devait pas trop s'en prendre aux chaussures étroites; car, de tout temps, la goutte a témoigné une prédilection marquée pour le gros orteil. Cependant je reconnais que des chaussures défectueuses peuvent très bien endommager les tissus de l'articulation.

Il faut bien savoir que les attaques de goutte articulaire aiguë ne sont pas toujours violentes ou paroxystiques même pour la première fois. Elles peuvent survenir graduellement, mais elles finissent toujours par devenir classiques. Que l'attaque prenne un caractère ou l'autre, cela dépend probablement de la dose de goutte qui existe à un moment donné ainsi que du degré de prédisposition de l'individu et de la nature des causes qui ont déterminé l'attaque.

Un grand nombre d'attaques débutent dans la journée et cela arrive le plus souvent ainsi lorsque la maladie est bien établie.

Après une première attaque régulière il peut s'écouler un certain temps avant la seconde, cela dépend beaucoup du degré de l'hérédité, du traitement et de la force de caractère que déploie l'individu pour changer son genre de vie.

On trouve des individus qui n'ont eu qu'une ou deux attaques dans toute leur vie. Cependant il est plus fréquent, une fois que la diathèse goutteuse est déclarée, de voir survenir de nouvelles attaques qui tendent à revenir non seulement dans les articulations déjà atteintes auparavant, mais à en envahir d'autres, d'une façon centripète, gagnant le tarse, le cou-de-pied, les genoux, les mains et les coudes. La hanche et l'épaule présentent une immunité singulière, sans cependant qu'elles soient absolument exemptes d'arthrite uratique, présentant aussi un contraste remarquable avec la marche du rhumatisme chronique. Dans certains cas, les attaques se succèdent à de courts intervalles et l'état général est alors très atteint. Il n'est pas rare qu'une première attaque survienne dans une autre articulation que celle du gros orteil, telle que celles du genou, du cou-de-pied, du tarse. Dans ces cas, cet écart de la règle générale peut parfois s'expliquer par des traumatismes subis par la partie affectée ou par certaines professions qui obligent l'individu à abuser d'une articulation.

Une attaque de goutte qui disparaît complètement au bout de quelques jours ne laisse guère de vestiges permanents de son passage dans l'articulation. Le rhumatisme aigu n'en laisse aucune. Nous sommes ici en présence de ce fait que chaque attaque laisse une trace sous forme d'un dépôt uratique dans le cartilage articulaire ou les tissus voisins. Naturellement nos connaissances à cet égard ne sont et ne peuvent être que très limitées. Il y a quelque raison de croire que les attaques aiguës surviennent parfois dans les parties qui sont depuis longtemps le siège d'un dépôt uratique, existant avec ou sans réaction inflammatoire subaiguë. Dans un cas de ce genre, on trouverait certainement, à l'autopsie, une arthrite chronique avec un dépôt uratique plus ou moins abondant et les symptômes cliniques auraient certainement donné la preuve de troubles antérieurs à l'attaque aiguë. Il peut ainsi n'y avoir eu que des élancements douloureux ou une certaine gêne de l'articulation. Quelquefois, apparaît avant l'attaque aiguë une déformation due à de l'ostéite, à des érosions ou autres lésions du cartilage. Ce sont là de vrais exemples de goutte chronique avec exacerbations inflammatoires aiguës.

Je m'occupe en ce moment des lésions permanentes grossières causées par des attaques aiguës; aussi nous ne nous occupons que des articulations, car nous ne trouverions pas ailleurs des traces de la maladie, à ses premières périodes.

Des premières attaques peuvent laisser derrière elles des déformations et une boiterie permanentes. Il peut y avoir une véritable ankylose et cela est spécial à l'arthrite goutteuse, tandis qu'on ne l'observe jamais dans le rhumatisme. J'ai vu deux fois l'ankylose complète du premier métatarsien avec la phalange. Il peut y avoir une sorte d'ectropion des bords de la jointure, donnant lieu à une callosité et à une déflexion extrême du doigt vers le bord externe du pied.

Il est à noter que des attaques successives de goutte vraie peuvent, dans certains cas, ne laisser aucune trace sous forme de dépôts uratiques. J'en ai publié une observation [1] très intéressante en raison de la coexistence d'une forme rare d'affection cardiaque dans laquelle le reflux du sang s'opérait par les valvules pulmonaires. A l'autopsie, on ne trouva pas de dépôts dans les articulations des gros orteils.

Il est rare que des attaques de goutte, dans la période de début de la maladie, envahissent plus d'une ou deux articulations; cependant il y a des cas où un grand nombre de jointures sont prises (polyarthrite uratique). Le diagnostic devient alors assez difficile, car une manifestation de ce genre ressemble beaucoup à du rhumatisme aigu. L'histoire de la maladie, les antécédents personnels, l'âge du malade, la température, l'absence de sueurs très acides et de complications cardiaques aideront à assurer le diagnostic. Il n'y a pas d'incompatibilité entre le rhumatisme vrai et la goutte vraie chez le même individu, et l'existence antérieure du premier peut créer une tendance à l'évolution subséquente d'une polyarthrite goutteuse; cependant ces cas se rencontrent rarement dans la pratique. La présence de tophus dans un endroit quelconque faciliterait de suite la solution du problème.

1. Duckworth, *Clinical Society transactions*, 1888, t. XXI, p. 18.

Dans les cas incertains, on peut avoir recours à l'épreuve du fil, qu'on laisse dans la sérosité d'un vésicatoire. J'ai observé deux ou trois cas de ce genre. Ils sont peu influencés par le salicylate de soude et le sont au contraire beaucoup mieux par le colchique, ce qui en décèle la nature.

Des attaques de goutte régulière peuvent se succéder sans qu'il y ait aucune indication de dépôt uratique dans un endroit quelconque, même au bout de plusieurs années. Il existe pour les malades des variantes à l'infini.

Lorsqu'il y a une tendance marquée à la formation de tophus autour des articulations ou dans les oreilles, l'incrustation peut se faire sur une vaste échelle sans provoquer d'attaques douloureuses en raison de la quantité du dépôt qui s'est effectué. Il existe réellement un type clinique spécial de goutte dans lequel cette tendance prédomine, les extrémités supérieures étant de beaucoup les plus envahies, le dépôt procédant pour ainsi dire tranquillement mais sans pitié et atteignant les degrés de déformation les plus marqués, les doigts prenant la forme de panais et devenant énormes.

Une attaque aiguë peut ne pas disparaître complètement en quelques jours. Après des attaques répétées, la goutte a parfois une tendance à traîner pendant des semaines et même des mois. Cela se voit surtout chez les gens âgés, faibles, mais cela peut aussi se rencontrer chez des individus au-dessous de cinquante ans et encore robustes. Sydenham considérait qu'une attaque de ce genre en représentait une série de petites, plutôt qu'une seule attaque prolongée.

La goutte aiguë du pied est peut-être la forme la moins pénible de la maladie parce qu'elle indique une marche régulière.

Les facultés intellectuelles restent intactes, en général, pendant le cours d'une attaque aiguë et quelquefois, pendant une attaque, le malade conserve une lucidité d'esprit qui lui permettrait de faire un travail intellectuel quelconque. L'influence d'une volonté énergique et d'une grande force de caractère pour dompter la goutte est dans quelques cas très remarquable, à ce point que la marche habituelle d'une attaque peut en être modifiée ou même arrêtée.

Un signe d'attaques antérieures s'observe parfois sous forme de dépressions transversales sur les ongles des orteils ainsi que l'a signalé Beau en 1862. Comme un ongle entier met six mois à pousser, le niveau où se trouvent ces dépressions donne une indication assez précise de la date de la dernière attaque.

Gairdner croyait que les membres gauches étaient plus souvent

affectés que les membres droits et il a trouvé plus souvent les métastases s'effectuant du côté droit au côté gauche. Laycock et Gull
enseignaient que tous les processus, aussi bien normaux que pathologiques, étaient moins énergiques à gauche qu'à droite.

Scudamore, Garrod et Braun ont prouvé par leurs statistiques la
prédilection très marquée des premières attaques pour le gros orteil.
C'est la partie la première atteinte dans la goutte héréditaire et il est
rare de voir les extrémités supérieures être le siège de premières
attaques.

IV. — La goutte aiguë et régulière est moins fréquente qu'autrefois.

Il est incontestable que les cas de goutte aiguë, c'est-à-dire de la
podagre classique, s'observent moins souvent que du temps de Sydenham ou même qu'il y a un siècle. En recherchant les causes de cette
diminution de fréquence nous aiderons à résoudre le problème de
l'étiologie de la goutte. On peut expliquer ce fait d'une façon générale en invoquant les changements survenus dans les habitudes diététiques. Les gros mangeurs et les ivrognes, qui se rencontraient si souvent dans les classes riches, sont aujourd'hui l'exception.

On peut aussi considérer comme un fait certain que les excès de
nos ancêtres ont laissé à la goutte un droit de cité très sûrement établi ;
mais il est probable que les modifications apportées dans notre façon
de vivre, en particulier la diminution de consommation des vins forts,
tels que ceux d'Espagne, de Portugal et de Madère, joue un grand rôle
dans la rareté relative de la goutte sthénique d'aujourd'hui. Parmi
les causes secondaires nous pouvons compter les conditions meilleures
d'hygiène apportées dans nos habitations et l'augmentation de la consommation de l'eau, surtout sous forme d'eaux minérales diverses.
Notons encore dans ce sens l'usage des vins légers et complètement
fermentés du Médoc, au lieu des vins lourds et incomplètement fermentés et des bières fortes.

Bien que la goutte puisse être moins aiguë et moins typique qu'autrefois, l'opinion générale qui tend à dominer c'est que les manifestations de la goutte actuelle sont modifiées par l'hérédité et les changements apportés dans nos habitudes. Aussi on rencontre aujourd'hui
des cas de goutte incomplète ou imparfaite de même qu'un certain
nombre de manifestations qui, par suite de leur association constante

avec la goutte héréditaire, leur mode de début, la façon dont elles sont influencées par le traitement spécifique, doivent être mises sur le compte de la goutte.

V. — Goutte chronique.

Il est difficile de déterminer d'une façon précise quand la forme aiguë d'une maladie devient chronique. Ce dernier état est constitué quand des attaques aiguës se succédent en se rapprochant à ce point que la guérison complète ne peut s'effectuer dans les parties atteintes.

Le retour d'attaques d'intensité moindre conduit graduellement à l'état connu sous le nom de goutte chronique. Si la première attaque arrive à un âge tardif, il pourra y avoir de longs intervalles entre les suivantes; mais quand les premières attaques surviennent avant quarante ans, la maladie peut reparaître promptement et prendre une forme atonique avec diverses dégénérescenses de tissus. Ces cas sont l'indice d'une prédisposition héréditaire très marquée ou d'une faiblesse de constitution ou des deux réunies.

La maladie exerce une influence directe sur la nutrition et sur la force de résistance des tissus. Aussi peut-on trouver des individus âgés, de constitution très robuste, qui ont eu la goutte pendant des années et ont cependant résisté aux dégénérescences si souvent associées à la maladie et en particulier ne présentent aucune trace de dépôt uratique en un point quelconque. Ces personnes sont en réalité réfractaires à la goutte et atteignent un âge avancé. Chez des sujets moins vigoureux, le même degré d'intensité de la maladie suffira à déterminer une cachexie goutteuse très marquée. Cependant des constitutions robustes peuvent être ruinées par des excès ou des écarts de régime, même dans la jeunesse; aussi ces individus ne sont pas dans de meilleures conditions que ceux qui ont héréditairement une constitution chétive.

Dans la goutte chronique, les manifestations locales traînent et ne peuvent arriver à laisser les articulations libres. On voit survenir peu à peu des épanchements, des augmentations de volume, de la raideur, des déformations. Des attaques légères sont facilement provoquées et viennent ajouter encore à l'état de gêne qui existait déjà. Plusieurs articulations sont aussi atteintes et le malade devient de plus en plus infirme. La goutte s'accentue et se manifeste par un certain nombre de symptômes fâcheux qui se développent les uns après les autres. Aujourd'hui ce sont les organes digestifs qui sont affectés, après ce sera le cœur ou les reins. C'est ainsi qu'on assiste à la succession des symptômes qu'on considère comme de la goutte incomplète. Comme je l'ai déjà dit, « ce n'est plus le malade qui a la goutte, c'est la goutte qui s'est emparée de lui ». L'aspect général qui indique la santé s'efface, le visage a une teinte sale, la circulation est faible, tout l'habitus extérieur indique un malade. La circulation séreuse est ralentie d'où tendance à un léger œdème des paupières et des extrémités, bien que les reins puissent être encore indemnes. La tendance à des manifestations variées et à des douleurs en divers points indique une disposition à la goutte ambulante ou rétrocédée et quand cela se fait rapidement on la désigne sous le nom de « goutte volante ».

Dans l'étude de la goutte chronique, je décrirai deux variétés principales qui méritent d'être traitées séparément parce qu'elles représentent deux types cliniques distincts : la variété tophacée et la variété déformante. Elles peuvent coexister, mais il est préférable de les isoler dans la description.

A. Goutte tophacée. — C'est dans la forme chronique de la maladie que les tophus peuvent se former dans divers endroits. Ce « tartre du sang » ou cette « gravelle de la peau » apparaît surtout dans le voisinage des articulations affectées ou dans les téguments des oreilles. Ils existent très probablement dans les cartilages d'encroûtement intra-articulaires ou dans la synovie ou dans les téguments. Dans ce dernier cas, on peut les sentir sinon les voir, et lorsque le dépôt atteint des proportions extrêmes, c'est à peine si une partie du tégument y échappe. Sa nature est aujourd'hui bien connue. La seule chose qui pourrait avoir quelque ressemblance avec un tophus serait de petites tumeurs sébacées, de la grosseur d'un grain de millet, qu'on trouve sur la face dans le voisinage des paupières, ou de plus volumineuses qu'on voit au cou, à la poitrine, sur les bras ou le scrotum. Les dépôts des paupières peuvent parfois simuler des plaques de xanthome. Le microscope ou, à son défaut, la réaction de la murexide dissipera tous les doutes.

Les malades savent bien connaître cette forme de la maladie qu'ils appellent « goutte crayeuse », et si on leur fait raconter l'histoire de leurs ascendants ou de leurs parents, on n'hésite pas à se prononcer pour l'existence de la goutte vraie chez eux.

La présence de dépôts tophacés s'accompagne d'un état de mollesse particulière de la peau qui est comme du satin. Le tégument d'un homme ainsi atteint peut arriver à ressembler à celui d'une petite maîtresse par sa douceur et son aspect luisant. Dans le voisinage des tophus, la peau est habituellement rouge ou rouge foncé et les dépôts uratiques sous-jacents peuvent briller à travers elle; une légère pression suffit pour les rendre tout à fait visibles, même quand ils sont situés assez profondément.

Dans la goutte chronique, la peau des membres peut se ramollir sans qu'il y ait de tophus ou quand il n'y en a que dans les oreilles. Dans ce dernier cas, on peut parfois en déceler la présence très facilement en interposant le lobule de l'oreille entre l'œil et une bougie et les dépôts apparaissent alors sous forme de points noirs qu'il serait difficile de distinguer à la lumière réfléchie. Quand les urates se sont accumulés en grande abondance autour des articulations, les téguments sont tellement distendus et amincis qu'ils éclatent et laissent écouler un liquide crémeux pultacé, constitué presque exclusivement de cristaux d'urate de soude ainsi que d'urate et de phosphate de chaux, de chlorure de sodium et d'une substance animale. Des quantités considérables d'urates peuvent se faire issue ainsi de temps à autre et une décharge abondante peut être suivie d'une période d'accalmie, l'orifice d'évacuation présentant l'aspect d'un ulcère indolent avec des granulations et laissant exsuder un liquide séreux ou légèrement opalin. Dans la profondeur de l'ulcère on peut apercevoir d'autres dépôts plus consistants, qui sont en train de se fragmenter. A la suite de cette évacuation, l'aspect de l'articulation tend à se rapprocher de la forme normale et l'ulcère se cicatrise. Le volume des masses ainsi évacuées peut être très grand. Dans la figure 16, j'ai représenté le cas le plus accentué que j'aie rencontré. Quelques-uns des doigts avaient le volume d'un œuf de dinde.

La figure 21 représente une forme moins grave d'arthrite tophacée, qui néammoins a déterminé une déformation très grande des doigts.

Cependant les dépôts uratiques ne sont pas toujours indolents pendant leur formation. Après la cessation d'une attaque de goutte aiguë, des douleurs peuvent reparaître dans le voisinage de l'articulation et plus tard on découvre à cet endroit un nodule ou un gonflement mou. Dans ce dernier cas, il peut y avoir de la fluctuation, indiquant une collection liquide d'urates. On ne doit jamais ouvrir de semblables collections. Au bout de quelques semaines, cette tuméfaction tend à s'indurer, devient plus compacte et une concrétion « crayeuse » se forme. Avec la répétition d'attaques aiguës, on voit se former de nouveaux dépôts. Lorsque ceux-ci sont petits et aplatis, ils n'ont pas de tendance à déterminer une ulcération et restent, comme des stries ou des plaques, disséminés dans les téguments.

Des dépôts situés dans le voisinage des articulations peuvent disparaître pendant des attaques de goutte et d'autres se former ailleurs autour de l'articulation. Les bourses séreuses sont généralement le siège de ces dépôts. La bourse olécrânienne peut devenir le siège d'une tumeur fluctuante, volumineuse, remplie de synovie imprégnée d'urates, qui avec le temps deviendra solide et compacte. Les bourses

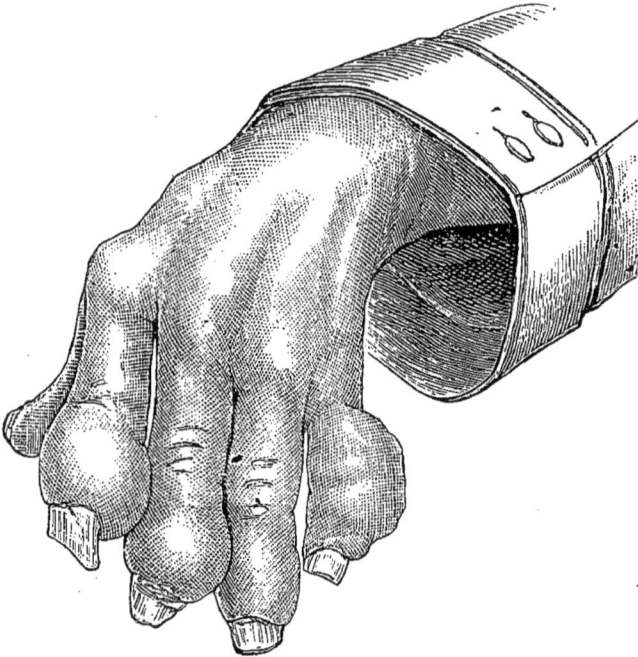

Fig. 21. — Déformation des doigts due à de l'arthrite tophacée.

des doigts et celle de la rotule sont souvent ainsi envahies. Les tophus abarticulaires ne sont pas en général accompagnés de processus douloureux. J'en ai vu bien des cas ; l'exemple le plus fréquent est celui de dépôts dans les oreilles, toutefois ceux-ci sont un peu douloureux dans leur première période.

OBSERVATION. — *Tumeurs tophacées du scrotum en grand nombre.* — J. W., cinquante ans, lampiste, d'aspect robuste, entra à l'hôpital pour de nombreuses petites tumeurs du scrotum. Il y en avait environ 25, situées surtout sur les parties latérales des bourses, dont la peau avait un aspect mélanique comme dans la maladie d'Addison. La coloration des tumeurs contrastait singulièrement avec la teinte noire de la peau ; elle était rose clair avec de petites raies blanches sur quelques-unes. Elles ressemblaient à un semis de molluscum sébacé, mais n'étaient pas ombiliquées. On reconnut que c'étaient des tophus composés de cristaux d'urate de soude réunis en bouillie laiteuse qui s'était fait jour à travers un petit orifice. On y trouvait aussi de la graisse et de la cholestérine. La réaction de la murexide était très nette.

Ces tumeurs avaient commencé à se former à l'âge de dix-neuf ans et leur nombre était toujours allé en augmentant; depuis, quelques-unes s'étaient ouvertes et avaient disparu. Il y avait eu de fréquentes attaques de goutte franche pas très douloureuses, au nombre de quarante à cinquante, commençant dans le gros orteil droit, puis gagnant le gauche. Les genoux avaient été aussi atteints, ainsi que les articulations phalangiennes et métacarpo-phalangiennes des doigts. *Il n'existait aucune déformation et l'on ne trouva aucun tophus ailleurs* que dans le scrotum. Il y avait de la névrite optique dans l'œil droit avec un large décollement de la rétine, et dans le gauche, des plaques d'atrophie choroïdienne.

Il est difficile d'expliquer la présence de tophus en aussi grand nombre dans une partie pour laquelle la goutte a peu de prédilection et qui est généralement le siège d'une circulation très active. J'ai présenté ce malade à la Société Clinique, en février 1889. Certains membres ont pensé que ces tumeurs avaient été primitivement de la nature du *molluscum fibrosum*. Cette observation montre bien que la goutte tophacée suit une marche différente de la variété déformante qui est plus douloureuse. Quelquefois les tophus précèdent de quelques années, comme dans le cas précédent, le développement des attaques de goutte articulaire. Le même fait est vrai aussi pour les tophus de l'oreille. Chez les sujets délicats (cachexie goutteuse), des abcès peuvent se former autour des dépôts et donner lieu à un écoulement de pus et d'urates, et toutes les fois qu'une ulcération survient avec un écoulement de matière tophacée, il est rare d'observer des attaques aiguës en un point quelconque du corps. La cessation de l'écoulement peut coïncider avec le retour des attaques. On peut rencontrer des exemples de dépôts tophacés très abondants chez les individus qui se sont toujours abstenus de l'alcool.

La goutte tophacée se voit souvent dans le sexe masculin, mais on en trouve aussi des cas très prononcés chez les femmes. Parfois le traumatisme détermine la localisation d'un dépôt à l'endroit où il s'est exercé, mais la plupart du temps on ne peut invoquer cette cause.

Comme l'a fait remarquer Garrod, lorsqu'il se fait des dépôts tophacés très abondants, les reins peuvent être considérés comme atteints et comme en voie de devenir contractés. Ces cas rentrent plutôt dans la cachexie goutteuse dont nous parlerons plus loin. Cependant il n'est pas très rare de trouver des tophus dans les oreilles chez des individus qui jouissent d'une santé très robuste et qui sont doués d'une grande activité physique et intellectuelle.

D'après ce que j'ai pu observer, des néoplasmes, tels que des tumeurs bénignes ou des cicatrices, ne s'infiltrent jamais d'urates.

B. GOUTTE DÉFORMANTE CHRONIQUE. (*Arthrite uratique déformante.*) — Les articulations atteintes de goutte chronique peuvent présenter des déformations diverses, qu'elles contiennent ou non des dépôts uratiques. J'en ai déjà décrit un certain nombre en traitant de l'anatomie pathologique de la goutte articulaire. On a discuté pendant long-temps à leur sujet, parce que certains auteurs prétendaient qu'il y avait dans ces cas un élément rhumatismal mélangé à la goutte. Pour moi, la majorité des déformations qu'on rencontre dans l'arthrite uratique sont uniquement dues à la goutte, et un grand nombre des lésions qu'on observe ressemblent à celles du rhumatisme, mais ne sont pas les mêmes. Il ne suffit pas d'étudier les *conséquences* de l'une ou l'autre maladie pour arriver à en connaître la *cause*.

Les lésions qui frappent le plus l'œil sont l'augmentation de volume et les déviations des parties constituantes de l'articulation. Le degré selon lequel se font progressivement et lentement l'ostéite, la chondrite et l'induration de la synoviale, dépend non seulement de l'intensité du processus goutteux irritant mais aussi des particularités des tissus et de leur vulnérabilité spéciale chez l'individu affecté. Ainsi s'explique le paradoxe apparent d'une déformation légère ou non articulaire dans les cas d'attaques violentes et répétées et les déformations énormes qu'on observe parfois après des attaques moins fortes et plus espacées. Cette variation dans les degrés et les résultats de l'arthrite n'a rien de plus extraordinaire que l'apparition de la forme tophacée dont nous venons de parler plus haut, dans laquelle il existe aussi un facteur individuel ou une idiosyncrasie.

Les doigts, les mains et les poignets sont le siège de déformations diverses dues à la tuméfaction des extrémités osseuses articulaires, des cartilages, des ligaments et des bourses séreuses. Elles peuvent se compliquer ou non de dépôts tophacés. Il peut se faire des subluxations de phalanges et des flexions de celles-ci dans des directions diverses. L'articulation métacarpo-phalangienne de l'index en est particulièrement un exemple commun. Ainsi que je l'ai déjà dit plus haut, il peut se faire une ankylose, vraie ou fausse; la première est tout à fait spéciale à l'arthrite goutteuse. Les bourses séreuses tendent à augmenter de volume et à devenir plus lâches ou bien peuvent contenir des dépôts uratiques qui peuvent survenir sous forme de nodosités dans la pulpe des doigts. Les articulations affectées peuvent donner à l'oreille un bruit de craquement quand on leur imprime des mouvements, mais cela n'est pas particulier à l'arthrite goutteuse. Il est très rare que les déformations de la goutte vraie atteignent le volume de celles de l'arthrite rhumatismale chronique; même dans les cas les plus accentués, elles n'arrivent jamais au même degré. L'hydarthrose est plutôt rhumatismale que goutteuse. L'arthrite goutteuse provoque la formation d'exostoses, qui sont dues plutôt à de l'ostéite irritative qu'à la prolifération du cartilage d'encroûtement.

Le volume de la rotule peut s'augmenter considérablement et ses bords peuvent s'arrondir; ses cartilages sont rarement intacts, ils sont érodés, craquelés et souvent encroûtés d'urates. Dans la goutte chronique du genou, les malades se plaignent plus de l'impuissance de leur membre que de la douleur, la jambe ayant une tendance à fléchir lorsqu'ils s'appuient sur elle.

Dans la goutte chronique du pied, il y a à la fois de la douleur et de la faiblesse. Les articulations tarsienne et tibio-tarsienne sont le siège d'une goutte de longue durée. Les attaques subaiguës répétées envahissent volontiers les différentes parties du pied, de même que les faces interne ou externe du tarse, le talon, le tendon d'Achille et l'aponévrose plantaire. La tarsalgie coïncide avec du gonflement nodulaire. Ces malades sont très gênés dans leurs mouvements qui sont très douloureux. De même que les doigts, les orteils sont le siège de flexions, mais le gros orteil a surtout de la tendance à se dévier en dehors, parfois à un degré extrême, de sorte que ses deux phalanges enjambent tout à fait par-dessus les autres orteils. « Cette déformation est permanente et irrémédiable. J'ai décrit plus haut la formation des nodosités d'Heberden qu'on peut rencontrer dans les deux sexes, mais surtout chez les femmes, de même l'état tubéreux ou noueux des petites articulations. Chez celles-ci existe une forte présomption en faveur de la diathèse goutteuse. En même temps, on trouve diverses flexions des petites phalanges, surtout du petit doigt, de l'annulaire et de l'index. L'association des nodosités et des déviations rentre plutôt dans la goutte incomplète que dans la goutte chronique, car toutes deux s'accompagnent rarement de manifestations régulières ou d'attaques aiguës, mais bien plutôt de migraine, de symptômes vasculaires et nerveux divers et parfois de glycosurie.

Les déformations telles que je viens de les décrire peuvent exister pendant des années chez des individus robustes, et ceux-ci peuvent arriver à un âge avancé malgré des déformations énormes.

Quand la goutte est devenue chronique, qu'elle se manifeste sous sa forme tophacée ou sous sa variété déformante, il est rare que les reins restent sains. Lors des premières attaques, ces organes peuvent n'être que peu atteints ou même pas du tout. Accidentellement les malades peuvent remarquer la présence de dépôts uratiques, mais il est d'expérience vulgaire qu'à mesure que les attaques de goutte diminuent de fréquence et d'intensité, l'urine a moins de tendance à se charger de sédiments : elle est plus abondante et plus claire. Ce signe peut être noté par le malade qui souvent le regarde comme une preuve d'amélioration. Le médecin, qui observe, sera d'une opinion contraire et examinera l'urine au point de vue de sa quantité, de sa densité, de l'urée et de l'acide urique et recherchera la présence de l'albumine. On a constaté l'albuminurie dans l'espace d'un an ou deux après une première attaque de goutte. Dans ces cas, on trouve trop souvent, en même temps que de la polyurie, une faible densité de 1006 à 1015, une faible quantité d'urée et d'acide urique et une petite quantité d'albumine. Ces données sont l'indice du début de la néphrite interstitielle avec un certain degré de néphrite parenchymateuse et indiquent une des complications les plus graves de la goutte chronique. Il est donc certain qu'une variété de goutte viscérale existe et que la maladie générale s'est aggravée et est devenue plus rebelle au traitement. Cette phase apparaît plutôt dans la goutte tophacée et il existe un certain rapport entre l'insuffisance rénale et la quantité de dépôts uratiques, qui se font autour des articulations. L'examen microscopique des sédiments urinaires révèle dans ces cas l'existence de cylindres épithéliaux ou granuleux : on ne les trouve pas toujours, mais on peut les constater à certains intervalles et surtout pendant les attaques articulaires subaiguës. A moins qu'il n'existe une néphrite catarrhale, l'albumine n'existe pas en grande quantité dans la goutte chronique. J'ai décrit, au chapitre IV, les lésions des reins qu'on rencontre dans ces cas. Pour moi, les dépôts uratiques qu'on trouve dans les tubuli ou en dehors d'eux, de même que dans les pyramides, ne sont pas aussi souvent qu'on le croit une cause importante d'albuminurie. Il existe en connexion intime avec les lésions rénales qui se développent progressivement, mais cependant sans en dépendre nullement, des altérations cardio-vasculaires qui, dans ces derniers temps, ont été très étudiées. Je les ai décrites au chapitre de l'anatomie pathologique. L'hypertrophie du ventricule gauche se reconnaît aux signes physiques ordinaires : pulsations énergiques, déplacement des battements de la pointe, retentissement du premier bruit. Celui-ci est souvent remplacé par un dédoublement perceptible à la pointe, à la base et sur la cloison interventriculaire. Le second bruit aortique peut être éclatant ou accentué. Les artères sont dures et les superficielles deviennent visibles, tortueuses et même athéromateuses. Le pouls est plein, très tendu, ferme. Cependant la tension peut varier et le pouls peut tomber ou être compressible, selon diverses conditions.

Ces symptômes ne diffèrent en rien de ceux habituellement associés à la néphrite interstitielle ; ils ne sont donc pas spéciaux à la goutte bien qu'on les observe souvent dans cette maladie. Plus cet état persiste longtemps et plus le malade court de risques, car il est exposé aux accidents de sclérose artérielle avec tension élevée du sang, c'est-à-dire hémorragie dans les organes essentiels à la vie, surtout le cerveau, et cet état a de la tendance à marcher de pair avec les progrès de l'état contracté du rein.

Todd a rapporté un cas où l'albuminurie est survenue deux ans après une première attaque de goutte et, deux années plus tard, le malade mourait d'éclampsie urémique et de coma.

Dans la goutte chronique, il y a toujours excrétion insuffisante d'acide urique par le rein et excès de cet acide dans le sang.

L'emphysème pulmonaire est une autre dégénérescence de tissu qui expose le goutteux à des souffrances et à des dangers nombreux, en ajoutant aux difficultés de la circulation et aggravant les troubles cardiaques déjà existants, en causant la dilatation et l'induration du ventricule droit.

VI. — Cachexie goutteuse.

Cet état survient graduellement dans les cas de goutte chronique et constitue la dernière phase de toutes les misères auxquelles expose cette maladie. La goutte, qui arrive à un âge précoce et indiquant par-conséquent une forte prédisposition héréditaire, peut aboutir à cet état en quelques années. On peut donc voir des hommes très jeunes en être affectés, tandis qu'il est rare de trouver des femmes au-dessous de cinquante ans qui le soient.

La goutte régulière, chez les hommes robustes qui n'ont pas épuisé leur santé par des excès d'aucune sorte, arrive rarement à la période de cachexie. Il en est tout autrement quand la maladie atteint des individus de constitution originellement faible. Dans ce cas, les processus goutteux sont atones et indiquent un état d'asthénie générale. La santé s'altère, le sang s'appauvrit, la circulation est languissante, des signes de sénilité précoce se manifestent en même temps que des dégénérescences de tissu et l'insuffisance rénale ne tardent pas à s'établir.

La cachexie goutteuse peut former la dernière phase de la goutte tophacée ou déformante. Les cas de goutte « crayeuse « très accentués rentrent également dans la cachexie goutteuse. De temps à autre il peut y avoir une attaque articulaire subaiguë qui traîne pendant longtemps et ne cède que de façon imparfaite, en laissant après elle de l'œdème et de la sensibilité. Il suffit d'une cause très légère pour provoquer de nouvelles attaques, telles qu'un traumatisme banal ou un refroidissement. Le malade est perclus et incapable de prendre d'autre exercice que la promenade en voiture. Des causes non moins légères peuvent aussi provoquer des formes irrégulières de goutte dans diverses parties du corps.

L'insuffisance rénale est souvent très manifeste et donne lieu à de l'hydropisie avec des symptômes urémiques plus ou moins graves. L'œdème pulmonaire, la bronchite, les nombreux troubles qui accompagnent l'état du cœur, la dilatation hypertrophique des deux ventricules, l'engorgement du foie, le catarrhe de l'estomac et la diarrhée peuvent survenir et ouvrir la porte à une issue fatale. Ces états sont heureusement justiciables du traitement, mais épuisent à coup sûr le malade, ou bien une attaque de pneumonie peut entraîner rapidement la mort surtout quand elle atteint un poumon déjà emphysémateux.

On doit toujours redouter de voir s'établir la cachexie goutteuse, aussi doit-on la prévenir par un traitement judicieux. Tant que des attaques régulières de goutte sont espacées par de longs intervalles, il n'y a pas à craindre l'état cachectique. La tendance à cet état varie en raison directe de l'intensité de la diathèse goutteuse, du traitement général qui a été institué et de la force de caractère que déploie le malade à l'égard de son genre de vie. Le « noceur » incorrigible, s'il est goutteux, deviendra vite cachectique, tandis que l'homme sage pourra échapper complètement à la cachexie ou tout au moins l'éviter pendant des années.

Anatomo-pathologiquement, la cachexie goutteuse est constituée par des dégénérescences de tissus répandues sur une vaste échelle. La sclérose artérielle, le développement des tissus graisseux et fibreux dans différents viscères, la néphrite interstitielle, la dégénérescence des parois cardiaques, l'emphysème pulmonaire, l'état catarrhal des muqueuses constituent les principales lésions. Il est facile de comprendre que les symptômes produits par ces états sont très variés, les uns apparaissant de bonne heure, les autres plus tard. Je vais passer en revue les plus caractéristiques d'entre eux. Mais il faut bien savoir qu'on ne les rencontre pas tous chez le même malade.

L'anémie peut survenir dans la goutte chronique, bien que ne rentrant pas dans le cadre de la goutte aiguë. On observe souvent un certain degré de dyspnée produit par des dégénérescences cardiaques, rénales ou pulmonaires ou par une combinaison de toutes les trois. Le pouls est irritable et devient facilement d'une fréquence anormale. Il peut y avoir des palpitations et divers symptômes cardiaques dépendant des lésions existantes et du degré d'intégrité des parois du cœur.

On trouve souvent un degré plus ou moins grand de catarrhe bronchique et de l'œdème de la base des poumons. Il suffit de causes insignifiantes pour produire de la bronchite.

La digestion est difficile et douloureuse; il y a de la flatulence et du catarrhe gastro-intestinal. Le catarrhe pharyngé est très gênant, il donne lieu à une toux fatigante surtout le matin. De temps en temps, il y a de la diarrhée. L'état de l'urine dépend de celui des reins et révèle en général les caractères de la néphrite scléreuse. La polyurie peut se présenter pendant un temps assez court puis cesser. On note aussi de la glycosurie à un degré variable ou même transitoire. L'albuminurie varie beaucoup, elle peut disparaître pendant de longues périodes.

L'état psychique est variable. Il peut y avoir une grande irritabilité nerveuse et de l'amnésie à des degrés variables. Celle-ci est parfois très marquée. Il y a plutôt une tendance à la tristesse, à la mélancolie. On a noté également comme signes concomitants de la cachexie goutteuse, de la stupeur, de la perte de conscience, et un certain état de catalepsie avec fixité du regard.

On voit aussi de la somnolence, surtout après les repas, ainsi que du vertige, une tendance syncopale, du tintement d'oreilles et de la diplopie. De la stupidité, de l'hébétude ou un délire marmottant s'observent parfois dans les dernières périodes. Le teint peut devenir jaune sale, comme dans la néphrite chronique. Les cheveux blanchissent prématurément. Enfin des signes d'hydropisie due en grande partie à l'affaiblissement du cœur, tendent à faire leur apparition dans les membres inférieurs. Une hémorragie cérébrale peut amener de l'hémiplégie ou être rapidement mortelle par elle-même ou bien par suite de bronchite ou de pneumonie. La mort peut aussi survenir par syncope ou par rupture du ventricule gauche, devenu graisseux.

CACHEXIE GOUTTEUSE VASCULAIRE. — Parfois le début de la cachexie goutteuse se manifeste par une faiblesse générale et l'impossibilité de se livrer aux exercices habituels. C'est de cette façon que les hommes vigoureux, plus ou moins âgés, qui ont été goutteux pendant un temps plus ou moins long, commencent à faiblir. Il peut ne pas y avoir de dépôts uratiques, mais il y a souvent de la polyurie, parfois paroxystique et nocturne, et l'urine décèle l'état granuleux des reins. Certains de ces symptômes sont dus à la dégénérescence vasculaire et atteignent la nutrition intime des centres cerébro-spinaux. On observe un certain épuisement physique en même temps que de l'affaiblissement musculaire et nerveux.

VII. — Goutte irrégulière (incomplète).

La goutte qui ne se manifeste pas d'une façon classique sur les articulations possède un grand luxe de dénominations. Le terme « abarticulaire » est un de ceux qui expriment le mieux d'une façon concise la relation de ces formes avec la goutte régulière aiguë. Lorsque la goutte se manifeste ailleurs que dans une articulation, elle peut être considérée comme irrégulière ou incomplète. Ces phases de la maladie peuvent être anormales ; cependant il y en a dont la fréquence pourrait être considérée comme de la régularité et qui embrassent un certain nombre de symptômes appartenant surtout et même exclusivement à la goutte héréditaire.

En discutant ces variétés de la maladie goutteuse, il est très important de les préciser et de ne comprendre dans son cadre que ceux qui doivent légitimement y prendre place. Évidemment un grand nombre d'états morbides ont été bien souvent considérés à tort comme de la goutte irrégulière. A côté de cela, il s'est fait une réaction inverse et l'on a refusé de reconnaître comme goutteuses les manifestations non articulaires de la maladie.

Senator pense que la goutte irrégulière est une évolution de la forme classique quand celle-ci a existé pendant des années et qu'on la rencontre surtout chez les gens âgés. Il en est certainement ainsi dans un certain nombre de cas, mais cela ne rend pas compte des symptômes et des manifestations diverses qui s'observent chez les individus prédisposés à la goutte et que l'on considère comme goutteux et dont les troubles morbides généraux révèlent le type goutteux. Ce sont précisément les formes atténuées, incomplètes et moins marquées de la goutte qui ont pendant longtemps échappé à la sagacité des observateurs et qui même maintenant passent encore inaperçues. Beaucoup de ces phases irrégulières de la goutte sont considérées par certains comme des conséquences de l'uricémie et comme n'ayant aucune relation spéciale avec la goutte. Cependant l'uricémie rentre bien dans la diathèse urique et — pas d'uricémie pas de goutte.

J'ai déjà dit à différentes reprises que, dans bien des cas, les symptômes attribués à l'uricémie sont en réalité des expressions de la goutte incomplète. Certaines personnes sont uricémiques sans avoir jamais aucune manifestation articulaire. Elles peuvent ne jamais être atteintes de la goutte régulière ou il peut s'écouler bien des années avant que cela n'arrive.

On peut l'observer dans les deux sexes; les femmes cependant y semblent plus prédisposées. Ses manifestations sont tellement multiples, qu'on lui a donné le nom de « protéiforme ».

Dans bien des cas, il est assez difficile de diagnostiquer les troubles goutteux légers parce qu'on n'a en vue que les grands symptômes de la maladie. Ainsi lorsqu'on exprime l'opinion qu'un cas donné est de nature vraiment goutteuse, on vous fait souvent cette objection qu'il n'y a pas de tophus ni d'attaque antérieure dans le gros orteil, ou bien l'on vous dit qu'il n'y a pas d'élément goutteux parce que le malade n'y a aucun droit soit de par ses ascendants, soit de par ses habitudes personnelles.

Par opposition aux doutes de ce genre, je dirai que c'est précisément dans les cas où il n'y a pas de signes objectifs de goutte très marqués que l'on doit rechercher l'existence du plus petit symptôme et qu'alors on le trouve toujours. Les symptômes de goutte irrégulière et incomplète se rencontrent à la fois chez ceux qui n'en ont jamais eu et qui peuvent peut-être ne jamais en avoir. C'est certainement dans ce dernier cas que l'on trouvera les cas les plus marqués, bien que même alors il ne soit jamais prudent de prédire une immunité à l'égard d'attaques régulières, car celles-ci peuvent ne pas survenir avant cinquante ou soixante ans.

L'étude des symptômes irréguliers de la goutte est très importante et tend à éclairer la nature de la maladie ou tout au moins aide à en mieux connaître les lois.

Il est à noter que les phases de la goutte irrégulière peuvent survenir chez ceux qui ont parfois des attaques régulières, mais la majorité des cas s'observe chez ceux qui n'ont jamais eu d'attaque de goutte franche. On peut donc dire d'une façon générale que les attaques régulières ou sthéniques préviennent les phases irrégulières ou masquées de la maladie. Certains malades savent cela et ne reculent pas devant des imprudences pour déplacer leur goutte et la rendre articulaire. Ils ont appris à en redouter les effets insidieux et aiment mieux avoir affaire à la maladie franche avec ses allures classiques.

Les médecins comme les malades regardent bien des symptômes de la goutte irrégulière comme « rhumatismaux » ou « névralgiques », ce qui donne lieu à une grande confusion. Il est vrai que le diagnostic est souvent très difficile et demande un jugement très sûr et un examen très approfondi. Car j'ai fait remarquer plus haut qu'un trouble morbide survenant chez un goutteux n'est pas nécessairement de nature goutteuse.

On reconnaîtra la nature vraie d'un symptôme d'après la façon particulière dont il se manifeste, ainsi que d'après les antécédents individuels et héréditaires du malade. L'expérience du fil pour constater l'uricémie n'est guère praticable que chez les malades d'hôpital ; aussi devons-nous nous résigner à nous passer de ce renseignement.

On tiendra compte des prédispositions de la famille, des habitudes personnelles, de l'âge, du sexe et tous ces éléments réunis pourront aider à reconnaître la véritable nature d'un symptôme. Mais il y des cas où l'observateur le plus sagace sera mis en défaut et où un diagnostic ne sera possible que lorsque des manifestations goutteuses incontestables se déclareront ailleurs. Quand cela n'arrive pas, on pourra encore chercher à s'éclairer d'après les résultats du traitement. Pour résoudre certains problèmes que présente la goutte larvée, il est indispensable de posséder une grande expérience clinique.

L'étude des caractères polymorphes de la goutte irrégulière est très importante, car ils sont souvent l'indice d'un état de santé gravement atteint, conduisant plus sûrement à la mort qu'un certain nombre d'attaques de goutte franche. Aussi doit-on avoir toujours présente à l'esprit cette maxime de Musgrave : *Arthritis raro accidit Regularis, raro nisi prius degenerans in Anomalam.* C'est ce qu'un auteur français exprimait ainsi : « La goutte articulaire est celle dont on est *malade* et la goutte interne est celle dont on *meurt* ».

Ce serait une erreur de croire que les manifestations irrégulières de la goutte se rencontrent surtout dans les hautes classes de la société. La pratique hospitalière en fournit de nombreux exemples, lorsqu'on se donne la peine de les rechercher. Les gens affairés qui habitent les villes et dont les occupations sont surtout sédentaires en fournissent des proportions considérables, surtout ceux qui ont du surmenage cérébral. Dans ces cas, on trouve souvent un appétit très développé, dû au travail cérébral et à l'usure des éléments nerveux, qui agissent dans le même sens que le travail musculaire ; mais les exigences de la vie urbaine confinée imposent une limite à une oxydation suffisante. Si l'on n'y remédie pas, il en résulte un certain degré de dyspepsie habituellement catarrhale, de la douleur et une sensation de plénitude du foie. Il se fait ainsi de temps à autre une sorte de pléthore cumulative et c'est dans ces moments-là qu'il faut chercher les signes d'inflammation goutteuse. Une attaque de goutte régulière peut survenir ou, si aucune cause déprimante spéciale n'entre en jeu, alors apparaissent des signes de goutte irrégulière.

Chez les individus, dont la vie est uniforme et régulière, ces troubles se manifestent s'il y a une tare goutteuse ; mais la prédisposition est bien aidée par les excès de régime ou de boissons ou par les refroidissements.

Sir Prescott Hewett a fait sur les manifestations irrégulières de la goutte des remarques très judicieuses. Il insiste en particulier sur les signes suivants : « une dyspepsie plus ou moins gênante ; des dépôts d'urates fréquents ; de temps en temps de faibles éruptions eczémateuses ; des douleurs anormales dans divers muscles ; une douleur aiguë, profonde dans la langue durant deux ou trois jours, puis disparaissant complètement pendant un certain temps ; des craquements dans la colonne cervicale en faisant de légers mouvements, quelquefois un simple soupçon de nodosité autour des petites articulations des doigts ». Et il ajoute : « La grande difficulté dans ces recherches est d'arriver à reconnaître la nature de ces riens, car, comme ils disparaissent pendant quelque temps, on les oublie jusqu'à ce qu'ils viennent se rappeler à votre esprit ».

Pour moi, bien des douleurs anormales décrites ci-dessus dans les tissus musculaire, fibreux, synovial et articulaire sont de nature vraiment goutteuse, mais on les traite le plus souvent de rhumatismales.

Parmi les signes peu importants de la goutte irrégulière, nous trouvons les nodosités des doigts avec ou sans déviation des phalanges.

A différentes reprises, j'ai eu l'occasion de signaler la marche que suivent de petites formations goutteuses, ressemblant à des yeux de crabe, sur les nodosités d'Heberden. Au début, on voit une petite éminence légèrement sensible, qui se remplit d'un liquide clair et peut causer une sensation de brûlure. Elle augmente de volume puis éclate en donnant issue à un liquide transparent, gluant. Cette petite tumeur est solitaire et n'a aucun rapport avec l'articulation de la phalange. Au microscope, le liquide ne présente aucune substance uratique ou calcaire. Tout disparaît pendant des mois, puis se reforme

comme avant. Il serait difficile de considérer ces petites formations comme tophacées, car on n'y trouve aucune trace d'acide
urique. Elles surviennent probablement dans de petites bourses.
Paget conseille de s'abstenir à leur égard de toute intervention chirurgicale. Lorsqu'on les abandonne à elles-mêmes, elles ont de la tendance
à se rompre et à disparaître lorsque l'activité goutteuse, qui leur a
donné naissance, s'apaise. Elles laissent simplement après elles un
petit épaississement de la peau.

Les nodosités goutteuses sont souvent rouges et peuvent, sous l'influence de causes diverses, devenir le siège de chaleur et de douleurs.
Celles-ci sont fugaces lorsqu'une attaque aiguë va éclater et elles peuvent devenir très gênantes lorsqu'on a bu du champagne ou des vins
alcooliques.

L'articulation métacarpo-phalangienne du pouce droit est souvent
augmentée de volume, ce qui est dû sans doute à l'usage excessif de
ce doigt dans les travaux manuels.

Ces déformations des articulations des doigts s'observent chez les
femmes, qui présentent rarement d'une façon aussi accentuée que les
hommes soit les caractères typiques de la goutte, soit les modifications
de tissu qu'elle détermine. Je les ai rencontrées avant la ménopause.
Il faut les distinguer des véritables déformations goutteuses des doigts
dans les deux sexes à la fois par leur forme tubéreuse et parce qu'elles
ne sont pas toujours la conséquence d'une arthrite goutteuse aiguë.
On ne devra pas non plus les confondre avec les lésions bien plus
volumineuses de l'ostéo-arthrite rhumatismale dans laquelle également
ment l'axe des doigts s'infléchit vers le bord cubital de l'avant-
bras.

Depuis longtemps on a reconnu que les manifestations goutteuses
de la femme diffèrent de celles de l'homme. Une inflammation goutteuse nette n'est pas habituelle chez la femme avant la ménopause.
Mais chez celles qui sont prédisposées on voit survenir, avant cette
époque, des céphalalgies, des migraines, de la dysménorrhée goutteuses, qui ne sont que les expressions de leur prédisposition héréditaire (Trousseau). Le cas le plus grave d'épistaxis que j'aie jamais vu,
était chez une femme dont le père était extrêmement goutteux. Toutes
ces manifestations cèdent à un traitement antigoutteux beaucoup
mieux qu'à toute autre médication.

. La goutte plantaire est une forme irrégulière de la maladie qui n'a
pas été décrite. Elle est très douloureuse et peut siéger dans les deux
pieds en même temps. Il se forme des tuméfactions dures dans les apo-

névroses. Elle débute d'une façon subaiguë et peut traîner pendant des semaines. Le malade éprouve habituellement des douleurs dans le tarse et une sensation analogue à celle qu'on ressent lorsqu'on porte des chaussures trop étroites. Il n'y a pas de rougeur, mais le tarse peut être le siège d'une induration douloureuse, qui cède graduellement avec la douleur qui l'accompagne.

Des douleurs profondes du talon ont été reconnues comme goutteuses. Elles donnent la sensation d'un corps étranger, comme une balle qui y aurait pénétré. Il est remarquable que c'est parfois un symptôme de calcul rénal qui peut lui-même être produit par la goutte. La douleur est parfois très distincte dans le tendon d'Achille.

Le coccyx est également le siège de douleurs goutteuses.

Pour moi, les douleurs sourdes du cartilage ensiforme sont aussi de la même nature. La sensibilité peut être extrême, elle va et vient assez brusquement et s'accompagne d'un certain degré de gêne hépatique. La douleur se fait sentir surtout lorsqu'on se penche.

Parmi les formes irrégulières de la goutte qui surviennent ailleurs que dans les tissus articulaires, nous citerons les douleurs lancinantes qui siègent dans certains muscles ou groupes musculaires. Les adducteurs de la cuisse et les gastrocnémiens semblent y être prédisposés. Les crampes sont depuis longtemps, à juste raison, attribuées à l'influence goutteuse. Celles qui se voient dans la cachexie goutteuse sont très souvent associées à l'état granuleux des reins.

On a signalé des douleurs vagues dans diverses parties, et chez les sujets atteints de goutte, qui ne se développe pas régulièrement, on voit survenir presque toutes les semaines des douleurs gênantes, désagréables, de tous les côtés, et ils ne savent jamais en quel point une nouvelle manifestation va éclater : c'est là la vraie goutte volante.

Les malades ainsi atteints savent reconnaître en s'éveillant le matin, d'après leurs sensations générales, s'il est probable qu'ils auront dans la journée à payer à la souffrance leur tribut habituel. Ces manifestations arrivent souvent la nuit, mais le malade n'en a conscience que le matin de bonne heure. Quelquefois ce sont des douleurs fugaces, des élancements dans une ou plusieurs articulations des doigts et des orteils.

Ce qu'on appelle le rhumatisme musculaire paraît très fréquent chez les prédisposés à la goutte. Dans la plupart de ces cas, j'ai observé, comme cela arrive très souvent dans les affections goutteuses, que les douleurs se déclarent seulement la nuit ou dans la matinée qui suit le moment où l'on a été exposé à l'humidité. Le malade se couche très bien portant et se réveille le lendemain en proie aux tortures qui caractérisent ces douleurs.

Les douleurs lombaires du matin, qui disparaissent au bout d'une heure ou deux s'observent parfois sans aucun trouble rénal. Elles peuvent être causées par l'existence de dépôts uratiques dans les espaces lymphatiques.

Les individus prédisposés à la goutte sont souvent sujets à des inflammations des follicules des ailes du nez, formes de furonculose qui n'arrivent pas jusqu'à la suppuration; elles durent quelques jours puis se résolvent. Elles sont le siège de douleurs très vives et très gênantes. L'inflammation reparaît à différentes reprises au même endroit ou tout à côté. Nous parlerons plus loin de la rougeur de la face et du nez qui s'observe chez les goutteux. L'épaississement graduel des téguments du bout du nez est très commun chez les goutteux chroniques.

Ceux-ci éprouvent souvent des fourmillements dans les mains et les pieds. Les femmes à l'approche de la ménopause y sont très sujettes. Le traitement de la goutte incomplète fait souvent disparaître ce symptôme. Il peut y avoir, dans ces cas, un certain degré de périnévrite, causée par de la stase uratique.

On constate parfois de l'épisclérite qui peut devenir permanente sans causer beaucoup de gêne. Nous avons parlé plus haut des autres troubles qui affectent les yeux. Il peut y avoir de l'iritis, mais pour en déterminer la signification, il faut tenir compte des antécédents du malade et de ceux de sa famille au point de vue de la goutte vraie, car le rhumatisme en est également une cause excitante. Les individus prédisposés à la goutte semblent particulièrement exposés à l'action du virus blennorrhagique et sont plus que d'autres atteints de sclérotite. Des hémorragies conjonctivales peuvent survenir spontanément chez le goutteux.

Nous avons parlé dans le chapitre IV de la façon dont la goutte irrégulière envahissait le système respiratoire, en traitant de la bronchite et de la pneumonie. La question de l'asthme a été exposée dans le chapitre X. Je m'occuperai de nouveau de ces troubles en étudiant la goutte rétrocédée. L'amygdalite goutteuse habituellement unilatérale est très douloureuse. Le catarrhe du pharynx peut devenir chronique et provoquer une toux fatigante. Stokes a noté le caractère soupirant de la respiration dans la goutte non développée.

Nous avons exposé déjà les manifestations goutteuses du système digestif. Nous signalerons ici les douleurs profondes de la langue durant quelques heures ou quelques jours.

Xérostomie. — J'ai vu, à différentes reprises, une dame veuve, qui avait passé la soixantaine et qui, pendant plusieurs mois, présentait une sécheresse extrême de la bouche et de la langue, qui était, avec beaucoup d'autres symptômes, un indice de la diathèse goutteuse. La goutte vraie survint dans le gros orteil quelques années plus tard. J'ai vu également une malade qu'Hadden présenta à la Société Clinique et qui avait aussi de la sécheresse de la bouche qui me parut être un exemple de goutte incomplète; elle avait eu en outre du zona et un érysipèle de la face. Les granulations du pharynx sont très communes; elles déterminent des angines chroniques avec expectoration difficile d'un mucus grisâtre, perlé, visqueux. Dans ces cas on observe souvent, pendant le sommeil, un ronflement très accentué qui aggrave l'état congestif de la gorge. Il n'est pas dû seulement au décubitus dorsal.

Œsophagisme. — Il est démontré aujourd'hui que cet état spasmodique de l'œsophage constituait une forme irrégulière de goutte. Brinton [1] l'a décrit le premier et Garrod en a rapporté un cas, ainsi que Moorhead [2]. J'en ai observé un ou deux exemples. Il peut être très grave et assez rebelle au traitement pour causer la mort; ainsi Power [3] en a relaté un cas. A l'autopsie, on ne trouve aucune lésion dans l'œsophage ni l'estomac, ni dans aucune autre partie du corps. La dysphagie douloureuse et spasmodique peut être due à un état goutteux de la racine de la langue et du pharynx que j'ai déjà observé dans un cas qui s'accompagnait de douleurs et de spasmes dans le côté gauche du pharynx; les attaques survenaient à différents intervalles et duraient deux mois.

Du Hahn a relaté un cas de ce genre qui cessa lors de l'apparition d'une attaque de goutte dans la main. Gairdner a noté du hoquet.

La goutte stomacale et intestinale a donné lieu à des discussions nombreuses. Certains auteurs ne veulent pas l'admettre. Quant à moi je suis convaincu de son existence et je discuterai la question au chapitre de la goutte viscérale. Je me bornerai à mentionner ici comme manifestations goutteuses des voies digestives, la dyspepsie avec anorexie, les nausées, les vomissements, la gastralgie, la flatulence. La douleur ne se rencontre guère qu'avec la pyrosis ou le tympanisme. Il y a des alternatives de constipation et de diarrhée. Nous

1. Brinton, *Lancet*, 6 janvier 1866, p. 2.
2. Moorhead, *ibid.*, 23 juillet 1881, p. 164.
3. Power, *ibid.*, 10 mars 1866.

verrons que la métastase goutteuse peut envahir l'estomac très gravement.

Tous ces troubles que nous venons d'énumérer peuvent être dissipés par une attaque de goutte articulaire.

Quelquefois la goutte articulaire se manifeste sous une forme grave de colique (colique arthritique), que j'étudierai avec la goutte viscérale. Avant une attaque de goutte, l'abdomen est souvent tympanique, et l'intestin est rebelle aux purgations. En même temps que la constipation et la congestion porte, on peut voir apparaître des hémorrhoïdes, qui sont très fréquentes chez les goutteux et souvent hérédi-taires. Le prurit anal est un autre symptôme concomitant. Les varices des jambes sont fréquentes surtout chez les obèses. La dilatation des veines s'observe en même temps que des attaques de goutte aiguë dans un endroit quelconque; des hémorragies hémorrhoïdales peu-vent déterminer une anémie prononcée et provoquer des attaques de goutte, dont j'ai vu plusieurs exemples.

La goutte irrégulière porte d'une façon très marquée sur les voies urinaires. Nous avons parlé longuement de la façon spéciale dont les reins étaient atteints et de la tendance à la néphrite interstitielle pro-gressive. Ici je signalerai surtout la fréquence des troubles rénaux sous forme de gravelle, de coliques néphrétiques et de calculs vésicaux. Ces accès de coliques et la gravelle peuvent alterner avec la goutte articulaire ou se montrer chez des membres de familles goutteuses qui n'ont pas encore eu et n'auront peut-être jamais de goutte franche dans les articulations. Cependant les rapports entre les deux états sont très étroits. Des calculs rénaux peuvent se former chez des indi-vidus longtemps avant que la goutte articulaire ne survienne. Je ne veux pas dire par là que tous les sujets atteints de concrétions rénales sont forcément goutteux. Il est loin d'en être ainsi.

Comme je l'ai dit plus haut, la goutte peut envahir la muqueuse de la vessie en causant des hémorragies ou de la cystite grave [1]. Par suite de métastase, un eczéma de la peau peut se porter sur la vessie et donner lieu brusquement à de la cystite. Chez les vieillards, l'hypertrophie de la prostate peut venir ajouter aux difficultés créées par l'inflammation vésicale. Dans la goutte irrégulière, on peut voir survenir des hémorragies vésicales.

L'urèthre peut être le siège d'une inflammation goutteuse simulant à s'y méprendre une blennorrhagie vulgaire avec écoulement purulent

---

1. Todd, *Clinical lectures on Urinary Diseases*, 1857, p. 357.

et douleurs « en lames de rasoir ». Nous parlerons plus loin de l'orchite goutteuse. Je croirais assez volontiers à l'existence de l'ovarite comme conséquence de la goutte irrégulière. Je n'ai jamais eu l'occasion d'en observer, et les gynécologistes ne sont pas d'accord sur ce sujet. Si l'on étudiait d'une façon plus particulière les affections de l'utérus et de ses annexes au point de vue de leurs rapports avec les états diathésiques, je crois qu'on pourrait ajouter quelques nouveaux chapitres à leur pathologie. Pour le moment, ce vaste sujet est peut-être regardé d'une façon un peu trop chirurgicale et, en raison de la tendance dominante à la spécialisation dans la pratique médicale, le praticien n'a que peu d'occasions d'observer des cas de ce genre. Je crois que la diathèse goutteuse peut se traduire parfois chez la femme sous forme de congestion utérine avec métrorrhagie, dysménorrhée et leucorrhée [1] et, d'après Priestley, les femmes qui sont goutteuses héréditaires sont plus sujettes que d'autres à la métrite chronique, à l'ovarite chronique capsulaire et interstitielle et à la ménorrhagie. La dysménorrhée et l'aménorrhée dues à un état pléthorique rentrent dans cette catégorie. Dans tous les cas, la médication antigoutteuse rend beaucoup de services, surtout les médicaments qui favorisent la circulation porte [2]. Des individus âgés, sujets à la goutte irrégulière, sont parfois très troublés par du priapisme nocturne, sans qu'il y ait de sensations érotiques. C'est généralement une manifestation fâcheuse de la goutte; l'urine présente alors une acidité marquée.

Nous avons parlé plus haut de la glycosurie, comme étant souvent associée à la goutte.

Le foie est atteint dans la goutte irrégulière. La lithiase biliaire avec coliques hépatiques est fréquente surtout chez les femmes issues de parents goutteux. On observe aussi le catarrhe des voies biliaires. Murchison [3] en a relaté deux cas chez des goutteux au-dessous de quarante ans qui avaient des vomissements de l'ictère et de l'hypertrophie du foie.

Ces cas ressemblaient beaucoup à du cancer, mais ils cédèrent sous l'influence d'un traitement approprié. On a noté parfois chez les goutteux des augmentations de volume du foie transitoires, suivis de diarrhée.

Du côté de la peau, on peut voir toutes les variétés d'affections décrites dans le chapitre XVI; les plus fréquentes sont l'eczéma, le psoriasis, l'urticaire et le prurit.

---

1. Rendu, *Dictionnaire Dechambre*, art. GOUTTE, p. 129.
2. Reynold's, *System of Medicine*, t. V, p. 736.
3. Murchison, *loco citato*.

Le système circulatoire est atteint d'une façon très marquée, c'est ainsi qu'on voit des palpitations, des pulsations irrégulières, de la syncope, et de la pseudo-angine de poitrine, des spasmes artériels dans diverses parties donnant lieu à des rougeurs ou à des sensations telles que le « doigt mort ».

Le système nerveux est atteint d'une façon variée et profonde par l'état goutteux. On observe ainsi diverses conditions pathologiques que nous avons examinées au chapitre X; telles sont la céphalalgie, la migraine, les névralgies, les névrites, les vertiges, les tintements d'oreilles et des douleurs vagues, parfois fugitives.

Psychopathie goutteuse. — Les états psychiques varient à l'infini. L'irascibilité, un caractère chatouilleux, capricieux, avec tendance à tout voir en noir, l'hypochondrie; la neuromimèse, la mélancolie et même la tendance au suicide sont des expressions diverses de la goutte irrégulière. Une violente attaque de colère peut être la manifestation unique d'une attaque de goutte régulière ou même une substitution de celle-ci; de même aussi quelque trouble mental transitoire.

L'élément mental chez les goutteux est un facteur très important au point de vue du résultat du traitement. Les forces morales ne doivent jamais se développer à l'excès au détriment des forces physiques et bien des personnes deviennent goutteuses parce que ce fait se produit. Cela se voit souvent dans les cas d'individus placés par les exigences de la vie dans des conditions qui s'adaptent mal à la mise en activité de leurs forces. Ainsi un homme qui, par sa musculature et l'énergie de sa circulation, devrait vivre en plein air, est mal favorisé par les circonstances s'il doit se livrer à des occupations sédentaires dans une grande ville. Le manque d'air et le défaut d'exercice favoriseront la goutte et cette tendance sera encore accentuée par des excès de travaux intellectuels qui se trouvent être pour lui la seule façon de déployer son activité. Il en résulte un conflit de forces; les forces musculaires non employées subissent des transformations vicieuses parmi lesquelles figure l'uricémie (goutte acquise), et c'est alors que les facultés mentales peuvent prendre un caractère morbide et être fâcheusement influencées par l'apparition de l'état goutteux.

Insomnie [1]. — L'insomnie est parfois une manifestation de la goutte irrégulière qui est peu connue. L'interruption brutale du sommeil par un accès de goutte qui éclate aux premières heures du jour est le type de l'insomnie goutteuse dans sa forme la plus atténuée.

---

1. Duckworth, *On Insomnia and other troubles connected with sleep in Persons of gouty Dispositions. Brain*, juillet, 1881.

La forme la plus simple d'insomnie qui survient chez les individus prédisposés à la goutte est due, dans la plupart des cas, à la dyspepsie acide ou par fermentation. Cullen en a donné une des meilleures descriptions que je connaisse, dans les termes suivants : « les individus qui ont une faiblesse d'estomac, ce qui est mon cas depuis longtemps, savent que certains aliments les empêchent de dormir ; ainsi j'ai été réveillé des centaines de fois à deux heures du matin sans ressentir aucune impression particulière, mais je savais que mon réveil était dû à une opération irrégulière qui s'effectuait dans cet organe, et en passant en revue ce que j'avais mangé à dîner, j'arrivais à trouver quelle en était la cause ». Cette insomnie est souvent causée par certain aliment que le malade digère mal, ou bien elle peut être due à un excès de vin ou à un mélange de différentes liqueurs. Très souvent les substances grasses ou sucrées en excès ou le mélange de fruits et de vins peut déterminer cette dyspepsie. Il peut ne pas y avoir de symptômes manifestes de dyspepsie, mais le simple excès de nourriture ou l'ingestion d'une seule substance qui est digérée difficilement peut troubler la circulation cérébrale au point que le sommeil est interrompu et suspendu pendant un certain temps [1].

La dyspepsie se développe non seulement dans l'estomac, mais aussi dans le duodénum et la partie supérieure de l'intestin grêle.

Murchison a décrit cette forme d'insomnie et l'attribuait à des troubles du foie qui produisaient l'uricémie et d'autres symptômes de goutte. Un point à noter à ce sujet, c'est le moment particulier auquel cette insomnie commence. Le malade se couche en se sentant tout à fait bien et sans ressentir la moindre gêne. Puis son sommeil est brutalement interrompu, par un rêve désagréable quelquefois, et tout d'un coup il ressent du malaise dans l'estomac, de la gastralgie, de la flatulence et parfois des nausées.

Si l'on n'intervient pas, le malade reste éveillé, avec des battements dans la tête et un flot d'idées qui traversent son cerveau pendant une ou deux heures, jusqu'à ce que le sommeil revienne.

En se réveillant le lendemain, il éprouvera de la céphalalgie et son appétit sera diminué. Le surlendemain, il pourra être en proie à la migraine. Cette forme de dyspepsie est surtout une manifestation de la tendance goutteuse.

L'impossibilité de digérer certains aliments est un phénomène très

---

1. Duckworth, *On certains forms of Sleeplesness* (*British medical journal*), 27 décembre 1873.

marqué dans la goutte et souvent un des signes les plus précoces de la maladie. Pendant la jeunesse, tous les aliments peuvent être digérés rapidement, mais à partir de trente ans, la sélection commence à se faire.

On pourra objecter que ces symptômes ne présentent rien de bien saillant et qu'ils sont assez communs. La caractéristique de ce trouble c'est l'impuissance spéciale de la digestion à une période bien définie de ce processus. Si l'on suppose que cette faiblesse est due à l'heure tardive à laquelle a eu lieu le dîner et que le pouvoir digestif serait normal, si le repas avait été pris plus tôt, ce qui est admissible, nous n'avons pas à rechercher si le sommeil serait interrompu dans ces circonstances. La question est toute autre, c'est-à-dire que, chez des individus de constitution goutteuse, le sommeil peut être troublé par une irritation d'une incapacité digestive spéciale, et cela à une période bien définie de ce processus. Il s'écoule un intervalle de quatre à cinq heures entre le repas et le réveil, qui arrive environ deux heures après que le malade s'est mis au lit. C'est le moment qu'affectionnent les attaques de goutte, qui réveillent tout d'un coup le malade quand la douleur éclate. Dans ce cas, comme dans l'insomnie goutteuse dyspeptique, le malade s'est mis au lit en se sentant bien et en bon état de santé.

D'autres formes de troubles goutteux se manifestent souvent dans les premières heures du jour. Ainsi des attaques de bronchite avec dyspnée asthmatique alternent avec les attaques de goutte, et les accès d'asthme débutent souvent après minuit.

Les individus prédisposés à la goutte sont exposés en outre à d'autres symptômes particuliers qui se manifestent pendant la nuit. On a observé que, dans les cas où une attaque de goutte régulière est attendue mais n'arrive pas, le sommeil est interrompu brusquement plusieurs heures avant l'heure habituelle du réveil et ne revient pas. Un cauchemar peut en être la cause et le même fait peut se reproduire plusieurs matins de suite. Scudamore rapporte deux cas, où le sommeil était simplement troublé par des rêves désagréables, et le lendemain, au réveil, la goutte envahissait les articulations.

Des tressaillements, des cris s'observent parfois dans la dyspepsie goutteuse. Le grincement des dents, pendant le sommeil, est un symptôme que l'on rencontre chez les goutteux. J'en ai réuni plusieurs exemples, et Donkin [1] a de même appelé l'attention sur des cas

---

1. Donkin, *British medical journal,* 21 février 1880, p. 279.

bien marqués, observés dans une famille de goutteux, on y trouvait
aussi des cas de somnambulisme. Le père, goutteux, avait été som-
nambule dans son enfance, et parfois, dans ses dernières années, se
promenait encore en dormant. La mère avait grincé des dents la
nuit pendant des années; elle était issue de parents goutteux, mais
n'avait jamais eu de goutte. Le reste de la famille, composée de huit
enfants, grinçait des dents presque constamment la nuit. Presque
tous étaient très nerveux, se promenaient et parlaient en dormant.

J'ai rapporté un cas dans lequel il y avait à la fois des grincements
de dents et du somnambulisme; la mère et la grand'mère maternelles
avaient été très goutteuses. On a observé aussi des cauchemars et des
tressaillements des jambes chez les sujets disposés à la goutte.

A propos de l'insomnie des goutteux, notons ce fait que la plupart
des manifestations spéciales de la maladie ont lieu pendant la nuit,
avec ou sans interruption du sommeil. Le malade se couche dans son
état habituel, mais en se réveillant le matin, il découvre une nouvelle
phase de la maladie, cela peut être une raideur ou une douleur
musculaire, de l'angine, un début de migraine, une douleur plus ou
moins vive dans une jointure ou dans les tissus qui l'environnent, telle
qu'un torticolis, un lumbago ou une sensation de brûlure dans une
articulation des phalanges. Ces symptômes se déclarent la nuit, mais
ne sont pas assez intenses pour troubler le sommeil. Les crampes des
mollets sont très gênantes et parfois précèdent, plusieurs nuits de
suite, une forte attaque de goutte.

Ce fait que non seulement les attaques aiguës de goutte peuvent
survenir pendant les heures dévolues au sommeil, mais que d'autres
manifestations goutteuses moins graves se déclarent de même pendant la nuit, vient s'ajouter aux nombreux autres qui démontrent la
nature nerveuse de la maladie, car elle partage cette particularité avec
plusieurs autres affections qui sont considérées comme des névroses
bien franches. Telles sont l'épilepsie, les névralgies, l'asthme spasmodique, la gastralgie, l'angine de poitrine, la laryngite striduleuse,
la migraine qui toutes atteignent le malade dans les premières heures
ou immédiatement au réveil. Dans tous ces cas, nous devons chercher
la cause qui détermine ces manifestations avec une telle constance
pendant les heures de sommeil.

Nous n'avons que des notions très restreintes sur les conditions
physiologiques du sommeil. On sait cependant qu'il y a abaissement
de la température, à l'état normal et dans la plupart sinon dans
tous les états morbides, entre minuit et six heures du matin. Certains

auteurs ont noté le minimum de température, entre onze heures du soir et trois heures du matin, et bien que l'abaissement de température ne soit pas de plus d'un degré, il a cependant une signification très nette en ce sens qu'il est l'indice d'une influence nerveuse directe exercée sur la production de la chaleur. Cet abaissement constant et normal de la température est certainement indépendant de l'enlèvement des vêtements et n'est pas influencé par la chaleur du lit. La sensation de frisson vers trois heures du matin est journalière à ceux qui veillent, et à ce moment l'épuisement et la fatigue sont à leur maximum. A cette heure, on voit généralement tomber de sommeil ceux même qui dorment le plus difficilement.

Les heures de la nuit sont aussi celles où la susceptibilité au froid est le plus grande. C'est vers le milieu de la nuit que le système nerveux est le plus épuisé, l'activité automatique du cerveau cesse et le sommeil devient la « diastole du cerveau ».

Pendant le sommeil, la digestion est plus faible qu'à l'état de veille, de même que l'action du cœur. A l'exception des fonctions de la peau, toutes les autres sont dans le repos le plus complet possible.

Le sommeil est plus profond dans les premières heures de la nuit, et le devient moins à mesure qu'on se rapproche du matin.

Il semble impossible, d'après les considérations précédentes, de ne pas trouver des raisons qui expliquent qu'il y ait une tendance marquée vers les manifestations irrégulières de la force nerveuse pendant les heures où tant de processus cycliques sont modifiés ou interrompus.

Chez les individus bien portants et sans prédisposition nerveuse, il n'en résulte aucun effet irrégulier; mais dans les états morbides et dans les névroses, les heures de sommeil sont surtout celles où l'on doit s'attendre à quelque manifestation irrégulière.

L'anémie cérébrale, qui existe pendant le sommeil, peut avoir quelque influence pour déterminer certains de ces troubles, cependant cet état ne passe pas pour être la cause, mais bien l'effet du sommeil. Dans les cas de dyspepsie dont nous venons de parler, il existe une source manifeste d'irritation, mais ce qui constitue ici la particularité, c'est qu'elle ne devient effective et ne trouble le sommeil qu'à un moment bien défini, par suite de la formation d'un produit morbide spécial dans le cours de la digestion, agissant à distance d'une façon réflexe ou pénétrant dans la circulation et gagnant les centres nerveux. Ceux-ci, par suite d'un état de dépression temporaire dû au sommeil, peuvent être plus irritables qu'à

d'autres moments et lorsqu'il s'agit d'individus ayant une prédisposition nerveuse, ils sont certainement dans un état moins stable que
des sujets bien portants.

Il ne faut jamais perdre de vue l'influence directe d'un excès
d'acide urique dans le sang, sur l'insomnie goutteuse. On sait très
bien que cet excès existe souvent sans produire aucun trouble
manifeste nerveux ou autre, chez les individus qui n'ont pas de prédisposition goutteuse; mais dans les cas de goutte vraie, nous ne
devons pas méconnaître l'influence d'un produit qui, lorsqu'il est en
excès dans le sang, est un vrai poison.

Les localisations de la goutte sur certains points, sont très étroitement reliées à l'excès d'acide urique dans ces parties et nous pouvons
ainsi concevoir que certains troubles nerveux qui surviennent dans la
goutte, sont dus à l'irritation des éléments nerveux par cette matière
peccante. L'insomnie peut être un des symptômes dus à cette irritation.

Nous ferons remarquer que les troubles liés à l'état de sommeil se
rencontrent non seulement chez des goutteux ou comme précurseurs
d'attaques de goutte articulaire, mais qu'ils rentrent dans une foule
de ces petites misères auxquelles les personnes prédisposées à la
goutte sont sujettes. Comme d'autres maladies, la goutte a une signification qui varie selon les particularités individuelles qu'elle présente et la façon dont elle modifie la constitution. C'est ainsi que
beaucoup de goutteux n'ont aucun trouble lié à l'état de sommeil, de
même que d'autres n'ont pas de migraine, ni de tophus ou de symptômes urinaires.

Le fait que de violentes attaques de goutte éclatent dans la journée
et non la nuit n'amoindrit en rien la valeur et l'importance des
remarques que nous venons de faire au sujet des symptômes auxquels
sont exposés pendant le sommeil, les individus prédisposés à la
goutte. On ne doit pas méconnaître leur signification spéciale quand
on a l'occasion de les observer.

Bien des malades dorment parfaitement dans l'intervalle qui
sépare les fortes attaques et bien d'autres peuvent s'assurer de bonnes
nuits en prenant des précautions convenables au point de vue du
régime et du genre de vie. L'insomnie spéciale que nous venons de
décrire est plutôt le signe de la diathèse goutteuse qu'une phase
particulière de la goutte aiguë ou chronique, comme on l'entend
habituellement, et à cet égard, elle n'a pas été jusqu'ici signalée
d'une façon assez claire. Il est indispensable de savoir la reconnaître
pour instituer le traitement qui permettra d'y remédier.

Cauchemars. — Quelquefois les goutteux ont des cauchemars qui constituent un symptôme bien gênant. Godfrey a rapporté un cas bien remarquable, celui d'une femme, âgée de soixante-dix ans, goutteuse héréditaire qui avait de la glycosurie goutteuse et de l'eczéma et qui, toute sa vie, eut des cauchemars terribles à certains intervalles.

Goutte rétrocédée ou métastatique.

Quand une attaque de goutte articulaire franche cesse tout d'un coup, et que des manifestations goutteuses apparaissent dans un autre point plus ou moins éloigné, on dit qu'il y a métastase ou que la goutte est rétrocédée. C'est une variété de la goutte irrégulière. Quelquefois ce phénomène se reproduit souvent en changeant rapidement de siège, c'est ce qu'on appelle la goutte « volante ».

Comme toutes les parties du corps peuvent être touchées par la goutte, on peut donc observer des métastases dans des endroits très variés. Les formes les plus fréquentes de la goutte rétrocédée sont celles où, après avoir quitté une jointure, la maladie se porte sur le cœur, le cerveau, l'estomac, l'intestin et la vessie. La goutte asthénique a plus de tendance à être métastatique, mais la goutte franche peut parfois, sous l'influence d'un traitement déprimant, se porter sur les viscères.

La rétrocession est donc le propre des diverses variétés de goutte asthénique et est toujours l'indice d'atonie et de débilité. Le fait seul d'une localisation articulaire franche rend la métastase peu probable. La goutte volante atteint habituellement les individus faibles, à système nerveux instable.

Goutte cardiaque. — RÉTROCESSION SUR LE CŒUR. — Cette forme particulière de la goutte volante atteint surtout ceux qui ont fait des imprudences graves pendant une attaque articulaire. L'action de plonger un pied goutteux dans l'eau froide ou dans la neige détermine en quelques minutes une douleur cardiaque volante avec tendance syncopale plus ou moins grave. Le pouls peut diminuer de force et de fréquence, il peut même y avoir un arrêt du cœur suivi de mort. Il se produit sous cette influence des spasmes très intenses. Si le malade se remet vite, il y aura de violentes palpitations avec orthopnée, douleur cardiaque très vive, de la toux et de l'expectoration et il s'écoulera plusieurs jours avant que la santé soit rétablie.

Au lieu d'une attaque articulaire, qu'on attendait d'après certains symptômes prémonitoires, il peut survenir tout d'un coup une syncope avec grande dépression cardiaque, tout le corps est d'une pâleur de marbre, la face exprime l'anxiété et le pouls est d'une faiblesse extrême. Ces symptômes peuvent ne durer que quelques heures et ne céder qu'à une stimulation énergique, et il faudra encore plusieurs jours pour que la santé revienne à son état habituel.

Des accès nocturnes de douleur cardiaque peuvent survenir quand une attaque articulaire a évolué d'une façon imparfaite; il y aura en même temps de la dyspnée et du collapsus.

Les mêmes effets se produisent sous l'influence d'un refroidissement éprouvé pendant la période de convalescence d'une attaque articulaire.

On peut voir aussi des accès de pseudo-angine de poitrine. Certains cas, décrits par les anciens auteurs comme des rétrocessions sur le cœur, recevraient aujourd'hui une toute autre explication et seraient attribués à de l'angine vraie avec lésion aortique ou à la dégénérescence graisseuse des parois du cœur, tandis que d'autres le seraient à des embolies de l'artère pulmonaire, dues parfois à une phlébite goutteuse éloignée et méconnue.

De faibles attaques de goutte cardiaque volante peuvent ne présenter d'autres symptômes qu'une faiblesse d'action du cœur avec ou sans intermittences.

La rétrocession de la goutte sur le cœur n'est jamais directement mortelle, à moins qu'il n'y ait une affection organique bien marquée, valvulaire ou pariétale [1].

Nous reviendrons sur ce sujet à propos de la goutte viscérale. Le danger est plus grand quand il y a une dégénérescence pariétale que dans le cas de lésion valvulaire sans que le muscle cardiaque soit atteint. Quelquefois il est difficile de déterminer si c'est le cœur ou l'estomac qui est le siège d'une rétrocession goutteuse. Une distension flatulente de ce dernier peut mettre obstacle à l'action du cœur et simuler un véritable spasme cardiaque; dans ces cas, la disparition de la flatulence produit un grand soulagement. Quand le cœur est faible, son action peut être sérieusement compromise de cette façon et donner lieu à des symptômes alarmants.

Goutte cérébrale. — Rétrocession sur le cerveau. — Des causes semblables à celles que nous venons de décrire plus haut peuvent amener une rétrocession sur l'encéphale.

1. Stokes, *On diseases of the Heart and Aorta*, 1854, p. 359.

Les symptômes varient d'intensité, depuis la simple confusion des idées jusqu'à la manie et peuvent même devenir apoplectiformes avec du coma. La folie temporaire est une forme de rétrocession goutteuse.

En même temps que les symptômes articulaires se calment, apparaissent les troubles cérébraux avec du délire. On peut observer aussi dans ces cas du vertige, de la somnolence, de la photophobie et des troubles de la vision. Des attaques d'apoplexie peuvent survenir tout d'un coup avec les symptômes classiques et l'hémiplégie à la suite. Tout disparaît sous l'influence d'un traitement convenable ou d'une attaque articulaire. Ces cas ressemblent absolument aux cas les plus graves d'hémorragie cérébrale, et parfois leur véritable nature ne se révèle que parce qu'une localisation goutteuse sur un autre organe fait évanouir tous les symptômes encéphaliques.

APOPLEXIE ARTHRITIQUE. — Scudamore a rapporté plusieurs observations intéressantes d'attaques d'apoplexie due à une rétrocession cérébrale. Celles-ci survenaient surtout chez des gens pléthoriques vers l'âge de soixante ans. La saignée est alors très utile et atténue la paralysie consécutive, souvent même l'empêche de se produire.

Je ne pense pas que ces deux cas soient aujourd'hui aussi fréquents qu'au commencement du siècle, ce que l'on peut attribuer aux meilleures conditions d'hygiène privée que nous avons aujourd'hui. Il est impossible d'admettre qu'aucun de ces cas s'accompagne d'hémorragie cérébrale, étant donné qu'ils guérissent toujours d'une façon complète. Cependant, à cet égard, le diagnostic est impossible; mais, en tous cas, si la tension du pouls est anormale, on sera toujours autorisé à faire une saignée.

ENCÉPHALOPATHIE GOUTTEUSE. — On peut observer des attaques moins graves d'encéphalopathie goutteuse dans lesquelles la conscience est conservée, mais on voit apparaître de la parésie hémiplégique de la face et des membres, avec aphasie, embarras de la parole et amnésie. Ces accidents peuvent être causés par des émotions vives ou du surmenage intellectuel s'exerçant quand le malade est en puissance de symptômes goutteux aigus. La lésion essentielle n'est probablement que de la congestion vasculaire.

D'après Gairdner, « la métastase cérébrale est la plus fréquente; elle se manifeste surtout par une sorte de stupeur, dans laquelle la vue et l'ouïe sont conservées; mais le malade n'a pas conscience de ce qui l'environne, il ne reconnaît pas les personnes qui l'entourent, et il a perdu les notions de temps et de lieu. La parole est difficile ou tout à fait impossible. Le regard est vague, l'intelligence est abolie, les actes sont automatiques. Le pouls est plein et dur. Cet état arrive graduellement; il est précédé de céphalalgie, de somnolence, après les repas, de diminution des facultés intellectuelles, de la perte du sentiment d'intérêt que l'individu attachait autrefois à ses occupations. Le malade a conscience de la perte de son intelligence et la regrette. » Ces symptômes peuvent quelquefois dépendre de l'urémie et être plutôt de cette nature que l'expression vraie de la goutte métastatique.

Charcot a rapporté un cas d'aphasie complète sans perte de conscience et sans paralysie chez un goutteux, puis tout disparut lors d'une attaque de goutte franche. Ensuite des accès d'épilepsie survinrent précédés d'une aura dans le petit doigt et dans certains groupes de muscles d'un bras avec aphasie, indiquant une lésion corticale. L'aphasie peut être intermittente et durer plusieurs mois.

Dans ces cas d'encéphalopathie goutteuse, on ne peut faire le diagnostic exact qu'après avoir examiné très attentivement l'état des divers organes et des différentes fonctions de l'individu. On recherchera l'existence de la goutte ancienne ou récente. S'il y a des signes de néphrite interstitielle, de faiblesse du cœur et d'athérome artériel, on se souviendra de la possibilité de l'urémie ou de l'hémorragie méningée.

Le diagnostic sera quelquefois impossible à faire de suite. L'âge du malade et l'état des tissus pourront être pris en considération. La tension du pouls est la même dans l'encéphalopathie urémique et goutteuse. Il peut être difficile de se prononcer tout d'un coup en faveur de l'épilepsie ou de l'éclampsie urémique chez un individu prédisposé à la goutte. Les deux sexes peuvent être atteints, mais surtout le sexe masculin, après cinquante ans.

Nous avons déjà parlé de la manie, de la mélancolie, de l'hypochondrie et de la migraine comme manifestations cérébrales de la goutte.

Dans ces conditions, l'uricémie détermine une diminution marquée de l'alcalinité du sang. Les troubles cérébraux sont en corrélation avec les troubles digestifs, il y a diminution d'urée et d'acide urique par suite d'absorption et de nutrition défectueuses et diminution d'acidité du sang. Cet état détermine l'issue de l'acide urique accumulé dans le foie et dans la rate, ce qui produit l'uricémie et provoque ainsi des manifestations goutteuses. Haig a montré que la quantité d'urée tombait de 33 grammes à 24 grammes dans les quatre jours qui précédaient une céphalalgie urique par suite d'absorption et de nutrition défectueuses.

Goutte gastro-intestinale. — La symptomatologie de la goutte gastro-intestinale est polymorphe. Dans les cas les plus simples, une douleur brusque dans l'estomac constitue le premier symptôme et le plus marqué. Il s'accompagne d'une grande dépression physique et morale. Si une localisation articulaire apparaît, cette douleur se calme brusquement et complètement. Parfois on observe des nausées, des vomissements, de la pyrosis, de la gastralgie. Dans ces cas, on trouve habituellement des signes de goutte sous forme d'attaques irrégulières. Les accès gastriques ne se terminent pas toujours par des attaques articulaires; mais, dans beaucoup de ces manifestations, lorsqu'une attaque de goutte franche éclate, elle indique ainsi leur véritable nature. Ball a prétendu que certains de ces cas, considérés comme de la goutte stomacale, n'étaient autres que des crises gastriques de l'ataxie. Il est toujours bon d'être prévenu de la possibilité de semblables erreurs. Certains auteurs sont assez sceptiques au point de vue de la goutte stomacale. Watson prétend que, dans des cas considérés comme de la goutte de l'estomac, « il ne s'agissait de rien autre que d'une indigestion, ainsi que le démontrait un vomitif administré au malade ». Évidemment, il y a eu des erreurs de diagnostic commises dans des cas où d'autres interprétations auraient été plus exactes et plus d'accord avec les faits observés. Mais d'autre part il est incontestable que la goutte puisse atteindre l'estomac et l'intestin en déterminant une gastro-entérite aiguë mortelle, ainsi que les autopsies l'ont démontré. Ball dit que « la goutte est à l'estomac ce que le rhumatisme est au cœur ».

Une dyspepsie chronique grave peut être une manifestation de la diathèse goutteuse longtemps avant que des symptômes articulaires n'apparaissent ou quand ceux-ci sont très légers.

L'application du froid sur une articulation goutteuse a souvent été suivie de spasmes gastriques; il suffit même pour cela d'avoir les pieds humides lorsqu'ils sont le siège d'une localisation goutteuse. La métastase stomacale se traduit sous deux formes : spasmodique et inflammatoire.

Sutton a rencontré deux ou trois cas dans lesquels il a pu faire le diagnostic de goutte stomacale. C'était chez des hommes qui avaient de la goutte atonique; les symptômes étaient très marqués et s'accompagnaient d'une grande dépression et de signes de collapsus. Les malades se plaignaient surtout d'une douleur très vive dans la région épigastrique s'accompagnant de sueurs froides, de petitesse du pouls, d'une agitation extrême et d'un facies anxieux. Tout disparut sous l'influence d'une localisation de la goutte dans un autre organe. Dans un cas suivi de mort subite qui avait fait croire à une rupture du cœur, il fit l'autopsie sans constater de rupture ni aucune lésion organique qui ait pu expliquer la mort subite, en dehors de l'état granuleux et contracté des reins qui contenaient beaucoup d'urate de soude.

DILATATION DE L'ESTOMAC. — Quelquefois on trouve une dilatation extrême de l'estomac.

Quand le processus goutteux se porte sur l'intestin, il se traduit par de la douleur, des coliques, des vomissements et de la diarrhée. On observe aussi les formes spasmodique et inflammatoire. Cette entérodynie était connue depuis longtemps et appelée « colique arthritique ». Il peut y avoir beaucoup de flatulence. Une diarrhée durant quelques jours, avec écoulement muqueux abondant, peut être la seule expression de l'entérite goutteuse. Ces manifestations peuvent revenir à des intervalles de plusieurs semaines et alterner avec des attaques articulaires franches. Elles peuvent être causées par des écarts de régime, de fortes émotions ou des refroidissements. Comme symptômes prémonitoires, il peut y avoir des douleurs légères, de la migraine, des sédiments rouges dans l'urine. Quelquefois il peut y avoir de la pyrexie.

OBSERVATION. — *Goutte gastro-intestinale.* — Un clergyman, âgé de trente-quatre ans, goutteux héréditaire, vint me consulter le 19 novembre 1887. Il se plaignait d'accès de douleurs périodiques dans le ventre, entre l'ombilic et le pubis, devenant de plus en plus intenses et durant environ dix-huit heures, la guérison complète mettant trois ou quatre jours avant de s'effectuer. La douleur s'irradiait dans tout l'abdomen, surtout du côté gauche. Sa dernière attaque débuta à quatre heures du soir par des élancements aigus; le lendemain à trois heures du soir, il y eut des vomissements alimentaires, suivis d'une sédation de la douleur et d'un profond sommeil; à neuf heures du matin, la douleur avait cessé. L'urine resta épaisse pendant deux jours. Le quatrième jour seulement tout était rentré dans l'ordre.

Ces attaques avaient commencé à l'âge de dix-sept ans et revenaient tout d'abord à des intervalles de six mois. Une semaine avant, il était « bilieux », moralement déprimé; le sommeil n'était pas réparateur et s'accompagnait de rêves. A ce moment il avait des éblouissements en lisant. Il avait eu plusieurs attaques de goutte dans les talons.

Je lui prescrivis une pilule bleue avec de la coloquinte et de la jusquiame et une boisson alcaline deux fois par jour après le repas.

Il y eut de l'amélioration, puis il eut d'autres attaques analogues.

OBSERVATION. — *Goutte intestinale avec coliques.* — Un homme, âgé de trente-huit ans, négociant, vint me consulter pour des accès périodiques de douleurs abdominales. Ses parents étaient rhumatisants. Il avait eu auparavant de l'érysipèle, du pemphigus et de l'eczéma. Une ou deux fois par mois il avait de vives douleurs dans l'abdomen surtout à l'épigastre, sans qu'il ait pu les rattacher à un écart de régime ou à une autre cause. La douleur commençait après le dîner et allait en augmentant pendant douze heures, empêchant de dormir et donnant lieu à des nausées et des vomissements aqueux, ni acides ni bilieux. Le ventre restait sensible pendant plusieurs jours. Il y avait de légers frissons au début de l'accès. Dans l'espace de trois ou quatre heures, la douleur tendait à gagner la région iliaque et l'on pouvait sentir très nettement un gonflement que son entourage considérait comme dû à une « valvule gonflée », et qui disparaissait le lendemain sans laisser de trace.

Avant l'accès, il y avait soit de la diarrhée, soit de la constipation. A la suite de chaque accès, il y avait de la faiblesse, de la prostration et de la constipation pendant un jour ou deux. La première selle était alors noire et en masses détachées. L'urine était rare et très foncée pendant l'accès.

Il n'avait jamais eu de goutte franche, mais il suffisait de quelques verres de champagne ou de porto pour lui donner des douleurs dans les genoux et la plante des pieds.

Rien ne pouvait calmer ces accès, pendant lesquels l'estomac était tellement irritable qu'il ne pouvait tolérer ni médicament ni aliments.

Je prescrivis des pilules de calomel, de la rhubarbe et un régime sévère.

Il était clair que ce cas relevait de la diathèse goutteuse. Ces accès de gastro-entérite spasmodique n'étaient pas dus à des écarts de régime qui avaient eu lieu à un moment donné. Leur retour était probablement dû à une augmentation de l'état goutteux sous l'influence d'un régime alimentaire peu convenable. Il est possible que tôt ou tard la goutte ait pu revêtir une forme fruste.

Budd [1] a décrit deux variétés de goutte stomacale : 1° celle qu'on rencontre dans la goutte chronique qui donne lieu à une sensation de faiblesse avec douleurs et crampes. Les vomissements sont rares et il n'y a ni pyrexie ni signes d'inflammation. La pression calme la douleur. 2° Celle qui provient d'une métastase de la goutte articulaire. Il y a alors dans l'estomac une douleur très vive, de la fièvre, des nausées, des vomissements et souvent une diarrhée profuse. Ces symptômes sont très graves et souvent la mort arrive par collapsus au bout de deux jours. Le traitement de ces deux formes n'est pas du tout le même.

Goutte vésicale. — On a publié un grand nombre d'observations de cystite goutteuse dans laquelle cette affection était survenue, comme métastase de goutte articulaire. L'exposition à l'humidité, au

1. Budd, *On the stomach*, p. 103.

froid, à la fatigue, en sont les causes déterminantes habituelles, comme pour les autres exemples de métastase. C'est ainsi qu'arrive quelquefois de l'uréthrite avec écoulement purulent et brûlure en urinant, ce qui fait bien souvent soupçonner la blennorrhagie.

La cystite peut survenir brusquement avec douleurs, mictions fréquentes, hématuries, ardeur en urinant et insomnie. L'urine est rare, haute en couleur et renferme du mucus, du sang ou du pus. Les symptômes articulaires cessent et la cystite peut durer pendant plusieurs jours et même plusieurs semaines.

Dans ce cas, comme dans les autres cas de métastase, il peut y avoir des signes indiquant que celle-ci s'est effectuée également sur d'autres organes. Ainsi le cœur peut être affecté après la vessie et ne reprendre son état normal que lorsqu'une inflammation articulaire se sera développée de nouveau. La cystite goutteuse est analogue au lombago, à la pneumonie, à la bronchite ou à la gastro-entérite qui peut atteindre les individus sujets aux métastases.

Les gens âgés sont plus exposés à cette forme de cystite, qui s'accompagne souvent alors d'hypertrophie prostatique. La bronchite, après avoir été très rebelle au traitement ordinaire peut céder rapidement à une attaque de goutte dans le pied.

La goutte qui se porte sur les viscères produit les mêmes symptômes : une grande irritabilité des surfaces muqueuses et de l'intolérance pour toutes les substances qu'on met en contact avec elles; de là des vomissements, de la diarrhée, de la toux, et des mictions fréquentes, selon l'organe qui est atteint.

On a vu de l'eczéma disparaître lorsque la cystite éclatait; celle-ci pourrait être regardée comme un eczéma de la vessie ou comme un énanthème viscéral.

Orchite, Parotidite, Amygdalite goutteuses. — Les métastases brusques sur le testicule et sur la parotide sont des faits bien connus. Quant à l'amygdalite, j'en ai parlé plus haut.

Urticaire et congestions fugaces de la peau. — Les troubles gastriques des goutteux sont quelquefois très rapidement apaisés par l'apparition d'une urticaire ou d'autres congestions fugaces de la peau.

La goutte articulaire franche peut parfois disparaître sans aucune métastase, sous l'influence d'une forte émotion, telle qu'un shock produit par une grande frayeur ou une grande joie.

CHAPITRE XIII

Goutte viscérale.

Nous avons suffisamment démontré, je pense, dans les chapitres précédents, que la goutte se porte sur les viscères aussi bien que sur les articulations. Nous n'avons donc pas besoin d'expliquer ici ce que veut dire le terme de goutte viscérale.

La cause des attaques viscérales est probablement la même que celle des attaques articulaires. La rétention ou la précipitation des sels uratiques dans un organe peut déterminer une attaque de goutte, d'où congestion, irritation, douleur et symptômes d'inflammation plus ou moins marqués révélant des troubles fonctionnels particuliers selon l'organe qui est atteint.

Telles sont par exemple les bronchites, cystites, orchites, parotidites, névrites, phlébites, gastro-entérites et l'état pathologique du foie qui est en rapport avec la glycosurie. Les tendances individuelles et les prédispositions de tissu jouent certainement un très grand rôle dans la localisation de la maladie, en même temps que l'état dominant du système nerveux a aussi son importance dans chaque cas.

Les métastases goutteuses sur un organe quelconque sont une preuve incontestable de l'existence de la goutte viscérale.

Nous avons vu que, dans les cas de goutte héréditaire, divers organes pouvaient, même dans la jeunesse, être le siège de manifestations morbides dues à cette diathèse et que celles-ci pouvaient céder le pas à des symptômes articulaires, susceptibles cependant de ne se montrer que plus tardivement. Pour nous servir des termes de

Charcot : « Quand l'affection viscérale précède la goutte articulaire et constitue, pendant un temps plus ou moins long, la seule manifestation de la diathèse, on l'appelle goutte *larvée*; quand, au contraire, elle suit les symptômes articulaires, on l'appelle *rétrocédée*, à condition toutefois que la métastase soit provoquée par une cause externe, telle que le froid, par exemple ».

L'attaque viscérale peut être primitive ou secondaire, par suite d'une métastase. Il serait assez étrange que, dans une maladie qui affecte tout l'organisme, il y eut quelque partie épargnée, et, comme nous l'avons vu, à l'exception peut-être des ganglions lymphatiques, aucun tissu n'est exempt des atteintes de la maladie.

Le foie, étant le plus gros viscère, est atteint plus que tout autre organe. Les reins ont des lésions au moins aussi graves que les articulations. Le cœur, les vaisseaux et les poumons prennent également une grande part aux troubles généraux de la nutrition. La peau, le tube digestif, la vessie, les testicules, le pénis, les parotides et très probablement le cerveau et les nerfs, peuvent aussi être atteints.

L'hérédité, ainsi que nous l'avons montré plus haut, imprime ses caractères particuliers aux tissus encore indemnes, leur donnant une véritable physionomie goutteuse très facile à reconnaître quand l'individu atteint l'âge adulte.

Certains goutteux ont plus de tendance à avoir des manifestations viscérales qu'articulaires; chez d'autres, c'est l'inverse.

Un grand nombre de troubles viscéraux peuvent être reconnus comme d'origine goutteuse quand bien même il n'y a pas encore eu de signe de goutte articulaire. Ce qui en fait la caractéristique, c'est leur soudaineté et leur fugacité. Par exemple, chez certains individus, le retour périodique d'un catarrhe bronchique, de troubles fonctionnels du foie, de céphalalgies, etc., n'est autre qu'une manifestation de la goutte et réclame un traitement dirigé contre la diathèse. Certains flux, sanguins ou autres, sont de cette nature, par exemple des épistaxis abondantes chez des filles de goutteux pouvant revenir pendant toute leur vie, étant parfois très salutaires et demandant à être respectées. Le sang se reconstitue rapidement et son écoulement peut éviter des accidents graves. Il est difficile de diagnostiquer les cas de cette nature sans faire une enquête sérieuse au sujet des antécédents héréditaires; mais, en revanche, une erreur de diagnostic peut avoir des conséquences fâcheuses au point de vue du pronostic et du traitement.

Les goutteux âgés sont exposés aux hémorragies vésicales. Celles-ci ne réclament aucun traitement et ne sont pas dangereuses.

Dans cet ordre d'idées, nous signalerons différentes affections de l'œil que la diathèse ou la tare goutteuse peut déterminer. On a tort dans ces cas de toujours rechercher des antécédents articulaires; il est bien plus important de s'occuper des antécédents personnels du malade et de ceux de sa famille, qui permettront de découvrir la cause de la maladie. Mais il faut aussi éviter un écueil qui consiste à affirmer trop vite une influence goutteuse.

La goutte viscérale est habituellement une phase de la forme chronique de la maladie et ses manifestations les plus marquées se traduisent par différentes métastases bien connues. Les « orages » de glycosurie, qui surviennent dans la goutte, ont été attribués par Ord à de la goutte du foie, l'hyperémie et la suractivité de cet organe n'étant parfois que la substitution de troubles articulaires. Dans la néphrite interstitielle goutteuse il y a parfois des poussées aiguës du côté du rein, ayant un caractère brusque et fugace rappelant les phénomènes semblables qui se passent dans les articulations et ne se bornent pas à causer simplement de la polyurie ou une augmentation de l'albuminurie. Il en est de même pour la bronchite, le catarrhe gastrique, les névralgies, migraines et autres misères qui se rattachent à la diathèse. Puis la poussée locale s'apaise et l'organe revient à son état primitif.

Je vais, dans ce chapitre, décrire un peu plus en détail, certains caractères de la goutte abarticulaire.

Goutte cardiaque.

Nous avons exposé plus haut les lésions cardiaques dues à la goutte. Elles rentrent dans la série des dégénérescences liées à cette maladie. Ainsi, elles coexistent généralement avec de la néphrite scléreuse et dépendent aussi plus ou moins de l'induration et de l'athérome des coronaires. Il peut se faire des lésions valvulaires chroniques avec hypertrophie consécutive. Puis la dilatation peut survenir comme conséquence des troubles de nutrition générale, subissant une aggravation du fait de l'apport imparfait du sang par les coronaires.

Nous avons déjà parlé des névroses cardiaques douloureuses, telle que l'angine de poitrine vraie et fausse. Dans la goutte chronique, l'action cardiaque peut être anormalement violente et rapide ou au contraire remarquablement lente. Depuis longtemps, l'intermittence du pouls est connue comme dépendante dans certains cas de la goutte et s'observe plus souvent dans la pratique que la tachycardie. Ces deux états demandent à être étudiés avec soin.

Nous avons posé comme axiome qu'un pouls irrégulier, intermittent, chez les individus qui ont passé la première moitié de la vie, surtout s'il est associé à des troubles de l'estomac et s'il ne s'accompagne pas de signes bien nets d'affection cardiaque, est souvent sous la dépendance de la goutte.

Sanderson [1] a appelé l'attention sur les irrégularités du pouls chez les goutteux, sans qu'il y ait de lésion cardiaque et il a fait voir que le rythme du pouls pouvait être régulier pendant une attaque et irrégulier dans une autre.

« Pendant la période d'inspiration, la fréquence des contractions du cœur augmente, le pouls devient dicrote; son tracé est complètement différent de ce qu'il est pendant la pause respiratoire où il est relativement retardé. D'autre part, pendant la pause respiratoire, les contractions sont moins fréquentes, les intervalles diastoliques sont plus longs, de sorte que le cœur a le temps de se remplir complètement avant de se contracter. Aussi la quantité de sang chassée dans l'aorte est-elle beaucoup plus grande proportionnellement à celle qui peut passer à travers les capillaires. La durée de la systole ventriculaire est plus grande et les artères restent distendues beaucoup plus longtemps. Le pouls cesse d'être dicrote. Ainsi chez le même individu, on a du dicrotisme pendant l'inspiration et celui-ci disparaît pendant la pause respiratoire; la seule différence qui se produit dans la circulation c'est que, dans un cas, le repos diastolique est raccourci et par conséquent le ventricule se contracte sur une quantité de sang insuffisante; tandis que, dans l'autre cas, son expansion est complète et sa systole normale. »

Ainsi que Balfour l'a fait remarquer, les palpitations peuvent être provoquées, chez le goutteux, par une émotion ou à la suite d'un exercice violent, l'état inverse se produisant quand il existe une lésion valvulaire. Un autre fait à signaler comme distinction à établir entre les troubles fonctionnels du cœur provenant de la goutte et les symptômes dus à une affection organique c'est que, dans le premier cas, les palpitations ont un caractère tout à fait subjectif, donnant lieu parfois à des sensations de choc ou de secousses, avec peu ou pas de dyspnée, tandis que, dans le second cas, la dyspnée est à la fois subjective, généralement très marquée, les palpitations n'étant pas constantes ou, quand elles existent, ne constituant pas un symptôme gênant.

1. Sanderson, *On the Sphygmograph*, p. 76.

Nous avons parlé plus haut de la goutte qui se porte sur le cœur par métastase. Dans ce cas, il n'y a aucun signe clinique ou autre qui puisse indiquer qu'un processus inflammatoire a envahi les parois musculaires ou bien qu'il y a de l'endocardite ou de la péricardite. Celle-ci a été signalée seulement comme une complication de la néphrite chronique.

Dans les cas d'irrégularité du pouls de nature goutteuse, il faut tenir compte d'une manière spéciale du volume du pouls, qui reste normal tant que le cœur est sain. Si les parois du cœur sont ramollies et dilatées, par suite d'une dégénérescence, le pouls peut être petit, sa tension faible, en même temps qu'il est irrégulier. Le caractère intermittent peut disparaître au bout de peu de temps ou subsister pendant des années sans présenter des symptômes bien saillants.

On peut observer un pouls d'une extrême lenteur quand le cœur est faible et dilaté, le nombre des pulsations s'abaissant à vingt par minute au niveau du pouls radial, mais elles sont plus nombreuses au niveau du cœur même, parce que beaucoup d'entre elles n'ont pas la force suffisante pour arriver jusqu'aux artères un peu éloignées. Quelquefois l'intermittence dépend de causes purement nerveuses, en dehors de la goutte, chez les sujets goutteux; dans quelques-uns de ces cas, il existe probablement, comme relevant de la névrose goutteuse, un état instable des centres cardiaques de la moelle.

Dans chaque cas particulier, la gravité est subordonnée à l'état de la nutrition des parois cardiaques et à l'état général du malade en ce qui regarde la cachexie goutteuse.

Quand la diathèse goutteuse est bien établie, le pronostic sera favorable si le cœur est sain et les fonctions rénales intactes. L'intermittence en elle-même n'est pas un symptôme grave; mais c'est toute autre chose lorsqu'elle coexiste avec des lésions dégénératives; le pronostic devient alors grave.

La mort subite, chez les goutteux, est presque toujours due à une affection aortique ou à un état graisseux du cœur et arrive soit par syncope, soit par rupture du ventricule gauche. Elle peut être déterminée par une attaque de goutte qui vient jeter la perturbation dans le fonctionnement du cœur. Quand il n'y a pas d'attaque, on peut alors considérer à tort le cas comme étant une métastase.

Un pouls avec une haute tension est fréquent dans la goutte. On peut le constater longtemps avant que les lésions cirrhotiques du rein se soient produites; mais la plupart du temps, il a des relations très étroites avec ces lésions et il faut toujours s'attendre à le constater

dans les dégénérescences cardio-vasculaires. Une haute pression artérielle continue porte surtout son action sur les valvules aortiques en
y déterminant de la sclérose et produisant ainsi, soit du rétrécissement,
soit de l'insuffisance, soit les deux à la fois. Les valvules mitrales participent également à ces lésions, l'endocardite scléreuse produisant
de l'insuffisance et parfois du rétrécissement. Le plupart du temps,
les lésions mitrales sont dues au rhumatisme, cependant la goutte y a
parfois une certaine part en produisant les lésions scléreuses dont nous
venons de parler. C'est ainsi qu'on voit des vieillards présenter des
symptômes de cette affection en même temps que des signes de
dyscrasie goutteuse, chez qui l'on ne peut trouver aucun antécédent
de rhumatisme. La variété rhumatismale est l'apanage de la jeunesse,
surtout de la femme. Dans la variété goutteuse qu'on observe chez les
individus âgés, on ne constate pas les symptômes du rétrécissement
mitral des jeunes gens, à moins qu'il n'y ait une dégénérescence des
parois cardiaques. Le cœur peut être vigoureux et agir avec force,
bien que le pouls soit irrégulier comme rythme et comme volume.
S'il survient une bronchite grave, le cœur droit peut être atteint, ce
qui vient augmenter la gravité du cas.

Quand, dans un cas donné, on constate une haute tension artérielle,
cela est loin de constituer un état immuable, car il peut varier de jour
en jour et même d'heure en heure. On l'observe dans la goutte aiguë
et chronique ainsi que dans la goutte incomplète.

La pénétration dans le sang de produits imparfaitement métamor-
phosés en est la cause première. Aussi l'uricémie, la grossesse, l'anémie,
le saturnisme sont des causes bien connues d'augmentation de la pression artérielle. Dans ce dernier cas, il peut probablement se former
des albuminates de plomb, qui sont trop stables pour être oxydés et il
est démontré que le plomb arrête l'élimination de l'acide urique. Les
sels de chaux en excès agissent probablement de même et, comme ceux
de plomb, ils ont de la tendance à produire la goutte.

La dyspepsie si fréquente comme antécédent de goutte et plus
fréquente encore comme phase irrégulière de celle-ci, peut quelques
fois donner lieu à de la sclérose artério-capillaire et comme conséquence à une élévation de la pression. Quand les causes, qui ont
déterminé l'élévation de la pression, agissent d'une façon temporaire,
lorsqu'elles disparaissent le pouls peut reprendre ses caractères habituels.

L'état de tension du pouls n'est pas toujours perceptible au doigt
et peut n'être appréciable qu'au sphygmographe.

Haig [1] a fait voir quels étaient les rapports de l'uricémie avec l'élévation de la pression.

Dans la goutte, comme dans les autres états, l'élévation de la pression peut être abaissée par un traitement diététique et pharmaceutique approprié et l'on doit diriger tous ses efforts dans ce sens toutes les fois que cet état s'accompagne de symptômes graves.

Les tracés sphygmographiques précédents (fig. 17-20) montrent bien les caractères du pouls goutteux.

Rapports de la lithiase rénale et de la goutte.

Il existe des rapports incontestables entre la goutte et la formation de calculs uriques dans le rein. Il est rare que la gravelle et la goutte coexistent en même temps. L'élimination de graviers précède généralement l'attaque de goutte et cesse avec elle. Ces deux états peuvent alterner. Des calculs peuvent se former sans qu'il y ait de symptômes goutteux manifestes; mais on voit des cas où à la suite d'attaques de goutte, apparaissent des signes de calcul rénal, tels que douleurs, hématuries, en même temps que les symptômes goutteux ordinaires cessent. On peut observer ce fait même à partir de l'âge de trente ans, ainsi que Langton en a publié une observation.

Dans un autre cas, un homme, de cinquante-sept ans, avait eu plusieurs attaques graves de goutte dans le gros orteil et, dix ans après leur début, commença à avoir des hématuries qui durèrent dix-huit mois avec des intervalles de rémission. Il n'y avait pas de douleur lombaire très marquée, ni signes d'affection vésicale; et bien qu'aucune parcelle de gravier n'ait été évacuée, je n'eus pas un instant de doute au sujet de l'existence d'un calcul rénal.

Quand les calculs sont volumineux, ils ont peu ou pas de tendance à se déplacer, aussi ne donnent-ils pas lieu à des symptômes de coliques néphrétiques. Les cas les plus douloureux de néphralgie et de coliques dues à une formation calculeuse semblent liés à la présence de petites pierres dures et facilement mobiles, et s'observent par conséquent dans les premières phases de la maladie. Dans certains cas de calculs rénaux, il n'y a pas de douleur ou du moins celle-ci est peu marquée et peut être rapportée indifféremment à la religion lombaire et est difficilement localisable d'un côté plutôt que de l'autre. Thornton affirme que des symptômes de calcul rénal pouvaient être déterminés

---

1. Haig, *British med. journal*, 9 février 1889.

d'un côté par la présence d'une pierre dans le rein du côté opposé; mais on aurait peut-être tort d'ajouter une foi trop grande à cette opinion lorsqu'il s'agit de discuter une intervention chirurgicale. Généralement les calculs sont formés d'acide urique, cependant ils peuvent renfermer de l'urate d'ammoniaque et de l'oxalate de chaux. Ils peuvent être constitués par des couches alternantes de ces substances. Les calculs d'acide urique sont peut-être les plus fragiles de tous; quelquefois ils se rompent spontanément dans la vessie.

Ord en a rapporté une observation. Il pense que la rupture a été causée par l'expansion de la partie centrale, agissant comme une matière explosible sur une coquille, action qui serait déterminée par l'alcalinité de l'urine, qui amène le gonflement du mucus qui entre dans leur composition.

On sait très bien que de très petits calculs rénaux peuvent donner lieu à des hématuries prolongées et sérieuses. Les cas très nombreux de ce genre, traités avec succès à Vittel et ailleurs en font foi. Dans bien des cas, les antécédents personnels et héréditaires justifient l'opinion que les troubles causés par la présence de l'acide urique représentent une variété de la goutte abarticulaire. Il est important de faire le diagnostic de calcul rénal dans la plupart des cas où il n'existe pas de douleur lombaire fixe ni de symptômes de spasmes de l'uretère. Il n'y a souvent d'autre symptôme que des hémorragies à répétition fréquente. Quand il y a un état cachectique ou des signes de rein granuleux, il peut y avoir des hémorragies très abondantes en dehors de toute irritation calculeuse.

J'ai noté l'existence d'hémorragies vésicales chez les goutteux et j'ai la conviction qu'elles peuvent survenir dans le rein comme ailleurs, par suite de la friabilité des vaisseaux sanguins, qui sont le siège d'une dégénérescence sénile ou autre. Elles peuvent être les précurseurs de l'hémorragie cérébrale. Celle-ci peut survenir chez les goutteux, atteints de rein granuleux sans qu'il y ait une lésion du système vasculaire général. Ainsi j'ai connu un homme robuste âgé de quarante-neuf ans, dont les artères étaient très saines et qui fut foudroyé par une hémorragie cérébrale. Peut-être y avait-il de petits anévrysmes miliaires, mais on ne les a pas découverts. Les reins étaient granuleux avec des stries uratiques dans les pyramides, et les cartilages des gros orteils étaient encroûtés d'urates. Il existait une hypertrophie du ventricule gauche.

Hématurie goutteuse. — Chez les goutteux qui ont dépassé l'âge de soixante-dix ans, on peut voir survenir des hémorragies vésicales soudaines et abondantes et il peut se former des caillots dans la vessie. Cela n'a généralement aucune conséquence grave et il est préférable de ne pas intervenir et de ne s'occuper uniquement que de l'état de la vessie d'où l'on pourra extraire les caillots par aspiration.

Goutte prostatique.

On l'observe quelquefois chez des vieillards qui peuvent avoir eu ou non auparavant des attaques articulaires. On voit survenir tout d'un coup, pendant la nuit, des douleurs intenses accompagnées d'une dysurie spasmodique, douloureuse. L'urine est rare et chargée d'urates. Par le toucher rectal, on constate que la prostate est augmentée de volume et très sensible. La vessie ne se vide qu'imparfaitement. L'attaque peut céder, mais la prostate reste grosse, et il y a pendant quelque temps de la cystite. C'est généralement un refroidissement qui est la cause déterminante de ces attaques [1].

Dyspepsie goutteuse.

On a remarqué que les accès de goutte s'accompagnaient très souvent de dyspepsie catarrhale. Celle-ci peut être à l'état aigu et disparaître dès le début de l'attaque ou persister après elle. On a discuté à ce propos la possibilité d'une rétrocession de goutte articulaire sur l'estomac.

Mais je ne m'occupe ici du catarrhe gastrique qu'en tant que phase assez fréquente de la diathèse goutteuse. La tendance à ce catarrhe s'observe d'assez bonne heure et peut se manifester de temps à autre, toute la vie sans que les individus qui en sont atteints présentent des manifestations articulaires bien marquées.

Les symptômes principaux sont de la douleur, de l'acidité et de la flatulence. La langue est plus ou moins chargée. L'appétit peut être conservé ou non. Dans la forme aiguë, il peut survenir de la cardialgie ou des vomissements qui causent un grand soulagement. Mais ceux-ci peuvent être aussi produits par une ingestion trop abondante d'aliments. Dans d'autres cas, l'état catarrhal se montre sous forme de dyspepsie irritative et peut ou non dépendre d'une gloutonnerie habituelle. Il est très probable que c'est le foie qui est en cause et que, par suite de poussées congestives périodiques, il se produit une pléthore veineuse du système porte et du catarrhe de la muqueuse

1. Reginald Harrison, *On prostatic gout. Lancet,* 24 nov. 1883, p. 896.

irriguée par ces vaisseaux. Ces malades se plaignent de ce que leur foie est *torpide*, voulant dire par là qu'ils souffrent de constipation.

Quelquefois ces malades éprouvent d'impérieux besoins de manger, qu'ils ne peuvent pas satisfaire. Il peut y avoir une sensation de pesanteur à l'épigastre. On a vu des attaques périodiques de gastrodynie avec céphalalgie et vomissements muqueux céder à des attaques de lombago et de sciatique.

Généralement, dans le cas de dyspepsie goutteuse, l'urine est chargée d'urates et l'on peut observer la plupart des symptômes de l'uricémie. Pendant l'attaque, les excréments sont décolorés, durs, en boules.

Ces malades voient leur état très facilement aggravé par les écarts de régime, et l'ingestion excessive d'aliments cause une douleur très vive.

Ils sont habituellement très sensibles au froid, et il suffit qu'ils s'exposent à des vents froids pour qu'une attaque gastrique puisse survenir, et cela de différentes manières, entre autres par une suppression des fonctions de la peau qui produit une congestion des organes internes en même temps qu'une augmentation de l'appétit. C'est ainsi qu'arrivent la pléthore du système porte, du catarrhe et ce qu'on appelle une « attaque bilieuse ».

La dyspepsie goutteuse peut donc être primitivement d'origine gastrique ou hépatique et la variété catarrhale est la plus commune. Quant aux formes spasmodique et inflammatoire de la dyspepsie gastro-intestinale, nous les avons étudiées plus haut.

Névrite goutteuse.

La névrite goutteuse n'a été reconnue comme une manifestation bien définie que depuis peu de temps. C'est une des plus douloureuses et des plus gênantes. Bien souvent ses symptômes ont été mal interprétés et considérés comme de la goutte vague avec des douleurs rhumatismales ou des névralgies. On trouve toujours des antécédents très nets de goutte héréditaire ou acquise. Les malades ont habituellement un âge moyen et peuvent ou non avoir eu des attaques classiques de goutte articulaire.

La nature goutteuse de cette affection se révèle par des symptômes cliniques plutôt qu'anatomo-pathologiques.

Hutchinson a publié des observations de névrite optique qu'il considérait comme de nature goutteuse.

Dans la plupart des cas, les symptômes sont surtout sensitifs, rarement moteurs. Par exemple l'engourdissement et les fourmillements dans une extrémité en sont un symptôme des plus fréquents, mais la douleur peut toujours être angoissante. On peut observer aussi l'impuissance du membre affecté, ce qui peut déterminer un certain degré d'atrophie musculaire. Pour moi, il est fort probable que certains cas de névralgie chez des goutteux ne sont que des formes atténuées de névrite ou de périnévrite; car, outre une douleur plus ou moins continue, elles présentent des accès d'une grande intensité.

Les formes les plus marquées constituent une variété de sciatique. Il est probable que le périnèvre est atteint d'inflammation goutteuse qui amène l'épaississement et la compression des faisceaux nerveux. On peut constater ce fait très facilement dans certains nerfs superficiels. C'est ainsi que j'ai trouvé dans le nerf cubital, au-dessus du coude, une tumeur qu'on sentait très nettement et qui était extrêmement douloureuse à la plus petite pression; elle se prolongeait le long du nerf sur une longueur d'environ six millimètres.

Pour faire le diagnostic de névrite il faut qu'il y ait des antécédents très nets de diathèse goutteuse, et l'on pourra au besoin rechercher l'excès d'acide urique dans le sang, dans les cas douteux.

Pour moi, je crois que la névrite goutteuse survient de la même façon que les attaques de phlébite, car j'ai observé l'alternance des deux affections chez le même individu.

Les fourmillements précoces de la périphérie ont beaucoup d'analogie avec ceux de la névrite alcoolique, cependant ils sont habituellement moins marqués.

A l'exception du grand sciatique, la névrite a une prédilection pour les branches du plexus brachial. Les cas les plus intenses que j'ai observés siégeaient dans ce plexus ou dans ses racines à leur émergence dans la région cervicale. La névrite revêt naturellement un certain caractère névralgique, des accès douloureux pouvant survenir de temps en temps, sous la seule influence de mouvements même très légers. La pression augmente aussi la douleur. Ce qui caractérise surtout cette affection c'est sa persistance et sa résistance à tout traitement. Je crois que le point de départ n'est autre qu'une plaque d'inflammation goutteuse atteignant surtout le périnèvre et amenant un épanchement dans les gaines nerveuses. Les espaces lymphatiques voisins sont probablement envahis et il peut s'y déposer des urates. il peut s'écouler quelquefois un temps assez long avant que ces dépôts ne disparaissent.

En même temps que les lésions nerveuses s'établissent, les réactions électriques sont modifiées. Buzzard [1] a appelé l'attention sur ces faits dans plusieurs observations qu'il a publiées. Ainsi, chez une dame de cinquante-deux ans, la main gauche se fermait pendant la nuit et ne pouvait être ouverte sans causer une douleur très vive dans le poignet et les doigts. Sa température était glaciale. Auparavant, il y avait eu des fourmillements dans les deux bras et les orteils étaient « morts ». Cette malade avait de la dyspepsie acide, des vomissements bilieux et une urine épaisse. Les muscles de l'éminence thénar gauche réagissaient moins que ceux du côté droit sous l'influence du courant induit et moins encore qu'à l'état sain. Le père de cette malade avait été très goutteux.

Dans les cas de ce genre, l'amyotrophie présente sans doute un caractère réflexe particulier à l'atrophie musculaire arthritique.

Buzzard [2] a rapporté d'autres cas dans lesquelles il y avait des antécédents de goutte très nets, et où le traitement spécifique apportait un grand soulagement. Dans quelques-uns, les nerfs vaso-moteurs étaient très manifestement envahis, ainsi que le témoignaient le refroidissement et la décoloration de la peau. Le caractère des symptômes et surtout les modifications électriques indiquaient clairement que la névrite en était la cause.

Dans ces cas, on peut rencontrer une certaine difficulté pour faire le diagnostic quand il y a en même temps des antécédents d'alcoolisme; car il s'agit alors de savoir si la névrite est de nature goutteuse ou alcoolique.

J'ai vu de la bouffissure des mains et des doigts survenir dans ces cas et s'accompagner d'une grande gêne dans les mouvements des doigts envahis.

La névrite saturnine qui est parfois unilatérale peut survenir en même temps que la goutte.

Phlébite goutteuse.

Cette affection a été décrite pour la première fois par Paget [3], puis par Prescott Hewett [4] et Tuckwell [5].

Elle rentre dans les nombreuses formes de goutte incomplète.

On l'observe chez les goutteux héréditaires ou autres.

1. Buzzard, *Paralysis from peripheral Neuritis,* p. 25, 1886.
2. Buzzard, *British Medical Journal,* 2 déc. 1876.
3. Paget, *Saint-Barth. Hosp. Reports,* 1866, t. II, p. 82.
4. Hewett, *Clin. Soc. Transact.,* 1873, t. VI, p. 37.
5. Tuckwell, *Saint-Barthol. Hosp. Reports,* 1874, t. X, p. 23.

Les veines des extrémités inférieures sont le plus souvent atteintes, mais celles des extrémités supérieures, la sous-clavière même, peuvent, quoique plus rarement, être envahies. Les saphènes et leurs branches en sont le siège bien plus souvent que les autres veines. L'affection peut débuter sourdement ou par des douleurs dans le membre qui peuvent durer d'une façon plus ou moins intense pendant des semaines ou des mois, ou bien le malade éprouvera simplement un peu de démangeaison ou de gêne et, en l'examinant, on constate l'existence d'un cordon induré.

Le processus inflammatoire a de la tendance à se développer le long de la veine atteinte la première et à atteindre d'autres veines à une certaine distance, de sorte qu'il existe ce que l'on pourrait appeler de la phlébite en plaques. Dans un cas de ce genre que j'ai observé, chaque attaque s'accompagnait d'une douleur très violente. Pour moi, cette affection est une forme localisée de l'inflammation goutteuse spécifique, affectant les tuniques veineuses rendant la tunique interne rugueuse et favorisant ainsi la thrombose. En même temps, l'état général est essentiellement goutteux et il y a de l'hyperinose ou tendance de la part du sang à se coaguler. On peut supposer qu'il y a comme cause excitante une détermination des urates acides sur la partie malade. D'autres manifestations goutteuses peuvent s'observer en même temps que les troubles locaux et il peut y avoir eu auparavant de la goutte aiguë ou bien celle-ci peut se déclarer plus tard.

Le traumatisme joue un grand rôle dans certains cas, de même qu'il peut suffire d'une cause provoquante insignifiante, telle qu'un coup, une friction prolongée, un exercice musculaire exagéré. On a invoqué aussi le refroidissement, mais je ne l'ai jamais observé comme cause excitante.

Les cas les plus graves sont ceux dans lesquels une veine volumineuse est envahie, telle que la sous-clavière ou la fémorale.

L'envahissement des petits vaisseaux est de peu d'importance. Les veines superficielles ont plus de tendance à être atteintes que les profondes, probablement parce qu'elles sont plus exposées aux traumatismes. Quand ce sont de grosses veines profondes qui sont affectées, il existe un œdème considérable (œdème dur) quand la thrombose s'effectue, le membre est pâle et les veines superficielles sont dilatées.

Des récidives peuvent se faire dans d'autres veines et les rechutes sont très fréquentes sous l'influence d'une provocation insignifiante. Une des causes de rechute les plus fréquentes c'est l'usage trop prompt du membre malade.

Le danger le plus sérieux, surtout dans la phlébite des grosses veines profondes, c'est le détachement d'un thrombus ou d'un fragment et sa migration dans l'artère pulmonaire. Heureusement cela est rare quand on prend les précautions nécessaires pendant tout le temps de la maladie; d'autre part, le caillot peut être très ferme et intimement uni à la paroi veineuse.

A l'inspection, on voit tout d'abord une légère rougeur au niveau de la veine affectée.

Les veines profondes, quand elles sont obstruées, ne peuvent être senties, mais la douleur ou l'œdème, ou bien tous deux réunis en sont les indices. La résolution en est la terminaison ordinaire, par la formation d'un canal au milieu d'un caillot, ce qui demande deux ou trois mois ou davantage, ou bien par l'occlusion de la branche veineuse. Si c'est une veine importante qui est obstruée, le membre reste ensuite légèrement gonflé et lourd et les veines superficielles sont le siège d'une dilatation compensatrice. Dans d'autres formes de phlébite, telles que celles qui sont dues au traumatisme par exemple, le retour à l'état normal se fait promptement. Il n'y a jamais de suppuration et en général c'est un fait très rare comme terminaison d'un processus goutteux.

PHLÉBITE A RECHUTE. — Quand les veines superficielles sont envahies, elles sont très exposées à l'être ensuite de nouveau et restent souvent très sensibles. J'ai vu la même branche, une tributaire de la saphène, être atteinte cinq ou six fois à divers intervalles à la suite de frottements causés par les courroies d'un étrier, en montant à cheval, ou par suite de marches prolongées. Les rechutes sont donc très communes.

Les femmes sont rarement atteintes de phlébite goutteuse, bien que cependant, dans les cas de goutte atonique et incomplète, elles puissent être affectées d'une forme de phlébite à rechute. Sir Charles Locock a vu quatre sœurs atteintes de *phlegmatia alba dolens* et dont le père avait une phlébite crurale.

Paget croit que cette manifestation de la goutte est d'origine relativement récente. Halford [1] a décrit sous le nom de *phlegmatia alba dolens*, chez l'homme, des cas dus à l'inflammation des veines du bassin. Paget croit qu'une affection aussi évidente que la phlébite aurait difficilement passé inaperçue, si elle s'était présentée aussi souvent que maintenant. « Ainsi, dit-il, on peut admettre que la

1. Halford, *Essays and Orations*, 3ᵉ édit., Londres, 1842, *Essay* VIII, p. 121.

maladie est devenue plus fréquente dans ces cinquante dernières années et que peu de temps avant l'époque où écrivait Halford, c'était une maladie réellement mortelle. » Il croit que la maladie rentre dans la catégorie des « états morbides qui se modifient ou se combinent à d'autres après avoir été transmis des parents aux enfants »[1]. Il la considère donc comme une modification nouvelle ou une transformation de la goutte.

Liveing a rapporté deux observations qui démontrent bien la réalité de cette forme de phlébite et mettent en relief sa nature goutteuse.

GANGRÈNE. — Chez les goutteux chroniques très affaiblis et à circulation ralentie, on peut voir survenir la gangrène des extrémités. C'est là une complication assez rare dont l'association avec la goutte serait difficile à prouver. En général, c'est le pied qui est atteint, mais les deux pieds peuvent l'être simultanément. La gangrène revêt la forme sèche.

Carmichael[2] a rapporté l'observation d'un goutteux, de soixante à soixante-dix ans, chez qui la gangrène débuta dans le second orteil gauche et s'étendit jusqu'au genou. Le pouls était irrégulier et l'on ne sentait rien de particulier dans l'artère iliaque du côté opposé. A l'autopsie, on trouva le cœur ramolli et graisseux, les valvules aortiques étaient légèrement ossifiées. L'artère iliaque gauche était tamponnée par un caillot fibrineux, qui était en état de désagrégation. Les deux artères fémorales étaient également obstruées par de la fibrine. Les veines saphènes, iliaques et rénales étaient obstruées par des caillots.

En général, dans les cas de cette nature, on observe la marche suivante : un état goutteux chronique conduisant à la cachexie avec lésion dégénérative dans le cœur et les artères finit par amener un tel état de faiblesse de la circulation qu'il se forme une thrombose artérielle et veineuse; ou bien, par suite de dégénérescences valvulaires, un embolus fibrineux peut être projeté dans les artères éloignées. Dans ces cas, il est bien probable que les reins sont atteints de néphrite interstitielle. Dans d'autres cas, il peut y avoir eu depuis longtemps de la glycosurie, liée à la goutte, ce qui est une cause prédisposante à la gangrène. Dans ces cas, il n'existe pas toujours de l'athérome artériel à un degré marqué.

---

1. Paget, *On some rare und new diseases. Bradshaw Lecture, Royal College of Surgeons*, 1882, p. 13.
2. Carmichael, *Dublin medical journal*, 1846, t. II, p. 233.

Phlegmon de l'orbite et suppuration du globe de l'œil chez les goutteux.

Nettleship[1] a rapporté deux cas de phlegmon orbitaire double d'origine probablement goutteuse.

Dans l'un, le malade était un homme de quarante-quatre ans, qui, pendant douze ans, avait eu chaque année deux attaques de goutte. Sept ans auparavant, il avait eu du chémosis et une périostite orbitaire aiguë.

Dans l'autre, un homme de trente-cinq ans avait eu un phlegmon orbitaire double, une iridoplégie temporaire et de l'amblyopie. Son père était peintre et avait toujours souffert de la goutte. Il n'y avait pas de signe de syphilis. Les symptômes étaient symétriques y compris la proptose, la rougeur et le gonflement des conjonctives oculaires et des paupières. Le côté droit était le plus atteint L'affection dura trois semaines. Le plancher de chaque orbite était très épaissi. La vision était troublée, soit par faute d'accommodation, soit par lésion des nerfs optiques; on ne put le déterminer. L'auteur croyait que les nerfs ciliaires étaient atteints. La guérison fut complète.

Critchett a décrit un cas de suppuration du globe de l'œil chez un goutteux chronique.

Amyotrophie goutteuse.

Parmi les troubles locaux qui sont la conséquence de l'arthrite goutteuse de longue durée, nous signalerons un certain degré d'atrophie musculaire. Celle-ci n'est pas spéciale à la goutte, mais est bien connue comme étant la conséquence de toutes les arthrites chroniques.

Il existe, à la suite d'attaques de goutte de courte durée, un simple affaiblissement musculaire, qu'il est difficile de reconnaître tant que plusieurs attaques n'ont pas envahi la même articulation. Il est naturellement plus accentué lorsqu'il s'agit du genou, du poignet et du coude. Les impressions centripètes sensitives douloureuses modifient l'état trophique du centre et amènent, par voie réflexe, des troubles de nutrition des muscles de la région.

Une simple affection des articulations est insuffisante par elle-même pour amener un certain degré d'affaiblissement musculaire. La gra-

---

1. Nettleship, *Saint-Thomas's Hospital Reports*, 1882, t. XI, p. 9.

vité et la permanence de l'atrophie peuvent se déterminer très bien d'après le degré d'intensité de l'affection articulaire et, si celle-ci est justiciable d'un traitement quelconque, l'affaiblissement musculaire pourra parfois disparaître complètement.

Cet état d'amyotrophie arthritique peut être la conséquence d'un envahissement musculaire précoce qui se manifeste lui-même par des troubles de l'influence motrice, lesquels, en amenant des états spasmodiques réflexes, peuvent amener des déviations des doigts ou d'autres parties, comme nous l'avons vu plus haut.

Cornillon [1] a rapporté un exemple très net d'affaiblissement musculaire consécutif à la goutte articulaire aiguë.

Théophilus Thompson considérait comme une manifestation nettement goutteuse un cas d'atrophie musculaire progressive survenu chez un garçon dont la mère avait été gravement atteinte d'arthrite rhumatismale chronique et dont les sept frères étaient des goutteux types.

1. Cornillon, *Progrès médical*, 26 mai 1883, p. 105.

CHAPITRE XIV

DES OPÉRATIONS CHIRURGICALES CHEZ LES GOUTTEUX

L'indication d'une opération chirurgicale chez un goutteux doit être déterminée d'après le degré de dégénérescence produite par la dyscrasie dont sont atteints ses tissus. Quand le cœur et le rein sont malades, il serait peu sage de conseiller une opération, qui ne serait pas impérieusement indispensable. Des attaques de goutte peuvent être provoquées par une opération comme par d'autres traumatismes et elles exercent temporairement une influence maligne sur le processus de cicatrisation, mais rien de plus. S'il s'agit d'une fracture, la réunion peut être retardée, les téguments peuvent s'ulcérer et les os mis à nu, mais tout cela disparaît avec la cessation de l'attaque. L'opération de la cataracte peut échouer chez les goutteux et en général elle se comporte mal. La glycosurie est un état défavorable pour les opérations chirurgicales, surtout si elle est très marquée et dure depuis longtemps; il peut y avoir dans ces cas des hémorragies incoercibles. En général, on peut établir comme règle qu'il ne faut pratiquer, chez le goutteux, aucune opération en dehors de celles d'absolue nécessité. Cette recommandation s'applique également aux petites opérations telles que l'enlèvement de loupes et de tumeurs graisseuses, la ligature d'hémorrhoïdes. Les goutteux chroniques sont sujets à une vulnérabilité excessive et mon expérience m'amène à conclure que même des traumatismes insignifiants peuvent amener parfois de l'érysipèle, du phlegmon et de la gangrène.

CHAPITRE XV

Arthrite pyohémique. — Jusqu'à ces derniers temps on confondait l'arthrite pyohémique avec l'arthrite uratique. L'erreur était excusable surtout si le malade avait déjà eu de la goutte. Mais, dans ces cas, le diagnostic n'est pas long à s'éclaircir. La suppuration, qui est le phénomène le plus rare dans la goutte, suit rapidement la tuméfaction et, si l'on y fait attention, on ne tardera pas à découvrir le siège primitif de l'infection. Une opération récente, comme celle des hémorrhoïdes, ou une otite, peut faire découvrir la cause de l'arthrite.

Nécrose osseuse aiguë. — Quelquefois chez les vieillards, une nécrose aiguë peut se développer et il peut y avoir en même temps des antécédents de goutte. Le tibia, l'humérus peuvent être le siège de rougeur, de gonflement et de douleur et simuler une attaque de goutte. Il peut y avoir ensuite de l'œdème, mais la fluctuation ne tarde pas à devenir perceptible et l'on diagnostique l'abcès sous-périosté. Dans les cas, qui sont les plus fréquents, de nécrose aiguë et d'épiphysite suppurée de la croissance, c'est à peine si le diagnostic de goutte aiguë pourrait venir à l'esprit.

Rhumatisme blennorrhagique. — Le rhumatisme blennorrhagique simule souvent l'arthrite goutteuse. L'histoire et la marche de la maladie seront des indices certains. La ressemblance des deux affections est ici très intéressante parce que les individus prédisposés à la goutte le sont en même temps à la blennorrhagie. Il peut donc, dans un cas donné, y avoir un élément goutteux qui ne doit pas rester inaperçu. Dans ces cas, l'insuccès du salicylate de soude comparé aux bénéfices qu'on retire de l'iodure de potassium, de la quinine et du colchique, après avoir soigné l'uréthrite, sont aussi des éléments dont il faut tenir compte.

CHAPITRE XVI

DES AFFECTIONS DE LA PEAU ASSOCIÉES A LA GOUTTE

On admet aujourd'hui qu'il existe plusieurs variétés de dermatoses qui sont en connexion intime avec la goutte.

Prurit. — Prurit anal. — Prurit vulvaire. — Le prurit s'observe assez souvent, sans qu'il s'accompagne de lésions. La variété connue sous le nom de prurit hyemalis ainsi que le prurit anal sont souvent associés avec la diathèse goutteuse. Ce dernier peut s'accompagner ou non d'hémorrhoïdes. On a signalé l'alternance du prurit avec la goutte articulaire. Le prurit vulvaire est fréquent chez les femmes qui ont de la glycosurie goutteuse et peut être un des symptômes capitaux qui appellent l'attention sur cet état.

J'ai vu un prurit général chronique céder tout à fait lorsqu'éclata une cystite goutteuse. Le malade était un vieillard, fort amateur de potages épicés et de sherry, surtout pris copieusement.

Prurigo. — Le prurigo est parfois la conséquence du prurit. Il existe alors des lésions papuleuses produites par le grattage, chez des vieillards, il faut apporter le plus grand soin à s'assurer qu'il n'y a pas de phthiriase. Le prurit est primitivement d'origine nerveuse et dû à de l'uricémie. Il donne lieu parfois à des souffrances intolérables et les moyens locaux sont souvent impuissants à apporter du soulagement.

Les papules du prurigo sont quelquefois, et avec raison, considérées comme étant véritablement lichénoïdes. En général, les parties du corps, qui sont à nu, ne sont pas affectées.

Acné. — Certains auteurs ont prétendu que l'acné était quelquefois associé à un état goutteux, mais je ne puis en rien dire, n'ayant jamais rien observé de semblable. Garrod a rapporté un cas où il y avait une alternance très nette avec de la goutte articulaire.

Furoncles. — Anthrax. — Les furoncles et les anthrax surviennent parfois chez les goutteux, les premiers associés à la glycosurie. Le sein et la lèvre inférieure peuvent être le siège d'anthrax.

Pemphigus. — Le pemphigus n'est jamais ou, du moins, très rarement, la manifestation de la goutte. Cependant, dans certains cas, on a trouvé de l'acide urique dans le sérum extrait des bulles.

Psoriasis. — Le psoriasis s'observe parfois chez les goutteux et peut alterner avec des attaques articulaires. Garrod, qui a fait une étude spéciale du sujet, affirme que le psoriasis n'a pas de relation avec la goutte comme l'eczéma. Cependant on voit des cas où la goutte articulaire alterne avec du psoriasis et de la bronchite[1]. Garrod a constaté que le psoriasis était plus souvent associé avec le rhumatisme chronique et qu'un traitement judicieux de l'affection articulaire modifiait la dermatose. Quant à moi, je crois pouvoir affirmer que la majorité des cas de psoriasis qu'on rencontre n'ont aucune connexion avec la goutte, cependant il s'en trouve quelques-uns où on peut en constater.

Je suis tenté de croire que parfois des plaques d'eczéma sec ont été prises pour du psoriasis, ce qui aurait fait mettre ce dernier sur le compte de la goutte.

Dermatite exfoliatrice. — Cette affection, connue aussi sous le nom de *pityriasis rubra*, peut survenir chez les individus d'origine arthritique. Elle peut se développer à la suite du psoriasis et l'on peut voir celui-ci devenir du *pityriasis rubra* généralisé. La goutte vraie figure dans l'étiologie de la maladie pour un cinquième des cas peut-être et on peut observer l'alternance entre les deux.

Eczéma. — L'eczéma est certainement le type des dermatoses qui ont les connexions les plus directes avec la goutte. Ceci peut s'appliquer à toutes les formes de la maladie et, pour découvrir les véritables relations qui existent entre elles deux, il faut être très familier avec les phases diverses de l'eczéma. Garrod[2] a constaté que l'eczéma affectait de préférence les points suivants, mentionnés par ordre de fréquence : l'oreille externe, l'intérieur du méat et la partie postérieure du pavillon, la nuque, les paupières et la face, les aines ; le côté de la flexion des jointures, le scrotum, le gland, le prépuce, le dos de la main et du pied, les espaces interdigitaux, les bras et les jambes et

1. Greenhow en a rapporté plusieurs observations. *Op. cit.*, p. 148.
2. Garrod, *Transactions of the international medical Congress*, 1881, p. 102.

les diverses parties du tronc. Il est souvent symétrique sur les deux côtés du corps.

Garrod a constaté que l'eczéma pouvait précéder les attaques de goutte de plusieurs années, se montrer chez des sujets dont les antécédents étaient manifestement goutteux mais qui n'avaient jamais eu de manifestations articulaires, de même qu'il pouvait survenir à une époque tardive, dans la vie du goutteux, même à un âge avancé, quand les attaques sont devenues bien moins fréquentes et moins graves.

Un eczéma aigu peut remplacer une attaque articulaire. Dans une famille goutteuse, le père peut avoir une arthrite, un des fils la goutte ordinaire et un autre de l'eczéma sans arthrite. Il peut, dans ces familles, atteindre les femmes aux approches de la ménopause, la goutte vraie survenant ensuite après cette période.

Garrod croit que l'eczéma survient dans environ trente pour cent des cas de goutte de longue durée.

Cette maladie, dans sa période aiguë, peut être très gênante, et très douloureuse par suite des démangeaisons extrêmes et de la sensation de brûlure qu'elle détermine. Dans la forme sèche, chronique, les démangeaisons sont parfois très violentes, les écarts de régime développant très vite une grande irritabilité au niveau des plaques d'eczéma. L'urticaire peut parfois être associée avec lui, venant ainsi ajouter un élément de plus aux souffrances.

Des plaques sèches d'eczéma peuvent rester pendant des semaines dans un état calme. J'ai observé un cas de goutte incomplète où, en même temps que cet état, survint de l'irrégularité cardiaque. Quand l'eczéma rentra dans la période aiguë et recommença à démanger, l'irrégularité du cœur cessa. En dehors de l'irrégularité du rythme cardiaque, il n'y avait pas d'autres troubles de la circulation. Dans plusieurs cas, on observa de l'alternance. Des poussées sérieuses peuvent se faire au moment du printemps et peuvent être provoquées si l'on s'expose aux vents froids du nord-est.

On a soupçonné avec raison la métastase d'eczéma goutteux de se faire dans des cas, où de l'asthme ou une cystite aiguë survenue en même temps que la dermatose disparaissait : ce qui constituait ainsi un véritable énanthème.

L'eczéma goutteux a une grande tendance à récidiver. J'en ai vu revenir tous les ans sur les deux bras d'une façon symétrique. Dans un autre cas, il revint cinq fois à des intervalles de deux ans, durant environ deux mois chaque fois, et, dans l'intervalle, survenaient des attaques de goutte.

Dans la goutte saturnine on observe rarement des manifestations cutanées, probablement à cause de la spanémie et de la diminution d'énergie nerveuse qui l'accompagnent.

Urticaire. — L'urticaire dépend parfois de la diathèse goutteuse. Il peut précéder les attaques articulaires d'un temps plus ou moins long. Chez le même individu, on peut voir survenir, soit la goutte, soit de l'urticaire, après des écarts de régime. L'acide urique est probablement ici l'excitant direct, agissant comme la bile et les autres irritants pourraient le faire pour amener cette affection. L'urticaire et l'eczéma peuvent coexister chez le même individu.

La forme d'urticaire associée à la goutte ne présente rien de spécifique. On peut observer les variétés fugaces et persistantes de même que les métastases qui leur sont habituelles.

Nous avons parlé des rapports de la goutte et de l'érysipèle au chapitre IX.

Herpès. — **Zona.** — On observe fréquemment toutes les variétés d'herpès. L'herpès labial est surtout fréquent dans les états catarrhaux des goutteux. Les parties qui ont été atteintes une fois peuvent l'être de nouveau, et l'on voit ainsi l'herpès apparaître comme forme de goutte rétrocédée sous l'influence d'un refroidissement ou de l'humidité avant qu'une attaque articulaire ne soit complètement disparue. Je n'ai jamais rencontré, en connexion avec la goutte, les formes les plus graves d'herpès, telles que l'herpès frontal et l'herpès palpébral.

Inflammations goutteuses fugaces. — Graves a rapporté un cas très remarquable d'inflammation goutteuse qui survint chez un homme qui avait présenté les diverses phases de la goutte, y compris les attaques gastriques. Lorsque celles-ci cessaient, la face commençait à gonfler en divers endroits, d'abord au front, puis aux joues, aux paupières et aux lèvres, le nez restant toujours indemne. Ces tuméfactions se montraient également sur d'autres points du corps. Le côté gauche était surtout affecté et l'on notait de la sécheresse dans les fosses nasales de ce côté. En quelques heures tout disparaissait et, le lendemain, il n'y en avait plus trace. Cela pourrait faire croire que la nature de cette manifestation était très étroitement liée à l'urticaire. Il y avait également des troubles sensitifs; ainsi il semblait au malade qu'un courant d'air lui arrivait tout d'un coup sur la face.

Nodosités sous-cutanées. — On les trouve le plus souvent associées aux manifestations rhumatismales. J'en ai publié plusieurs observations [1].

1. *Clinical Society Transactions*, t. XXI, 1883.

Dans un cas de goutte saturnine, survenue chez une femme, j'ai observé la formation d'un grand nombre de petites nodosités sur le tibia, et dans un cas de goutte chronique [1] j'ai vu apparaître sur le tibia gauche de petites nodosités mobiles, non attachées au périoste et produisant un certain bruit quand on les frottait contre l'os.

Il est à noter que, tandis que dans le rhumatisme la présence de ces nodosités est l'indice d'une affection valvulaire à marche lente, rien de semblable n'existe dans la goutte.

Æstus volaticus. — Graves a signalé chez une vieille dame des rougeurs de la face au moment des attaques. Celles-ci survenaient tous les jours à trois heures, le nez devenait chaud, luisant, rouge puis pourpre; la rougeur s'étendait aux joues en s'accompagnant de malaises, mais non de douleurs. Tout disparaissait environ à la même heure dans la soirée. Ce phénomène, qui n'est dû qu'à une névrose vaso-motrice de la peau, a été nommé *Æstus volaticus.*

Xanthome. — Hutchinson a publié l'observation d'un cas qui survint chez un Juif âgé de quarante-quatre ans, homme au teint bronzé, qui avait des habitudes de vie très large. Il avait de la goutte héréditaire et, depuis vingt ans, était sujet à des attaques. On constata des raies de xanthome au niveau d'un gonflement situé sur l'olécrâne droit. Son père et son grand-père maternel avaient eu comme lui du xanthome des paupières [2].

Xérodermie. — J'ai observé un cas de xérodermie chez un enfant, âgé de dix ans, dont le grand-père maternel avait eu de la goutte tophacée. La mère était une arthritique avérée. J'ignore si l'on a jamais établi une relation entre la goutte héréditaire et cette forme de dermatose, je me borne à livrer cette observation aux observateurs à venir.

J'en ai encore vu un autre cas, rapporté plus loin, chez un diabétique, fils de goutteux. Un frère de ce malade avait eu aussi la même affection cutanée.

L'implication de la peau dans la diathèse goutteuse est due, selon moi, à une certaine faiblesse héréditaire ou à une prédisposition spéciale. Autrement les affections de la peau seraient certainement beaucoup plus fréquentes qu'elles ne le sont chez les goutteux. Certains sujets semblent jouir d'une véritable immunité à l'égard des dermatoses, tandis que d'autres y sont, au contraire, particulièrement prédisposés.

---

1. *Ibid.*, 1887, t. XX.
2. *Lancet,* 20 avril 1888.

CHAPITRE XVII

DE LA GOUTTE CHEZ LA FEMME ET A TOUS LES AGES

« La diathèse et la cachexie arthritiques n'ont jamais attiré, chez la femme, l'attention qu'elles méritent. » C'est ainsi que s'exprimait Laycock, il y a vingt-cinq ans, et il croyait que cette négligence provenait de ce que l'on se figurait que ces manifestations étaient rares dans le sexe féminin. Il est très douteux que les manifestations goutteuses soient aujourd'hui plus fréquentes qu'elles ne l'étaient à cette époque. Sir Robert Christison me disait que, pour lui, les femmes avaient plus la goutte de son temps que de celui de Gregory, ce qu'il attribuait à leur régime alimentaire plus riche. On sait qu'à l'époque où l'Empire romain avait atteint l'apogée du luxe et des jouissances, les femmes avaient la goutte.

Il est évident que les femmes présentent parfois tous les symptômes de la goutte classique, mais cela est rare. Ce sont surtout les femmes jeunes chez lesquelles cela arrive. J'en ai vu au delà de vingt ans, mais c'est excessivement rare auparavant. Gairdner dit avoir observé des attaques de goutte chez de très jeunes filles. Hippocrate signalait l'immunité de la femme à l'égard de la goutte :

Γυνὴ οὐ ποδαγριᾷ ἢν μὴ τὰ καταμήνια αὐτέῃ ἐκλίπῃ; mais on ne peut admettre en clinique une doctrine aussi exclusive.

Observation. — Une femme âgée de vingt-quatre ans, brune, mince, était issue d'un père bien portant et très actif; sa mère était morte d'une maladie de Graves. Un oncle paternel avait du rhumatisme goutteux. Elle entra dans mon service le 24 février 1887 avec de la douleur dans les articulations phalangiennes et métacarpo-phalangiennes de l'index gauche. Elle avait beaucoup souffert, pendant l'hiver, d'engelures aux mains et aux oreilles et également d'autres éruptions érythémateuses. Les pieds avaient été sensibles et faibles et l'articulation du gros orteil droit était douloureuse. Le 26, après avoir pris du fer et de l'iodure de potassium, le gros orteil devint le siège d'une douleur constrictive avec sensation d'éclatement. La douleur de la main s'atténua. Tout se calma rapidement sous l'influence du colchique et du carbonate de magnésie. On administra ensuite de la quinine, de l'iodure de potassium et de temps à autre des pilules de coloquinte et de mercure.

C'est là un cas de goutte aiguë mais atonique. Le pouls était mou et la langue non chargée. Il est possible que l'administration du fer ait pu provoquer l'attaque.

La goutte tophacée, chez la femme, est excessivement rare. Je ne me souviens pas d'en avoir vu plus de quatre ou cinq cas bien nets. La présence de tophus dans les oreilles est aussi très rare. Le cas suivant est un des plus graves que j'aie vus.

OBSERVATION (Haig) [1]. — A. H..., âgée de trente-huit ans, n'a pas d'antécédents héréditaires de goutte, ni de saturnisme. A l'âge de vingt ans, elle eut une première attaque de goutte dans le gros orteil droit et eut ensuite trois attaques par an, trois ans avant que la goutte n'éclatât elle a été sujette à la migraine. Elle avait de nombreux tophus aux oreilles et aux mains; l'un d'eux avait la grosseur d'une noisette. Elle avait un penchant pour le rhum et le whisky.

L'influence de la menstruation, comme moyen de dépuration pour l'économie, joue certainement un grand rôle dans la façon différente dont se comporte la goutte dans les deux sexes. On sait très bien que la maladie se montre, chez la femme, peu de temps après la ménopause et que les ménorragies sont fréquentes chez les femmes prédisposées à la goutte. Les filles de goutteux présentent une tendance marquée aux hémorragies (sans cependant arriver jusqu'à l'hémophilie), d'où les épistaxis fréquentes, parfois les ménorrhagies et les flux hémorrhoïdaux.

Ceux-ci, lorsqu'ils ne sont pas assez abondants pour amener de la faiblesse et de l'anémie, peuvent être une voie de dépuration et éloigner ainsi les accès de goutte.

Les manifestations de la goutte, chez la femme, ont souvent le type incomplet, asthénique ou irrégulier. Les femmes ont plutôt un état goutteux que de la goutte. Beaucoup de ces cas sont rangés à tort dans ce qu'on appelle le « rhumatisme goutteux » et sont pris parfois

---

1. *Saint-Bartholomew's Hospital Reports*, 1888, p. 217.

pour de l'arthrite rhumatismale chronique. Un grand nombre d'articulations peuvent être atteintes ; ce sont surtout celles des mains qui présentent les lésions les plus marquées.

Ainsi que je l'ai dit plus haut, certaines variétés de nodosités d'Heberden sont le résultat de la goutte chronique chez la femme. Les doigts présentent des déviations variées, sont noueux au niveau de leurs articulations avec des déplacements dans le sens de leur axe, affectant surtout les phalangettes qui peuvent être déviées d'un côté ou de l'autre. Les ongles sont habituellement striés longitudinalement. Les phalanges sont le siège de sensations de brûlure et il peut s'y développer ces petits kystes en yeux de crabe que nous avons décrits plus haut (fig. 13).

Les pieds sont souvent le siège de douleurs lancinantes et térébrantes, surtout au niveau de la plante, ce qui est très gênant la nuit. Il suffit d'un écart de régime pour aggraver cet état.

Ces phénomènes peuvent s'observer de trente à quarante ans, surtout s'il y a une hérédité très marquée, mais ils sont surtout fréquents de cinquante à soixante.

Ces femmes sont parfois d'une constitution robuste ; mais, dans d'autres cas, il peut y avoir une faiblesse générale et l'état goutteux peut s'accompagner de sensations douloureuses anomales diverses dans les membres et le tronc, qu'on met souvent sur le compte du rhumatisme. Les déformations des membres sont relativement faibles, comparées à celle du rhumatisme chronique. On peut aussi observer de la glycosurie, ainsi que diverses variétés d'eczéma, du vertige, des crampes dans les jambes, diverses dysesthésies, de la surdité, du tintement d'oreilles, de l'irritabilité de caractère, des bouffées de chaleur, de la dyspepsie acide et de l'hépatalgie. Tous ces symptômes sont connus comme des manifestations de l'état goutteux généralisé. Ils disparaissent sous l'influence d'une médication anti-goutteuse, du régime et du séjour pendant l'hiver dans un climat doux et sec.

L'absence de dépôts uratiques ou d'antécédents articulaires pourrait faire hésiter à diagnostiquer la goutte dans ces cas ; mais les commémoratifs joints aux symptômes cliniques doivent suffire pour faire instituer un traitement antigoutteux.

La grossesse détermine parfois des attaques subaiguës plus ou moins fortes, chez les femmes issues de parents goutteux. Après l'accouchement, les symptômes articulaires peuvent disparaître complètement, mais l'on peut voir survenir d'autres manifestations de goutte incomplète telles que de la bronchite avec une toux laryngée bruyante, de l'eczéma, de la glycosurie, des douleurs plantaires. Tout cela indique clairement à quelle diathèse on a affaire et quel genre de traitement l'on doit instituer.

De la goutte dans l'enfance et le jeune âge.

Gairdner a signalé l'existence de douleurs goutteuses chez des enfants au berceau et pensait que la douleur seule pouvait, dans ce cas, être la cause de la mort. Il cite des observations de Morgagni où l'on trouve l'hérédité goutteuse comme formant le facteur principal dans l'histoire des malades. Je n'ai jamais eu l'occasion d'observer des cas de ce genre, mais j'en ai vu chez des enfants au-dessous de sept ans.

Lorsque la goutte se manifeste chez des individus jeunes, elle est le fruit de l'hérédité, et, selon Laycock, l'indice d'une faiblesse de constitution.

Le pronostic de la goutte est plus grave quand la maladie apparaît de bonne heure sous l'influence de l'hérédité. Au point de vue d'une assurance sur la vie, ces cas demanderaient à être pesés très attentivement. A cet égard, quand la goutte débute après quarante ou cinquante ans, cela a beaucoup moins d'importance. Laycock fait remarquer que les garçons qui deviennent goutteux sont souvent des mangeurs de viande, tandis que les filles pouvaient en éprouver un véritable dégoût et étaient atteintes de ce qu'il appelait des nausées critiques.

Sir Henry Pitman m'a donné les détails suivants d'un cas très marqué de goutte aiguë, survenue dans le gros orteil d'un garçon de onze ans, dont le grand-père avait été goutteux. Il existait, au moment de l'attaque, un ganglion scrofuleux engorgé au cou. Aujourd'hui ce malade a une cinquantaine d'années et a été sujet à de nombreuses attaques de goutte.

Les amygdalites, l'hyperthrophie des amygdales, les granulations du pharynx, les états catarrhaux de la gorge et des muqueuses respiratoires sont des manifestations fréquentes de la goutte héréditaire chez l'enfant. Il en est de même de la tendance à la congestion hépatique avec état bilieux et selles décolorées, revenant de temps à autre et rappelant à l'esprit la marche de la goutte régulière de l'adulte. Il peut survenir également du catarrhe gastro-entérique avec des urines chargées. Il existe également une tendance aux dermatoses et aux éruptions herpétiques, comme nous l'avons vu plus haut.

Dans un cas que j'ai observé, un homme très tempéré eut toute sa vie de petits troubles goutteux, mais jamais d'attaque aiguë jusqu'à l'âge de quatre-vingt-six ans, où il mourut.

Chez les sujets vigoureux, les attaques peuvent continuer à survenir dans la vieillesse sans apporter de trouble appréciable dans l'économie et sans qu'il soit nécessaire d'intervenir.

De la goutte dans la vieillesse.

Il n'est pas rare de voir la première attaque de goutte vraie survenir après l'époque moyenne de la vie humaine. Je connais plusieurs cas où le malade atteignit quatre-vingts ans avant d'avoir sa première attaque. Scudamore n'en a pas vu après soixante-six ans. Garrod rapporte le cas d'une dame qui eut sa première attaque à quatre-vingt-onze ans et il a publié l'observation de l'évêque de Durham qui l'eut à quatre-vingt-dix ans, après avoir subi l'opération de la taille à douze ans; il vécut jusqu'à quatre-vingt-douze ans.

Bien que, dans ces cas, l'attaque de goutte franche ait été très reculée, il n'en est pas moins vrai qu'un grand nombre de petits symptômes goutteux étaient survenus auparavant, de sorte que l'on pouvait prédire l'apparition de l'attaque à une époque plus ou moins tardive.

On a remarqué, chez les vieillards, que tout shock physique ou moral, suffisant pour troubler l'équilibre nutritif, détermine une attaque de goutte. Quelquefois, chez eux, l'élimination de calculs ou de gravelle urique calme l'attaque articulaire et une glycosurie temporaire peut parfois remplacer l'attaque de goutte.

De l'apparition de la goutte chez les membres d'une même famille.

On a remarqué que, dans une famille, les enfants derniers-nés étaient plus prédisposés à la goutte que leurs aînés. Ceci s'explique par ce fait que les parents sont plus aptes à devenir goutteux à mesure qu'ils avancent en âge et par suite ils sont plus exposés à transmettre la maladie aux enfants procréés les derniers. L'influence de l'atavisme ne se fait sentir parfois qu'à la dernière procréation. Un père, atteint de prédisposition goutteuse, peut mourir avant que la goutte manifeste n'apparaisse, laquelle, s'il avait vécu, se fût certainement manifestée à une époque plus tardive.

On doit naturellement tenir compte des prédispositions individuelles des membres de chaque famille lorsque l'on considère la possibilité d'invasion de la maladie chez les garçons ou les filles, qui
forment cette famille. La forme et l'intensité des manifestations goutteuses chez chaque membre de la famille dépendent beaucoup de
l'état de santé du générateur, surtout du père, au moment de la procréation.

Gairdner dit que les formes les plus graves de goutte atonique s'ob-
servaient chez les descendants de pères débauchés. Ceux-ci ne pouvant
guère transmettre à leurs enfants qu'une constitution frêle, un tempérament nerveux doué d'une instabilité complète.

La ressemblance des traits peut naturellement faire prévoir une
ressemblance égale dans la structure des tissus et dans les prédispositions morbides.

CHAPITRE XVIII

DE LA PYREXIE DANS LA GOUTTE

1° **Pyrexie dans la goutte aiguë.** — J'ai cherché à faire ressortir le caractère de la pyrexie dans la goutte aiguë en étudiant un certain nombre de cas de mon service d'hôpital, pendant ces dernières années. Comme il serait impossible de les rapporter en détail, je me bornerai à donner les chiffres et à reproduire les tracés. Les températures étaient prises régulièrement à huit heures du matin et à huit heures du soir. La majorité des malades avait de quarante à soixante ans.

Dans quelques cas, la température a pu être prise jour et nuit toutes les quatre heures. La pyrexie s'observe le mieux quand les malades sont pris par la goutte étant à l'hôpital; autrement, quand ils y entrent avec de la goutte aiguë, on ne peut avoir de données précises sur le début.

J'ai constaté que la température dépassait rarement 38°,8, dans les attaques les plus aiguës, quand il n'y a pas de complication. Une première élévation se fait généralement, un, deux, trois ou quatre jours avant l'envahissement de l'articulation, la température du soir étant toujours plus élevée. Lorsqu'apparaissent les symptômes de goutte manifeste, la température atteint 37°,7 ou 38° le soir, avec une rémission le lendemain matin. Le second jour, il y a une élévation vespérale à 38°,3 ou 39°, suivie d'une rémission matinale à 37°,5 ou même au-dessous de la normale à 36°. Puis l'élévation vespérale est habituellement irrégulière, atteignant 37°,7 à 38°,3, et les rémissions matinales descendent à la normale ou au-dessous. La pyrexie dure de deux à sept, huit ou dix jours et cède souvent, la température restant au-dessous de la normale pendant quelques jours. Dans beaucoup de cas, il n'y a qu'une pyrexie modérée, la température arrivant à peine à 37°,7, même la nuit.

Lorsqu'on prend la température fréquemment, on constate que le maximum est atteint à six heures du soir et le minimum à huit ou dix heures du matin. L'élévation commence dans la matinée et la chute arrive vers minuit, en continuant graduellement jusqu'à huit heures du matin.

Dans les rechutes, la température peut s'élever tout d'un coup avec une exacerbation le soir. Dans un cas, il y eut une élévation de 37° à 38°,5 ; le lendemain matin, 37°,7 ; puis le soir, 39° ; le matin suivant, 38° ; même chiffre, le soir ; le lendemain matin, 37°, puis au-dessous de la normale. Ceci se passait chez un homme de vingt-neuf ans, dont la première attaque était survenue huit ans auparavant. La rechute se fit trois semaines après son entrée à l'hôpital.

Les plus hautes températures s'observent dans la goutte franche, chez les hommes jeunes, alors que l'économie est dans la plénitude de son pouvoir vital et de l'énergie de ses réactions.

Mes observations prouvent que l'âge n'a pas beaucoup d'influence sur la régularisation du degré de la pyrexie, car quelques-uns des chiffres les plus élevés ont été constatés chez des hommes au-dessus de cinquante ans. Chez le plus vieux de tous qui était âgé de soixante-huit ans, on notait 38° le cinquième soir et ce fut le maximum. Chez un homme de soixante ans, on nota 38°,3 le quatrième soir et 38°,5 le cinquième. L'attaque cède habituellement deux jours après l'accès, mais peut traîner encore pendant une semaine. Chez un homme de cinquante-quatre ans, qui avait une tumeur hydatique, probablement du foie, une attaque aiguë se déclara, le 7 mai, avec une température vespérale de 39°, mais celle-ci avait commencé à monter deux jours avant, atteignant 38°,5 la nuit qui précéda l'attaque. Celle-ci dura douze jours, la température oscillant de 38° à 39° pendant cinq jours.

2° **Pyrexie dans la goutte chronique.** — Dans la plupart des cas de goutte chronique et de cachexie goutteuse, la température revêt un type remarquable.

Mes observations montrent que la fièvre ne survient qu'en s'accompagnant des exacerbations qu'on trouve dans la goutte aiguë. Dans ces cas, il peut y avoir une élévation à 37°,7 ou 38°,3 pendant deux ou trois soirs, mais la douleur et les autres symptômes peuvent persister longtemps après que la température est redevenue normale.

Dans beaucoup de cas, il y a une légère pyrexie continue tant que la douleur parcourt les diverses articulations et cela peut persister pendant plusieurs semaines.

Ces cas sont en général intraitables, n'étant que peu influencés par le traitement et on observe souvent de légères exacerbations. On les confond assez souvent avec le rhumatisme chronique parce que les douleurs sont polyarticulaires. Ils sont très fréquents chez les hommes qui ont dépassé l'âge moyen et qui sont déjà fortement touchés par des attaques de goutte successives et souvent aussi par l'intempérance. Les douleurs ne s'atténuent que lentement et la convalescence est prolongée.

En notant ces températures, on a pris soin d'exclure toutes les complications, telles que pneumonie, adénite et *delirium tremens*.

Les tracés que nous avons reproduits ont été choisis parmi un grand nombre d'autres, et montrent bien les principaux caractères de la pyrexie, qui accompagne les attaques de goutte articulaire.

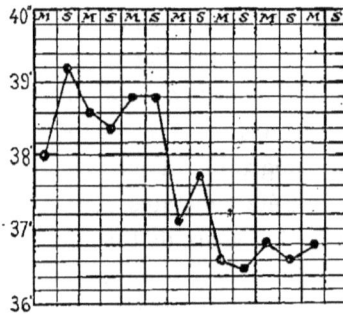

Tracé 1. — Goutte aiguë.

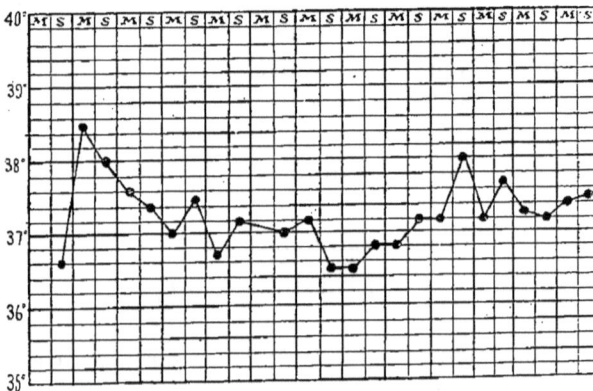

Tracé 2. — Goutte aiguë polyarticulaire.

Les tracés 1 et 2 sont des types du mouvement fébrile ordinaire.

Les tracés 3, 5, 6, 7, 8, 9, montrent l'élévation de température qui

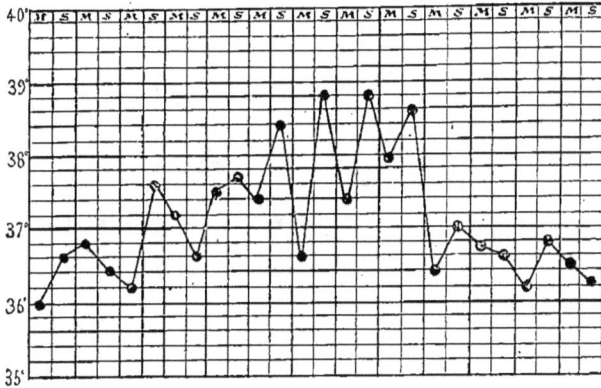

Tracé 3. — Goutte aiguë. Attaques espacées pendant dix ans.

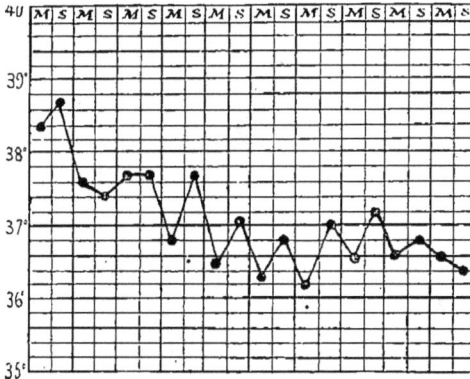

Tracé 4. — Goutte chronique. Fin d'une attaque aiguë.

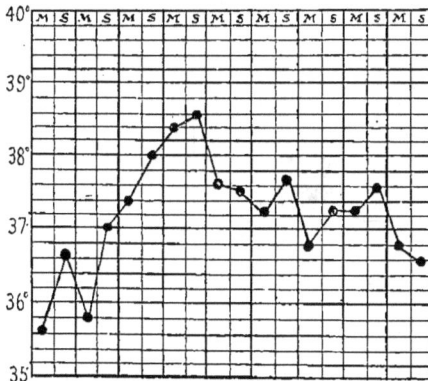

Tracé 5. — Goutte chronique. Attaque durant six jours.

précède l'attaque aiguë. Dans le tracé 9, il y eut une complication sérieuse avec attaque de *delirium tremens,* ce qui amena une élévation plus grande que d'habitude.

Quand la maladie atteint un grand nombre d'articulations, la fièvre

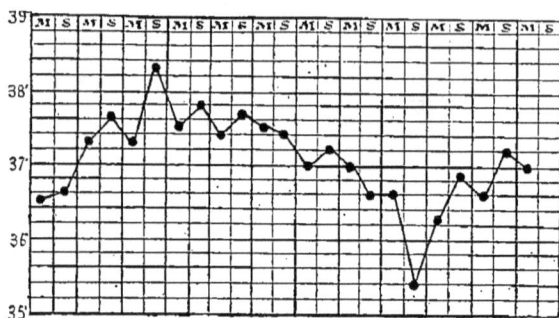

Tracé 6. — Goutte chronique et néphrite goutteuse. Mort par pleuro-pneumonie un mois après l'attaque.

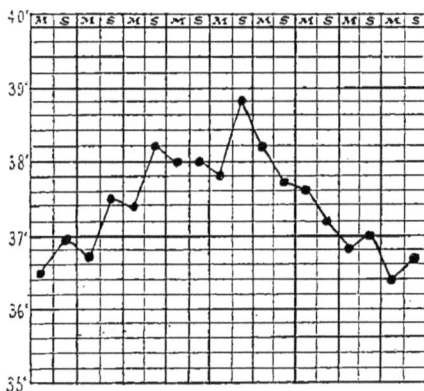

Tracé 7. — Seconde attaque de goutte aiguë trois mois après la première.

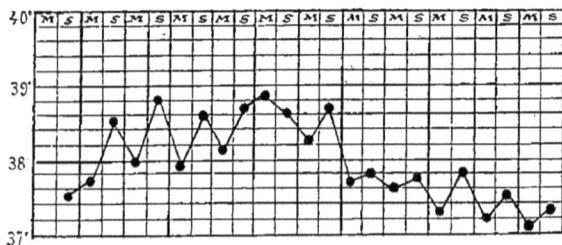

Tracé 8. — Attaque de goutte aiguë (18 ans). Tumeur hydatique du foie.

n'est que modérée. Ce caractère servira à faire le diagnostic dans certains cas qui ressemblent beaucoup au rhumatisme aigu, même par la transpiration abondante qui se produit.

Dans le tracé 10, pris chez une femme atteinte de cancer du foie, on voit une très légère réaction fébrile pendant les attaques aiguës. L'influence du cancer et l'état cachectique du malade semblent modi-

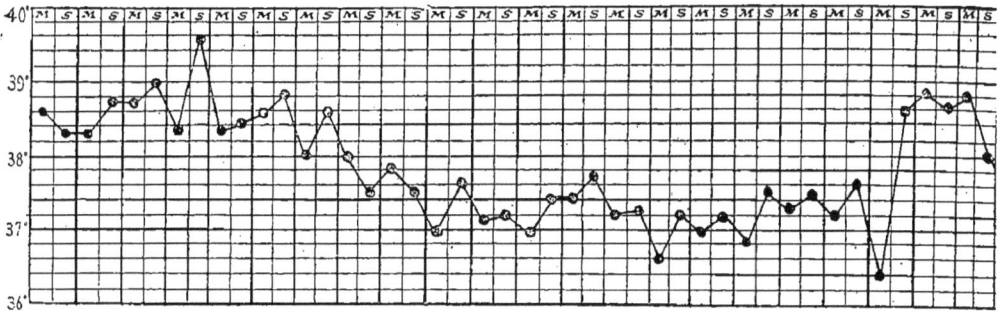

Tracé 9. — Goutte chez un alcoolique. Attaque aiguë et rechute.

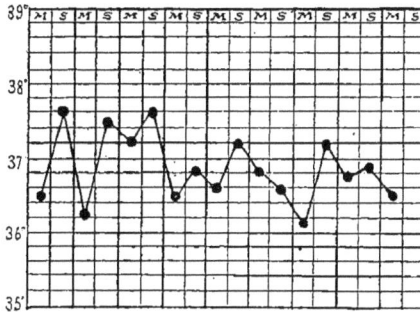

Tracé 10. — Goutte aiguë. Invasion du cou-de-pied au 5ᵉ jour.

fier la température. Quand chez un cancéreux on voit survenir de la fièvre, celle-ci est toujours modérée.

La température locale des articulations envahies dans les attaques de goutte aiguë est habituellement plus basse que celle de l'aisselle ou de la bouche, quelquefois l'écart est de plusieurs dixièmes de degré, bien que l'articulation semble à la main plus chaude que les parties voisines non affectées. Cette sensation n'est que la conséquence du principe *ubi stimulus, ibi fluxus*; elle n'est due par conséquent qu'à la quantité plus grande de sang, qui se trouve dans le voisinage d'un foyer inflammatoire.

CHAPITRE XIX

DE LA GOUTTE ENVISAGÉE DANS LES DIVERSES CLASSES
ET LES DIVERSES PROFESSIONS

J'ai déjà dit que la goutte n'épargnait aucune classe de la société et qu'il y avait la goutte du riche aussi bien que la goutte du pauvre. On peut ajouter sans aucun paradoxe que le riche peut être atteint de la goutte du pauvre, c'est-à-dire d'une goutte atonique imparfaite et que l'humble artisan peut être victime d'une goutte franche et grave.

Au point de vue étiologique, on regarde la maladie comme due à des écarts de régime et à des excès, toutes choses qui sont l'apanage de ceux qui mènent la haute vie.

C'est ainsi qu'on explique sa plus grande fréquence dans les classes supérieures. Dans les familles anciennes, qui sont souvent très goutteuses, l'influence morbide est encore augmentée, par suite des mariages qui se font entre individus du même monde. Les mariages consanguins entre individus goutteux tendent naturellement à rendre la diathèse encore plus marquée dans les générations suivantes. Ces fâcheux effets s'observent particulièrement parmi les juifs riches des grandes villes, dont les familles sont, ce qui est assez étrange, plus exposées à la goutte qu'à la tuberculose et à la scrofule.

Quand on considère la fréquence de la goutte dans les diverses classes, il faut tenir compte de l'influence de la vie à la ville et à la campagne, ainsi que du rôle que jouent bien d'autres facteurs, tels que la profession, les habitudes, le régime, la nature du sol et l'eau.

Celui qui habite la campagne et dont le temps est partagé entre ses devoirs et les différents genres de sport qu'il peut pratiquer est généralement considéré comme devant être un goutteux classique, parce qu'en admettant qu'il soit issu d'une ancienne famille, ses ancêtres mènent la vie très large et que lui-même tend à suivre leurs traces. On peut faire plus encore et prendre une part active à l'existence des villes pendant un temps plus ou moins long de l'année.

La vie politique passe pour favoriser la goutte surtout par suite du genre de vie qu'elle oblige à mener, des excès de travaux intellectuels et de l'insuffisance d'exercice physique et de sommeil. Lorsque à cela viennent s'ajouter la responsabilité et les soucis, inséparables des hautes fonctions politiques, tout se trouve réuni pour provoquer la goutte.

Il est difficile de ne pas voir que la goutte est plus fréquente dans certaines professions libérales. Ce qui est certain c'est qu'il y a moins de goutte franche parmi les membres de celles-ci qu'il n'y en avait il y a cinquante ans.

En ce qui concerne le clergé de la Grande-Bretagne, tandis qu'il n'y a que peu ou pas de goutteux en Écosse et en Irlande, la maladie se trouve limitée au clergé anglais et il est rare d'observer la forme franche. Le genre de vie du prêtre d'aujourd'hui est peu propre à mettre en activité une tare goutteuse quand elle existe, et, ce qui prouve bien l'immunité du clergé anglais à l'égard de la cachexie goutteuse, ce sont les statistiques de la vie moyenne, si favorables à cette profession, celles-ci prouvent que l'activité du corps et de l'esprit, jointe à l'exercice régulier des devoirs qui incombent aux prêtres, sont d'excellentes conditions pour vivre longtemps. L'abstention de liqueurs alcooliques, qui est maintenant une règle pour le clergé, supprimera beaucoup la goutte franche; mais, lorsqu'il y aura de l'hérédité goutteuse, il est bien probable que des phases incomplètes de la maladie se manifesteront chez les descendants pendant plusieurs générations.

La fréquence de la goutte chez les avocats est considérable et beaucoup plus grande que pour le clergé. Les causes déterminantes de la maladie sont en effet dans toute leur puissance dans cette profession : travaux intellectuels, nombreuses affaires, vie sédentaire dans une atmosphère viciée, alimentation riche que nécessitent les travaux intellectuels chez les hommes d'affaires. Ceux qui embrassent une profession qui entraîne à du surmenage intellectuel et physique sont en général des individus d'une constitution robuste, qui ont été élevés à la campagne et quand, dans la suite, ils sont obligés de modifier leurs habitudes et de vivre dans l'air confiné des grandes villes, ils sont tout particulièrement prédisposés à avoir la goutte acquise. ·

Ces conditions se rencontrent surtout dans la profession médicale où cependant la goutte figure en moindre proportion que parmi les avocats, parce qu'elle oblige davantage à vivre au dehors et à faire plus d'exercice.

Le tableau suivant donne la fréquence de la goutte parmi les marins. Les chiffres portent sur des individus âgés de quinze à quarante-cinq ans.

STATISTIQUE DES CAS DE GOUTTE OBSERVÉS DANS LA MARINE ANGLAISE DE 1868 à 1887.

Années.	Nombre de cas.	Moyenne par 1000.	Années	Nombre de cas.	Moyenne par 1000.
1868......	98	1,9	1878......	102	2,1
1869......	87	1,7	1879......	79	1,7
1870......	82	1,7	1880......	89	1,9
1871......	105	2,2	1881......	62	1,3
1872......	94	2	1882......	80	1,8
1873......	93	2	1883......	100	2,3
1874......	102	2,2	1884......	.86	2
1875......	99	2,2	1885......	79	1,6
1876......	118	2,6	1886......	78	1,6
1877......	98	2,1	1887......	90	1,8

STATISTIQUE DES CAS DE GOUTTE DANS L'ARMÉE ANGLAISE

Années.	Entrées à l'hôpital	Morts.	Moyenne pour 1000.
1862...................	18	0	0,09
1863...................	41	0	0,20
1864...................	46	0	0,24
Total.........	105	»	0,18
1885...................	78	0	0,44
1886.,.................	59	0	0,31
1887...................	70	0	0,36
Total.........	207	»	0,37

Ce tableau montre la rareté de la goutte parmi les soldats.

Les marins sont habituellement exempts de goutte tant qu'ils ont une vie active, de même que les soldats. Dans ces deux professions, surtout dans l'armée, les hommes sont jeunes et par conséquent pas de l'âge où la maladie se manifeste. La vie active qu'ils mènent en plein air tend en outre à en éloigner le développement.

Les marchands et les hommes d'affaires sont certainement prédisposés à la goutte d'autant plus qu'ils prennent un exercice insuffisant et ont des responsabilités et des soucis inséparables des grandes transactions.

Les laboureurs n'ont qu'une faible prédisposition à la goutte ; mais au point de vue de la fréquence de la maladie chez eux, il faut tenir compte des périodes de prospérité et de revers.

Les artisans sont plus éprouvés que les laboureurs. Le genre d'occupation de chacun d'eux a une grande influence de même que les habitudes d'alcoolisme.

Les peintres ainsi que ceux qui travaillent dans le plomb présentent une prédisposition toute spéciale.

Ces remarques s'appliquent à chaque profession prise d'une façon générale. Il faut, bien entendu, dans chaque cas particulier, tenir compte de l'hérédité et des tendances individuelles.

CHAPITRE XX

Cette question a été l'objet d'une étude sérieuse. Aujourd'hui le champ d'observation est beaucoup plus vaste étant données la rapidité et la facilité des moyens de communication.

Il faut reconnaître que, parmi les documents qui peuvent servir à l'étude de la distribution géographique de la goutte, il s'est glissé beaucoup d'erreurs; c'est ainsi que bien des manifestations arthritiques ont été à tort considérées comme de la goutte.

Depuis longtemps j'ai recueilli, près des médecins qui venaient de différentes parties du monde, des renseignements sur leur expérience au point de vue de la goutte et, dans la plupart des cas, celle-ci était nulle, excepté quand des Européens avaient fait partie d'une agglomération et, parmi ces derniers, on trouvait des traces d'hérédité ou leur genre de vie avait été tel que le développement de la maladie avait été très favorisé.

. On peut affirmer qu'il y a plus de goutte dans les Iles-Britanniques que dans tout autre pays et que le plus grand nombre de cas s'observe en Angleterre. La maladie se développe surtout au-dessus de la zone tempérée. Pendant des voyages de longue durée que j'ai faits dans diverses parties du monde, je me suis occupé de la goutte et je suis obligé de reconnaître que j'en ai rencontré peu de cas relativement à ce qu'on voit en Angleterre. Le champ d'observation le plus vaste, qui vient après ce pays, est la France, où la majorité des cas se rencontrent parmi les classes élevées. La goutte paraît rare en Allemagne, en Autriche et en Italie. En Hollande il y a en réalité peu de goutte, de même qu'en Belgique et en Espagne. En Suède et Norvège, le peuple est exempt de goutte, de même qu'en Russie. Cependant, dans les capitales et grandes villes de tous ces pays, on peut trouver des cas de goutte surtout parmi les gens qui vivent bien. Certaines villes présentent une plus grande prépondérance que d'autres. Ainsi Hambourg et Brême fournissent plus de goutteux que Berlin. Les agglomérations de riches marchands, comprenant beaucoup de juifs, sont des centres où domine de préférence l'affection goutteuse.

Ce qui fait la particularité de la plus grande fréquence de la maladie en Angleterre, c'est son existence parmi les basses classes, surtout parmi les artisans. Il en est tout autrement dans les autres pays. A côté de cela, on voit de grandes villes d'Angleterre fournir des cas de goutte parmi la population riche et très peu parmi les classes laborieuses. Il y a moins de goutte dans le nord que dans le sud de l'Angleterre.

En Écosse et en Irlande, la goutte est limitée aux gens qui vivent bien. Glasgow, bien qu'étant un centre commercial riche, ne fournit qu'un petit nombre de cas de goutte dans les classes supérieures. Il faut bien dire aussi qu'avec l'activité intellectuelle qu'on déploie en Écosse, et le luxe de la vie qu'on y mène, on y consomme guère de bière et beaucoup moins de vin que parmi les classes similaires d'Angleterre, le whisky les remplaçant tous deux sur une vaste échelle.

C'est à peine si on voit par hasard un cas de goutte dans les hôpitaux d'Écosse et d'Irlande ainsi que dans le nord de l'Angleterre.

On sait que le bassin de la Moselle renferme moins de goutteux que celui du Rhin, ce que l'on attribue aux qualités respectives du vin produit dans chaque bassin, les vins du Rhin étant beaucoup plus acides.

On a démontré depuis longtemps qu'il est faux de rattacher directement la présence de la goutte dans une contrée aux habitudes de vie de ses habitants et aux genres de boisson qu'on y consomme. Toutefois il faut les considérer comme des facteurs qui influencent le début et l'évolution de la maladie.

En Russie, excepté dans les capitales, on sait peu de chose au point de vue de la goutte. En Grèce, en Turquie et dans le Levant, il y a peu de goutte. Les Mahométans stricts ne sont pas sujets à la maladie, cependant chez ceux qui mènent le genre de vie des Infidèles on voit survenir la goutte. Il en est de même dans l'Inde, où l'on ne voit la goutte que parmi les indigènes qui ont une nourriture animale et qui font usage de boissons européennes. Les Européens tempérés peuvent très bien échapper à la goutte dans tous les pays chauds, mais il y a une belle proportion de goutteux dans l'Inde, ainsi que j'ai pu m'en convaincre après vingt-trois ans de pratique parmi les employés européens de plusieurs grandes Compagnies de chemins de fer de l'Hindoustan. Un régime copieux, l'usage de la bière et de l'eau-de-vie en quantité plus qu'ordinaire, joints à un exercice physique limité, aux soucis, aux travaux intellectuels, semblent être les principaux facteurs de la maladie. Il en est de même pour les Européens qui habitent Ceylan et la Chine. Cependant Hirsch mentionne l'existence de la goutte parmi la population indigène d'Amoy. La Nouvelle-Zélande, comme la plupart des colonies anglaises, paraît exempte de goutte.

On n'a jamais signalé l'existence de la maladie sur le continent africain ni sur les îles qui en dépendent, telles que Madère et les Canaries. Les Européens peuvent avoir la goutte n'importe où, soit par suite d'une prédisposition héréditaire, soit parce que leurs habitudes de vie en favorisent l'éclosion ; c'est ainsi qu'on en trouve parfois des cas chez des individus qui ont habité sous les tropiques ou dans des colonies où cette maladie était inconnue parmi les indigènes ou parmi les colons n'ayant pas de tare héréditaire.

Dans les États-Unis, la goutte est inconnue. On en rencontre quelques cas dans les grandes villes ; mais, selon le Dr Da Costa, de Philadelphie, la maladie ne s'est pas encore développée parmi la population. On trouve cependant des cas de lithiase, qu'on considère comme la première indication de la maladie. Aussi je ne suis pas d'accord avec Hirsch qui prétend que la goutte semblerait être aussi fréquente dans les villes populeuses du nouveau monde qu'elle l'est dans les mêmes circonstances dans celles de l'ancien.

Le régime, les habitudes, les antécédents héréditaires des citoyens des États-Unis sont tels qu'ils empêcheront pendant longtemps la goutte de se développer dans ce pays. L'immigration des populations irlandaises, écossaises, scandinaves et allemandes dans ce pays représente une collectivité d'individus exempts d'hérédité goutteuse. Un bon climat et la vie à l'air libre tendent à éloigner les manifestations de la maladie. On consomme peu de vin, la bière est légère et l'on boit beaucoup d'eau et de thé faible. L'alcool le plus en usage est le whisky.

Le Canada se trouve dans les mêmes conditions.

Quant aux colons, il faut se rappeler qu'ils commencent leur nouvelle vie à un âge jeune où il est peu probable que la goutte se manifestera, et la vie frugale et active que mène la majorité de ceux qui réussissent, met naturellement obstacle à l'éclosion de la maladie. « La tempérance et le travail sont les meilleurs médecins de l'homme. »

En Australie, la goutte est inconnue, excepté parmi les immigrants qui en sont déjà atteints. Il est à noter que les colons sont de gros mangeurs de viande et, dans les villes, de grands buveurs de bière et de thé.

On ne sait rien au sujet de la goutte dans le Centre-Amérique ni en Californie. Dans les Antilles elle est également inconnue.

Dans le Sud-Amérique on sait peu de chose de la goutte. Hirsch a appelé l'attention sur les observations du D' Dundas, au point de vue de l'immunité pour la goutte dont on jouit au Brésil, ce qui serait assez remarquable étant donné que les habitudes des classes élevées et des étrangers riches sont des plus favorables à la production de la maladie. On y mène une vie indolente, on y prend beaucoup de nourriture animale, mais peu de vin. Il est probable que la colonie étrangère y compte peu d'Anglais et que parmi ceux-ci, la plupart arrivent très jeunes dans le pays et n'y restent que juste le temps qui leur est nécessaire.

Quant au séjour sous les tropiques et à son influence sur le début et la marche de la goutte, il ne faut pas oublier que les fonctions de la peau sont très actives, qu'on y absorbe beaucoup de liquide et que l'influence du soleil est partout un facteur puissant pour arrêter le processus goutteux. Les cas de goutte confirmée ne sont pas favorablement influencés par l'extrême chaleur ou par le séjour sous les tropiques qui est très énervant.

Les climats froids et secs semblent conférer une immunité pour la goutte et pour le rhumatisme sous toutes ses formes.

Les climats chauds et humides favorisent ce dernier, ainsi que le montre sa fréquence en Irlande et dans la partie ouest de l'Écosse.

Il paraît certain que les conditions de vie dans les climats tropicaux et subtropicaux tendent à reculer le début de la goutte, même quand il y a des antécédents héréditaires. Cela tient sans doute à ce que la peau fonctionne d'une façon très large, au régime moins azoté, aux boissons diurétiques prises en abondance et à l'influence bienfaisante du soleil.

Dans les climats froids mais exempts d'humidité, il faut forcément se livrer à un exercice musculaire actif, respirer un air très oxygéné, avoir une alimentation azotée copieuse, ingérer des hydrocarbures en abondance. Dans ces conditions, les goutteux héréditaires

peuvent très bien voir la maladie ne pas évoluer ou se montrer sous
des formes incomplètes. Robertson pense que l'air stimulant du bord
de la mer diminue le développement de la diathèse goutteuse quand
elle est encore latente, mais qu'il l'augmente quand elle est établie.

INFLUENCE DU SOL. — Tous les individus prédisposés à l'arthritisme
sont très barométriques et sensibles à l'humidité, il est donc très
important de prendre en considération la nature du sol et d'autres
influences telluriques auxquelles les goutteux sont soumis. Ce qui leur
convient le mieux c'est un sol sec, poreux. Le sol crayeux leur est
favorable à condition de n'en pas boire l'eau. Un sol sablonneux peut
être un peu froid et humide, mais les collines de sable, qui possèdent
de l'eau douce, ne sont point défavorables. Un endroit sec, sur le ver-
sant d'une colline, abrité du côté du nord et de l'est, exposé au midi,
est ce qu'il y a de mieux pour les goutteux. Mon expérience confirme
pleinement l'opinion de Laycock qu'aux individus prédisposés à l'arthritisme convient une résidence de montagne et que le climat maritime leur est moins favorable, quand il ne leur est pas nuisible.

Quand on voit un individu qui se trouve mal au bord de la mer,
qu'il y devient bilieux, la plupart du temps c'est un futur goutteux.
Les vents d'est sont en général mauvais pour les goutteux et mal supportés par eux, de même que l'extrême chaleur. Ils se trouvent bien
surtout dans les climats constants, secs et tempérés. Les variations
barométriques extrêmes leur sont défavorables et l'état de l'atmosphère, pendant les orages, leur est particulièrement désagréable et
peut, chez les goutteux plus que chez d'autres personnes, leur donner
de la céphalalgie et de la dépression morale.

INFLUENCE DE L'EAU. — La nature de l'eau est très importante pour
les goutteux. Les eaux très chargées de chaux ou de fer ne leur conviennent pas ou peuvent même provoquer la goutte. Les sels de chaux
et ceux de fer tendent à arrêter l'élimination de l'acide urique, ce qui
les fait mal supporter par les goutteux.

INFLUENCE DES SAISONS. — On croit généralement que la goutte peut
éclater avec la fréquence la plus grande au printemps et en automne [1].

1. La goutte suit la loi des autres maladies nerveuses au point de vue de sa
fréquence et de son intensité à certaines époques de l'année, il en est de même
du rhumatisme. Ainsi la courbe d'intensité commence en février, monte en
mars et avril et tombe à la fin de ce mois, disparaissant en été et en automne
et reparaissant en décembre. Le *delirium tremens* suit la loi qui régit les maladies dues aux écarts de régime, sa courbe monte au solstice d'été. Si la goutte
était une maladie uniquement diététique, elle suivrait la loi de ce genre d'affections. L'hiver et le printemps sont les plus mauvaises saisons pour les sujets prédisposés à la goutte, et celle-ci est influencée par une grande loi physiologique
de même que d'autres affections nerveuses.

Cela semble être vrai pour la goutte franche, mais il y a tant d'exceptions qu'il n'est pas possible de poser une règle générale. Il est certain que les attaques surviennent à toutes les époques de l'année, et la plus grande fréquence observée au printemps et à l'automne est sans doute attribuable aux particularités climatiques qui dominent à ces saisons. La chaleur et le soleil conviennent le mieux aux goutteux, pourvu que la température ne soit pas excessive ni fatigante. Les vents d'est sont mal supportés ; aussi les changements brusques du printemps et les brouillards de l'automne, en supprimant les fonctions de la peau, jettent dans les organes internes un trouble très favorable à la production de la goutte.

Un été humide ou sans soleil provoquera l'apparition de la goutte, de même que le printemps ou l'automne. Un hiver froid, sans brouillard, s'il y a peu de pluie ou de neige, peut être très bien supporté par les goutteux. Le fait est que la stabilité dans tout ce qui entoure le goutteux est ce qu'il y a de mieux pour lui, que tous les changements brusques lui sont nuisibles et que le maximum de santé qu'ils peuvent atteindre ne s'obtient que par le soin qu'ils apportent chaque jour à se vêtir convenablement, à suivre leur régime et à prendre de l'exercice.

Cela est surtout vrai pour les malades atteints de cachexie goutteuse et est de moindre importance chez les sujets jeunes et robustes, qui supportent mieux les vicissitudes du climat et de la saison.

L'influence du climat d'hiver, en Angleterre, sur la production de la goutte ne concerne pas seulement le froid et la suppression du soleil. L'humidité de l'atmosphère et son absence de lumière agissent directement par leur qualité déprimante. La privation de lumière solaire invite à négliger l'exercice et la vie au grand air et à rechercher les plaisirs intellectuels. C'est ainsi également qu'on a de la tendance à prendre une nourriture abondante et à faire usage de boissons alcooliques, tous facteurs qui tendent à amener ou à aggraver la goutte. Les exercices physiques au grand air sont donc très utiles quand on peut les pratiquer ; malheureusement cela est très difficile dans les grandes villes.

On croit que les attaques de goutte sont très rares en mer. La maladie est rare parmi les marins, mais j'ai vu des attaques graves survenir même sous les tropiques ; cela s'explique du reste très bien par l'insuffisance d'exercice, la suralimentation et l'usage copieux de liqueurs alcooliques. La constipation si fréquente en est encore une cause prédisposante. Il en est de même quand on passe brusquement des tropiques dans les pays froids.

CHAPITRE XXI

DU PRONOSTIC DE LA GOUTTE

Lorsqu'on fait le pronostic de la goutte, on doit envisager naturellement tous les facteurs qui entrent dans sa production, ainsi que l'énergie vitale et le pouvoir de résistance des sujets affectés. En somme le pronostic doit être individuel et non concerner une catégorie donnée de goutteux.

On doit se poser les questions suivantes : Quelle est la signification spéciale de la maladie chez l'individu et quel degré de résistance possède-t-il à son égard?

Pour la goutte, il y a à envisager la question spéciale concernant le genre de vie du malade au point de vue du régime, de l'exercice et de sa force de volonté.

Les antécédents de famille aident beaucoup à fixer le pronostic.

Ainsi étant donnés des ancêtres goutteux, s'ils ont eu une existence longue, c'est là un élément très favorable pour le pronostic. Un individu issu d'une famille robuste a des chances bien meilleures que ceux qui proviennent d'une souche frêle et sans résistance. Il faut également envisager les diathèses qui sont venues s'ajouter à la goutte, telles que la scrofule et l'alcoolisme.

Quand une diathèse se manifeste d'une façon très remarquée, ses conséquences fâcheuses peuvent être assez éloignées tant qu'elle n'arrive pas à la phase cachectique.

Quand les attaques de goutte sont franches et qu'elles sont espacées par de longs intervalles, le pronostic est favorable, ce qui s'explique par l'absence habituelle de complications viscérales et de dégénérescences de tissu. La goutte est régulière, ce qui est toujours un bon signe.

Quand les manifestations viscérales dominent, le pronostic est défavorable.

Il faudra tenir compte aussi du rang social des malades, de la possibilité qu'ils ont de conjurer les mauvais effets des attaques, des modifications qu'ils apportent à leur régime et de la force de caractère dont ils sont doués.

Si la goutte est associée à la scrofule et que le malade vive au delà de quarante ans, le pronostic n'est pas mauvais, à moins que la tendance scrofuleuse ne domine, surtout si le malade se soigne et s'observe.

Chez les sujets prédisposés à la dégénérescence vasculaire, il est probable que la vie ne sera pas longue, surtout si leur constitution est faible.

Quand les symptômes nerveux dominent, comme cela se voit surtout chez les femmes, le pronostic ne sera pas défavorable, à condition que l'élément nerveux ne sera pas prédominant.

Lorsque la goutte est associée à l'obésité, à moins que celle-ci ne soit excessive, le pronostic n'est pas non plus défavorable.

Rapports de la goutte avec les assurances sur la vie. — Les médecins qui sont appelés à donner leur avis pour une assurance sur la vie doivent apprécier très soigneusement l'importance de la goutte dans la famille et dans les antécédents personnels de l'individu qui veut contracter une assurance. Les opinions diffèrent considérablement sur le degré de gravité qu'il faut attacher à la goutte et aux antécédents goutteux dans ces cas. Il est évident que l'on ne peut adopter une ligne de conduite générale; cependant il est fréquent de voir les compagnies d'assurances imposer à ces individus une prime supplémentaire pendant trois ans.

Chaque individu demande un examen spécial au point de vue de l'hérédité goutteuse et des manifestations goutteuses qu'il a présentées. Il faut noter aussi bien celles qui sont survenues dans son jeune âge que les formes irrégulières ou incomplètes de l'âge adulte.

On peut nettement affirmer que les attaques de goutte franche, régulière, qui surviennent après quarante ans sont beaucoup moins graves qu'avant trente ans.

Dans ce dernier cas, la tendance héréditaire est très marquée et entraîne avec elle un affaiblissement général de la constitution. Les sujets ainsi affectés peuvent ne pas tarder à devenir cachectiques et à manifester de l'insuffisance rénale cardiaque.

Quand des attaques de goutte articulaire franche surviennent à une période tardive de la vie, la maladie atteint moins fortement la constitution et a moins de tendance à amener les dégénérescences vasculaire et viscérales.

Les individus chez qui la goutte survient de bonne heure sont des clients scabreux pour les compagnies d'assurances.

Il faut surtout apporter une attention spéciale sur l'état des reins, du cou, des vaisseaux, du foie et du tube digestif. Il faut surtout ne pas se laisser influencer par l'absence de symptômes articulaires, qui peuvent être très marqués dans des cas ; il est bien autrement important de tenir compte de l'état des organes que nous venons d'énumérer. Une auscultation attentive et l'examen de l'urine viennent beaucoup en aide dans la détermination de la gravité d'un cas donné.

L'association de l'alcoolisme à un degré variable avec la diathèse goutteuse dans les deux sexes, est un autre élément qu'il faut envisager et, lorsqu'il est très marqué, il faut s'opposer à l'assurance sur la vie.

Nous avons vu que certaines formes graves de la diathèse goutteuse pouvaient survenir chez des individus sobres qui néanmoins au point de vue de la possibilité de l'assurance sur la vie rentrent dans la même catégorie que les alcooliques.

En l'absence de l'albuminurie, on tiendra compte de la densité de l'urine et des autres symptômes cliniques pour déterminer la présence ou l'absence de néphrite interstitielle qui accompagne si souvent la goutte.

L'état des artères au point de vue de leur dureté et de leur friabilité, joint à la disposition pléthorique, pourra aider à faire présager le plus ou moins de tendance aux hémorragies cérébrales ou autres.

On devra refuser l'assurance sur la vie : à tous les goutteux cachectiques ; aux goutteux chroniques qui ont des signes de dégénérescence vasculaire ou autre ; à ceux qui ont de l'albuminurie, de la glycosurie, des artères dures et tortueuses et un pouls tendu ; aux emphysémateux avec tendance à la bronchite et à la dilatation cardiaque, en se rappelant que ces malades sont sujets à la bronchite suffocante et à la pneumonie, toujours fatale dans ces cas ; à l'obésité associée avec des dégénérescences. Enfin on tiendra compte de la vulnérabilité spéciale des goutteux.

Symes Thompson [1] a étudié cette question d'une façon très atten-

---

1. Symes Thompson, *Medical Times and Gazette*, 1867, t. I, p. 64. — Davidson, *Liverpool medico-chirurgical Journal*, 1889, p. 243.

tive et il soutient que l'existence d'une dégénérescence demande à être discutée plus soigneusement qu'on ne le fait habituellement et il est d'avis que pour sauvegarder leurs intérêts, les compagnies d'assurances doivent demander une prime supplémentaire de vingt pour cent.

Il arrive parfois que des clients sont l'objet d'un rapport défavorable parce que le médecin attache trop d'importance à de petits symptômes goutteux. Ainsi un pouls intermittent peut faire naître des craintes mal fondées, car il peut être temporaire, ou, s'il est permanent, ne présenter aucune gravité. Sa vraie signification doit être appréciée d'après d'autres signes qui réclament, pour être découverts, de l'habileté et de l'expérience. De même, les palpitations peuvent faire naître des craintes exagérées et faire penser à une affection organique du cœur qui n'existe pas. Il faut alors examiner le malade à différentes reprises.

CHAPITRE XXII

TRAITEMENT DE LA GOUTTE

La littérature médicale est très riche en travaux concernant le traitement de la goutte, ce qui tient à ce que nous ne sommes pas très bien fixés sur la nature de la maladie que nous cherchons à combattre.

Cependant, pour la goutte comme pour d'autres maladies, nous pouvons dire que les progrès que nous avons faits dans l'étude anatomo-pathologique et clinique de la maladie, en ont rendu la thérapeutique beaucoup plus simple et moins vague.

La question de la curabilité de la goutte a été souvent posée et des médecins distingués en ont nié la possibilité. Trousseau et Cullen, en particulier, soutenaient que l'on ne devait jamais chercher à faire passer une attaque de goutte, et la recommandation du premier, qui prescrivait « de la patience et de la flanelle » dans les cas de goutte et de rhumatisme, est passée en proverbe.

On peut dire que, depuis longtemps, on n'a éprouvé aucun mécompte à traiter avec succès les attaques de goutte et que, ainsi que l'affirme Garrod, celles-ci sont aussi justiciables d'un traitement approprié que tout autre processus inflammatoire.

Il est évident qu'avec une diathèse héréditaire ou acquise, les malades sont exposés toute leur vie à ses manifestations qui domineront et modifieront chez eux un grand nombre des processus nutritifs. Nous dirons une fois pour toutes qu'aucun médicament ne peut détruire la diathèse goutteuse. Il est de l'essence même de la maladie de récidiver et de se manifester de temps en temps, malgré toutes les précautions. Ainsi que nous l'avons vu, chaque individu est plus ou moins impressionné par l'une ou l'autre diathèse. Les traitements diététique et pharmaceutique ont une action très notable pour arrêter la tendance de la maladie à récidiver, mais trop souvent on peut dire que « une fois qu'on est goutteux c'est pour toujours. »

L'observation d'une attaque de goutte nous conduit à croire que l'attaque est le moyen dont la nature se sert pour se débarrasser de la maladie. Cela est si vrai que l'on n'accorderait aucune foi à une thérapeutique qui tendrait à faire avorter l'attaque. Mais le médecin ne peut se résoudre à rester inactif en présence de son malade. Il a en effet un rôle à jouer, c'est de traiter non la *maladie* mais le *malade*, et de l'aider à traverser celle-ci sans encombre. Tel est aujourd'hui le rôle du médecin.

Ainsi, dans les formes chroniques de la goutte, il y a beaucoup à faire pour rendre au malade la vie tolérable et empêcher le processus morbide de se développer.

Le traitement de la goutte et des états goutteux a été très discrédité par suite de l'impatience et de la crédulité des malades. Ils ne veulent pas se soumettre au régime et au repos nécessaires et ils sont trop enclins à employer une drogue quelconque, qui leur aura été recommandée par des gens ignorants ou dont ils auront lu l'annonce à la quatrième page des journaux. C'est ainsi qu'après avoir compromis leur état, ils viennent trouver le médecin pour se soumettre à un traitement rationnel, ce qui est fort désavantageux pour eux et pour lui.

Dans le traitement de la goutte, il est essentiel d'avoir en vue la maladie générale et non pas seulement ses manifestations locales. Dans chaque cas, l'état général demande une attention continue. Celle du malade est surtout dirigée vers les phases douloureuses de sa maladie et il est peu disposé à suivre le régime qui lui est nécessaire, quand les manifestations goutteuses ont disparu.

Aussi le traitement doit s'appliquer aux phases aiguës de la maladie et à l'état du malade dans les intervalles de ces attaques. Le traitement de la cachexie produite par la goutte, dans ses dernières périodes, doit s'appliquer plutôt à l'état général du malade qu'à une manifestation quelconque de la dyscrasie.

Nous décrirons successivement dans ce chapitre :

1° Le traitement des attaques de goutte ;

2° Le traitement à instituer dans l'intervalle des attaques ;

3° Le traitement de la goutte irrégulière et chronique ;

4° Le traitement local des articulations dans l'arthrite goutteuse chronique et le traitement des tophus ;

5° Le traitement de la goutte incomplète et rétrocédée ;

6º Le traitement des troubles inhérents à la diathèse goutteuse ;

7º Le traitement de la cachexie goutteuse et de la goutte chez les vieillards ;

8º Le traitement préventif de la goutte.

I. — Traitement de l'attaque de goutte.

Une attaque de goutte franche constitue une crise éclatant dans un état goutteux aggravé, et, comme telle, est une expression symptomatique grave.

Traitement abortif. — L'idée de traiter la goutte dans le but de la faire avorter ne peut venir à l'idée de quiconque envisage la maladie au point de vue pathologique. On a proposé dans ce but plusieurs procédés. Ainsi l'application d'un bandage serré de diachylon sur la partie affectée passe pour soulager le malade et pour prévenir tout autre trouble. Il existe d'autres spécifiques très populaires, tels que la liqueur de Laville et autres de même nature qu'on suppose contenir du colchique, de la vératrine ou d'autres calmants. L'injection de morphine dans le voisinage de la partie affectée est un autre moyen de même ordre. En désespoir de cause, on a vu des malades se faire des applications de froid sous forme de neige ou de glace, pour calmer la douleur.

Quiconque connaît bien la pathologie de la goutte ne peut approuver ces méthodes de traitement. Les dangers que l'on fait courir au malade en supprimant les symptômes locaux sont si grands et les bénéfices qu'on en retire, quand il y en a, sont achetés si cher, dans la plupart des cas, qu'on est rarement autorisé à conseiller ces traitements.

On a rapporté des observations dans lesquelles des attaques articulaires menaçantes ont pu être prévenues par une force de volonté énergique. Ainsi un homme robuste, sentant venir une attaque et résolu à dompter sa goutte, fit plusieurs kilomètres d'un bon pas et empêcha l'attaque d'éclater. Dans ces cas, nous noterons l'influence remarquable exercée par un système nerveux puissant sur les symptômes particuliers à l'attaque de goutte. Cela ne se rencontre pas souvent et ne peut s'observer que chez les gens robustes qui offrent une forte résistance à la dyscrasie goutteuse.

Les moyens à employer doivent viser une maladie qui durera une ou deux semaines.

Le traitement doit être *local* et palliatif, ainsi que *général*. Comme dans toute maladie, nous devons faire nos efforts pour diriger la marche de l'affection. Nous ne devons pas traiter une maladie, mais bien un malade en puissance de maladie. Dans chaque cas, il faut étudier l'individu et l'on doit se poser la question suivante : que fera la maladie au malade et comment la supportera-t-il?

Une attaque de goutte devra être traitée un peu différemment selon l'âge, l'état de la constitution et l'énergie vitale de l'individu affecté. Quand l'attaque est franche, le degré d'intensité de la douleur et des symptômes inflammatoires, même s'il est marqué, n'autorise jamais à employer des moyens violents ou ce qu'on appelle antiphlogistiques. L'expérience a montré que ceux-ci ne servaient qu'à retarder la guérison et à rendre la prochaine attaque moins franche. Il faut donc repousser la saignée générale ou l'application locale de sangsues. La première est rarement nécessaire et la seconde, d'après Garrod et d'autres auteurs, est nuisible. J'ai eu l'occasion de voir plusieurs fois des malades chez qui l'on avait fait des applications de sangsues, sans que cela ait apporté le moindre soulagement.

Le malade doit rester couché pendant plusieurs jours, dans son lit ou sur une chaise longue. Cela est très important. Le membre affecté doit être élevé, soutenu sur un oreiller dur, maintenu toujours à la chaleur, bien que peu couvert et protégé par un cerceau. Dans la plupart des cas, il sera bon de l'entourer d'une mince couche d'ouate. Des goutteux expérimentés affirment éprouver du soulagement de lotions alcooliques chaudes faites avec de l'ouate recouverte de soie huilée et imprégnée d'une solution à parties égales d'eau et d'eau-de-vie. D'autres fois on pourra remplacer cette solution par la formule suivante :

> Éther sulfurique................................ 4 grammes
> Eau distillée..................................... 180   —

L'intensité de la douleur suggère souvent l'emploi d'une lotion calmante telle qu'un mélange d'eau et de laudanum en diverses proportions, ou un liniment contenant de la belladone et de la morphine d'après la formule de Garrod.

Comme les topiques humides sont peu commodes et mal supportés, j'ai souvent employé l'acide oléique comme véhicule avec grand avantage. Je prescrivais le liniment suivant :

> Atropine.......................... .... 15 centigrammes
> Chlorhydrate de morphine................. 75   —
> Acide oléique liquide..................... 30 grammes

Badigeonner la jointure malade et l'entourer ensuite de coton.

On a recommandé l'iodoforme employé en liniment ou mélangé à du collodion élastique dans la goutte aiguë. Quelques médecins préconisent des frictions avec une solution de nitrate d'argent. Je n'ai jamais employé ni l'un ni l'autre de ces moyens.

On a préconisé l'application d'essence de menthe. Je ne l'ai jamais employée, mais je sais que l'on peut faire usage du menthol en solution alcoolique sous forme de lotions, et qu'on en obtient de bons résultats dans des cas où d'autres calmants ont échoué. On peut prescrire les formules suivantes :

Menthol...	3 parties
Camphre..	2 —

Faire dissoudre et frictionner les parties douloureuses.

Menthol.......................................	15 grammes
Chloroforme...................................	120 —

En lotions.

On peut aussi employer la cocaïne sous forme de pommade, de liniment ou de lotion, d'après les formules suivantes :

POMMADE

Chlorhydrate de cocaïne.................... ...	25 centigrammes
Vaseline.......................................	15 grammes

LINIMENT

Chlorhydrate de cocaïne.................... ...	20 centigrammes
Huile d'amandes douces.......................	15 grammes

LINIMENT

Chlorhydrate de cocaïne.......................	20 centigrammes
Acide oléique liquide.........................	15 grammes

Le collodion élastique et la craie pulvérisée passent pour des topiques de premier ordre. Pour moi toute application qui obstrue les conduits des glandes sudoripares doit être rejetée dans l'inflammation goutteuse; mais d'autre part il faut reconnaître que l'on obtient quelquefois le soulagement dans un cas avec un moyen qui échouera complètement dans un autre. J'ai vu quelquefois la douleur de la goutte si prolongée, si intense et si rebelle à tous les moyens locaux que l'on n'obtenait de soulagement qu'après que la maladie avait bien suivi son cours. Il est toujours bon d'avoir à sa disposition un arsenal bien fourni en topiques locaux, afin de varier selon le plus ou moins d'efficacité qu'on obtient de ceux qu'on applique.

Parfois les cataplasmes et les fomentations chaudes calment un peu la douleur. Je préfère les dernières mais seulement au début de l'attaque, comme moyen préliminaire. Dans les attaques franches, les

vésicatoires ne doivent pas être employés, mais trouveront leur indication dans certaines phases de la goutte chronique. On ne doit alors
les laisser appliquer que pendant trois ou quatre heures, la nuit,
comme de vrais vésicatoires « volants ».

Comme médication interne, on fera bien de débuter par des pilules
purgatives composées de calomel, de coloquinte et de jusquiame. Les
purgations énergiques sont contre-indiquées et peuvent aggraver
l'attaque. Si le ventre est dur, cela peut être une indication que le
malade supportera bien la purgation. Cinq à dix centigrammes de
calomel avec six à huit des pilules ci-dessus suffiront à produire de
l'effet le lendemain matin, surtout en prenant en outre un verre à
bordeaux d'eau de Rubinat chaude, le matin de bonne heure.

COLCHIQUE. — Il est étonnant de penser que la valeur de cette plante
est restée dans l'oubli pendant un temps infini. On sait très bien
qu'au VIᵉ siècle Alexandre de Tralles l'employait contre la goutte sous
le nom d'hermodactyle. Il est probable que si ce n'était pas le colchique d'automne, c'en était une variété. Ce dernier n'est guère entré
dans la pratique qu'au dernier siècle et depuis on n'en emploie plus
d'autre, bien que d'autres plantes de la même famille (Mélanthacées)
aient quelque réputation dans le traitement de la goutte.

Mais aucune d'elles n'a détrôné le colchique comme calmant des
douleurs goutteuses.

Avant d'administrer le colchique, on fera bien d'attendre que
l'attaque ait éclaté. Le vin de bulbes de colchique est une bonne préparation, bien que d'autres préfèrent la teinture de semences ou de
fleurs. La première dose devra être plus élevée que les subséquentes.
On pourra donner 30 à 35 gouttes la nuit et moitié de cette dose le
lendemain matin. Certains auteurs déclarent que le colchique est
suffisamment purgatif par lui-même et qu'il ne demande pas à être
associé à d'autres médicaments de cette nature ; mais l'opinion générale n'est pas favorable à cette manière de voir. On fera donc bien
d'ajouter à chaque dose 1 gramme de carbonate ou 4 grammes de
sulfate de magnésie. La formule suivante employée à Saint-Bartholomew's Hospital est excellente.

MIXTURE DE COLCHIQUE

Carbonate de magnésie....................... 50 centigrammes
Teinture de semences de colchique.............. 20 gouttes
Eau de menthe................................. 30 grammes

Au bout de trois ou quatre jours de ce traitement on pourra donner
pendant deux ou trois soirs deux pilules contenant 10 à 15 centi-

grammes d'extrait acétique de colchique avec une pilule contenant parties égales de poudre de Dover et de coloquinte composée, en faisant suivre, s'il est nécessaire, d'un purgatif léger. L'état de la langue est souvent un bon guide pour indiquer les progrès de la maladie. Il est rare qu'un soulagement marqué se produise tant que la langue reste chargée.

Le traitement de la goutte aiguë par le colchique est celui qui est pratiqué le plus souvent. Les travaux de la plupart des auteurs sur la goutte mentionnent des effets funestes de ce médicament et contiennent de graves accusations portées contre lui ou contre son usage prolongé. Il est probable qu'on a un peu abusé du médicament, surtout dans ces dernières années, et bien des méfaits qu'on lui a reprochés sont arrivés quand les malades se l'administraient sans conseil médical. Quant à moi, je n'ai jamais constaté la moindre action fâcheuse produite par le colchique; le plus grave résultat que j'aie vu, c'était la purgation avec selles vertes caractéristiques (purée de pois). Souvent les médecins aussi bien que les malades s'attendent à des résultats trop marqués et sont tentés de les accélérer, dans certains cas, surtout quand il s'agit de rendre un malade apte à vaquer à ses occupations pour un jour déterminé.

Il faut prévenir les goutteux qu'il est très imprudent de leur part de diriger eux-mêmes leur traitement avec ce médicament ou avec d'autres et les mettre en garde contre les spécifiques vantés, dont la plupart contiennent du colchique ou de la vératrine.

Le vin de bulbes est la préparation la plus employée. C'est celle dont l'aspect est le moins flatteur de toutes celles qui sont liquides, car elle laisse toujours déposer un sédiment et elle est rarement claire; ce sédiment est inerte comme remède contre la goutte.

La vératrine et la colchicine ont été toutes deux employées à l'intérieur dans la goutte aiguë. La première détermine de violents éternuments, ce qui n'a pas lieu avec la seconde. J'ai employé la vératrine comme topique avec de bons résultats, mais je ne l'ai jamais administrée à l'intérieur.

Dans un cas de douleur goutteuse du genou, j'ai appliqué une lotion avec parties égales d'eau et de teinture de semences de colchique sans obtenir aucun soulagement. En revanche, il se fit une éruption papuleuse sur la peau.

Dans un cas de douleur goutteuse des articulations des doigts avec bourses séreuses enflammées « en yeux de crabe », une lotion de colchique calma bien la douleur.

L'explication des effets spécifiques du colchique sur la goutte et sur la douleur goutteuse n'est pas encore bien élucidée. On a proposé plusieurs théories. Les auteurs ne sont pas d'accord sur l'influence que le médicament exerce sur l'excrétion de l'urée et de l'acide urique, ce qui selon Lauder Brunton est dû à ce que les expériences ont porté sur des individus qui suivaient des régimes différents. Une petite dose augmente la sécrétion intestinale, tandis qu'une dose élevée donne des nausées et de la diarrhée, diminue l'irritabilité musculaire et paralyse le système nerveux central. La pression du sang baisse graduellement en raison de la diminution d'irritabilité des centres vaso-moteurs.

Rutherford a démontré que le colchique à haute dose était un des plus puissants cholagogues vrais qu'on connaisse, la bile étant en même temps rendue plus aqueuse. Les propriétés purgatives sont très marquées, aussi l'emploie-t-on souvent avec d'autres purgatifs dans la pratique ordinaire.

La colchicine, son principe actif, a été employée dans la goutte avec de bons résultats. Elle est très active et ne peut être prescrite qu'à des doses variant de 4 à 6 milligrammes, en solution dans l'eau, en injection hypodermique ou en granules. On peut employer pour injections la formule suivante :

SOLUTION HYPODERMIQUE (Houdé)

Colchicine cristallisée......................... 5 centigrammes
Alcool à 21°................................... 20 grammes
Un centimètre cube contient deux milligrammes et demi de colchicine.

Je n'ai jamais essayé cette méthode, étant absolument opposé à toute espèce de médication hypodermique, excepté quand c'est indispensable.

Chez bien des goutteux, il est loin d'être prudent de léser les téguments, fût-ce avec une aiguille, et comme on peut obtenir des meilleurs résultats du médicament avec les méthodes ordinaires, je ne vois pas qu'il y ait avantage à en choisir d'autres.

Il est certain qu'on peut obtenir du colchique tous les bénéfices qu'on recherche sans produire chez le malade les effets physiologiques marqués de cette plante. En d'autres termes, on peut avoir l'action spécifique du médicament sur l'arthrite goutteuse sans déterminer de dépression, de nausées ni de purgations violentes. Quelquefois il cause des transpirations, mais cela n'est pas à rechercher. Le colchique est un dépresseur du système vasculaire, il diminue la fréquence et la force du pouls, et, en abaissant la tension artérielle, favorise la circulation dans l'articulation enflammée. Comme médicament, il est déprimant selon la dose et selon la durée pendant laquelle on l'emploie. Aussi est-il recommandé jusqu'à ce qu'on se soit rendu maître des principaux symptômes goutteux, mais il ne faut pas en continuer l'usage plus qu'il n'est nécessaire.

Ce sont surtout les effets calmants que l'on cherche et avec eux l'on obtient aussi les autres effets bienfaisants et spécifiques du médicament. Le soulagement est généralement obtenu avant les « selles de colchique ». Comme nous l'avons dit plus haut, certains médecins recherchent ces effets purgatifs dans tous les cas de goutte. On objecte à cela que, pour avoir une purgation suffisante dans bien des cas, il est nécessaire d'employer des doses bien plus élevées qu'il n'est utile pour calmer seulement la douleur. Il en résulte une dépression générale et l'économie se trouve peu en mesure de résister aux nouvelles attaques de goutte, qui peuvent revenir par conséquent plus facilement après un court intervalle.

La plupart des médecins ont constaté que, donné avec prudence, il ne cause aucun effet fâcheux et ne favorise nullement de nouvelles attaques. A l'occasion, une purgation légère avec du calomel, donnée le soir, est très utile dans la goutte aiguë, surtout dans les cas sthéniques et avant l'âge de soixante ans. Les bons effets du colchique ne sont pas seulement dus à son action comme dépresseur vasculaire, car d'autres agents qui abaissent la pression du sang, soulagent temporairement les douleurs goutteuses.

Garrod a étudié sur des goutteux l'action du colchique, au point de vue de son influence sur l'excrétion de l'urée et de l'acide urique. Il est arrivé aux conclusions suivantes :

1° Le colchique ne paraît pas augmenter l'excrétion de l'acide urique par le rein. Quand on en continue l'usage pendant un certain temps, on obtient l'effet contraire;

2° On ne peut démontrer que le médicament ait une influence sur l'excrétion de l'urée ou des autres principes solides de l'urine;

3° Il n'agit pas comme diurétique dans tous les cas, au contraire, il diminue la quantité d'urine quand il produit des purgations.

Pour moi, une grande part des effets bienfaisants du colchique est due à son action marquée sur le foie. Son action cholagogue énergique nécessite un métabolisme hépatique très actif, ce qui favorise les transformations de l'acide urique et autres produits de même ordre que l'on croit à juste titre être retenus dans le foie dans les cas de goutte. Lauder Brunton admet que le colchique agit sur les ferments qui président à la formation de l'acide urique. Il croit aussi qu'il paralyse les nerfs sensitifs, mais qu'il n'a aucune action sur les nerfs moteurs ni sur les muscles. Latham prétend que si, dans les attaques de goutte, l'acide urique irrite les nerfs sensitifs et, par leur intermédiaire, la partie la plus active du centre vaso-moteur, on peut paralyser les nerfs sensitifs par le colchique, de sorte que l'acide urique ne peut plus produire des effets nocifs et que l'attaque cesse. Par conséquent, le médicament a plusieurs modes d'action : il possède non seulement des propriétés calmantes dues sans doute à son action comme vaso-dépresseur, mais aussi à la faculté de hâter et de modifier le métabolisme du foie et des autres tissus, et en outre il favorise l'élimination des matériaux de déchet.

D'après Robertson, l'action du colchique est plus grande et plus marquée sur les manifestations locales de la goutte et sur la nature inflammatoire de l'attaque que sur l'état général dont celle-ci relève et dont la manifestation locale n'est qu'un symptôme. Il considère le médicament comme un spécifique pour l'inflammation goutteuse ou pour les localisations goutteuses, mais non comme influençant la diathèse. De même qu'Halford et Holland, il est tout à fait d'avis d'attendre que l'attaque ait éclaté avant de faire usage du médicament. Quand les attaques ont été fréquentes et graves et que les articulations sont déjà le siège de la goutte chronique, plus tôt l'on administre le colchique et plus il agit efficacement.

On peut, à l'aide de petites doses, empêcher les conséquences fâcheuses qui suivent l'attaque ainsi que la tendance à sa récidive. On peut ainsi en continuer l'administration pendant un certain temps, s'il est nécessaire, sans le moindre inconvénient. Sir Henry Holland avait l'habitude d'en employer de petites doses pendant des mois. Dans un cas il en donna pendant deux ans, avec absence complète de symptômes de goutte et grand bénéfice pour l'état général du malade, qui auparavant restait rarement plus de deux mois, sans avoir d'attaque. Il associait généralement de petites doses de quinine avec le colchique quand il le donnait pendant un temps assez long.

Pendant quinze ans, j'ai soigné de nombreux cas de goutte et je n'ai prescrit guère autre chose que le colchique. Dans la majorité des cas, aucun autre traitement ne me réussissait aussi bien. J'en ai retiré les plus grands bénéfices dans la goutte chronique, en administrant tous les jours pendant longtemps, une petite dose de vin ou de teinture ou une pilule de cinq centigrammes d'extrait acétique, le soir en se couchant.

Cependant, beaucoup de cas de goutte aiguë peuvent être traités avec efficacité sans colchique. Quelquefois le bicarbonate et le nitrate de potasse rendent des services, et quand l'attaque arrive à sa fin, on peut donner de l'iodure d'ammonium. On peut aussi prescrire le mercure à dose altérante avec grand avantage pendant et après l'attaque dans bien des cas.

ACIDE SALICYLIQUE ET SES SELS. — Dans ces douze dernières années, les salicylates ont été très employés dans le traitement de la goutte aiguë et chronique. M. Germain Sée [1] a été un des premiers à publier le résultat de ses expériences et il les préconise beaucoup, parce qu'il admet qu'ils favorisent l'élimination de l'acide urique. Il est convaincu de leur supériorité sur le colchique qui, d'après lui, prédispose à la goutte chronique et considère que, dans la goutte aiguë, le salicylate de soude a autant d'action que dans le rhumatisme aigu. Jaccoud [2] admet également les bons effets de ce médicament.

Environ à la même époque, Barclay expérimenta à Saint-George's Hospital l'action de l'acide salicylique et des salicylates dans la goutte, et il conclut que ceux-ci n'avaient rien de commun avec celle qu'ils produisaient dans le rhumatisme articulaire aigu. Il constata que, quand un malade était susceptible d'être influencé par le colchique, celui-ci avait des effets bien plus énergiques sur la marche de la maladie, mais il pensait que le salicylate de soude pouvait être de quelque utilité quand les attaques se répétaient et que le colchique cessait d'agir. Il faisait remarquer que la goutte, quelquefois, se greffait, à un moment donné, sur le rhumatisme et qu'ainsi les salicylates pouvaient être efficaces dans certains cas.

Ralfe a conclu de ses expériences, que les salicylates sont très utiles pour soulager les petites manifestations goutteuses, quand les attaques aiguës ont cédé, et il les préfère même au colchique.

J'ai essayé le salicylate de soude dans un nombre considérable de cas de goutte aiguë et j'ai trouvé que, dans la plupart des cas, il était très inférieur au colchique pour soulager les symptômes les plus saillants. J'ai demandé à d'autres médecins ce qu'ils en pensaient et j'ai vu que leur expérience concordait avec la mienne. Dans quelques cas, j'ai retiré un bénéfice très marqué du salicylate de soude quand le colchique avait échoué. Haig est d'avis que si l'on employait les

1. G. Sée, *Progrès médical*, 1877, p. 745.
2. Jaccoud, *Progrès médical*, 1877, p. 528.

salicylates dans la même proportion contre la goutte que contre le rhumatisme aigu, on en retirerait des résultats très satisfaisants et il croit que dans la plupart des cas où il a échoué, c'est qu'on n'a pas été assez persévérant.

Le salicylate de soude est le plus employé; on a aussi fait usage du salicylate de lithine et du salicylate de quinine avec de bons résultats. Dans chacun de ces derniers, la quantité d'acide salicylique est sans doute trop faible pour être vraiment efficace et les bons effets constatés sont dus sans doute à la lithine et à la quinine.

Beaucoup de médecins prescrivent des alcalins, en même temps que le salicylate de soude, et souvent y associent l'ammoniaque pour ombattre leur action déprimante sur le cœur. Dans ces cas, il est impossible d'apprécier la valeur exacte du médicament.

On doit s'abstenir de le prescrire dans les cas où les reins ne sont pas sains, et c'est là une contre-indication qu'on doit souvent rencontrer dans les attaques de goutte chez les gens âgés. Quelquefois, le salicylate de soude produit de l'albuminurie chez les individus sains et l'aggrave chez ceux qui en étaient primitivement affectés.

M. Germain Sée administre 12 grammes par jour, pendant les trois premiers jours, puis 8 grammes pendant les trois jours qui suivent et continue ce traitement pendant trois semaines en alternant les doses. Ce traitement est quelque peu énergique. De même qu'avec le colchique, il est bon, dans chaque cas, d'observer la tolérance pour le médicament, et en particulier de s'assurer du degré d'insuffisance rénale qui peut exister.

J'ai parlé plus haut du cas d'un homme, de mon service, atteint de goutte articulaire aiguë, avec sueurs profuses, qui n'éprouva aucune action du colchique et fut soulagé tout d'un coup par le salicylate de soude donné comme pour le rhumatisme aigu. Pour Haig, le salicylate se combine à l'acide urique et en détermine l'élimination sous forme de salicylurate soluble, et il a montré que, tant que le sang est imprégné du médicament, l'alimentation ni les acides ne peuvent amener les troubles par rétention de l'acide urique comme la céphalalgie et autres symptômes goutteux. Il admet que parfois son action n'est pas rapide dans la goutte aiguë. Les acides ordinaires diminuent la solubilité de l'acide urique.

L'acide salicylique augmente l'acidité de l'urine, mais ne diminue pas l'excrétion de l'acide urique [1]. L'acide salicylurique est beaucoup

---

1. Haig, *Transactions of the Royal medico-chirurgical Society*, 1888.

plus soluble dans l'eau que l'acide urique. Il a fait voir, en outre, que l'acide urique existait avec l'acide salicylurique dans l'urine sécrétée après l'administration des salicylates, et il croit que cela est dû à leur action sur l'acide urique du sang et non sur celui qui est excrété directement par les reins.

L'efficacité des salicylates est due sans doute à leurs propriétés chimiques et à leur faculté de pouvoir modifier l'uricémie. De même que le colchique, l'acide salicylique est un stimulant hépatique très énergique, augmentant la quantité de la bile et la rendant ainsi plus aqueuse. C'est aussi un dépresseur vasculaire et il contribue ainsi au soulagement de la douleur dans les fluxions inflammatoires aiguës.

Mais cette action n'est pas toujours aussi rapide qu'avec le colchique et le malade ne peut guère l'apprécier qu'après un ou deux jours. Cependant, dans certains cas, il agit d'une façon rapide et très marquée. Je ne pense pas qu'il vienne jamais diminuer la valeur du colchique en tant que calmant rapide, mais c'est un médicament d'une utilité et d'une efficacité considérables, comme favorisant l'excrétion de l'acide urique et empêchant les autres acides de l'économie de déterminer la rétention de ce dernier.

Ebstein n'est pas très satisfait de ce médicament. Il a constaté que l'inflammation goutteuse tendait à se déplacer rapidement d'une articulation à l'autre quand le malade était maintenu sous l'influence du médicament.

M. Lécorché l'a trouvé inférieur au colchique et sans action sur la diminution de durée de l'attaque. Il diminue la douleur et la violence de l'attaque et détermine en un ou deux jours une abondante élimination d'urée, d'acide urique et d'acide phosphorique, durant trois ou quatre jours au bout desquels elle diminue. Il en prescrit 4 à 6 grammes par jour et, dans la goutte chronique avec manifestations viscérales en dehors de la néphrite interstitielle, il continue cette médication pendant des mois en laissant des intervalles de quelques jours après chaque quinzaine.

Bouchard est favorable à ce traitement pour la goutte aiguë; mais il le rejette quand il y a des signes de dégénérescence rénale ou cardiaque.

Latham est un partisan fervent de l'emploi des salicylates dans la goutte; avec les précautions mentionnées plus haut, il croit qu'ils mettent obstacle à la formation de l'acide urique.

Noël Paton [1] a trouvé aussi qu'ils diminuaient l'excrétion de l'acide

1. *Journal of anatomy and physiology,* janvier 1886.

urique, ce qui est contraire aux observations de Lécorché et de Haig.

Quant à moi, je doute beaucoup de la valeur de la médication par les salicylates à doses suffisantes pour amener du soulagement de cette façon. Je me souviens de l'intolérance marquée de certains malades pour le médicament et des symptômes graves auxquels il donne lieu ; parfois, je suis tenté de croire que le remède est pire que le mal et qu'à l'égard du malade *ægrescit medendo*. Le traitement est à coup sûr désagréable et beaucoup de goutteux se refuseront à s'y soumettre.

Pour certaines phases de la goutte chronique, de petites doses seront certainement utiles et pourront être associées aux alcalins.

Je n'ai aucune expérience de l'emploi de la salicine dans les manifestations goutteuses.

L'ANTIFÉBRINE est un médicament nouveau auquel on a attribué un pouvoir très énergique pour soulager les attaques de goutte aiguë. On en donne 40 centigrammes trois ou quatre fois par jour. Je ne l'ai jamais employée.

On a rapporté des cas où l'on ne retirait aucun soulagement avec le colchique. Or, quand leurs médecins ne peuvent les soulager, les malades ont recours à quelque drogue de la quatrième page des journaux et il faut bien reconnaître que cela a réussi quelquefois quand les traitements réguliers échouaient. La faute en est souvent à nous, car il suffit de donner des doses trop faibles pour échouer complètement. Lorsqu'on néglige de donner une purgation et d'administrer des mercuriaux, c'est souvent une cause d'échec. Car si les malades accusent du soulagement à la suite de quelque drogue empirique, cela tient à ce que celle-ci les purgeait en même temps qu'elle soulageait la douleur et aussi à ce qu'ils en prenaient une quantité suffisante pour assurer l'effet. Nous ne devons pas naturellement croire avec le malade qu'il a trouvé dans son spécifique un agent inconnu des médecins, car il n'en existe aucun de ce genre et l'on sait très bien que les différents spécifiques ne sont composés que d'un purgatif associé au colchique ou à l'ellébore blanc.

Le degré de soulagement trouvé par un goutteux d'un spécifique vanté n'est donc que directement proportionnel à notre insuffisance comme clinicien.

DES ALCALINS DANS LA GOUTTE AIGUE. — Les modifications imprimées à la composition du sang par la goutte ont, depuis longtemps, conduit à employer les alcalins pour la ramener à la normale et l'on peut, à juste titre, leur attribuer une action thérapeutique de premier ordre. Quand ils sont très dilués, ils sont rapidement absorbés et sont éliminés surtout par les reins. On donne la préférence aux sels de potasse, d'ammoniaque, de lithine et de soude, surtout aux deux premiers. On fait surtout usage des carbonates, des bicarbonates, des citrates ainsi que des phosphates de soude et d'ammoniaque, les carbonates et bicarbonates neutralisant les acides libres du tube digestif avant d'être éliminés par les reins. Les citrates neutres et les tartrates sont éliminés comme les carbonates, de même que les phosphates. Les sels de potasse possèdent des propriétés diurétiques et forment des combinaisons plus solubles, surtout avec l'acide urique. On voit des goutteux qui ne peuvent prendre des sels de soude sans voir aggraver leur état. Les citrate, acétate et bicarbonate sont les sels les plus utiles dans la goutte aiguë. On pourra prescrire pour exemple la formule suivante :

> Bicarbonate de potasse...................... 80 centigrammes
> Vin de colchique............................. 15 gouttes
> Eau de menthe................................ 30 grammes
> A prendre trois fois par jour.

Les doses de ces sels varient de 80 centigrammes à 1 gramme 50 de chaque et l'on doit toujours les administrer bien dilués. On peut, quand on prescrit des alcalins, ordonner en même temps de l'eau distillée ou carbonatée pour les diluer. On peut aussi les associer au colchique, aux salicylates ou à tous autres médicaments, dans la goutte aiguë. L'ingestion de l'eau aide énormément à éliminer les urates du sang et est un adjuvant de tous les procédés employés dans ce but.

Le but que l'on doit poursuivre dans tout traitement d'un état goutteux, c'est de faire disparaître l'excès des urates ou leur rétention et d'en favoriser l'élimination par toutes les voies possibles. Parker a constaté que le citrate de potasse déterminait chez les goutteux une abondante élimination d'urée et d'acide phosphorique et un excès d'acide sulfurique.

Les sels de lithine, introduits dans la thérapeutique par Garrod, en 1858, sont d'une grande valeur dans la goutte, mais n'empêchent pas les autres méthodes de traitement d'être instituées concurremment avec eux. Ils forment avec l'acide urique les combinaisons salines les plus solubles et possèdent un pouvoir neutralisant plus grand que ceux de tout autre alcalin. On peut donner 25 à 50 centigrammes de citrate ou de carbonate de lithine, associés aux sels de potasse. On peut faire usage d'eau lithinée dans la proportion de 25 centigrammes de lithine pour 300 grammes d'eau, comme boisson ordinaire, à la dose de trois à quatre bouteilles par jour. On n'en a jamais constaté d'effets nuisibles. En général, la lithine est plutôt un médicament de la goutte chronique que des phases aiguës de la maladie. Les goutteux doivent éviter avec grand soin les eaux crues. La chaux contenue dans la plupart d'entre elles est toujours nuisible et tend à former avec l'acide urique des sels insolubles. Les bons effets des eaux de Vittel et de Bath semblent contredire cette assertion, car elles contiennent du sulfate et du carbonate de chaux ; elles augmentent l'alcalinité du sang mais non celle de l'urine.

Les *sels de magnésie* sont évidemment utiles dans la goutte aiguë ; mais quand l'attaque a cédé, il est bon d'en suspendre l'administration et de recourir aux sels de potasse, qui devront être donnés à jeun. Il est souvent utile de varier les alcalins employés dans le cours d'une manifestation goutteuse. Dans bien des cas, le colchique est un adjuvant très utile de ces agents.

Le *phosphate de soude* a une utilité très spéciale dans les états goutteux. C'est un dissolvant naturel excellent de l'acide urique ; il est insipide et agit comme laxatif.

Haig a constaté qu'il était presque impossible de trouver des échantillons exempts de sulfate de soude et que cette impureté retardait considérablement les effets du sel qu'on en attendait. En se servant d'un sel chimiquement pur, il a obtenu de très bons résultats au point de vue de l'élimination de l'acide urique. La dose est de 50 centigrammes à 2 grammes, trois fois par jour.

Le *phosphate d'ammoniaque* agit sensiblement comme celui de soude, il sera préférable quand on voudra obtenir une action légèrement stimulante. On peut le donner aux doses de 50 centigrammes à 2 grammes trois fois par jour, largement dilué. Dans la glycosurie goutteuse, il est souvent très utile.

Une objection que l'on fait au traitement alcalin, c'est l'action déprimante qu'il exerce sur l'économie. Les sels alcalins, surtout ceux de potasse, agissent comme dépresseurs cardiaques. Il est donc bon d'abaisser les hautes doses nécessaires au début des périodes aiguës et d'employer les petites doses, associées aux sels d'ammoniaque. Pour prévenir leur action dépressive, il sera bon, dans certains cas, de les associer à la quinine ou au quinquina. Ce traitement quino-alcalin est particulièrement utile dans la goutte chronique et nous y reviendrons.

Les sels de soude sont mieux supportés lorsqu'il faut faire un usage prolongé des alcalins ; aussi l'eau de Vichy est-elle très utile comme antigoutteuse.

Il est souvent utile de combiner plusieurs alcalins, tels que la potasse et la soude avec des sels de lithine ou d'ammoniaque.

Pendant un traitement alcalin, on devra toujours prendre des boissons diluentes. J'ai traité beaucoup de cas de goutte aiguë avec les alcalins seuls et j'en ai souvent obtenu de très bons résultats. Quand on a abusé du colchique ou qu'on l'a employé à tort, on peut recourir aux alcalins à la dose de 80 centigrammes à 1 gramme 50 toutes les quatre ou six heures, pendant deux ou trois jours.

L'iodure de potassium est contre-indiqué dans les premières attaques, mais il est très utile dans les différentes phases de la goutte chronique et subaiguë, ainsi que dans la cachexie goutteuse.

Après une attaque articulaire aiguë, il est bon de maintenir pendant quelque temps la jointure dans un bandage. Puis, après un lavage savamment pratiqué tous les jours, on fait une douce friction avec un liniment simple. S'il subsiste une douleur profonde, on fera prendre un bain de pieds le soir, avec 15 grammes de teinture d'iode composée ou avec du liniment de moutarde composé [1].

Traitement diététique de la goutte aiguë.

Pour instituer un régime convenable dans un cas donné de goutte, il faut tenir compte des circonstances spéciales à l'âge et aux habitudes du malade. Il ne devra pas être le même pour un homme jeune et pléthorique atteint de goutte franche que pour un vieillard ou un homme usé affecté de goutte asthénique. Il faut donc se guider d'après les circonstances.

Dans une première attaque, chez un homme gros mangeur, il est

[1].   TEINTURE D'IODE COMPOSÉE (Ph. Brit.)

Iode..	15 grammes	
Iodure de potassium..................................	7	—
Alcool rectifié......................................	600	—

Dose : 5 à 30 gouttes.

LINIMENT DE MOUTARDE COMPOSÉE (Ph. Brit.)

Camphre...	7 grammes	
Extrait éthéré de mézéréon..........................	2	—
Alcool rectifié.....................................	120	—

Faire dissoudre et ajouter :

Essence de moutarde.................................	4 grammes	
Huile de ricin......................................	20	—

important de le faire jeûner un peu et de ne lui donner que des aliments légers et dilués : des féculents, du pain trempé dans du lait, du riz, du tapioca, de la semoule, du sagou, du thé faible, du bouillon de mouton ou de poulet, du gruau ou de l'arrow-root. Les confitures et autres aliments gélatineux seront interdits, car ils tendent à fournir du glycocolle. On supprimera les boissons alcooliques sous toutes leurs formes, à moins qu'il n'y ait une indication spéciale de les donner. Au bout d'un ou deux jours, si le malade a faim, on lui permettra de la sole ou du merlan et quelques pommes de terre farineuses. Les viandes et autres aliments azotés seront interdits.

Chez les vieillards, habitués aux boissons stimulantes, il est important de leur conserver leur faculté de réaction et il faut leur permettre un régime un peu plus large, par exemple des viandes blanches, du poulet, du poisson, des grogs, dont la quantité ne dépassera pas 60 grammes par jour, à moins d'indication spéciale. L'état du pouls, du cœur et des reins devra servir de guide pour déterminer la quantité d'alcool qui sera nécessaire au malade. S'il y a plus qu'un nuage d'albumine, on fera bien de limiter autant que possible la dose d'alcool, de même que s'il y a excès de tension artérielle.

Dans ces derniers temps, il était de mode de donner du porto dans la goutte aiguë. Pour moi, c'est un tort. Il est évident que, dans certains cas, cela peut être utile et même nécessaire, mais il faut le réserver pour ces cas-là.

II. — Traitement de la goutte en dehors des attaques.

Quand une attaque de goutte est terminée, il reste généralement un peu de faiblesse générale, bien que le malade puisse se sentir dans un meilleur état qu'auparavant. Tout dépendra du traitement institué pendant l'attaque et plus encore des habitudes du malade en ce qui regarde la conduite à suivre. S'il a des habitudes mauvaises pouvant être des facteurs de goutte et s'il est doué d'une force de volonté suffisante, on peut y remédier en lui faisant suivre un genre de vie plus rationnel. Malheureusement, dans la plupart des cas, la goutte est manifestement déclarée, et le malade a contracté des habitudes qu'il est impossible de lui faire modifier. Ses goûts et ses appétits aiment à être satisfaits et il est peu désireux d'être soumis à un régime ou de passer à l'état de valétudinaire. C'est tant pis pour lui, car sa santé à venir dépendra de la règle de conduite qu'il se sera tracée. L'équilibre de la santé n'est pas lié à une seule circonstance, mais n'est maintenu que par l'observance d'une foule de petits détails. Aussi, pour traiter la prédisposition goutteuse ou l'état goutteux avec succès, faut-il apporter une attention très minutieuse à la plupart des points qui concernent la vie aussi bien le jour que la nuit. Il suffit d'en négliger un qui semble insignifiant, pour supprimer tout le bénéfice qu'on pouvait espérer d'un traitement.

Pour les individus prédisposés à la goutte, la grande ligne du traitement doit être dirigée en vue de diminuer la formation d'acide urique dans l'économie et d'entraîner dans le torrent circulatoire pour le faire disparaître tout excès ou toute rétention de cet acide. En outre, l'on doit surveiller attentivement les processus de nutrition générale et en particulier l'évolution de l'énergie nerveuse. Je me propose de discuter ces différentes questions plus à fond au chapitre du traitement préventif.

La conduite à tenir après une attaque aiguë demande à appeler notre attention. Dans bien des cas on considérera comme nécessaire de modifier les habitudes de vie existantes, surtout au point de vue du travail intellectuel, du régime et de l'exercice. Quand les attaques ont débuté à un âge précoce, avec une tendance héréditaire marquée, il est important d'interdire toute espèce de liqueurs alcooliques. Cependant il est impossible, dans ces cas, d'instituer une règle uniforme, car plus d'un de ces malades est loin d'être robuste et peut avoir un cœur faible, une circulation languissante et une nutrition précaire. Quand il y a une circulation énergique ou un état voisin de la pléthore et que l'appétit est bon, on pourra essayer de supprimer l'alcool pendant un an ou deux, en maintenant le malade en observation. Plus tard, il sera bon de reprendre l'usage d'un peu de vin. On devra se coucher de bonne heure et se lever de bonne heure, faire régulièrement de l'exercice à pied sur une distance de cinq à six kilomètres ou de l'équitation, environ une heure par jour. En hiver, on prendra des bains de siège froids ordinaires suivis d'une vigoureuse friction et d'un déjeuner. Dans la matinée, on prendra un peu d'exercice et on se livrera à quelque occupation après le repas de midi. La nature de celui-ci variera selon l'exercice, le travail intellectuel et la quantité d'aliments prise au repas du matin. Si celui-ci est léger, le repas de midi devra être substantiel. En général, les femmes mangent plus volontiers à midi et les hommes le matin. On ne mangera de la viande de boucherie qu'une fois par jour, plutôt le soir. Au repas de midi il n'est pas nécessaire de prendre du vin ou de l'alcool. Les occupations et les exercices devront avoir lieu dans l'après-midi et le dîner ne sera pas trop tard. Après celui-ci on ne prendra plus aucune nourriture, mais seulement du thé faible, de l'eau pure ou une eau minérale deux heures après. Pas de café le soir. On ne restera pas au lit moins de sept heures et plus de huit. La réduction des heures de sommeil est très nuisible aux goutteux, de même que le séjour prolongé au lit. On maintiendra autant que possible la régularité de la vie. Les gens riches auront toujours la tentation de la rompre et les habitudes de luxe ont une influence des plus néfastes qu'il faudra combattre. Toute espèce d'excès est à coup sûr nuisible pour les goutteux, aussi bien dans les choses insignifiantes que dans celles qui sont préjudiciables. Des études, ou des efforts intellectuels trop prolongés sont aussi mauvais que la paresse. *Ne quid nimis* devra être la devise du goutteux dans sa manière d'être. La modération en tout, dans le travail comme dans le plaisir, dans l'alimentation, dans la boisson et dans l'exercice, devra être la recommandation capitale du médecin aux individus prédisposés à la goutte. Toute rupture de la régularité de la vie entraîne avec elle un châtiment, sous forme de troubles morbides qui demanderont quelquefois un long temps avant de disparaître. Il faut avoir grand soin de se modérer aussi bien quand on dîne chez soi que chez des amis. L'habitude de dîner en ville favorise beaucoup le développement de la goutte ou la goutte acquise. Dans ces cas, un homme sage et intelligent saura faire un choix dans le menu et évitera surtout de manger trop de viande, de boire trop de vin et d'ingérer trop de sucreries. S'il s'est laissé aller à quelque écart de régime, il devra l'expier les jours suivants par une abstinence plus sévère. On ne devra pas autoriser plus d'un dîner en ville par semaine et si les nécessités de la vie publique obligent à une fréquence plus grande à certaines époques, on s'astreindra, chaque fois qu'on le pourra, à une abstinence d'une rigidité extrême.

A la vérité, le meilleur régime est celui qui convient le mieux pour le goutteux dyspeptique. La viande doit être cuite à point. On évitera tout ce qui est bouilli, cuit au four ou à l'étuve. La pâtisserie est une mauvaise chose. On usera modérément de toute espèce d'aliments gras quand ils sont grillés ou rissolés; en dehors de cela, les graisses ne sont pas nuisibles aux goutteux. La graisse et le lard sont les aliments gras les moins mauvais. Les poissons et le gibier huileux sont préjudiciables. Les grillades et les rôtis sont les procédés culinaires qu'il faut préférer. Le poisson blanc peut être pris impunément, mais il ne faut pas en prolonger l'usage au détriment de la viande de boucherie, car les malades s'en fatigueraient vite. Les viandes maigres, prises modérément, ne sont pas nuisibles, mais il faut boire en même temps un peu de vin et beaucoup d'eau. Le ris de veau, le foie, la langue de bœuf, le poulet, la dinde, le gibier à plume sont autorisés; on enlèvera avec soin la peau et la graisse de ce dernier, surtout s'il s'agit de canard et d'oie. On pourra prendre des œufs frais peu cuits ou pochés, mais non frits. Les sauces de toute sorte sont interdites. On évitera les sucreries, qu'on pourra remplacer par du fromage pas trop avancé.

Jackson, qui fut pendant longtemps un martyr de la goutte, avait trouvé l'immunité contre tous les symptômes en se soumettant au régime suivant :

RÉGIME

Matin.

8 heures.   300 grammes d'eau chaude.

9 heures.
  500   —   café au lait chaud
  200   —   pain
  25   —   beurre
  4 morceaux de sucre
      sel.

Soir.

1 heure.
  Viande (environ une demi-ration) avec un peu de graisse non rissolée
  Pommes de terre
  Un peu de moutarde
  Pas de poivre
  350 grammes d'eau froide débarrassée de la chaux par l'ébullition.

5 heures.   350 grammes eau chaude.

6 heures.
  500   —   thé avec une pincée de carbonate de soude
  200 grammes lait froid dans le thé
  200   —   — seul
  25   —   beurre
      pain
  2 morceaux de sucre
  Un bon morceau de fromage
      sel.

9 heures.   350 grammes eau chaude.

On devra ingérer une quantité plus grande que d'habitude d'eau pure ou d'eau minérale, environ un demi-litre en plus, et on devra la boire chaude après les repas. Je crois qu'il est bon de boire un quart de litre d'eau à petites gorgées pendant l'heure qui précède le coucher. L'habitude qu'on a d'y ajouter de l'alcool est mauvaise, et, même si cela était indiqué, ce serait le médecin qui devrait le décider.

Le tabac, avec modération, peu de temps après les repas, n'est pas nuisible aux goutteux à condition qu'il ne cause pas de dyspepsie et pas d'inconvénient. Le moindre excès est préjudiciable. La cigarette est ce qu'il y a de plus mauvais.

Pour la régularité des habitudes journalières et l'équilibre général de la vie, il faut ajouter la pratique de la chasteté. Il est certain que les excès sexuels provoquent les attaques et les manifestations de la goutte et je suis sûr que leur pratique à un âge précoce, par leur influence énervante, joue un grand rôle dans l'apparition de bonne heure des attaques graves et dans le développement prématuré de la cachexie goutteuse. Comme il est facile de le comprendre, rien n'est plus nuisible aux goutteux que les excès vénériens combinés aux excès de boisson.

OBÉSITÉ ARTHRITIQUE. — Pour Ebstein, la tendance à l'obésité est un symptôme fâcheux chez les goutteux, et les dépôts de graisse constituent un excellent terrain pour la maladie, et en arrêtant cette tendance on peut faire ainsi disparaître une des causes excitantes les plus actives de manifestations goutteuses. Le régime qu'il recommande pour cela comporte de la viande et des graisses et réduit à leur minimum les hydrocarbures. Ainsi il défend le sucre, les pâtisseries, les pommes de terre et la bière. Il admet que les hydrocarbures empêchent l'albumine d'être détruite et que la partie de celle-ci qui n'est pas transformée vient s'ajouter à l'économie sous forme de graisse. Les corps gras empêchent aussi l'albumine d'être détruite, mais en moindre degré que les autres hydrocarbures, et cette partie qui est décomposée avec formation correspondante de graisse est transformée complètement et n'est pas emmagasinée dans l'économie sous une forme intermédiaire comme la graisse.

Je n'accepte pas cette opinion que les goutteux sont plus que d'autres sujets à l'obésité. En revanche les rapports de cet état avec la glycosurie sont bien établis. Quant à l'utilité du régime recommandé par Ebstein, je l'admets pleinement. Les graisses rapidement digérées sont bonnes pour la plupart des goutteux, mais il y en a beaucoup qui ne peuvent et ne veulent pas en prendre en dehors du beurre ou du lard. Quant à la bière, son principe nuisible réside plutôt dans son acide libre que dans ses hydrocarbures ; mais les deux réunis sont aussi mauvais qu'on peut le supposer.

Le traitement de l'obésité arthritique est le même que pour les autres formes de polysarcie. Quand ce vice de nutrition se manifeste de bonne heure, il est important d'avoir une vie active, autant que possible à la campagne. On conseillera l'équitation, l'exercice sous toutes ses formes, la vie en plein air. L'alimentation se composera de viande de boucherie et de graisse en proportion modérée. Les hydrocarbures seront très limités, surtout le pain et les substances amylacées. On s'abstiendra complètement de sucre. Les liquides seront restreints à la plus extrême limite. On conseillera de prendre un peu d'alcool, sous forme de vin de Bordeaux rouge avec un peu d'eau, une fois par jour, avec le principal repas. Le temps des vacances se passera dans les régions alpines ou sous-alpines en y faisant un exercice actif et régulier et en pratiquant tous les jeux en plein air pour lesquels on a de la préférence. Les adultes devront se rendre aux eaux de Vittel ou de Brides pendant plusieurs saisons successives.

III. — Traitement de la goutte chronique et irrégulière.

On sait par l'expérience que si les goutteux suivent un traitement mal approprié, la maladie peut prendre chez eux une tournure très mauvaise et amener la cachexie goutteuse avec des dégénérescences de tissu très étendues. Aussi doit-on traiter judicieusement non seulement les attaques aiguës et relever l'état général autant que possible, dans les intervalles, mais toutes les moindres manifestations de l'état goutteux, dès qu'elles apparaissent. Pour réussir dans le traitement des phases multiformes de la maladie, il faut posséder à fond la connaissance de la pathologie de la goutte et avoir une grande expérience clinique.

Les principes généraux du traitement dans la goutte chronique doivent viser surtout l'état du sang, du système nerveux et la nutrition générale. Aussi tous les moyens qui tendent à maintenir la santé dans le meilleur état seront les plus favorables et rendront l'économie aussi peu vulnérable que possible aux divers assauts de la maladie. Meilleure sera la constitution et moins la goutte aura des conséquences funestes. Il faut surtout noter, chez un individu, les symptômes malins, dus à l'association de diathèses. On recommandera une vie active et on combattra la tendance à la gourmandise. On prescrira l'exercice sous toutes ses formes. On surveillera les fonctions de la peau et on entretiendra une circulation active. On évitera l'existence sédentaire et la vie des villes. Toutes les causes de dépression physique et morale seront nuisibles. On recherchera un entourage agréable et on restreindra à son minimum l'irritabilité du caractère et les accès de colère. On s'opposera à tout changement brusque dans les habitudes de vie.

Aussi il y a beaucoup à faire avant de s'astreindre à une médication spéciale. Il faut que le malade en soit bien persuadé afin de ne pas être tenté de recourir à son médecin pour le soulager de ses misères. Malheureusement ce ne sont pas seulement les malades des basses classes qui s'imaginent que le médecin peut conjurer leurs maux « avec une fiole », et il faut tous les jours enseigner une philosophie tout autre à des gens qui devraient la connaître. Tout médecin qui ne remplira pas cette tâche à l'égard de ses malades n'arrivera pas à leur procurer tout le soulagement qui serait en son pouvoir d'obtenir. Un traitement convenable, bien approprié à toutes les indications qui se présentent dans un cas donné, assure au malade une longue immunité contre les attaques de goutte et une diminution d'intensité quand celles-ci se produisent.

La tendance à l'uricémie et aux dépôts d'urates sera combattue à l'aide des alcalins donnés à certains intervalles, en même temps que des purgatifs contenant du mercure et du colchique ou un stimulant hépatique, tel que l'evonymine. Les sels de lithine sont utiles et peuvent être pris sous forme d'eau lithinée. Quand un purgatif salin sera indiqué, on donnera la préférence à l'eau de Rubinat. Les troubles du foie, liés à une production trop abondante d'acide urique ou à une rétention de celui-ci dans un organe quelconque, seront combattus par un purgatif salin composé de sulfate de soude et de magnésie, pris tous les matins. Dans la plupart des cas de goutte chronique il est utile d'ingérer une quantité d'eau plus abondante que d'habitude. Pour les attaques articulaires subaiguës, on administrera de petites doses de colchique. Dans un certain nombre de manifestations articulaires de la goutte chronique, siégeant dans les jointures et autour d'elles, ainsi que pour arrêter le processus de dégénérescence dans les tissus, on administrera les iodures, à base de sodium, de lithium, de potassium ou d'ammonium. On préviendra leur action déprimante en les associant au quinquina, à la quinine et à la noix vomique.

Le citrate de potasse, la noix vomique et l'iodure de lithium forment une association très utile. Les iodures de lithium, de potassium ou de sodium se donnent à la dose de 15 à 25 centigrammes. Il faut toujours prendre des boissons abondantes en même temps que ces sels, et je ne connais rien de meilleur qu'une décoction de salsepareille, surtout si le malade est délicat ou à nutrition languissante.

Le quinquina et la quinine sont très utiles dans la goutte chronique, ainsi que la strychnine et la noix vomique, en améliorant la digestion et en restaurant l'énergie nerveuse. On prescrira souvent avec avantage la quinine à la dose de 10 à 25 centigrammes, associée au carbonate de potasse et à l'iodure de potassium. Dans les formes atoniques de la goutte et quand la circulation est languissante le gaïac jouit d'une grande réputation. On peut le combiner avec le quinquina, le colchique et les iodures; son goût désagréable est la seule objection qu'on peut lui faire. Mais son efficacité est trop réelle pour qu'on ne passe pas par-dessus ce désagrément. On peut prescrire l'acide gaïacique sous forme de gaïcate de lithine, à la dose de 10 à 25 centigrammes, en pilules, administrées deux fois par jour ou sous forme de mixture de gaïac [1].

Le gaïac peut être pris avec de bons effets pendant de longues périodes et il est suffisamment purgatif, pour être utile dans bien des cas. Garrod recommande la poudre suivante :

Poudre de résine de gaïac......................	25 grammes
Poudre de quinquina jaune....................	30 —
Carbonate d'ammoniaque......................	8 —
Citrate de potasse ou de lithine.............	8 —
Iodure de potassium.........................	4 —
Poudre de bulbes de colchique...............	4 —

Pour 40 cachets. En prendre un tous les jours dans un verre d'eau de menthe.

Pour moi, les alcalins et les iodures aident à prévenir les processus dégénératifs dans les divers tissus et à empêcher les accidents pulmonaires, cardiaques, vasculaires et rénaux, si souvent associés à la goutte.

Pendant ces vingt dernières années, on a employé avec un succès très véritable les benzoates de soude, d'ammoniaque, de lithine. Garrod les a beaucoup préconisés, mais d'autres observateurs en sont moins fanatiques. L'acide benzoïque est éliminé par les reins après s'être combiné au glycocolle sous forme d'acide hippurique, empêchant ainsi la formation de l'acide urique. Il est surtout à noter que l'acide benzoïque ne contient pas d'azote et que, lorsqu'il se transforme dans l'économie en acide hippurique, il s'incorpore cet élément. D'après Noël Paton, le benzoate de soude diminue la sécrétion de l'acide urique. J'ai souvent prescrit le benzoate de lithine, dans la goutte chronique, parfois avec de bons résultats. La dose est de 40 cen-

---

1.   MIXTURE DE GAÏAC (Ph. Brit.)

Poudre de résine de gaïac......................	15 grammes
Sucre..	15 —
Poudre de gomme.............................	7 —
Eau de cannelle..............................	500 —

Triturer le gaïac avec le sucre et la gomme et ajouter graduellement l'eau.
  Dose : 15 à 60 grammes.

tigrammes à 2 grammes. Les benzoates peuvent être combinés avantageusement avec les phosphates et carbonates de soude, ainsi que le recommandait Golding Bird.

De temps à autre, le traitement de la goutte chronique réclame les médicaments hématiques. Quand il y a de l'anémie, de la débilité cardiaque ou de l'albuminurie, le fer est un médicament qui se présente tout naturellement à l'esprit du médecin ; mais, dans bien des cas, il sera contre-indiqué et ramènera les attaques de goutte. On a constaté qu'il arrêtait l'élimination de l'acide urique. Cependant de petites doses de préparations non astringentes sont souvent bien supportées. On pourra donner 15 à 20 centigrammes de fer réduit, de citrate ammoniacal, de tartrate ferrico-potassique ou de carbonate de fer. On pourra prescrire des eaux d'Orezza ou de Bussang. Pendant ce traitement, il sera surtout nécessaire d'administrer des purgatifs salins ou autres afin de prévenir les céphalalgies ou autres troubles de cette nature.

Quand le fer est contre-indiqué, il est difficile de lui trouver un succédané. Munk prescrit quelquefois des sels de manganèse, dans ces cas, pensant qu'ils agissent comme toniques et hématopoiétiques. Sur mes conseils, le Dr Haig voulut bien faire des recherches sur l'influence du manganèse sur l'excrétion de l'acide urique et il a constaté qu'il agissait sensiblement de la même façon que le fer et le plomb. Quand on le prend pour la première fois, il détermine de la rétention urique et des picotements dans les articulations ; mais au bout du deuxième ou troisième jour, il produit une irritation intestinale très marquée d'où résulte une diminution dans l'acidité de l'urine et dans l'excrétion de l'urée et une augmentation dans l'élimination de l'acide urique. Il se servit pour ses expériences de sulfate et de peroxyde de manganèse, chacun à la dose de 50 centigrammes, pris trois fois dans la journée. Il conclut que, « dans la goutte, les sels de manganèse augmenteraient d'abord légèrement les douleurs, puisqu'ils les diminueraient quand l'irritation intestinale coïncidant avec une diminution de l'acidité amènerait une augmentation dans l'élimination de l'acide urique, ce qui est le véritable mode d'action du colchique. »

L'expérience clinique doit juger en dernier ressort sur la valeur réelle d'un médicament et j'admets que les sels de manganèse puissent être utiles à des doses plus faibles qu'il ne faut pour irriter l'intestin. Leurs propriétés emménagogues sont très utiles dans les cas où le fer est employé pour améliorer la composition du sang, et je ne sais pas pourquoi on ne les emploierait pas dans la goutte chronique. Pour une partie de fer contenue dans le sang, il y a environ la vingtième partie de manganèse et on le trouve en outre dans beaucoup d'aliments, tels que les pommes de terre. On peut prescrire de 15 à 50 centigrammmes de sulfate ou de peroxyde par dose.

L'arsenic est peut-être le meilleur succédané du traitement ferrugineux; il rend incontestablement les plus grands services dans un grand nombre de manifestations arthritiques. Comme hématopoiétique et comme tonique nerveux, il est très efficace. On l'emploie surtout dans les états nerveux associés à la goutte, ainsi que dans les cas de faiblesse cardiaque et d'albuminurie qu'on rencontre dans la goutte et la cachexie goutteuse. On peut le combiner aux alcalins ou au fer et en continuer l'usage pendant de longs mois avec des intervalles de cessation.

On pourra combiner le fer avec l'iode toutes les fois que celui-ci sera indiqué.

On a employé le sulfate de nickel comme tonique, mais je ne l'ai jamais expérimenté.

Dans la goutte chronique, quand les fonctions intestinales sont un peu paresseuses, il sera bon de ne pas avoir recours à des purgatifs énergiques. Chez les individus pléthoriques qui vivent bien et qui prennent trop peu d'exercice, on fera bien de leur administrer toutes les trois semaines un laxatif mercuriel, pris le soir en se couchant, et suivi, le lendemain matin, d'un verre d'eau purgative naturelle. Dans les cas d'asthénie générale marquée, il suffira généralement de prendre au dîner une simple pilule contenant de l'aloès, de la noix vomique et de l'extrait de camomille. On pourra également dans ces cas administrer du cascara sagrada ou un lavement avec de la glycérine ou de l'huile de ricin. Quelquefois on obtiendra la régularité des évacuations en prenant, le soir en se couchant, une pilule contenant 25 centigrammes de rhubarbe composée [1], en même temps qu'une pilule de quinine. Munk a montré que si les anciens auteurs s'opposaient aux fortes purgations, c'est qu'à l'époque de Sydenham on employait des purgatifs bien plus violents et plus irritants qu'aujourd'hui.

POUDRE DE RHUBARBE COMPOSÉE (Ph. Brit.)

Poudre de rhubarbe.....................................	60 grammes	
Magnésie...........................	180	—
Poudre de gingembre...............................	30	—

Mêler et passer au tamis.

IV. — Traitement local des articulations dans l'arthrite goutteuse chronique. Traitement des tophus.

Les attaques répétées de goutte dans une articulation y produisent des lésions qui peuvent persister et amener de la gêne et des déformations.

L'œdème, qui disparaît vite dans les attaques aiguës, tend au contraire à traîner plus longtemps dans les attaques subaiguës. On peut en favoriser la disparition à l'aide de frictions d'une compression modérée ; on se servira pour cela d'un liniment savonneux ou camphré et d'un bandage bien appliqué. Pour les membres inférieurs, il est quelquefois nécessaire d'avoir recours à des bas élastiques et de leur faire prendre une position convenable. La friction et l'électricité sont très utiles dans un grand nombre de troubles locaux de la goutte chronique ; nous en reparlerons plus loin.

L'arthrite uratique entraîne souvent après elle de la raideur, qui peut varier depuis le plus faible degré jusqu'à l'ankylose vraie. L'ankylose partielle ou fausse est plus fréquente que la vraie ; elle peut être due à l'épaississement fibreux, aux exostoses, à l'encroûtement uratique des os, des tendons ou des ligaments, ou à toutes ces causes réunies. Dans ces cas, les frictions sont très utiles et l'on se servira avec avantage d'un liniment stimulant. L'un des meilleurs est le liniment de moutarde composé [1]. En même temps que les frictions, on fera exécuter des mouvements passifs, aussi étendus que possible sans provoquer de la douleur. La teinture d'iode et de petits vésicatoires seront très utiles pour rétablir les mouvements et faire disparaître les déformations. On appliquera, bien entendu, des vésicatoires volants qu'on renouvellera tous les soirs. Le menthol, l'essence de menthe, la cocaïne rendent de grands services comme topiques contre les raideurs articulaires. On prescrira les formules suivantes :

LINIMENT

Menthol	6 grammes
Liniment savonneux	90 —

LOTION

Chlorhydrate de cocaïne	2 grammes
Acide borique	50 centigrammes
Eau distillée	60 grammes

En lotions et en applications sur de la ouate.

[1] LINIMENT DE MOUTARDE COMPOSÉE (Ph. Brit.)

Extrait éthéré de mézéréon	2	grammes
Camphre	6	—
Alcool rectifié	120	—

Ajouter :

Essence de moutarde	4	grammes
Huile de ricin	20	—

Dans ces cas, les membres goutteux doivent être maintenus par des supports appropriés.

Quand il y a des dépôts et des incrustations uratiques volumineux, je recommande les plus grandes précautions lorsqu'on institue un traitement quelconque. Il est préférable de ne pas chercher à les faire disparaître trop vite. Quelquefois, les tophus des oreilles ou des autres parties superficielles se détachent spontanément. Les masses plus grosses présentent souvent une petite collection liquide qui pointe et se rompt spontanément. On pourra appliquer sur elles des cataplasmes de fécule ou des compresses imbibées de solutions alcalines faites avec du bicarbonate de potasse, du carbonate de lithine et de l'iodure de potassium à la dose de 25 centigrammes de chaque, dans 30 grammes d'eau distillée.

On s'abstiendra de toute intervention avec le bistouri, car ces tophus ont des connexions profondes. J'ai vu des accidents sérieux consécutifs à l'emploi du bistouri. Dans la figure 12, on voit une cicatrice linéaire faite dans un gros tophus et qui fut suivie d'un érysipèle, qui mit le malade à deux doigts de la mort. Quand l'évacuation uratique est lente à se faire, c'est également une très mauvaise pratique que de faire des pressions pour la faciliter. On repoussera également toute espèce de caustique et tout cathétérisme. On se souviendra qu'une intervention thérapeutique malencontreuse peut être suivie d'érysipèle et de gangrène.

Quelquefois une bourse séreuse qui contient un tophus se met à suppurer, comme cela se voit sur l'olécrâne, et l'on a alors affaire évidemment à un abcès renfermant des dépôts goutteux. On se conduira à cet égard comme pour un abcès ordinaire et la cicatrisation se fait généralement bien.

On entretiendra les fonction de la peau par un exercice régulier et par des vêtements bien appropriés. Les bains turcs sont utiles et peuvent être recommandés comme préventifs de la goutte. Cependant je ne les conseillerais pas chez les individus qui ont dépassé la cinquantaine et dans aucun cas plus de trois fois par mois. Ils seront contre-indiqués chez ceux qui ont une dégénérescence rénale, cardiaque ou vasculaire. En revanche, les individus robustes qui ont des manifestations goutteuses à caractère sthénique s'en trouveront très bien.

On fera prendre des bains chauds deux fois par semaine, mais je traiterai cette question plus à fond quand j'étudierai le traitement thermal de la goutte.

Les pédiluves chauds sont quelquefois utiles quand la goutte traîne longtemps dans les pieds. On pourra en prescrire contenant :

PÉDILUVE

Carbonate de potasse................................	30 grammes
Vin de colchique....................................	15 —
Eau...	3 litres

V. — Traitement de la goutte incomplète et rétrocédée.

Au point de vue clinique, on peut regarder la rétrocession de la goutte comme s'effectuant, soit d'une façon aiguë et brusque, soit d'une façon lente.

1. La rétrocession brusque est habituellement un processus violent et parfois, comme dans le cas de métastase du côté du cœur, du cerveau ou de l'estomac, assez alarmant pour le malade et pour le médecin. Il est très important d'en distinguer la nature goutteuse, si l'on veut instituer un traitement efficace.

L'indication à remplir, c'est de soulager l'organe atteint en provoquant une attaque articulaire aiguë. Le meilleur moyen pour cela est un pédiluve chaud sinapisé ou l'application de sinapismes au voisinage de chaque gros orteil. On combattra les symptômes les plus urgents à l'aide de stimulants, tels que l'éther, l'alcool, avec ou sans opium selon le degré d'intégrité rénale.

Les deux variétés de goutte stomacale réclament un traitement différent. Dans la forme légère, sans fièvre, où la douleur est soulagée par la pression et où il n'y a pas de vomissements, mais plutôt des crampes et une sensation de constriction, on favorisera les vomissements en donnant de l'eau tiède. On appliquera des sinapismes au creux épigastrique et sur les jointures primitivement affectées. Dans la forme grave, inflammatoire, on donnera de l'opium et on interdira les stimulants, tels qu'alcool et autres. On appliquera à l'épigastre des sangsues ou un vésicatoire et on donnera des boissons effervescentes contenant de la potasse et de l'acide cyanhydrique. On rappellera la goutte sur les articulations. On prescrira des purgations douces avec du calomel et une pilule de coloquinte composée [1].

---

1. PILULES DE COLOQUINTE COMPOSÉE (Ph. Brit.)

Poudre de pulpe de coloquinte.....................	30 grammes
Aloès de Barbade............................... ⎰ ãã	60 —
Scammonée..................................... ⎱	
Sulfate de potasse................................	7 —
Essence de girofle................................	8 —
Eau distillée.....................................	Q. S.

Dose : 25 à 50 centigrammes.

Dans les cas de métastase sur le cœur ou l'estomac, on appliquera des sinapismes à l'épigastre. S'il y a une flatulence marquée, comme c'est le cas dans les crises gastriques ou cardiaques, on donnera de l'éther avec de l'huile essentielle de cajeput et du camphre; quelquefois il faudra administrer des stimulants en abondance en raison de la possibilité du collapsus et de l'affaiblissement cardiaque. Chez un individu pléthorique, ayant une métastase cérébrale goutteuse, chez qui survient du coma, avec un pouls très ferme, on pratiquera une saignée de 300 à 600 grammes.

On devra observer avec grand soin le régime pendant quelque temps et rester plusieurs jours sans donner d'aliments solides.

Le retour de la goutte articulaire franche s'accompagne habituellement du soulagement des principaux symptômes. S'il persiste de la gastrite ou de l'entérite, on instituera un traitement approprié; on donnera des aliments liquides en petite quantité et une potion contenant du bicarbonate de soude, du bismuth et de l'acide cyanhydrique dilué.

2. Dans la seconde classe de métastases goutteuses, les symptômes n'ont ni violence ni urgence. Le malade souffre d'une goutte incomplète, déplacée. Cela peut être consécutif à la suppression d'une éruption cutanée ou bien résulter de toute cause pouvant amener une manifestation goutteuse chez un sujet prédisposé dont la santé est moins robuste qu'elle ne l'était précédemment. Nous avons montré que la goutte atonique est la forme la plus propre à rétrocéder. La grande ligne du traitement c'est de provoquer une attaque articulaire franche, comme dans les cas de suppression de goutte. On négligera toute affection cutanée ou plutôt on la rappellera à l'état aigu en appliquant un irritant léger. On observe souvent des plaques d'eczéma sec sur les membres, alternant avec un certain degré d'insuffisance rénale; tandis que celles qui siègent sur le tronc peuvent disparaître et amener des troubles pulmonaires, comme l'asthme ou la bronchite.

Quand on sent qu'un paroxysme goutteux est imminent et que, malgré cela, il n'éclate pas, il faut favoriser une attaque articulaire, si les symptômes morbides ne cèdent pas à un traitement médicinal et diététique. On peut quelquefois y arriver vite en faisant boire une bouteille de champagne suivie d'un pédiluve chaud. D'autres vins tels que le porto ou le madère pourraient également remplir ce but, mais moins rapidement. Pour moi, ce que je cherche, c'est de diminuer l'alcalinité du sang en un point de façon à y rendre certaine la précipitation uratique; c'est ainsi que des irritants appliqués sur les extrémités déterminent la localisation de la goutte en cet endroit.

Le traitement consécutif est celui de la goutte ordinaire. Le colchique est généralement très efficace et ne demande pas à être administré à haute dose, mais plutôt à petite dose, pendant un certain temps. Il est important, dans tous les cas de goutte qui ont de la tendance à rétrocéder, de ne pas négliger l'état asthénique qui les accompagne et de chercher à améliorer le plus possible l'état général. On y arrivera à l'aide de toniques, d'un séjour dans un climat approprié ou à quelque station thermale.

VI. — Traitement des troubles spéciaux dépendant de la diathèse goutteuse.

Il est tout à fait essentiel de reconnaître l'existence de la diathèse goutteuse quand elle existe, et il faut beaucoup d'habileté et d'expérience pour en déterminer le rôle. J'ai suffisamment insisté sur l'importance qu'il y a à découvrir la tare goutteuse quand il n'y a pas eu d'attaque articulaire et à reconnaître l'*état goutteux* en dehors de la *goutte*.

Ainsi qu'il est facile de le supposer, il survient chez les goutteux beaucoup de maladies qui n'ont aucune relation avec leur diathèse. Mais souvent la tendance goutteuse tend à modifier les caractères des autres maladies qui atteignent l'individu et doit entrer en ligne de compte, au point de vue de leur pronostic et de leur traitement.

Je vais étudier le traitement des troubles spéciaux dépendant de la goutte, en passant en revue différents systèmes de l'organisme.

Système nerveux. — Nous avons vu que les affections goutteuses du système nerveux étaient nombreuses. Dans beaucoup d'entre elles, il suffit d'une attaque de goutte franche pour en amener la guérison et c'est souvent ainsi qu'on reconnaît la véritable nature de l'affection. C'est ce qu'on observe dans la manie aiguë, dans la mélancolie et l'hypocondrie. Avant d'instituer le traitement, il est très important d'examiner comment s'accomplissent les fonctions du foie et quel est l'état de la circulation. Quand il existe des dégénérescences cardio-vasculaires, il faut n'employer qu'avec grande prudence les purgations qui, autrement, seraient très utiles. Quand le pouls est ferme et le ventre dur, il faut toujours prescrire un purgatif et surtout le calomel.

On administrera également des alcalins à haute dose, tels que le phosphate de soude, les sels de potasse, le chlorure d'ammonium. On stimulera les fonctions de la peau. On n'autorisera la viande de boucherie qu'avec grande modération et l'on conseillera plutôt le poisson, la graisse, les farineux, les légumes verts et le lait. L'exercice en plein air est nécessaire dès qu'on peut le pratiquer. Tout symptôme articulaire sera traité par le colchique ou le salicylate de soude. Dans la manie aiguë et dans la mélancolie, on placera les malades dans une maison de santé. Les degrés légers de l'hypocondrie et bien des phases de psychopathies seront soignés avec plus d'avantage à la maison ou en transportant le malade dans un autre lieu. Dans ces cas, on peut provoquer la goutte dans les extrémités par des pédiluves excitants, par des purgatifs mercuriels ou par une bonne dose de vin, quand le soulagement devra être à ce prix. Il faut toujours s'assurer de l'état des fonctions rénales, surtout au point de vue de l'emploi possible de l'opium.

INSOMNIE. — Quand elle dépend directement d'un état goutteux, il faut donner des médicaments appropriés. Le régime demande une attention spéciale, surtout au point de vue du dernier repas de la journée. Il ne faut pas qu'il s'écoule trop de temps entre le dernier repas et l'heure du coucher, mais l'on évitera aussi les repas trop copieux. On pourra prendre du bouillon ou du chocolat une heure avant de se coucher, si l'on a dîné de bonne heure. Quelquefois, il suffira, pour dormir, de prendre un peu d'extrait de viande liquide dans de l'eau froide. Les hypnotiques doivent être employés en dernier ressort, mais il ne faudra pas compter sur eux pour obtenir les meilleurs succès. Parmi eux, ce sont les bromures les moins nuisibles, mais il faut les donner dans la journée pour obtenir un effet soporifique le soir. Quand le cœur est faible, on pourra donner de la paraldéhyde à la dose de trente à quarante gouttes.

Quand il y a de la dyspepsie acide, de la lenteur dans les digestions, causes communes d'insomnie dans la goutte, on prescrira 4 grammes de poudre de rhubarbe composée dans de l'eau de menthe, au moment de se coucher. L'exercice en plein air, surtout les promenades en voiture, aident beaucoup au sommeil et l'on ne devra pas non plus se mettre au lit trop tôt. Souvent une lecture monotone faite à haute voix par quelqu'un invite doucement au sommeil. On évitera les opiacés, dont on peut du reste très bien se passer. Dans certains cas le hachisch seul ou associé à la jusquiame et aux bromures réussit très bien. On évitera autant que possible le chloral. On pourra avoir recours au monobromure de camphre à la dose de 10 à 15 centigrammes ou au bromure de lithium, à la dose de 75 centigrammes à 1 gr. 50.

En hiver, si le malade a de la tendance à avoir froid aux pieds on placera une bouteille d'eau chaude dans son lit. Dans la plupart de ces cas, il ne faudra ajouter qu'une foi limitée à ce que raconte le malade, car généralement il jouit toujours de plus de sommeil qu'il ne le croit.

S'il y a des habitudes de morphinisme, on devra chercher à les faire disparaître.

L'air de la chambre devra être frais et l'on n'y laissera pas accumuler un trop grand nombre de meubles. Le lit sera placé au milieu de la chambre, mais non en face de la fenêtre.

Si l'on veut réussir, il faut veiller aux moindres détails et, en pratique, on rendra souvent ainsi plus de services au malade qu'en lui administrant des drogues.

Épilepsie. — Quand il existe une tendance à cette névrose, on peut la combattre en modifiant le régime : on restreindra autant que possible la viande de boucherie et les aliments azotés ; on les remplacera par du poisson, des graisses, des légumes, des farineux. On n'autorisera qu'un peu de viande tous les deux jours et même moins souvent. Dans certains cas, on se trouvera bien de provoquer une attaque de goutte franche.

Comme traitement pharmaceutique, on donnera des bromures associés aux alcalins, tels que les sels de potasse, ou à l'hypophosphite de soude. On peut donner de 50 centigrammes à 1 gramme de bicarbonate de potasse associé à une dose égale de bromure de potassium ou d'ammonium ou d'hypophosphite de soude. On s'abstiendra des ferrugineux. On surveillera les fonctions intestinales. Le malade devra avoir une vie très régulière, active, en proportionnant d'une façon égale les travaux physiques et intellectuels.

Toutes les trois semaines, on donnera un purgatif mercuriel, qui pourrait à la rigueur prévenir une attaque.

La durée de sommeil ne devra pas dépasser sept à huit heures et on ne l'autorisera jamais après les repas.

Les excès vénériens sont particulièrement nuisibles. Les liqueurs alcooliques ne seront permises que d'une façon très modérée et on fera toujours mieux de s'en dispenser. On évitera les excès de travaux intellectuels et tout ce qui peut produire de l'excitation. Dans ces cas on déconseillera le mariage ou, tout au moins, on l'ajournera jusqu'à ce qu'il se soit écoulé plusieurs années sans manifestation épileptique.

Dans les cas d'épilepsie goutteuse, il est important de s'assurer de l'existence du saturnisme, car celui-ci peut en être une cause bien plus que la goutte.

CÉPHALALGIE. — La céphalalgie d'origine goutteuse réclame un traitement qui doit être dirigé contre l'état général dont elle est une manifestation. Les purgatifs mercuriels ainsi que les médicaments salins et alcalins sont souvent utiles. Le colchique rend souvent aussi de grands services dans ces cas. L'exercice et la vie au grand air sont toujours indiqués. On donnera des purgatifs périodiques; on instituera un régime convenable et on donnera de temps en temps du chlorure d'ammonium.

MIGRAINE. — La migraine goutteuse est une des manifestations les plus douloureuses de la goutte incomplète. Le traitement doit être dirigé contre les accès et contre leur retour.

Les accès peuvent débuter à un âge précoce, mais heureusement ils tendent à devenir plus rares à mesure qu'on avance en âge et ils peuvent disparaître complètement ou devenir plus supportables après quarante ans.

Tout symptôme nettement goutteux doit être traité d'après certains principes généraux. Les conditions déterminantes des attaques sont connues habituellement des malades, et ils doivent par conséquent les éviter autant que possible. Les causes déterminantes varient beaucoup selon les individus.

Contre les accès, on prescrira le repos au lit dans une chambre obscure. On donnera des bains de pieds chauds. On pourra appliquer sur la tête des vessies de glace ou des lotions alcooliques. Un purgatif doux est souvent utile; on pourra, dans ce but, donner du calomel suivi de séné et de colchique. Si l'estomac est irritable, il vaudra mieux s'abstenir de toute alimentation et ne prendre que de l'eau gazeuse glacée. L'antipyrine, à la dose de 50 à 75 centigrammes répétée à deux heures d'intervalle, produit de très bons résultats. Dans certains cas, le thé est utile et peut procurer un peu de sommeil. Quelquefois, la veille d'une attaque, les malades sont pris le matin d'une somnolence anormale, à laquelle ils doivent résister. J'ai vu des attaques abrégées par une promenade à la campagne, et j'ai également constaté qu'une dose de vin un peu plus élevée que d'habitude, prise au dîner, dissipe les derniers élancements. La partie la plus importante du traitement consiste dans les soins consécutifs à l'accès, dans le but d'en éviter le retour. On conseillera la régularité dans la vie, l'absence de soucis, la suppression des bals, soirées,

dîners en ville, et toutes les fatigues intellectuelles. On supprimera
tout excès de tabac et on s'abstiendra de visites prolongées aux expo-
sitions de peinture. Les émotions violentes avec tension morale
exagérée amènent une attaque en quelques heures. Les purgatifs
mercuriels périodiques sont très utiles et une cure arsenicale sera
des plus efficaces. Dans bien des cas les alcalins associés au chlorure
d'ammonium seront indiqués. Le changement d'air et tout ce qui
peut relever l'état général seront favorables. *Ne quid nimis* devra
être la devise de tout migraineux, mais chaque cas présente des
idiosyncrasies propres au point de vue des causes provoquantes ou
déterminantes, ainsi que du traitement.

NÉVRITE GOUTTEUSE. — La névrite goutteuse est une des manifestations les plus ennuyeuses et les plus pénibles de la goutte. Heureusement elle n'est pas très fréquente. Les calmants locaux ordinaires arrivent rarement à atténuer la douleur. On appliquera un
vésicatoire le long du nerf enflammé et on l'entretiendra pendant
quelques semaines avec du papier d'Albespeyre. Cela n'est pas si
terrible que cela en a l'air, et c'est plus efficace que tout autre
moyen. On pourra appliquer une pommade mercurielle sur le nerf
affecté.

Si ces moyens ne sont pas applicables, on pourra faire des onctions
avec des pommades ou des liniments contenant du chloral et du
camphre ou du menthol et du camphre, dans la proportion d'une
partie du premier pour deux du second. On pourra aussi faire des
badigeonnages iodés le long des filets nerveux. D'autres fois un liniment à la cocaïne sera utile.

A l'intérieur, on donnera 15 à 25 centigrammes de quinine avec
de l'iodure de potassium deux ou trois fois par jour. Dans les cas
rebelles, on emploiera l'arsenic ou le sublimé. Je ne conseille pas
d'avoir recours aux injections de morphine; elles ne donnent qu'un
soulagement très temporaire et l'on ne peut en prolonger l'usage.
Ces cas durent toujours un certain temps, même lorsqu'ils sont traités
le plus judicieusement; mais si le traitement est mal institué, les
douleurs peuvent persister pendant des semaines et des mois. On
obtiendra de temps à autre quelque soulagement à l'aide des courants d'induction, à intermittences lentes, appliqués pendant cinq
minutes; mais s'ils déterminaient une aggravation de la douleur, il
faudrait les supprimer. A mesure que le gonflement du tronc nerveux cède, la douleur s'apaise graduellement; mais l'hyperesthésie
peut subsister quelque temps dans les régions innervées par le nerf

affecté. Il faudra quelquefois se méfier et ne pas confondre une névrite goutteuse avec une névrite alcoolique périphérique, l'alcoolisme étant souvent un facteur commun dans les deux cas.

NÉVRALGIE GOUTTEUSE. — La névralgie est une expression de la diathèse goutteuse, qui réclame un traitement dirigé spécialement contre elle. On devra éviter avec soin les causes ordinaires des névralgies, en particulier les vents froids et humides qui en sont une des causes déterminantes les plus actives. Les troubles dyspeptiques et la constipation seront combattus par des alcalins et des purgatifs mercuriels. On pourra associer avec grand profit la quinine, les alcalins et le chlorure d'ammonium, à bonne dose. Localement, on pourra procurer beaucoup de soulagement à l'aide du courant voltaïque, en appliquant le pôle négatif sur la nuque ou la colonne et le pôle positif sur le trajet du nerf affecté. Pour les nerfs craniens on n'emploiera que des courants faibles, par exemple, de six à huit éléments Leclanché.

On pourra appliquer des emplâtres de camphre et de menthol ou un liniment à la vératrine. Dans les cas intenses, on fera des injections de morphine. Il est important d'arrêter le développement d'un accès le plus tôt possible. Quelquefois il suffit d'une bonne dose de calomel et de quinine pour couper court une série d'accès.

Les névralgies du zona, chez les goutteux qui ont dépassé l'âge moyen de la vie, sont souvent impossibles à combattre. On devra, outre les calmants, donner des toniques.

L'arsenic est très efficace et peut être donné concurremment avec les alcalins, pendant de longues périodes. Le changement de climat vient beaucoup en aide aux autres méthodes de traitement, surtout chez les individus qui habitent des maisons humides. L'application répétée de vésicatoires volants, non sur le nerf affecté, mais dans son voisinage, produit souvent un soulagement marqué.

SCIATIQUE. — La sciatique est due parfois à de la périnévrite goutteuse du nerf grand sciatique. Dans d'autres cas, c'est une véritable névralgie, ou même un symptôme d'arthrite de l'articulation de la hanche. Celle-ci est rarement de nature uratique ; elle est plus souvent causée par le rhumatisme chronique. On appliquera, à différentes reprises, des vésicatoires volants, qu'on pansera avec de la morphine. Dans les cas rebelles, on fera des injections hypodermiques de cette substance. A l'intérieur, on donnera de la quinine et des purgatifs. Quelquefois l'acupuncture m'a assez bien réussi.

Dans les névralgies post-herpétiques, l'exercice quotidien en plein air, pratiqué jusqu'à ce que la peau soit en moiteur, sera très utile; mais on évitera avec soin les refroidissements. On supprimera toutes les causes d'épuisement et de dépression morale. Le régime devra être tonique et les matières grasses devront y entrer pour une bonne part. On fera prendre à un repas du porto ou tout autre vin alcoolique, sans craindre d'amener ainsi des manifestations goutteuses.

Il faut traiter le malade et non la maladie et, dans tous les cas, on examinera l'urine au point de vue de la glycosurie.

En été on se rendra dans une station située à une altitude assez élevée et l'hiver dans le midi de la France.

PARALYSIE GOUTTEUSE LOCALE. — On peut rencontrer des paralysies liées à la névrite ou à la périnévrite goutteuse. Garrod a observé ainsi de la paralysie faciale qui disparut tout d'un coup sous l'influence d'une attaque de goutte. Le nerf radial peut ainsi être atteint de cette forme de paralysie; j'en ai observé plusieurs cas, qui ont tous guéri par un traitement convenable.

CRAMPES. — Les crampes des muscles du mollet sont souvent un symptôme très gênant de la goutte. Elles peuvent être les précurseurs d'une attaque articulaire ou indiquer un état goutteux plus marqué que d'habitude. On les combattra avantageusement avec les anti-acides. La formule suivante de Munk remplit très bien ce but :

POUDRE

Carbonate de magnésie.......................)
Soufre précipité............................. } $\bar{a}\bar{a}$ 30 grammes
Poudre de cubèbe..... ....)
En prendre une cuillerée à café dans du lait, le soir en se couchant.

Quelquefois, on prévient le retour des attaques à l'aide d'un bandage serré allant de la face dorsale du pied jusqu'au genou.

VERTIGE GOUTTEUX. — La plupart du temps il provient d'un trouble gastrique (vertigo a stomacho læso), mais peut-être d'origine purement centrale, et alors être l'expression de la diathèse goutteuse. Dans le premier cas, on dirigera le traitement contre la forme de dyspepsie qui existe. Par exemple on donnera le soir 25 à 50 centigrammes de la poudre suivante :

Poudre de rhubarbe........................... 6 grammes
— d'aloès socotrin........................... 4 — 50
— de myrrhe................................. 3 —
— de savon................................. 3 —
Essence de menthe........................... 0 — 30

et tous les jours une mixture contenant des alcalins et des amers.

Si la digestion est lente, on fera prendre de la strychnine avec de la pepsine et des acides minéraux pendant les principaux repas.

Dans le cas de vertige d'origine centrale, une attaque de goutte articulaire fait parfois disparaître le vertige. Dans ces cas, les laxatifs contenant du mercure et du colchique sont tout indiqués. Afin de prévenir la gêne causée par les éblouissements pendant la marche, il sera bon de recommander au malade de se borner à fermer un œil. Dans tous les cas, on devra examiner les yeux, car quelquefois un certain degré d'ophtalmoplégie externe peut suffire à expliquer le vertige.

HYSTÉRIE. — L'hystérie, en tant que manifestation de la goutte héréditaire, ne peut guère prétendre à une médication spéciale, en raison de son étiologie. Cela est vrai la plupart du temps; cependant il y a des cas où un traitement antigoutteux est nettement indiqué.

Les fonctions intestinales devront être régulières et l'on maintiendra autant que possible l'activité de la circulation. Le régime sera aussi tonique que possible, car cette catégorie de malades ne comprend que de petits mangeurs à appétit très variable. On autorisera du vin à un repas. L'exercice est de toute nécessité. On supprimera impitoyablement toute espèce d'alcool et de narcotique. Ces cas revêtent généralement le type atonique et il ne faut par conséquent employer aucun médicament déprimant. Le fer est souvent mal toléré. On donnera plutôt avec avantage du chlorure d'ammonium avec de la noix vomique et de l'huile de foie de morue. Le changement du climat sera utile surtout en hiver et au printemps.

Appareil respiratoire. — BRONCHITE. — Les goutteux présentent une tendance marquée au catarrhe bronchique, à la bronchite chronique et à l'emphysème. Dans ces cas, il faudra bien savoir reconnaître l'élément goutteux et modifier le traitement en conséquence. On prescrira surtout les alcalins, les iodures et les ammoniacaux. Les expectorants stimulants, tels que le polygala, la serpentaire, la noix vomique, sont très utiles, ainsi que la térébenthine à la dose de cinq gouttes quand il y a de la bronchorrée. Quand il y a un élément spasmodique, on donnera de la belladone ou du datura avec de l'iodure de potassium. Quand les symptômes aigus ont disparu, on fera changer de climat et on dirigera le malade vers une station thermale appropriée.

L'eczéma chronique ou des plaques de psoriasis peuvent alterner avec la bronchite goutteuse et souvent on fera bien de respecter les manifestations cutanées, à moins qu'elles ne causent une trop grande gêne.

Quand il existe un emphysème marqué, les malades courent le risque d'avoir une pneumonie, souvent mortelle. Dans ces cas, on trouvera une haute tension artérielle.

Pneumonie. — La pneumonie peut survenir tout d'un coup et elle constitue parfois une véritable forme de la goutte viscérale. Elle réclame un traitement spécial. On donnera de la quinine et des alcalins ou de l'iodure de potassium et de l'alcool, selon l'état du pouls et le degré de fièvre, on y ajoutera également du colchique. Les lésions pulmonaires peuvent se modifier rapidement. On n'oubliera pas d'examiner l'urine. La pneumonie de nature embolique réclame une attention spéciale du côté du système circulatoire et un traitement dans lequel les stimulants joueront un grand rôle. Ces cas peuvent être très ennuyeux. La pneumonie goutteuse peut s'accompagner d'une diarrhée grave.

Asthme. — Il accompagne très souvent la bronchite; cependant on peut le rencontrer sous la forme purement nerveuse, ou comme manifestation de la goutte rétrocédée. Dans ce dernier cas, il est bon de rappeler la goutte vers les articulations. Les écarts de régime peuvent provoquer le spasme bronchique (asthme peptique) et l'on arrive avec le temps à reconnaître quel est l'aliment qui produit le mal. Les diverses inhalations sont utiles, telles que celles de fumée de tabac, de datura mélangées de nitre. On pourra prescrire le mélange suivant :

Poudre de feuilles de datura...................... 15 grammes
Poudre d'anis.................................... 5 —
Nitrate de potasse pulvérisé..................... 5 —
Poudre de tabac................................. 0,25 centigrammes

On pourra également se servir d'un papier imbibé d'azotate et de chlorate de potasse qu'on fait sécher et qu'on imprègne ensuite de teinture composée de benjoin [1]; on en fera brûler une bonne quantité et on en aspirera largement la fumée. Dans certains cas, 10 centigrammes de caféine dans une tasse de café procureront beaucoup de soulagement. La belladone, le datura et les alcalins se donneront plutôt en potion ou on formulera des pilules contenant chacune un centigramme

1. TEINTURE COMPOSÉE DE BENJOIN (Ph. Brit.)

Poudre de benjoin............................... 60 grammes
Styrax préparé.................................. 45 —
Baume de tolu.................................. 15 —
Aloès socotrin................................. 8 —

Faire macérer pendant sept jours dans

Alcool rectifié................................. 600 grammes

Filtrer et ajouter quantité suffisante d'alcool rectifié pour faire un demi-litre.

d'extrait de belladone ou d'extrait de datura, dont on fera prendre une à deux par jour. On pourra associer l'iodure de potassium, la belladone et l'arsenic à petite dose. Dans les cas rebelles, il pourra être nécessaire d'employer la morphine. Le chloral et le bromure d'ammonium rendent des services ; on pourra également faire respirer un peu de chloroforme ou d'éther, mais sans laisser le malade faire cela lui-même. On pourra aussi avoir recours dans le même but aux capsules de nitrite d'amyle.

L'arsenic est de la plus grande utilité contre les états nerveux dépendant de la diathèse arthritique, mais il ne faut pas en abuser.

De temps en temps on donnera des purgatifs mercuriels avec du colchique. La teinture éthérée de lobélie, à la dose de quinze à vingt gouttes, est quelquefois utile, de même que de petites doses de vin d'ipéca et d'esprit d'éther nitreux [1].

Pendant les accès, on peut fumer du tabac ou des cigarettes de datura.

L'attention doit être appelée sur les organes digestifs et l'on doit être très sévère au point de vue du régime à imposer au malade. Dans chaque cas, on devra rechercher s'il y a du catarrhe bronchique ou des dégénérescences de tissus.

L'influence du climat est très marquée et l'on ne peut à ce point de vue donner aucune indication générale, car tout varie selon les cas. Les stations à climat sec et à altitude modérée sont en général préférables aux localités boisées, excepté dans les pays de pins dont la végétation s'accommode le mieux de sols secs et sablonneux. L'atmosphère des villes, sèche et enfermée, convient très bien dans certains cas, tandis que, dans d'autres, il faudra l'air le plus pur comme celui de la mer. La plupart des cas d'asthme goutteux se trouveront bien au Mont-Dore, à Arcachon, à Aix-les-Bains, à Dax et dans les stations subalpines.

Système circulatoire. — Les troubles du système circulatoire dus à la goutte se traduisent par des symptômes tels que des batte-

---

1.   ESPRIT D'ÉTHER NITREUX (Ph. Brit.)

Placer 150 grammes de nitrite de soude dans un matras communiquant avec un condenseur. Verser sur ce sel 1200 grammes d'alcool rectifié et 160 grammes d'acide sulfurique, préalablement mêlés l'un à l'autre, et distiller de façon à obtenir 1050 grammes de liquide qu'on conservera au frais.

VIN D'IPÉCA (Ph. Brit.)

Racine d'ipéca concassée...............................	5 grammes
Vin de Xérès...	100 —

Faire macérer pendant huit jours. Filtrer.

ments vasculaires désordonnés, de l'irrégularité du cœur, des affections valvulaires, des névroses cardiaques paroxystiques, des troubles causés par une nutrition insuffisante des parois du cœur et des vaisseaux.

PULSATIONS ARTÉRIELLES ANORMALES. — Les pulsations anormales de l'aorte abdominale et thoracique sont souvent associées à des troubles gastriques. On devra instituer un traitement et un régime dirigés contre les manifestations gastriques les plus saillantes. Contre les pulsations rapides et violentes, on donnera de la teinture d'aconit, à condition cependant que l'état général du malade soit satisfaisant et que les fonctions digestives s'exécutent normalement. Dans d'autres cas, les bromures de potassium ou de sodium seront très utiles, à la dose de 50 à 75 centigrammes répétée trois fois par jour. Ensuite, des acides minéraux et de la strychnine.

TACHYCARDIE NERVEUSE. — Contre la tachycardie purement nerveuse, on donnera de l'aconit, en observant les précautions habituelles. Les battements du cou siégeant dans les artères thyroïdiennes seront combattus avec de l'ergot et de la digitale; et l'on pourra également employer ces médicaments dans les autres formes de battements anormaux. L'arsenic à doses prolongées sera utile.

INSOMNIE. — L'insomnie est parfois la conséquence de ces états et peut être combattue par des bromures, par une stimulation alcoolique modérée, surtout chez les individus âgés et cachectiques, et par de la paraldéhyde à la dose de 2 grammes en se couchant. On pourra aussi avoir recours au monobromure de camphre à la dose de 15 à 25 centigrammes, au musc en pilules à la dose de 10 à 25 centigrammes. Le séjour dans un climat bien approprié est très souvent utile pour modifier l'état neurasthénique sous la dépendance duquel sont bien des symptômes fâcheux.

IRRÉGULARITÉ CARDIAQUE. — L'action irrégulière du cœur peut être un symptôme grave ou sans conséquence. Quelquefois elle dure toute la vie du goutteux sans avoir de signification importante ou bien elle peut survenir à l'occasion, comme manifestation de la goutte viscérale, auquel cas elle demande un traitement spécial. Dans ce dernier cas, il faut chercher à rappeler la goutte dans l'organe affecté en dernier. Il faut toujours chercher à savoir quel est l'état de la nutrition du muscle cardiaque et des valvules, quand il y a une insuffisance d'action cardiaque due soit à un défaut d'influx nerveux, soit à une faiblesse des parois. Le défaut de compensation des parois s'accompagnant de dilatation des cavités indique la digitale et la strychnine seule ou associée à l'éther d'abord, puis à l'arsenic, avec ou sans fer, selon les cas. Dans les cas d'affection des valvules aortiques permettant le reflux, la digitale sera contre-indiquée et remplacée par de la belladone, et l'on suivra les règles ordinaires pour le traitement de l'insuffisance mitrale. Dans le rétrécissement mitral, la digitale est souvent utile pendant quelque temps, mais il faut surveiller attentivement le malade pendant qu'on administre ce médicament. Dans les cas de faiblesse du muscle cardiaque, la teinture de strophantus est utile et, aux doses de quatre à six gouttes, elle est sans danger. Les lésions consécutives du cœur droit, telles que la dilatation avec insuffisance tricuspide, seront traitées, chez les goutteux comme chez les autres malades, selon les principes généraux, sans craindre la saignée quand elle est indiquée.

Le pronostic est surtout défavorable dans les cas où il y a une dégénérescence vasculaire progressive et une néphrite interstitielle. Les iodures à petites doses et la noix vomique sont les médicaments les plus utiles et s'il est nécessaire d'avoir recours à des hypnotiques, on donnera la préférence à la paraldéhyde et au hachisch.

FAUSSE ANGINE DE POITRINE. — La fausse angine de poitrine s'accompagne habituellement de troubles gastriques et d'une flatulence extrême. Les symptômes peuvent ainsi simuler la goutte de l'estomac. On les observe chez des sujets plus jeunes que les angineux vrais. On ne trouve au cœur aucun signe d'affection organique et il peut n'y avoir aucun signe de dégénérescence vasculaire. Pour calmer immédiatement ces malades il faut leur donner des stimulants, tels que de l'alcool, du sel volatil ou de l'éther, ou bien une potion carminative contenant du bicarbonate de soude, de l'esprit de cajeput, de la teinture composée de lavande[1] et de l'eau de menthe. On appliquera sur le creux de l'estomac un grand cataplasme de farine de lin saupoudré de moutarde. Quand les symptômes les plus pressants ont cédé, on donnera une dose de mixture composée de séné avec 2 grammes de vin de colchi-

---

1.   TEINTURE COMPOSÉE DE LAVANDE (Ph. anglaise).

Essence de lavande................................	6	grammes
Essence de romarin...............................	10	gouttes
Cannelle..	5	grammes
Muscades...	5	—
Bois de santal rouge..............................	15	—
Alcool rectifié....................................	1200	—

Faire macérer la cannelle, les muscades et le santal dans l'alcool pendant sept jours. Exprimer le liquide, y faire dissoudre les essences et ajouter : alcool rectifié q. s. pour faire deux litres.

Dose : 6 à 8 grammes.

que, qu'on fera quelquefois précéder d'un purgatif mercuriel. Un pédiluve chaud pourra être de quelque utilité.

Angine de poitrine vraie. — L'angine de poitrine vraie, s'accompagnant de lésions organiques cardio-vasculaires, réclame un traitement différent. On doit toujours avoir sous la main des capsules de nitrite d'amyle pour faire des inhalations, s'il en est besoin. La nitro-glycérine ou trinitrine est très efficace pour éloigner les accès. Les stimulants sont nécessaires et dans les douleurs angoissantes prolongées, on devra faire des injections de morphine. On pourra appliquer sur la région précordiale des liniments contenant de la vératrine ou de la belladone et du chloroforme en parties égales. On pourra aussi donner de la liqueur d'Hoffmann à la dose de vingt gouttes avec une quantité égale de liqueur d'acétate de morphine[1] dans de l'eau camphrée, en faisant attention à l'état des reins. La névrose cardiaque sera combattue par de l'arsenic, de la strychnine, de la belladone et du fer dans les cas où l'on suppose qu'il existe un ramollissement des parois. Comme les accès peuvent éclater pendant le sommeil, le malade doit toujours avoir à côté de lui des capsules de nitrite d'amyle et une potion calmante. On doit le maintenir dans un état de calme absolu et éloigné de toute cause d'émotion.

Hémorragies. — Les hémorragies survenant chez les goutteux ne présentent pas d'indication spéciale. Elles s'arrêtent d'elles-mêmes et quelquefois même elles sont utiles.

Phlébite. — La phlébite, en tant que manifestation goutteuse, demande un traitement très attentif. On devra tout d'abord établir d'une façon précise la nature goutteuse de la maladie, ainsi que la gravité du cas. On devra toujours prescrire au malade un régime approprié et le suivre pendant au moins deux mois, jusqu'à ce que tous les signes de la maladie se soient dissipés et que le caillot ait disparu ou soit devenu inoffensif.

La phlébite siège généralement au mollet, mais elle peut aussi se rencontrer aux extrémités supérieures et les cas les plus graves sont ceux dans lesquels la veine axillaire est atteinte ou une veine du cou.

---

1. LIQUEUR D'ACÉTATE DE MORPHINE (Ph. Brit.)

Acétate de morphine...................... 20 centigrammes
Acide acétique dilué...................... 8 gouttes
Alcool rectifié........................... 5 grammes
Eau distillée .... 25 —

Mélanger l'acide, l'alcool et l'eau et faire dissoudre l'acétate de morphine dans ce mélange.

Dose : de 10 à 60 gouttes.

Le décubitus dorsal est indispensable et il faut avertir le malade du danger auquel il s'expose en fléchissant brusquement les membres. Si le patient veut se redresser, il devra prendre de grandes précautions pour cela, et, si c'est un membre inférieur qui est atteint, il devra le moins possible mettre pied à terre. Il y a, dans ces circonstances, à redouter l'embolie pulmonaire et la syncope, qui peuvent se produire aussi bien au début qu'à la fin de la maladie. Dans certains de ces cas, il y a de la néphrite chronique latente et de la faiblesse cardiaque.

Dans le sang, on constate de l'hypérinose et une diminution d'alcalinité. On soumettra le malade à un régime très peu azoté et au contraire riche en principes végétaux. On donnera du poisson et des féculents, ainsi que du cognac pour entretenir la vigueur de la circulation et combattre la tendance à la stase.

Le régime végétarien prévient l'hypérinose. On prescrira également certaines eaux minérales telles que Vichy, à la dose d'une bouteille par jour.

Si, comme il arrive parfois, il y a une grande douleur sur le trajet d'une veine enflammée on fera des fomentations chaudes avec de la belladone et du laudanum. On ne fera pas de frictions et on n'appliquera pas de sangsues. Les membres seront maintenus au repos, un peu élevés sur un coussin. On appliquera un liniment à la belladone en couche épaisse étendue sur de l'ouate qu'on recouvrira d'un bandage.

A l'intérieur, on donnera des purgatifs salins, tels que du sulfate et du carbonate de magnésie, avec du séné et du colchique, qu'on administrera le matin ou bien un verre d'eau de Rubinat. La quinine associée au bicarbonate de potasse et au carbonate d'ammoniaque sera utile au début; plus tard, on l'associera aux acides minéraux et à la strychnine.

Il peut rester dans le membre affecté un certain degré d'œdème et des sensations anormales, pendant un temps plus ou moins long, et si une grosse veine est restée obstruée, le malade devra porter des bas élastiques. Des frictions douces et des douches chaudes sont très utiles dans ces cas, mais il n'y faut pas penser tant que la maladie présente encore quelque phase d'acuité.

Les rechutes sont fort possibles si l'on ne veille pas à ce que la guérison se fasse d'une façon complète. Il suffit pour cela d'une cause insignifiante chez les individus prédisposés à cette manifestation goutteuse; aussi ces malades doivent-ils renoncer pour l'avenir aux occupations et aux exercices qui pourraient amener cette complication. A mesure que diminue la tendance aux manifestations goutteuses, on voit également diminuer la tendance à la phlébite.

Dans les cas d'embolie, si le caillot est volumineux, la mort arrive en quelques instants. De petites parties d'un caillot friable peuvent atteindre les poumons et déterminer des symptômes brusques, parfois assez alarmants, mais souvent se bornant à déterminer une pneumonie avec fièvre et crachats sanguinolents et parfois des symptômes septiques, réclamant de la quinine, de l'ammoniaque et des stimulants.

Affections goutteuses de la langue et de la gorge. — NÉVRALGIE LINGUALE. — Les douleurs névralgiques de la langue disparaissent souvent sans traitement. Dans les ulcérations de la langue avec du psoriasis et de l'épaississement de l'organe, on évitera de prendre des aliments trop chauds, ainsi que le tabac et le sel. On pourra les toucher avec une solution saturée d'acide chromique, à une semaine d'intervalle. Le baume du Pérou peut être employé plus souvent. Les lotions boriquées avec ou sans chlorate de potasse sont très bonnes. On prescrira un régime ordinaire dans lequel les stimulants, si on les permet, ne joueront qu'un rôle très faible.

AMYGDALITE. — Le meilleur traitement de l'amygdalite au début consiste à faire sucer de la glace et à administrer une dose ou deux de mixture de gaïac. Quand la maladie existe depuis vingt-quatre heures, le gaïac est sans action. Le salicylate de soude est souvent très efficace et doit être administré à la dose de 75 centigrammes à 1 gramme, toutes les deux heures d'abord, puis toutes les quatre ou six heures. Les gargarismes chauds de borax et d'eau camphrée sont très adoucissants. Les badigeonnages avec une solution de cocaïne à dix ou vingt pour cent sont très calmants. On devra donner un purgatif mercuriel ou salin et de la quinine avec de la teinture de quinquina pendant quelques jours, quand les symptômes cèdent. On pourra badigeonner la gorge avec un liniment de camphre composé[1]. Dans certains cas, il pourra être nécessaire de donner de 90 à 120 grammes de vin de Porto aux repas. Généralement il y a une amygdale qui est plus atteinte que l'autre. Dans ces cas, la suppuration est exceptionnelle et les formes ulcératives ou herpétiques sont

---

1.　　　　LINIMENT DE CAMPHRE COMPOSÉ (Ph. Brit.)

Camphre..	45 grammes
Essence de lavande...............................	4 —
Solution d'ammoniaque à 3/1000................	150 —
Alcool rectifié....................................	450 —

Faire dissoudre le camphre et l'essence dans l'alcool, ajouter peu à peu la solution d'ammoniaque et agiter jusqu'à ce que le liquide soit clair.

moins fréquentes que dans les autres variétés d'angine tonsillaire. L'amygdalite peut céder rapidement sous l'influence d'une poussée articulaire. Quand on a dépassé l'âge moyen de la vie, cette maladie est moins fréquente.

PAROTIDITE. — L'inflammation goutteuse de la parotide peut survenir spontanément ou par métastase. Elle n'a pas été signalée comme précédant l'orchite ou comme ayant des rapports avec elle. Le traitement doit être dirigé d'après les principes généraux; le colchique se montre rapidement efficace. On devra appliquer un liniment de belladone, recouvrir la partie enflammée d'une couche d'ouate et rappeler la goutte dans les articulations. Quelquefois, aucun traitement ne réussit et le soulagement ne se produit que lorsqu'éclate une attaque articulaire. Il peut arriver qu'une glande soit attaquée, puis une articulation et qu'ensuite l'autre parotide s'enflamme.

Système digestif. — Nous avons déjà parlé du traitement des diverses variétés de dyspepsie que l'on rencontre chez le goutteux et en particulier des formes spéciales de la goutte du tube digestif. Il nous reste à montrer que bien des manifestations affectant ce système, y compris les troubles du foie, sont surtout justiciables d'un traitement hydrominéral que j'examinerai plus en détail au chapitre qui y sera relatif. On pourra prescrire souvent avec profit un traitement à domicile consistant dans l'ingestion d'eau chaude.

Haig croit que la dyspepsie peut provenir d'une congestion hépatique due à la rétention de l'acide urique dans le foie. Il en résulterait une diminution générale de l'absorption et un ralentissement de la nutrition avec formation moindre d'urée et d'acide urique et diminution d'acidité du sang. Il en résulte une accumulation d'acide urique dans ce liquide, déterminant de la céphalalgie ou une attaque de goutte. Quand un médicament vient troubler la digestion, il y a toujours diminution d'acide urique.

Affections goutteuses du foie. — Dans la plupart des cas de goutte, les troubles du foie, à l'exception de la formation des calculs biliaires, rentrent dans la catégorie des troubles dits fonctionnels et n'ont pas jusqu'alors une anatomie pathologique bien définie; ils sont pour la plupart fugaces et n'entraînent pas de lésions. Dans la minorité des cas, quand l'alcoolisme domine la scène, on peut observer des complications de cirrhose, demandant à être combattues comme d'habitude. Le plus souvent, on a affaire à un certain degré de tuméfaction et à plus ou moins d'hépatalgie. Le système porte peut être engorgé et il peut y avoir des hémorroïdes. Le catarrhe gastrique en est l'accompagnement nécessaire. Il peut en résulter de la constipation avec selles plus pâles et plus moulées que d'ordinaire.

Les attaques de ce genre constituent une variété de goutte viscérale. Il faut se souvenir que les goutteux présentent de la tendance à la rétention de l'acide urique dans le foie, ce qui ne peut qu'être nuisible. La céphalalgie, la dépression morale, l'irritabilité de caractère, la lassitude, avec l'urine chargée d'urates, ne constituent que des indications symptomatiques. Ces troubles du foie seront combattus par des purgatifs mercuriels et sodiques et le colchique; les alcalins et le chlorure d'ammonium sont également utiles.

CALCULS BILIAIRES. — Le même traitement s'applique également à la lithiase biliaire. La restriction dans le régime alimentaire est très importante et l'on ne doit, dans ces cas, n'user des féculents qu'avec grande modération. On fera plutôt usage de poissons, de légumes verts, de bouillons légers. Certaines eaux minérales sont très utiles. L'exercice est absolument indispensable sous forme de marches un peu longues et d'équitation.

GLYCOSURIE ET DIABÈTE GOUTTEUX. — La glycosurie est un des symptômes les plus saillants de la goutte du foie. Nous en avons étudié plus haut la cause et les symptômes, nous n'y reviendrons donc pas.

Dans ces cas, il est important avant tout de savoir reconnaître la nature arthritique de l'affection, afin d'instituer le traitement en conséquence. Comme dans les autres formes de la maladie, il est important de reconnaître la glycosurie de bonne heure. On s'informera de la quantité d'urine excrétée par jour, du chiffre du sucre et de l'influence que la digestion peut avoir sur celui-ci. On pèsera le malade une fois par semaine ou par mois. Tout d'abord il faudra le soumettre au régime restreint et en surveiller les effets attentivement. La glycosurie peut ou non disparaître complètement. Si elle disparaît, on reviendra peu à peu au régime ordinaire. Les fonctions digestives doivent être maintenues à leur maximum d'intégrité. On constatera généralement que ce résultat est plus facilement obtenu, quand le régime n'est pas trop strict ni trop longtemps prolongé. S'il y a une forte prédisposition goutteuse, on proscrira les viandes saignantes et l'on recommandera surtout le poisson et la volaille; tout ce qui est mauvais pour la goutte est mauvais pour la glycosurie. Dans les premières périodes de la maladie, on constate habituellement que le sucre disparaît facilement par le régime seul.

Le traitement pharmaceutique varie nécessairement avec chaque individu. Les alcalins tiennent le premier rang, autant parce qu'ils régularisent la digestion que parce qu'ils font disparaître le sucre du sang. On pourra avoir recours au citrate de soude effervescent, aux citrates d'ammoniaque et de potasse, qu'on associera à la quinine et à la noix vomique. On se trouvera très bien de suivre le conseil de Trousseau, c'est-à-dire de prescrire ce traitement pendant huit à dix jours chaque mois. L'arsenic est également très utile à la fois comme tonique nervin et comme médicament d'épargne, sous forme de liqueur de Fowler à la dose de cinq à dix gouttes deux fois par jour après les repas.

Les meilleures conditions hygiéniques possibles viendront beaucoup en aide au traitement. On entretiendra la tonicité musculaire par un exercice régulier en plein air et l'on favorisera ainsi les fonctions de la peau. La vie en plein air est de la plus haute importance. L'exercice physique paraît diminuer la glycosurie. En été on dirigera le malade vers une station d'une altitude élevée ou dans une des villes d'eaux connues, telles que Carlsbad, Kissingen, Vichy, Vittel.

Il est incontestable que l'on obtient ainsi des guérisons et cela se voit surtout dans les cas de ce genre ainsi que dans les autres formes légères de la maladie. Le traitement hydrominéral agira d'autant mieux que le malade aura une vie régulière exempte de soucis. Les seuls stimulants permis sont du bon bordeaux avec de l'eau ou du vieux cognac dilué.

Dans la forme chronique, on devra relâcher un peu le régime au point de vue des féculents, de peur que le malade ne s'épuise, ne devienne cachectique ou dyspeptique. On permettra en petite quantité du pain blanc bien grillé, du riz, du macaroni, des oignons, des haricots et de temps en temps une moitié de pomme de terre. La crème et les aliments gras sont très utiles et l'on ne restreindra pas l'usage du lait. On évitera les asperges. Tout écart de régime ne tarde pas à amener de l'épuisement, de la polyurie, de la langueur, de la soif.

On préviendra toute source d'irritation du foie. S'il est nécessaire d'administrer une purgation on donnera de l'huile de ricin, des pilules bleues ou de la coloquinte.

Schmitz fait remarquer que c'est précisément dans cette forme de diabète que les eaux alcalines et le salicylate de soude produisent les meilleurs effets, parce qu'ils agissent contre le principe même de

la maladie. Souvent il a vu une amélioration immédiate et fréquemment une disparition complète du diabète après une attaque aiguë
de goutte; de même il constatait une réapparition de sucre quand
une attaque de goutte, qui devait éclater, n'arrivait pas à évoluer
complètement.

Dans ces cas, il s'élève contre le régime antidiabétique parce qu'il
est trop azoté et tend à entretenir l'état goutteux; il conseille de
s'assurer dans chaque cas du degré d'assimilation des féculents que
le malade possède en donnant du pain, du riz, du macaroni, de la
purée de pois, des lentilles, des haricots et une bonne quantité de
lait. On exclura complètement la dextrine et le sucre. On pourra
faire usage de la saccharine.

Mon expérience confirme tout à fait l'opinion de Schmitz.

En général, les cas de cette classe sont vite influencés par le
régime, et, en quelques jours, toute trace de sucre peut disparaître.
En même temps, une amélioration se fait dans l'état général du
malade. Il regagne du poids et n'a plus de sensation de malaise.
On peut ainsi reprendre graduellement le régime ordinaire. Il est
impossible de fixer une règle générale au point de vue de la restriction du régime dans ces cas, chacun doit être étudié isolément.

Dans tous les cas, il faut toujours considérer le patient comme un
malade et, sans l'effrayer à tort, le convaincre qu'il a besoin de se
soigner. On aura ainsi plus de chances de lui faire observer son
régime et de l'empêcher de s'exposer au surmenage, aux soucis et
aux refroidissements. Il est nécessaire d'insister sur ce point parce
que beaucoup de ces malades se sentent de temps à autre dans un
état de santé excellent et paraissent très robustes. Ils arrivent ainsi
à se tromper eux et leurs amis sur leur situation. Aucun cas ne doit
être envisagé à la légère. Dans tout cas chronique, il ne faut pas
perdre de vue les chances de lésions du système cardio-vasculaire
et des reins. La glycosurie perd de son importance quand surviennent des complications aussi graves.

Dans les cas où l'arthritisme s'est révélé par des symptômes bien
marqués, et qu'il survient des dépôts uratiques, on les a considérés
depuis longtemps, comme un signe favorable. Bence Jones, Pavy,
Garrod, Beale sont de cet avis. Un autre signe favorable est une
faible quantité d'urine d'une densité ne dépassant pas 1035. Le diagnostic précoce de la glycosurie est de la plus grande importance.
Bien des cas font malheureusement beaucoup de progrès avant
qu'on découvre la présence du sucre, parce qu'un certain nombre de

symptômes ordinaires du diabète sont absents. Sir William Roberts incline vers un pronostic plutôt sombre, au point de vue de l'atteinte portée à la santé, car il a constaté que la mort survenait dans l'espace de deux à quatre ans, par affection cérébrale ou complication pulmonaire.

A côté de cela on voit des cas qui durent dix, douze et même vingt-trois ans. En présence d'une semblable disproportion, il est impossible d'assigner une limite quelconque. Chaque cas doit faire l'objet d'une étude distincte et l'on doit bien observer les effets de la maladie sur chaque individu. C'est ainsi qu'on voit que la signification du symptôme glycosurie varie extrèmement dans les différents cas. Cela est tellement vrai que Lasègue déclare que l'on doit étudier le diabète sans relâche pendant quinze à vingt ans avant de le connaître. « C'est une maladie à l'usage exclusif des vieux praticiens. »

Bien des malades, atteints de cette variété de diabète, sont robustes et de bonne constitution et, dans bien des cas, à mesure qu'ils avancent en âge, la glycosurie perd de son importance comme symptôme.

D'après Schmitz, le diabète goutteux comporte le pronostic le plus favorable de toutes les autres formes de la maladie.

Quand, sous l'influence du régime, le sucre disparaît rapidement, c'est une bonne note et il peut se passer un long temps avant qu'on le voie reparaître.

De temps à autre, le sucre reparaît dans l'urine et l'on assiste alors à une recrudescence; cela semblerait parfois indiquer que la glycosurie survenant ainsi pour ainsi dire sous forme d'accès, remplace les attaques plus nettement goutteuses auxquelles les malades étaient auparavant sujets. On voit alors les mêmes causes qui pouvaient provoquer par exemple une attaque de goutte, amener à sa place une sorte d'accès de glycosurie.

Dans certains de ces cas, l'urine devient d'une densité faible et contient de l'albumine, la quantité de l'urine continuant à être abondante, non, comme le croit sir W. Gull, parce qu'il y a beaucoup de sucre à éliminer, mais parce que les reins sont lésés et se sclérosent en même temps que les vaisseaux, ce qui rentre dans la cachexie goutteuse généralisée. Aussi, peut-on trouver du sucre dans ces cas où l'urine a une densité de 1006, mais le pronostic doit surtout alors se baser sur l'état des reins et des vaisseaux bien plutôt que sur le degré de la glycosurie.

Les malades intelligents, lorsqu'ils apprennent qu'ils ont le diabète, peuvent en être très troublés et très affectés moralement. Cet état mental est très fâcheux. Il est très important de lutter contre cette tendance d'esprit en même temps qu'on institue un régime sévère, et qu'on cherche à améliorer l'état général.

Les malades qui sont atteints de cette variété de diabète ne doivent pas être traités comme des diabétiques ordinaires. Ils réclament avec instance les aliments qui sont théoriquement contre-indiqués et leur état s'aggrave si on les soumet au régime restreint. Comme les autres diabétiques, ils veulent toujours enfreindre les prescriptions du médecin et cherchent toujours à le tromper.

Dans les cas de glycosurie goutteuse, on peut donner le salicylate de soude à la dose de 75 centigrammes répétée trois fois par jour, en faisant chaque jour l'analyse quantitative de l'urine. Si, au bout de quelques jours, on ne constate aucun résultat, il est bien probable qu'on n'en observera pas davantage dans la suite. Les laxatifs mercuriels, donnés de temps en temps, sont certainement très utiles. L'opium et la codéine ne conviennent pas dans tous les cas. Le sulfate de soude augmente la quantité de sucre.

Dans ces cas, les symptômes les plus graves sont ceux qui dénotent de la faiblesse cardiaque, la perte de la force nerveuse, l'amaigrissement dû à la disparition de la graisse et des muscles et l'anorexie. On observe dans la marche de la maladie diverses périodes, les unes où tous les principaux symptômes dominent la scène et les autres où il se produit une sorte de détente, pendant laquelle le malade regagne le poids qu'il avait perdu et voit son état général s'améliorer considérablement. L'albuminurie est toujours un symptôme grave. L'acétonurie et l'abolition du réflexe tendineux peuvent exister longtemps avant qu'éclatent les symptômes plus graves. La maladie peut se terminer par le coma et la mort et ce fait est moins rare chez les sujets au-dessus de trente-cinq ans, que les statistiques de Dreschfeld conduiraient à le croire. La cataracte et la phtisie pulmonaire sont des complications rares de cette forme de diabète.

Il est assez curieux de noter que la race juive paraît être assez prédisposée à la glycosurie, surtout parmi les classes riches.

Un grand nombre de sujets gras perdent une bonne partie de leur graisse, il est donc inutile de les soumettre à un régime destiné à réduire rapidement leur poids. Il ne faut jamais avoir recours à des moyens violents.

Le poids d'un malade doit être pris à des intervalles réguliers. Tant que le poids se maintient, il y a peu de probabilité pour qu'on voie apparaître des symptômes graves.

Système génito-urinaire. — Néphrite interstitielle goutteuse. — Les manifestations goutteuses qui affectent les voies urinaires sont nombreuses. Nous avons déjà exposé avec des développements suffisants l'état des reins, au point de vue des lésions cirrhotiques de ces organes, et nous avons également insisté sur l'importance qu'il y avait à les diagnostiquer dans les périodes précoces comme dans les phases avancées. Lorsqu'on institue une médication quelconque chez un goutteux, il faut toujours avoir en vue l'existence d'une lésion rénale, lorsqu'on prescrit un régime alimentaire ou un traitement pharmaceutique, surtout en ce qui concerne les aliments azotés, ou bien les substances telles que l'opium, le colchique, le salicylate de soude.

L'influence du climat est très marquée dans ces cas, et l'on peut parfaitement arrêter la sclérose rénale dans sa marche en associant un régime convenable au séjour dans les pays chauds pendant l'hiver. On peut se rendre compte de l'insuffisance rénale en observant le volume et la densité de l'urine, surtout lorsqu'il y a peu ou pas d'albuminurie. On dosera l'urée de temps en temps et lorsque l'élimination sera inférieure à 2 p. 100, on devra surveiller attentivement le malade. Le régime se composera surtout de poisson, de légumes verts et de féculents. Le régime lacté est quelquefois utile pendant un certain temps ou d'une façon continue quand il peut être supporté. On évitera la viande de boucherie et l'alcool. Dans chaque cas, on tiendra compte de l'état du malade plutôt que de la nature de sa maladie. L'arsenic, la strychnine et les acides minéraux sont souvent utiles surtout quand le fer est contre-indiqué ou mal supporté. La fréquence des mictions pendant la nuit, chez les individus âgés qui ont des reins granuleux, peut être combattue par les bromures et l'on devra restreindre la quantité de liquide prise à la fin de la journée.

Dans ces cas où il y a une dilatation du cœur, la paraldéhyde rendra de grands services. Les céphalalgies si fréquentes, dans ces cas, seront calmées à l'aide de pastilles de nitro-glycérine dosées à 5 centigrammes p. 100, dont on prendra trois ou quatre par jour. Les convulsions urémiques seront combattues à l'aide du chloral à la dose de 25 centigrammes toutes les deux heures, en débutant par une dose peut-être un peu plus élevée. Pendant l'hiver on habitera des climats chauds, en choisissant des villes bien abritées. Alger est une des plus favorables.

Lithiase rénale. — Le traitement doit avoir pour objet de diluer le

sang de façon à obtenir une action diurétique marquée. La médication alcaline est très importante et sera surtout utile en prolongeant
l'emploi de ces agents sous une forme très diluée. Le signe le plus
net de l'existence de calculs rénaux est la colique néphrétique; mais
dans bien des cas, les reins peuvent renfermer des pierres qui ne
présentent aucune tendance à se déloger et manifestent leur présence
par des douleurs localisées, de l'hématurie plus ou moins grave et
continue. Dans ces cas, le traitement pharmaceutique donnera bien
peu de résultats.

Le repos est très important. On soumettra le malade à un régime
dirigé surtout contre son état général et contre sa dyscrasie et l'on
fera prendre des boissons diurétiques. On donnera de l'eau d'orge,
de l'infusion de graine de lin ou du lait écrémé ou encore mieux de
l'eau distillée à la dose de deux litres par jour, si l'on ne peut se
rendre dans une station thermale appropriée. On maintiendra la
liberté du ventre à l'aide d'une eau purgative quelconque. Mais les
résultats de beaucoup les plus favorables sont ceux que l'on obtient
à la suite d'une saison à Buxton, Bath, Malvern ou Vittel. Il faut en
général ingérer une grande quantité de ces eaux pour obtenir l'élimination ou la dissociation des calculs. Il est à remarquer que les eaux
de cette dernière station sont assez riches en sels de chaux, ce qui
théoriquement semblerait en contre indiquer l'emploi dans les affections calculeuses; mais on sait, d'après les expériences du Dr Paul
Rodet [1], que la chaux ne fait que traverser l'organisme sans s'y fixer :
de plus, les résultats que l'on obtient sont incontestables, car on
observe l'expulsion de calculs et de masses de concrétions uratiques,
ce qui coïncide avec la cessation des hématuries et avec le soulagement complet des malades. Les bains et les douches lombaires aident
également à l'expulsion des calculs et des graviers. Ces eaux sont
facilement transportables, mais il est difficile sinon impossible de
faire un traitement sérieux chez soi.

La cystite chronique, d'origine goutteuse ou calculeuse, est susceptible d'une grande amélioration ou même d'une guérison complète
à Vittel ou même à Contrexéville.

COLIQUES NÉPHRÉTIQUES. — Le spasme rénal et urétérique, dû au
passage des calculs, réclame le traitement habituel par l'opium, la
belladone, le hachisch, le chloral, les injections de morphine, les
lotions ou les bains de siège chauds.

---

1. P. Rodet, *De l'action des eaux de Vittel sur la nutrition.* Mémoire récompensé par l'Académie de médecine.

CALCULS VÉSICAUX. — Les calculs vésicaux, qui ne sont pas dissociés par les eaux diurétiques, doivent être opérés. On peut combattre la prédisposition à la formation de calculs, en ayant recours de très bonne heure aux eaux de Carlsbad, Vittel (Source Salée) ou de toute autre source saline laxative, prise tous les matins.

BALANITE. — On la traitera surtout par des fomentations chaudes, suivies de l'application d'une poudre composée de parties égales d'amidon et d'acide borique et en isolant le prépuce du gland à l'aide d'un peu d'ouate.

PRURIT VULVAIRE. — Le prurit vulvaire est souvent très rebelle. Le plus souvent il est associé à la glycosurie, quand il n'en est pas le résultat. Quelquefois les lotions d'eau chaude ou d'eau phéniquée à 1 pour 40 donnent de bons résultats. Les pommades au calomel dosées à 4 pour 30, suivies de l'application d'une poudre composée de 4 grammes de camphre pour 15 grammes d'oxyde de zinc et d'une égale quantité d'amidon, donneront aussi de bons résultats. Les liniments à la cocaïne sont également très efficaces, ainsi que la teinture composée de benjoin en application locale. L'état général dont le prurit est l'expression symptomatique doit être l'objet d'un traitement approprié.

AFFECTIONS DU PÉNIS. — Nous avons déjà parlé plus haut du priapisme persistant en tant que symptôme dans certains cas de diathèse goutteuse. On peut le rencontrer chez les hommes d'un certain âge et il est très gênant lorsqu'il survient la nuit. Le traitement alcalin et le bromure de potassium, aidés d'un régime convenable, suffisent généralement pour le faire disparaître.

On peut observer un épaississement fibreux de la gaine des corps caverneux produisant des érections irrégulières, ce qui donne lieu à la sensation de masses dures au niveau du septum ou à d'autres endroits de la verge. Cela peut donner lieu à la forme cordée, de même que la blennorrhagie. Paget a décrit une inflammation goutteuse de tout l'organe, déterminant l'augmentation de volume, mais non la dureté de l'érection.

THROMBOSE DU PÉNIS. — Il peut se faire dans les corps caverneux, une thrombose, de la même façon que se produit la phlébite goutteuse. On peut alors sentir un ou plusieurs nodules du volume d'un pois, qui peuvent être indolents, même à la pression, rester ainsi pendant longtemps, puis diminuer lentement de volume. Il y a très peu de chose à faire comme traitement local. On pourra faire des applications de pommade iodée; mais l'on devra néanmoins ne pas se départir du traitement général antigoutteux.

Herpès du prépuce. — Les goutteux présentent une tendance plus marquée que d'ordinaire à l'herpès du prépuce. Certaines balanites revêtent la forme herpétique. Il y a de grandes tendances à la récidive qui peut se produire sous la seule influence du coït. On appliquera localement une pommade à l'oxyde de zinc contenant 2 grammes pour 30 d'acide borique ou d'acide phénique.

Orchite. — L'orchite est quelquefois une manifestation très nette de la goutte aiguë. Elle peut être une phase de la goutte rétrocédée ou bien elle peut éclater tout d'un coup après de légers symptômes de goutte survenus dans d'autres parties.

Le traitement consiste à soutenir le testicule. On fera fréquemment des lotions chaudes avec de l'eau blanche laudanisée, ou bien on fera des badigeonnages avec un liniment contenant de la glycérine et de l'extrait de belladone à parties égales. On administrera un purgatif mercuriel et on entretiendra la liberté du ventre. Le colchique associé à l'iodure de potassium et au bicarbonate de soude est très efficace. Le repos est indispensable. Le régime devra être très peu substantiel. Le gonflement peut durer plusieurs semaines avec un peu d'induration de l'épididyme. Au début, il peut y avoir un peu d'épanchement dans la tunique vaginale. Le testicule n'est pas exposé à être atrophié.

Hémorrhagie vésicale. — Nous en avons déjà parlé plus haut. Elle ne demande pour ainsi dire pas de traitement. Cependant on peut retirer les caillots à l'aide d'une sonde à gros œil ou par l'aspiration.

Cystite. — Elle est quelquefois assez sérieuse et demande à être traitée par des boissons adoucissantes, en particulier le lait, ainsi que par des fomentations belladonées chaudes et des cataplasmes sur l'hypogastre. Un eczéma existant peut disparaître et amener sous forme de métastase un exanthème vésical, qui produit de la cystite. On pourra prescrire du citrate de potasse associé à la jusquiame et administré dans une infusion de buchu ou une décoction de pareira brava. S'il est nécessaire, on prescrira de l'opium ou de la belladone. Comme boisson, on donnera de l'eau d'orge, l'infusion de graine de lin ou de chiendent avec de la réglisse. Le repos dans un lit chaud est indispensable et l'on pourra donner deux fois par jour des bains de siège chauds. La nuit, on administrera des pilules contenant du colchique et de la poudre de Dover. De temps en temps, on fera prendre un purgatif mercuriel suivi d'un cathartique salin.

Uréthrite et prostatite goutteuses. — L'uréthrite goutteuse, qui simule souvent la blennorrhagie, et la prostatite goutteuse réclament un traitement analogue : repos, régime léger, santal, bains de siège chauds.

Si les manifestations vésicales, prostatiques ou uréthrales sont dues à une rétrocession de goutte articulaire, on fera tous ses efforts pour rappeler l'arthrite. Dans les cas graves et sthéniques, on pourra appliquer une demi-douzaine de sangsues au périnée, suivies de fomentations. L'émétique, à petite dose, et l'opium pourront être de quelque utilité, de même que les purgatifs. S'il y a rétention d'urine on pratiquera le cathétérisme.

Ovarite. — L'ovarite réclame le repos au lit avec des cataplasmes chauds arrosés d'un liniment belladoné. A l'intérieur, on donnera du colchique, des alcalins et des purgatifs.

Le décubitus doit être imposé jusqu'à ce que toute douleur ait disparu et il sera bon de persister ainsi jusqu'après la prochaine période cataméniale. Quelquefois de petits vésicatoires, appliqués au niveau de l'ovaire affecté, pourront être utiles, de même que des suppositoires belladonés ou opiacés.

Dysménorrhée congestive. — Névralgies ovariennes et pelviennes. — La diathèse goutteuse prédispose aux douleurs au moment des règles. Cela peut être, en y ajoutant certaine tendance hystérique, une névralgie ovarienne ou utérine alternant avec d'autres manifestations névralgiques.

Dans ces cas, il faut éviter de s'exposer au froid et à l'humidité. Les purgatifs salins sont utiles. On calmera la douleur à l'aide du hachisch, du bromure de potassium, de l'antipyrine, à la dose de 50 à 75 centigrammes. Dans les cas atoniques, il est quelquefois utile de donner du gaïac, surtout peut-être pour utiliser son action laxative; on prescrit par exemple 50 centigrammes de poudre de gaïac avec une égale quantité de carbonate de magnésie, qu'on fait prendre tous les matins. Cela est surtout utile quand il y a expulsion de caillots ou de lambeaux de membranes. Tous les soirs, on prendra des bains de siège chauds. On proscrira toute espèce de stimulants alcooliques ou les sédatifs. Contre les névralgies pelviennes, on fera prendre de la jusquiame avec du musc, de la valériane et de la quinine; l'arsenic et les alcalins sont également utiles, dans certains cas.

Les malades atteintes de ces affections retireront le plus grand profit d'une saison dans certaines stations thermales, telles que Vichy, Schlangenbad, Ems, Wiesbaden, Baden-Baden, Marienbad et Carlsbad.

Affections goutteuses de l'œil. — Ophtalmie arthritique. — Pour tout ce qui concerne le traitement de l'ophtalmie arthritique,

de l'iritis, de l'irido-cyclite, des hémorragies rétiniennes, de l'épisclérite et du glaucome, nous renverrons le lecteur aux traités spéciaux. Je dirai simplement ici que ces affections demandent un traitement approprié toutes les fois qu'une manifestation locale apparaît.
A l'intérieur on donnera surtout du mercure, de la quinine, de
l'aconit, du colchique, de l'iodure de potassium et des alcalins.
Localement on appliquera un collyre au borax ou au sous-acétate
de plomb chaud, avec une solution de cocaïne à 4 p. 100 s'il y a
une douleur vive ; quelques sangsues aux narines ou aux tempes
et de l'atropine pour maintenir la dilatation pupillaire, à moins cependant qu'il n'y ait une tension sanguine exagérée dans le globe de
l'œil. On pourra prescrire le collyre suivant :

COLLYRE

Cocaïne..   5 centigrammes
Sulfate d'atropine............................   15   —
Eau de roses..................................   30 grammes

On maintiendra le malade à l'abri de la lumière. On donnera des
purgations et des pédiluves chauds.

Il est à noter que ces troubles sont très influencés par la saison et
le climat et qu'ils surviennent bien plus fréquemment au printemps et
à l'automne.

Système cutané. — AFFECTIONS GOUTTEUSES DE LA PEAU. — Pour
réussir dans le traitement des affections goutteuses de la peau, il faut
y apporter beaucoup d'attention et déployer beaucoup d'habileté. Il
est très important de savoir reconnaître leurs rapports avec cette
dyscrasie et il l'est non moins de savoir distinguer celles qui en sont
indépendantes. Dans bien des cas, il n'y a pas d'antécédents de goutte
articulaire chez le malade, mais ses antécédents de famille et ses prédispositions individuelles, lorsqu'on se donne la peine de les chercher,
suffisent à fixer la nature de la maladie.

Le traitement devra être à la fois local et général. Beaucoup de
ces affections tendent à récidiver de temps en temps comme le fait la
goutte articulaire ; elles sont souvent très ennuyeuses pour le malade
et parfois très difficiles à traiter. Dans certains cas, il vaut mieux ne
pas instituer un traitement trop actif et savoir reconnaître qu'elles
constituent en somme un mal bien moindre que ne pourraient l'être
les affections qui surviendraient si on venait à le supprimer. Certaines
manifestations ont un caractère aigu et une évolution brusque ;
d'autres sont chroniques et persistent pendant des années.

PRURIT. — Il résiste quelquefois à tous les traitements. Je connais de vieux goutteux chez qui il dure en permanence pendant des années. Il est très important d'en faire le diagnostic précis et de s'assurer qu'il n'est pas causé par des pédiculi. Il peut n'y avoir aucune lésion cutanée apparente, en dehors de quelques follicules pileux lacérés par le grattage.

On devra rectifier les erreurs de régime. On proscrira les repas abondants, le sucre, les acides, les fruits, de même que toute espèce de vins. On permettra de légers grogs. On donnera de temps en temps avec profit des purgatifs mercuriels et des alcalins et l'on fera boire aux repas une eau alcaline quelconque.

Tous les deux ou trois jours, on fera prendre un bain de son, alcalin ou sulfureux. Il est préférable de porter en contact avec la peau, selon la saison, du coton ou de la soie recouverte de flanelle plutôt que de la flanelle seule.

Souvent on obtient du soulagement à l'aide de lotions chaudes au borax et à l'acide phénique. On pourra faire des badigeonnages avec la teinture de benjoin sur les points irritables. S'il est nécessaire, on donnera des bromures ou du hachisch, pour assurer le sommeil. Les applications fréquentes de pommade à l'oxyde de zinc, contenant 4 grammes de camphre ou d'acide phénique pour 30 grammes de vaseline, sont également utiles. On pourra aussi faire usage d'une pommade composée de 4 grammes d'huile de cade pour 30 grammes de vaseline. On pourra essayer des bains de Schlangenbad ou des eaux de Hombourg, de Kissingen ou d'autres analogues. Quand il existe des signes de faiblesse, on donnera des acides minéraux avec du quinquina, de la strychnine ou de l'arsenic.

PRURIT ANAL. — On fera faire des lotions chaudes alcalines, phéniquées ou ferrugineuses (10 centigrammes de sulfate de fer pour 30 grammes d'eau). On saupoudrera l'anus avec du bismuth, de l'acide borique, du talc, de la terre à foulon, du carbonate de zinc, après chaque bain. S'il y a en même temps une tendance aux hémorroïdes ou des signes de congestion de la veine porte on donnera des purgatifs mercuriels et on restreindra le régime, en défendant surtout les soupes et le vin. Le soufre est souvent utile, soit sous forme d'électuaire, soit sous forme de pastilles, qu'on prend en se mettant au lit, pendant une ou deux semaines.

FURONCLES-ANTHRAX. — Dans ces affections, il ne faut pas négliger d'examiner l'urine parce qu'il peut y avoir du sucre ou de l'albumine. On pourra essayer du salicylate de soude associé au quinquina, du sulfure de calcium (un centigramme quatre fois par jour), la levure fraîche à la dose de 30 grammes trois fois par jour, ou bien la quinine avec les acides minéraux. Quelquefois les badigeonnages iodés autour du furoncle le font avorter. Quand celui-ci commence à pointer, on l'ouvrira avec une lancette trempée dans une solution phéniquée et on le pansera avec de l'iodoforme. L'utilité des cataplasmes est discutable.

L'anthrax s'observe surtout chez les vieillards goutteux; il faut donc prescrire un traitement tonique mais non stimulant. On défendra l'alcool à moins qu'il n'y ait de la prostration. Le régime lacté est le meilleur. On rejettera les cataplasmes et on les remplacera par des applications d'extrait de belladone mêlé à parties égales de glycérine. Quand la surface est parsemée d'ouvertures et laisse écouler du pus, on la pansera avec de l'iodoforme. Aujourd'hui on n'est pas d'accord sur la question de savoir s'il faut ou non inciser l'anthrax. Dans certains cas, il peut être nécessaire de faire des incisions et l'on court certainement moins de risques qu'avant la période antiseptique. Pendant la période d'évacuation de l'anthrax et pendant la convalescence, on donnera du quinquina, de l'ammoniaque, de la quinine, du fer, des acides minéraux avec du vin. Chez les glycosuriques, l'anthrax peut être dangereux et mortel.

Psoriasis. — Le traitement doit être différent pour les formes aiguë et chronique de la maladie.

Dans la première, il y a peu de chose à attendre d'un traitement local ou autre. Les purgatifs salins, associés aux alcalins et au colchique, sont très utiles. On pourra prescrire la formule suivante :

Nitrate de potasse..........................	50 centigrammes
Bicarbonate de potasse......................	1 gramme
Sulfate de magnésie.........................	4 —
Extrait de semences de colchique............	2 centigrammes
Eau de menthe..............................	30 grammes

A prendre trois fois par jour.

S'il y a pléthore générale, on pourra donner de temps en temps des purgatifs mercuriels. Le régime doit être très sévère, de façon à ce que la formation des acides dans l'économie soit réduite à son minimum. Au début, le traitement local se bornera à de simples onctions avec de l'huile d'amandes douces ou un liniment avec du blanc de baleine. Puis on emploiera l'huile de cade dans la proportion de 10 grammes pour 30 de vaseline ou de parafine, ou l'acide chrysophanique : 10 centigrammes pour 30 grammes, et l'on fera prendre des bains alcalins trois fois par semaine. Quand on ne voit plus se former de nouvelles plaques de psoriasis, on peut commencer à donner de l'arsenic, quatre gouttes de liqueur de Fowler par exemple avec du bicarbonate de potasse et de la noix vomique. Pendant les repas, on fera boire des eaux de Vichy, la Bourboule, Royat.

Les plaques rebelles seront badigeonnées avec de la liqueur de potasse [1], puis bien lavées et recouvertes d'un onguent formé de parties égales d'oxyde de zinc et de poix. Quelquefois tous les traitements échouent et il est préférable d'abandonner les plaques à elles-mêmes. D'autres fois, elles cèdent et d'autres manifestations goutteuses apparaissent, par exemple dans la vessie, par métastase d'un psoriasis des jambes; dans les viscères thoraciques, quand le psoriasis siégeait sur le tronc.

Souvent un traitement thermal sera utile dans le but de faire disparaître le psoriasis en provoquant une attaque articulaire.

Chez les individus atteints de bronchite avec emphysème pulmonaire, il faut ne traiter le psoriasis qu'avec de grands ménagements, car des accidents graves comme la congestion et les hémoptysies pourraient ainsi succéder à des symptômes bien moins sérieux.

Ces alternances morbides sont très remarquables chez les sujets atteints d'eczéma chronique et de psoriasis.

Les eaux sulfureuses sont très utiles dans le traitement du psoriasis goutteux.

Eczéma. — L'eczéma réclame un traitement différent selon qu'il s'agit de la forme aiguë ou de la forme chronique. Pour la première, on se conformera aux règles générales formulées pour le psoriasis. Les démangeaisons et sensations de brûlures du début seront calmées avec une pommade à l'oxyde de zinc contenant du camphre et de l'acide phénique, et l'on recouvrira légèrement les régions affectées. On renoncera au bain quotidien si le tronc ou les extrémités sont envahies. Les lavages doivent être moins fréquents; on emploiera

---

1.　　　　　　　LIQUEUR DE POTASSE (Ph. Brit.)
Faire dissoudre :

Carbonate de potasse......................... 500 grammes
Eau distillée................................. 4 litres

Faire chauffer jusqu'à ébullition dans un vase de fer propre. Mélanger graduellement avec de la chaux et continuer l'ébullition pendant dix minutes. Retirer du feu; laisser déposer les substances insolubles et quand le liquide surnageant est devenu clair, le décanter à l'aide d'un siphon et le transvaser dans un flacon vert et, s'il est nécessaire, ajouter de l'eau distillée, de façon que la densité soit de 1.058.
Dose : 10 à 30 gouttes.

pour cela de l'eau distillée chaude, de l'eau de gruau légère ou une décoction d'amidon, mais pas de savon. On se servira de serviettes douces et, après avoir séché les parties, on y fera une onction. Dans bien des cas la guérison ne se fait pas parce que les parties affectées sont trop souvent découvertes et lavées.

Les pommades les plus employées sont celles à base d'acide borique, d'oléate de zinc, de sous-acétate de plomb. Il est très important qu'elles soient préparées aussi récemment que possible; car, quand elles sont rances, elles sont non seulement inutiles mais nuisibles. On pourra également faire usage de pommades au bismuth à 4 pour 30, ainsi que de lotions à l'oxyde de zinc dissous dans la glycérine et l'eau de chaux; mais il faudra apporter les plus grands soins dans ces applications, aussi bien de la part de la garde que de celle du malade. On obtiendra encore de bons effets de l'acide borique en poudre impalpable dont on saupoudrera les plaques.

Quand la période aiguë a cessé, on pourra faire des lavages avec du savon et reprendre les onctions ou les lotions pendant quelque temps.

La tendance si commune que l'on a, dans ces cas, à prescrire de l'arsenic peut, d'après moi, causer des inconvénients et même être nuisible. Les alcalins associés à un tonique amer seront plus utiles.

Comme stations thermales, on indiquera Ems, Schlangenbad, Wilbad, ou des eaux légèrement alcalines ou bien légèrement laxatives.

L'arsenic est utile dans les dernières phases ou quand l'eczéma a de la tendance à persister. On peut alors le donner avec les alcalins ou sous forme d'eau de la Bourboule.

Certaines plaques locales d'eczéma demandent un traitement spécial. Celles qui siègent aux oreilles sont parfois avantageusement modifiées par un glycérolé de tannin ou par une pommade à l'azotate de mercure. Pour les autres endroits, la teinture composée de benjoin favorise beaucoup la cicatrisation. La pommade au calomel est parfois utile contre l'eczéma du périnée et le prurit anal. L'eczéma chronique, dans sa forme sèche, demande le même traitement que les plaques de psoriasis, mais il est souvent difficile d'obtenir un résultat satisfaisant. La plupart des cas ne cèdent qu'à un traitement interne très énergique combiné à des applications locales, et souvent on obtient peu de résultats tant qu'on ne donne pas le mercure et le colchique. Il faut également insister beaucoup pour faire renoncer le malade à ses erreurs de régime.

Dans les cas chroniques, le changement de lieu et de climat est souvent utile. L'air de la mer est particulièrement nuisible.

Il faut bien prendre garde, quand on traite un eczéma invétéré, chez des goutteux, parce que ces malades sont sujets à des complications viscérales. Si cela arrivait, pendant le traitement, il faudrait ne plus s'occuper de l'eczéma et diriger ses efforts pour rappeler la goutte sur un organe non important.

URTICAIRE. — L'urticaire réclame un traitement alcalin. Les sels de soude et ceux de magnésie, avec le colchique, comptent parmi les meilleurs remèdes. La tendance persistante à cette affection est parfois jugulée par un vomitif.

Localement les lotions avec de l'extrait de saturne laudanisé apportent quelque soulagement. On observera certaines idiosyncrasies relatives à l'alimentation comme pouvant provoquer directement l'apparition de l'urticaire. L'eczéma peut coexister avec l'urticaire, ce qui constitue une association très désagréable.

HERPÈS. — Les différentes variétés d'herpès varient en importance et en signification, selon leur siège.

Le zona est la forme la plus intense qu'on rencontre dans la goutte. La douleur peut être très vive, surtout après la dessiccation des vésicules. Les pommades à l'acide borique ou à l'oxyde de zinc étendues sur de la ouate et maintenues par un bandage fortement serré, apportent tout d'abord un soulagement marqué. Les névralgies consécutives seront combattues par la quinine à haute dose et l'arsenic.

Le changement d'air et l'exercice sont très utiles.

Chez les vieillards, les douleurs peuvent persister très intenses pendant des mois, malgré tous les traitements.

VII. — Traitement de la cachexie goutteuse et de la goutte chez les personnes âgées.

Lorsque la cachexie goutteuse est établie chez un sujet, celui-ci doit être considéré comme un malade confirmé. Ces individus ont parfois un aspect très misérable, surtout s'ils ont des déformations très accentuées. La vie leur est à charge et chaque jour apporte avec lui un nouveau sujet d'ennui ou d'incommodité. La conduite à tenir dans chaque cas varie naturellement selon le cas lui-même. Ce qui domine la scène, ce sont les dégénérescences de tissu plus ou moins développées; aussi, les symptômes peuvent-ils être très multiples et très complexes. Il existe souvent une cirrhose rénale très avancée, associée à des lésions cardio-vasculaires, d'où un affaiblissement progressif de l'action du cœur et de l'insuffisance rénale. Il peut exister des déchéances de tissu graves avec peu ou pas de tophus; dans certains cas, ces derniers prédominent. La bronchite est fréquente et il peut y avoir en même temps de l'eczéma, habituellement sec. Quand celui-ci prend un caractère aigu, les autres symptômes peuvent s'atténuer, et, quand il s'apaise, on peut voir éclore d'autres manifestations dans les poumons ou les reins. Il peut survenir des signes d'irritation vésicale, des hémorragies ou de la goutte prostatique.

L'état mental varie, aussi il peut y avoir une grande dépression ou une grande irritabilité, les malades se plaignent continuellement ou sont mécontents de tout.

Lorsqu'il y a des déformations, entraînant de véritables difformités, le malade doit rester chez lui et avoir ses appartements au même étage. Si ses forces le lui permettent, il passera l'hiver dans un endroit chaud et abrité, tel que la Riviera ou l'Algérie. Cependant bien peu de malades peuvent être transportés aussi loin.

Le régime variera selon les indications spéciales à chaque cas et sera réglé surtout d'après l'état des fonctions digestives et l'activité fonctionnelle du rein. Le lait, le poisson, les féculents sont ce qui convient le mieux; cependant on pourra permettre la viande tous les deux ou trois jours. Le vin ne doit pas être proscrit d'une façon absolue, car il faut s'occuper du malade d'abord et de sa maladie ensuite. On pourra lui permettre 60 à 120 grammes de vin de porto vieux et un peu de cognac. On surveillera autant que possible la nutrition générale. Un exercice modéré tous les jours, soit à pied, soit en voiture, au soleil, est très favorable. Si cela est impossible, on fera une ou deux fois par jour des frictions générales, mais sans que cela soit une cause de fatigue. Quand les mains et les doigts sont raides, on pourra rouler de temps à autre entre les doigts un petit morceau de cire molle pour en provoquer la flexibilité, ainsi que le recommandait Aurelianus. Une occupation très utile serait de faire du filet.

Dans la cachexie goutteuse, on ne doit avoir recours à aucun bain ni à aucune eau minérale, ce n'est plus le moment.

Les vêtements devront être peu ajustés, chauds, en laine pour toutes les parties du corps.

On évitera surtout de s'exposer au froid et aux vents froids. Pendant l'hiver, la chambre à coucher devra être chauffée toute la nuit et maintenue autant que possible à la température de 18° à 20°. Au moment de se mettre au lit, un pédiluve chaud est très utile.

La régularité du ventre est très importante et doit être assurée par les laxatifs les plus simples, quand cela est nécessaire. On évitera les purgations fortes.

Quelquefois des médicaments toniques seront utiles; on pourra prescrire du fer sous forme de sirop d'iodure de fer ou de citrate ammoniacal avec de la noix vomique. On pourra donner après les principaux repas un verre d'eau d'Orezza ou de Spa. On combattra la flatulence à l'aide de l'huile essentielle de cajeput et de la teinture composée de lavande [1]. Chez les vieillards qui n'ont pas de complication rénale mais qui souffrent beaucoup, on peut avoir recours au bromure de potassium ou aux opiacés, pour la nuit. La paraldéhyde à la dose de 30 à 40 gouttes est quelquefois utile.

Le benzoate de lithine, associé à la noix vomique, rendra des services surtout dans les troubles vésicaux. On y joindra un purgatif doux, le matin, tous les dix à quinze jours.

L'esprit devra toujours être porté vers des idées gaies, autant que possible. Les lectures et l'entourage du malade devront y contribuer afin de chasser l'ennui et d'atténuer les petites misères de la vie.

Le traitement de la goutte chez les vieillards devra être dirigé d'après des principes très différents de ceux que l'on doit suivre lorsqu'il s'agit de sujets jeunes. Tous les moyens violents et énergiques seront repoussés. Quand surviennent des symptômes articulaires plus ou moins aigus, il sera préférable de ne pas trop s'y attacher; car, dans ces cas, le colchique rend peu de services. Le repos au lit, les topiques chauds, les alcalins seront de beaucoup préférables. Le bromure de potassium est un médicament très indiqué.

Les manifestations de goutte rétrocédée pourront être traitées par des pédiluves chauds et des purgations modérées. Les stimulants sont utiles et nécessaires. On prescrira l'opium s'il n'y a pas de contre-

---

1.   TEINTURE COMPOSÉE DE LAVANDE (Ph. Brit.)

Essence de lavande	5 grammes
— — romarin	1 —
Cannelle	10 —
Muscade	10 —
Santal rouge	10 —
Alcool à 85°	944 —

Macérez les espèces pendant huit jours. Passez, exprimez, ajoutez sur le marc q. s. d'alcool à 85° pour compléter les 944 de teinture. Ajoutez les essences. *Dose :* 10 à 30 grammes en potion.

indication. Le grand point à observer c'est d'éviter *nimia diligentia medici* et d'avoir de la patience. S'il survient des complications spéciales, on les traitera avec douceur.

VIII. — Traitement médicinal prophylactique de la goutte.

Les moyens auxquels on peut avoir recours, pour éviter le retour des attaques aiguës ou des autres phases de la goutte, peuvent être classés en deux catégories : 1° le traitement prolongé pendant longtemps entre les attaques; 2° le traitement destiné à prévenir une attaque qui menace.

Dans le premier cas, on s'attachera surtout à régler le régime et le genre de vie du malade, comme nous l'avons dit plus haut. Toutes les conditions qui peuvent déprimer la force nerveuse devront être évitées avec soin et l'on maintiendra le tonus nerveux à son maximum d'énergie. Lorsqu'il y a une tendance dominante à l'uricémie, la ligne de traitement la plus rationnelle consiste à prescrire un régime sévère. Comme moyens pharmaceutiques, les alcalins sont des agents de premier ordre; mais comme on ne peut en prendre en permanence, la meilleure façon de maintenir l'alcalinité du sang c'est de faire usage d'eau minérale pendant dix à quinze jours par mois. Parmi celles-ci la plus active est l'eau de Vichy à la dose d'une demi-bouteille par jour, entre les repas. On emploiera dans le même but les eaux qui contiennent de la potasse et de la lithine, telles que Giesshubel, Kronenquelle, Vittel, Bath.

Si l'on veut une médication plus directe, dans les cas de dyspepsie par exemple qui précède souvent les attaques, il n'y a pas de meilleur traitement que la poudre de rhubarbe composée prise dans de l'eau de menthe, à laquelle on ajoute quarantes gouttes d'esprit aromatique d'ammoniaque [1]. On pourra prendre une heure avant le dîner quinze grammes de teinture de rhubarbe avec soixante-quinze centigrammes de bicarbonate de potasse, dans trente grammes d'eau chloroformée.

---

1.   ESPRIT D'AMMONIAQUE AROMATIQUE (Ph. Brit.)

Carbonate d'ammoniaque...............................	240	grammes
Solution forte d'ammoniaque...........................	120	—
Essence de muscades..................................	16	—
Essence de citron....................................	24	—
Alcool rectifié......................................	3 600	—
Eau...	1 800	—

Distiller 4 litres. Densité = 0.87
Dose : 15 gouttes à 4 grammes.

Quelquefois les malades s'administrent eux-mêmes des purgatifs énergiques afin d'empêcher les attaques et, dans ce but, les pilules de coloquinte composées associées au colchique et à la quinine jouissent d'une grande réputation.

Certains médecins prescrivent le calomel associé à la morphine et à l'extrait acétique de colchique, que l'on prend le soir et que l'on fait suivre le lendemain d'un laxatif. On peut adopter parfois cette manière de faire, surtout quand les patients sont encore vigoureux et n'ont pas été touchés par la cachexie goutteuse. A ce propos, il y a deux choses à noter. L'une c'est que les purgatifs énergiques tendent à précipiter le mal que l'on combat et à transformer une attaque légère en une attaque grave. L'autre, c'est que les malades, une fois soulagés par cette médication douce, sont tentés de commettre des imprudences dans leur régime et leur manière de vivre, se fiant sur la médication qui leur a déjà réussi une fois à éloigner le mal.

Pour écarter les attaques de goutte, un des meilleurs moyens consiste à prendre 5 à 10 grammes d'huile de ricin le matin de bonne heure, pendant deux ou trois jours. Quand il y a de la plénitude hépatique avec congestion du système porte, surtout chez les arthritiques au teint bronzé, ce médicament est parfois d'un grand secours.

Les stimulants hépatiques tels que l'évonymin, à la dose de trois à dix centigrammes, agissent également bien dans ces cas, et généralement mieux quand on y ajoute une dose égale de calomel, prise le soir en se couchant et suivie le lendemain matin d'un verre d'eau purgative.

Dans bien des cas deux doses de la potion suivante prises dans la journée m'ont rendu de grands services :

Sulfate de quinine............................. 10 centigrammes
Acide sulfurique dilué.............. .... 2 gouttes
Iodure de potassium.......................... . 15 centigrammes
Teinture de colchique......................... 12 gouttes
Décoction de salsepareille composée[1]........... 30 grammes

A prendre dans un verre d'eau entre les repas.

1.   DÉCOCTION DE SALSEPAREILLE COMPOSÉE (Ph. Brit.)

Salsepareille de la Jamaïque coupée en tranches...... 75 grammes

Sassafras........... ⎞
Gaïac.............. ⎬ āā   7   —
Racine de réglisse... ⎠

Essence de racine de mézéréon.................... 2   —

Faire digérer dans un vase couvert dans 900 grammes d'eau bouillante pendant une heure, puis faire bouillir pendant dix minutes, laisser refroidir et exprimer. Réduire à 600 grammes

Dose : 120 grammes, trois à quatre fois par jour.

On sait que la quinine, à la dose de cinquante centigrammes, a pu arrêter net une attaque, mais cette pratique n'est pas à recommander.

Un laxatif alcalin, tel que le suivant, est très utile, surtout si on le prend le matin de bonne heure :

> Tartrate de soude et de potasse...................... 4 grammes
> Bicarbonate de soude............................... 1 —
> Décoction d'aloès composée [1]........................ 30 —

On peut toujours ajouter de petites doses de colchique à tout médicament administré pendant ou après les attaques. D'après mon expérience, il ne s'en suit jamais aucun effet fâcheux, même si on le continue pendant des semaines.

IX. — Traitement des affections associées à la goutte.

GOUTTE ET SCROFULE. — Le traitement des états diathésiques qui viennent s'ajouter à la goutte variera, selon que l'une ou l'autre sera prédominante à un moment donné.

Quand il y a coexistence de la goutte et de la scrofule, la constitution est naturellement délicate et l'on doit diriger le traitement en conséquence. Les affections scrofuleuses s'observent surtout dans l'enfance et peuvent plus tard reparaître dans la vieillesse sous forme de scrofule sénile. Malgré cette association de maladies, le sujet peut atteindre un âge avancé. Ces malades sont plus que d'autres vulnérables et sans résistance contre les conséquences qui résultent des excès et de la haute vie. On leur conseillera la vie à la campagne en plein air et ils ne devront pas avoir d'occupations sédentaires. Les enfants ainsi affectés devront être envoyés dans des écoles à la cam-

---

1.   DÉCOCTION D'ALOÈS COMPOSÉE (Ph. Brit.)

> Poudre d'extrait d'aloès socotrin........... .... 120 grammes
> Myrrhe... 90 —
> Carbonate de potasse................................. 60 —
> Extrait de réglisse..................................... 30 —
> Eau distillée... 600 —

Faire bouillir dans un vase couvert pendant cinq minutes et ajouter :

> Safran... 90 grammes

Laisser refroidir et ajouter :

> Teinture composée de cardamone.................... 240 grammes

Bien couvrir le tout et laisser macérer pendant deux heures. Exprimer le liquide à travers une flanelle et y verser de l'eau distillée jusqu'à ce qu'il y ait 900 grammes de liquide

Dose : 15 à 60 grammes.

pagne et astreints à des exercices physiques judicieusement mesurés. La chlorose peut survenir chez ces sujets, ainsi que l'obésité, et le fer peut être mal supporté. Il sera remplacé avec avantage par la quinine et les laxatifs contenant de la magnésie ou de l'aloès. L'air de la mer est très favorable contre l'élément strumeux, mais peut malheureusement se montrer nuisible contre l'élément goutteux. Les lieux élevés et secs sont préférables et l'on se bornera à un court séjour au bord de la mer chaque année, lorsqu'on peut y prendre des bains.

GOUTTE ET SYPHILIS. — La syphilis, traitée convenablement dès le début, ne doit plus donner lieu à aucun accident au bout de quelques années. Malheureusement, dans bien des cas, des circonstances de toute nature viennent rendre le traitement inefficace et insuffisant, c'est ce qui fait que plus tard le virus exerce son influence maligne sur l'économie pendant des années. La diathèse goutteuse exerce une action modificatrice sur ces manifestations et la tare vénérienne vient à son tour modifier les diverses expressions de la goutte. Le traitement variera selon la façon dont a été traité le premier accident syphilitique et selon la constitution du malade. Il faut également tenir compte de la possibilité d'une infection inconsciente, surtout quand les accidents secondaires ont été peu marqués et non observés.

Si le sujet est robuste et n'a été soumis que d'une façon imparfaite au traitement mercuriel, on l'y soumettra avec prudence, puis l'on donnera des iodures, des alcalins, de la salsepareille et des toniques. Dans ces cas le traitement thermal est très utile et l'on conseillera Aix-la-Chapelle ou Aix-les-Bains. On maintiendra le malade en traitement pendant au moins deux ans et l'on ne doit pas s'attendre à obtenir de bons résultats auparavant.

Le régime devra être fortifiant mais non stimulant. Les manifestations cutanées peuvent être les plus ennuyeuses à traiter. On prescrira contre elles des alcalins avec de l'arsenic, et contre les plaques rebelles de la peau ou de la gorge on fera faire des lotions mercurielles. Les tuméfactions articulaires et les lésions tertiaires des os seront traitées par les iodures et les douches chaudes; la salsepareille prise sous forme de boisson est très utile; on en donnera une bouteille par jour pendant plusieurs semaines.

Le malade devra avoir une vie très régulière et éviter les excès. Toute atteinte portée à la santé entraîne le réapparition des manifestations goutteuses et syphilitiques; aussi doit-on se garder de toute fatigue et de tout surmenage.

CHAPITRE XXIII

DU RÉGIME A SUIVRE DANS LA GOUTTE

Nous avons exposé plus haut les règles qui devaient guider le médecin dans le régime à instituer pendant les attaques de goutte et dans leur intervalle. Il nous reste à envisager ici certains points spéciaux relativement aux boissons alcooliques et autres ainsi qu'à l'usage de certains aliments.

Un des points les plus importants à traiter, en fait de goutte, c'est la question de savoir si l'on doit permettre les liquides alcooliques aux goutteux. A cet égard, les opinions sont partagées. Il serait intéressant de dresser une liste de ces opinions et il serait bien probable que tout liquide potable, alcoolique ou autre, passerait pour avoir été utile dans des cas donnés. On reproche souvent aux médecins de changer d'opinion à cet égard et il faut bien convenir que cette accusation n'est pas sans fondement. Pendant longtemps, on a prétendu que le porto favorisait les attaques de goutte et que d'autres vins tels que le madère, le xérès, le bourgogne étaient tous des producteurs de goutte. La bière jouit d'une défaveur absolue, ainsi que toutes les boissons contenant du malt. On a affirmé que le cidre était inoffensif. Les vins mousseux et incomplètement fermentés, dont le champagne est le type, jouissent d'une réputation détestable pour les goutteux. D'autre part, si nous ajoutions foi à ce que nous racontent les sujets prédisposés à la goutte, nous devrions amnistier toutes ces boissons et même les considérer comme salutaires. Ainsi je connais des malades qui affirment énergiquement être maîtres de leur goutte en prenant régulièrement du porto et que, depuis qu'ils ont adopté cette manière de faire, ils n'avaient jamais été troublés par

elle. Il en est de même pour le champagne et le cidre. A côté de cela
il y a unanimité à regarder les boissons maltées comme provoquant
la goutte; cependant on voit des goutteux qui peuvent prendre tous
les jours impunément un peu de bière.

Mon expérience m'a appris que cette impunité n'est pas toujours
aussi complète qu'on le dit et que la plupart du temps il est absolument impossible de poser des règles bien précises pour des malades
dont on ne connaît ni les antécédents morbides ni les idiosyncrasies.

Ce que j'ai vu me conduit à affirmer que chaque homme et en
particulier chaque goutteux se fait une loi·qu'il adapte à son usage
personnel et que, s'il ne transige pas avec elle, il pourra souvent se
faire à lui-même une prescription bien meilleure que ne pourrait
l'être celle d'un médecin, relativement par exemple aux liquides qu'il
peut digérer. Pour ceux dont la goutte est à son début, il existe des
règles générales dont l'importance saute aux yeux; mais, pour ceux
qui ont eu à subir plusieurs attaques, on verra qu'ils savent très bien
ce qu'ils peuvent prendre impunément et ce qui leur est nuisible.
Mais cela ne veut pas dire qu'ils aient la sagesse de s'en priver; s'il
en était ainsi notre tâche serait bien simplifiée.

Il est certain qu'il y a des goutteux qui peuvent prendre des
liqueurs fortes impunément, pourvu que ce soit en petite quantité et
à condition qu'ils n'en mélangent pas de diverses sortes au même
repas et qu'ils n'en prennent pas plusieurs fois par jour. Quelques-
uns peuvent prendre pendant un temps assez long du champagne,
même du meilleur, d'une façon régulière. Beaucoup peuvent prendre
du porto tous les jours, tandis que chez d'autres, il suffit d'un simple
verre de ces vins pour leur donner une attaque de goutte. On s'accorde généralement à attribuer au bourgogne la vertu de provoquer
la goutte, et cependant l'on voit des goutteux boire impunément ce
vin pendant assez longtemps. Le vin de bordeaux, quand il est vieux,
est généralement mieux supporté par les goutteux; mais quant aux
produits falsifiés qu'on vend pour du bordeaux, ils sont très nuisibles. Les bourgognes et Bordeaux blancs ne conviennent pas aux
goutteux à moins d'être étendus d'eau et pris d'une façon très modérée,
à la dose d'une bouteille par jour. M. Lécorché est d'un avis contraire et recommande les vins blancs aux goutteux. Contenant peu
de tannin et beaucoup de potasse, ils agissent comme diurétiques.
Les vins rouges au contraire, renfermant plus de tannin, favorisent la
rétention de l'acide urique. Les vins du Rhin sont acides et par conséquent nuisibles. Ceux de la Moselle, moins acides, sont mieux sup-

portés. Ceux d'Australie, de Californie, de Hongrie, d'Italie, de Grèce et du littoral méditerranéen sont trop forts. On peut peut-être faire une exception en faveur de ceux de Hongrie, que certains goutteux tolèrent assez bien lorsqu'ils sont pris avec modération.

En ce qui regarde tous les vins, il faut bien dire que tout dépend de la qualité et un peu de la quantité. Les vins qui ont vieilli en bouteille sont moins nuisibles et, comme l'a fait remarquer Burney Yeo, ceux qui favorisent la diurèse ont bien moins de chances de faire du mal que les autres. Les vins de liqueur forts ne conviennent en aucune façon aux goutteux. Ce fait que bien des goutteux peuvent boire avec un semblant d'impunité et avec un prétendu bénéfice, un vin qui est notoirement connu pour provoquer la goutte ne peut s'expliquer que parce que ce vin leur convient réellement à eux pris individuellement, et l'on constatera qu'ils n'en prennent pas d'autres. D'où ce paradoxe apparent que, pour certains individus, le porto ou le champagne ne provoque pas la goutte et qu'ils peuvent les boire impunément ; tandis que pour d'autres, il suffira d'en boire un verre pour avoir une attaque. Aussi chaque individu a-t-il une règle à son usage personnel et il est bien certain que l'on ne peut pas édicter une loi uniforme applicable à tous. C'est en ne tenant pas compte de cela, qu'on a vu certains vins être, de temps à autre, à la mode parmi les goutteux parce que les médecins les recommandaient à un moment donné, puis les défendaient, ce qui est très fâcheux pour la considération du corps médical, car il ne doit pas y avoir de *mode* en fait de médecine. La tolérance des goutteux pour les liquides alcooliques de toute sorte varie non seulement en raison de la qualité, mais aussi de la quantité qu'ils en prennent ; ainsi il y en a qui ne peuvent prendre qu'un peu de vin de temps en temps sans inconvénient, mais qui ne pourraient le faire pendant plusieurs jours consécutifs. Cette tolérance varie beaucoup aussi selon que l'individu a acquis ce que l'on pourrait appeler l'habitude de l'alcool et selon qu'il a une vie active ou, au contraire, confinée.

Dans tous les cas, il est clair que les goutteux ne peuvent entretenir cette habitude de l'alcool qu'autant qu'elle est compatible avec leurs fonctions digestives et avec leur état général. Si la digestion laisse à désirer et si l'état général est affaibli, il survient de nouvelles attaques.

Le cidre est quelquefois ingéré impunément par les sujets prédisposés à la goutte, mais au bout de quelque temps il peut leur être contraire, même quand il est naturel et bien fabriqué. Contrairement à la bière, le cidre n'est pas diurétique et les habitants des villes peuvent rarement le supporter. Mon ami, M. Richard Davy, de Westminster Hospital, a bien voulu me communiquer le résultat de ses expériences relativement aux vertus du cidre en tant que provocateur de la goutte :

« Il m'est impossible de rapporter avec certitude un seul cas de goutte survenu chez des fermiers, faisant du cidre leur boisson principale, mais je pourrais mentionner plus d'un cas de goutte compliquée de rhumatisme où les malades avaient été de francs buveurs de cidre ainsi que de gin, de bière ou d'alcool d'autre nature.

Il y a trente-sept ans mon grand-père et tous les gros propriétaires du district de Bow, qui avaient la vie facile, étaient atteints de goutte franche, mais aucun de leurs domestiques ou de leurs fermiers ne présentait la même forme de l'affection. Ceux-ci avaient plutôt du rhumatisme déformant causé par le refroidissement et par les durs travaux de la campagne.

Le cidre passait près d'eux pour être une boisson très salutaire et pour conférer l'immunité contre la pierre ; bien loin de le regarder comme provoquant la goutte, ils disaient que *s'ils avaient la goutte en eux, le cidre la nourrirait*. L'ingestion d'une boisson acide, comme le cidre, à la dose de trois litres par jour, n'avait aucun retentissement sur leur gros orteil. Pendant la moisson de 1888, un homme a pu en boire dix litres dans une journée sans que ce fût une quantité extraordinaire.

Pour les habitants du Devonshire, les principaux facteurs de la goutte sont une bonne vie, des boissons abondantes et mélangées, la paresse et l'absence de soucis.

L'usage du cidre à Devon s'accompagne d'un travail très dur et d'une transpiration abondante ; en général ce n'est pas dans les cabarets qu'il est consommé. Quand il détermine de l'ivresse, elle s'accompagne d'une céphalalgie prolongée et très pénible. »

Ces observations s'appliquent au cidre qui a subi une fermentation complète. Le cidre doux ou incomplètement fermenté provoque incontestablement la goutte ; aussi doit-on le ranger dans la même catégorie que les vins. La quantité d'alcool qu'il renferme est d'environ 5 pour 100.

La boisson si commune parmi les basses classes de Londres et connue sous le nom de « pour ale » provoque la goutte d'une façon très marquée. Elle est acide et non toujours exempte de plomb, surtout quand elle a séjourné une nuit dans une pinte en étain et qu'on la vend ensuite à bas prix aux ivrognes.

Ce fait que beaucoup de personnes se trouvent obligées de s'abstenir de toute espèce de liqueurs fortes, parce qu'elles s'en trouveraient incommodées, est très certainement l'indice d'une tendance goutteuse. Tout écart qu'elles font à leurs habitudes, soit au point de vue de la quantité ou de la qualité du vin qu'elles boivent habituellement, peut immédiatement déceler une prédisposition goutteuse.

Dans ce cas, comme dans tous ceux qui touchent aux habitudes de chaque jour, l'importance de la régularité et d'un juste équilibre est capitale.

Bien que le fait ne soit pas très bien expliqué, il est cependant certain que les qualités provocatrices de la goutte, inhérentes aux liquides alcooliques, sont en rapport avec la fermentation plus ou moins complète qu'ils ont subie. Il est prouvé que la goutte n'existe pas et n'a pas de tendance à se développer parmi les populations qui ne boivent que de l'alcool ; qu'elle a prédominé un peu dans les pays où on consomme largement du vin et qu'elle est surtout bien établie dans les contrées où l'on fait usage de vins incomplètement fermentés et de liquides faits avec du malt. Ainsi le porter, l'ale, le champagne, le madère, le xérès, les vins des Canaries, d'Australie, d'Italie, de Grèce et de Californie provoquent tous la goutte. Le bon bordeaux est le meilleur vin naturel, parce qu'il a subi la fermentation la plus complète et, parmi tous les produits de ce genre, il est le moins nuisible pour les goutteux. Puis viennent les vins de la Moselle et du Rhin, mais certains crus de ces derniers, et des plus estimés, sont très forts et très acides. Ceux dont on arrête la fermentation et auxquels on ajoute du sucre, sont des provocateurs de goutte de premier ordre. Les bières légères d'Allemagne, d'Autriche et de Suède semblent être inoffensives, à moins d'être prises d'une façon immodérée. Les individus qui habitent dans les villes, prédisposés à la goutte et menant une vie sédentaire, ne peuvent guère supporter longtemps la bière, même le *Lager beer* léger.

Le prix élevé d'un vin convenable empêche souvent qu'il ne puisse être consommé, même en petite quantité, comme cela devrait être par les goutteux ; aussi, dans ces dernières années, on s'est rejeté sur des alcools plus purs, tels que le brandy et le whisky. Ce dernier est bien toléré par les goutteux, surtout s'il est vieux, suffisamment dilué avec de l'eau, et pris en mangeant.

Il ressort des remarques précédentes que, d'une façon générale, tous les liquides alcooliques font courir certains risques aux goutteux. A côté de cela, on sait très bien que ceux qui s'en abstiennent d'une façon absolue ne sont nullement exempts des diverses manifestations de la goutte; et que chez les individus qui présentent pour la première fois des signes de goutte, vers le milieu de la vie ou plus tard, ce ne serait pas une pratique sage que de leur conseiller de s'abstenir complètement d'alcool. Pour les individus plus jeunes, il en est souvent tout autrement, mais on ne peut pas poser de règles fermes à cet égard. Pour moi, Sydenham était dans le vrai en s'opposant à ce que le goutteux soit buveur d'eau. « L'eau seule est mauvaise et dangereuse. Prise comme boisson habituelle depuis la jeunesse, elle peut être très utile. » Il faut tirer de là un grand enseignement clinique qu'on devra méditer, surtout aujourd'hui.

Les qualités provocatrices de la goutte inhérentes aux liquides alcooliques varient selon les individus. J'ai rassemblé de tous les côtés des faits très remarquables à l'appui de cette opinion. Ainsi Marchal (de Calvi) rapporte le cas d'un homme, fils de goutteux, qui avait la gravelle, chez lequel il suffisait d'un petit verre de rhum pour déterminer une douleur dans le gros orteil droit. Aucune autre liqueur ne produisait le même effet. Chez un autre, c'était le whisky qui lui causait des douleurs dans les articulations. Chez un autre, le bourgogne et le champagne pris au dîner lui donnaient invariablement une attaque de goutte le lendemain. Un autre était sûr de se réveiller la nuit avec des crampes violentes dans les jambes, quand il buvait du vin blanc. Le champagne, surtout de qualité inférieure, produit souvent cet effet et amène des douleurs dans les petites articulations des mains et des pieds, et une sensation de brûlure à la plante du pied. Dans un autre cas, un vin quelconque amenait de la douleur dans l'articulation métacarpo-phalangienne droite et de la céphalalgie le lendemain. Quelques verres de porto ou de madère provoquent souvent des douleurs goutteuses dans différentes articulations, dans l'espace de quelques heures, et, dans d'autres cas, le même résultat suivrait au bout d'une heure. L'axiome «qu'un homme au-dessus de quarante ans est ou bien un fou, ou bien son propre médecin », n'a jamais été si vrai qu'en l'appliquant à ce qui concerne l'usage des boissons alcooliques pour les goutteux.

D'après moi, il est très imprudent pour un homme d'apporter des modifications profondes à son genre de vie après l'âge ci-dessus mentionné; aussi je ne puis admettre que d'un buveur de vin et d'un mangeur de viande, on fasse un buveur d'eau et un végétarien.

Exceptionnellement, j'ai vu des goutteux qui ont trouvé du bénéfice à s'abstenir de viande de boucherie et de liquides alcooliques; mais l'on ne doit pas en pratique imposer un pareil régime.

On ne s'est pas beaucoup occupé de l'influence que l'hérédité avait sur l'acquisition des habitudes, mais elle est évidemment très puissante. Dans la pratique médicale, il faut tenir compte de ce facteur, et l'on aurait grand tort, si, obéissant à la routine, on supprimait brusquement des habitudes de régime acquises, et qui sont indispensables à l'individu pour qu'il puisse conserver son équilibre trophique.

Les liqueurs alcooliques contiennent de 35 à 40 pour 100 d'alcool. Le porto renferme 19, le madère 18, le xérès 16, le champagne 11, le bourgogne 10, le bordeaux et les vins du Rhin 8, le porter un peu plus de 6, l'ale de 3 à 6, le cidre 4 pour 100 d'alcool.

Les vins sont plus acides que les produits faits avec le malt ; les liqueurs sont les moins acides. Les produits de malt sont moins acides que les vins, mais comme on en ingère une quantité beaucoup plus grande, ils sont *virtuellement* aussi acides que les vins. Une bouteille de bière par exemple contient 125 grammes d'acide libre.

Les vins sucrés sont le tokay, le malvoisie, le porto, le champagne, le madère, le xérès. Les bières telles que le porter, l'ale, le cidre contiennent toutes du sucre dans la proportion de 30 grammes par bouteille environ.

Les qualités provocatrices de la goutte que possèdent les boissons alcooliques dépendent surtout de la quantité d'acide et de sucre qu'elles renferment. La combinaison de ces deux principes leur confère leurs propriétés nuisibles spéciales.

SUCRE. — Pendant quelques années, il y a eu dans le corps médical un courant d'opinion qui a fait défendre le sucre, ou tout au moins en limiter beaucoup l'usage aux goutteux.

Il est certain qu'on n'a jamais noté une prédominance de la goutte parmi les individus qui font une grande consommation de sucre.

Il n'est pas prouvé que le sucre par lui-même soit nuisible aux goutteux; mais il faut bien insister sur ce fait que si on en prend en abondance en même temps que des aliments variés et mélangés, surtout avec des vins, il se développe dans l'estomac et l'intestin grêle un processus de fermentation imparfaite, qui tend à produire de la flatulence et de l'acidité. C'est ainsi que le sucre est nuisible pour les individus prédisposés à la goutte. Le produit de la digestion de presque tous les fruits, avec ou sans sucre, semble être particulièrement nuisible à ces malades, aussi toutes les confitures, pâtisseries et sucreries sont défavorables aux goutteux. Leur digestibilité varie beaucoup selon les individus.

Les uns mangent des fruits crus ou cuits impunément sans sucre, mais on en rencontre peu qui peuvent continuer à faire usage des deux. Les fruits peuvent être tolérés en petite quantité, dans la matinée et en dehors des repas, par certains goutteux qui ne les supporteraient pas s'ils les prenaient après un repas ordinaire, surtout si celui-ci était composé de vin et de mets recherchés.

La digestibilité des différents fruits varie aussi selon l'état de santé des individus. Ainsi certaines personnes peuvent manger des fraises, des framboises, des pommes, des poires, des bananes sans inconvénient; tandis que d'autres ne pourront digérer que certains de ces fruits, et encore avec difficulté. Quand on y ajoute du sucre, la fermentation peut se développer, aussi a-t-on raison souvent de défendre le sucre et les fruits aux goutteux. Il est certain que pour ceux-ci il est bien plus prudent de s'en abstenir. Les acides végétaux représentent le principe qui les rend nuisibles.

Quand il est ingéré d'une façon modérée, en même temps que les aliments, il est inoffensif; cependant il faut toujours, à cet égard, tenir compte des idiosyncrasies des goutteux.

Certains malades disent avoir été soulagés de douleurs et de symptômes gênants après avoir cessé l'usage du sucre; aussi doit-on admettre, comme pour les boissons maltées, que cet aliment ne leur convient pas et qu'il est sage de s'en abstenir. Dans ces cas, on peut tout concilier en adoptant la saccharine, qui est inoffensive. On peut, dans le même ordre d'idées, faire usage de la glycérine, mais sa saveur est moins agréable.

Les fruits plus doux, tels que les pêches, les raisins, sont souvent mal tolérés par les goutteux, surtout si ceux-ci les mangent dans le cours d'un repas. Le melon, pris d'une façon modérée, au commencement d'un repas, est moins nuisible. Toutes les conserves de fruits sont mauvaises pour les goutteux.

Le mélange des substances alcooliques et sucrées ne produit pendant la digestion aucune fermentation vicieuse, ainsi que le prouve l'innocuité des liqueurs et des grogs pris d'une façon modérée; mais il en est tout autrement si l'on mélange les sucres et les vins, ou ceux-ci avec les fruits. Les acides végétaux représentent la matière peccante dans les fruits comme dans les vins. Aussi les individus prédisposés à la goutte feront bien de s'abstenir en général de vins doux ou incomplètement fermentés, de fruits et de sucre, et s'ils veulent prendre des boissons alcooliques, ils devront donner la préférence à la vieille eau-de-vie, à laquelle ils ajouteront de l'eau, ou à du vieux bordeaux authentique également coupé d'eau, qu'ils boiront à un seul repas, en quantité modérée. Quelquefois un ou deux verres de vieux porto ne font pas de mal aux goutteux. Le point le plus important pour le malade c'est de découvrir lui-même ce qui lui convient le mieux et ce qui le débarrasse le mieux de ses malaises goutteux. Ainsi on constate très bien qu'un vin pris seul est inoffensif et qu'au contraire il devient nuisible si on en boit d'autres dans le même repas. Dans tous les cas, on devra toujours choisir des vins de première qualité, et, si l'on ne peut s'en procurer, il sera préférable de supprimer tout à fait le vin et de boire des grogs. Le moindre excès est nuisible, mais une petite quantité de bon vin est préférable pour la plupart des goutteux après la première moitié de la vie. Tout changement au régime ordinaire et aux habitudes de tous les jours, peut troubler la digestion et donner lieu à des symptômes goutteux.

La fermentation du sucre dans le tube digestif donne lieu à la formation d'acide lactique qui à son tour se dédouble en acide carbonique, qui se combine avec les sels de potasse et de soude. Ainsi que Ralfe l'a fait remarquer, un excès d'acide lactique entraîne un excès d'acide carbonique, qui alors forme, avec les bases précédentes, des sels acides avec réaction acide par décomposition de sels neutres.

Chez certains individus, l'ingestion d'aliments féculents en excès, ou en une quantité qui est excessive pour eux, amènera une production abondante d'acide urique ; aussi doit-on limiter la quantité de pain qu'on mange aux repas, même s'il est bien digéré en apparence.

Un médecin de mes amis, très goutteux, déclare qu'il y a « trois poisons pour les goutteux : la graisse rissolée, le sucre et l'alcool ».

Certains végétaux sont nuisibles pour les goutteux. Telles sont la rhubarbe, les tomates, les asperges, l'oseille. Certains goutteux peuvent en faire usage avec modération, tandis que d'autres ont immédiatement des troubles digestifs, accompagnés de douleurs. Les végétaux acides sont en général nuisibles et si l'on prend du sucre pour combattre l'acidité, l'association de ces deux principes est peut-être encore plus nuisible. Les tomates bien cuites semblent être moins bien supportées que celles qui le sont moins, probablement parce qu'on mange une quantité moindre de celles-ci. Les asperges en quantité modérée et prises à certains intervalles peuvent être bien supportées; mais, si l'on en mange tous les jours, elles peuvent déterminer des douleurs lombaires et de l'irritation vésicale. Le Dr Georges

Harley a fait remarquer que la glycosurie durant pendant un ou deux jours et même deux semaines dans un cas, pouvait être causée par les asperges; on peut en induire que le foie a dû être irrité par quelque principe actif, l'asparagine ou l'acide asparagique. Les crucifères, quand elles sont bien digérées, sont inoffensives et salutaires. Ainsi les salsifis, les artichauts, le céleri, les oignons, les betteraves peuvent être ingérées impunément en quantité indéterminée; les navets sont inoffensifs, mais les carottes doivent être prises avec modération. On ne doit pas autoriser les pommes de terre en grande abondance et on devra plutôt les manger cuites à l'étuvé ou en robe de chambre; frites ou en purée, elles sont moins facilement digérées. Les pois frais ou secs, les haricots de toute sorte, en quantité modérée, sont permis. La laitue est excellente, mais on ne doit la manger qu'en salade avec peu de vinaigre.

Le riz, sous toutes ses formes, est très bon pour les goutteux, ainsi que le sagou et le tapioca.

Les pickles de toute sorte sont très mauvais pour les goutteux. On évitera les aliments salés ou fortement épicés, les assaisonnements au vinaigre et tout ce qui est acide en général, ainsi que les champignons et les truffes. Toutes les variétés de fruits à amande sont nuisibles, à l'exception, peut-être, de l'amande verte ou sèche et des marrons bien cuits et pris modérément. Nous avons vu que les fruits et le vin que l'on prend habituellement en même temps au dessert, par suite du mélange de l'alcool avec les acides végétaux, constituaient une coutume des plus nuisibles.

Quand l'individu prend peu d'exercice et se livre à un travail intellectuel faible, le régime devra être bien plus végétal qu'animalisé et azoté. Si l'on ingère une nourriture abondante en même temps que la vie est sédentaire, il se fait une rétention d'acide carbonique dans le sang et par suite une diminution de son alcalinité. L'exercice musculaire excessif produit temporairement le même résultat.

Les goutteux ont une tendance particulière à adopter de nouvelles théories et à modifier leur régime conformément à celles-ci. Ils en retirent des effets désastreux parce qu'ils suppriment de leur régime des principes importants, qui demandent seulement à être pris avec modération, parce qu'ils sont utiles pour la nutrition générale. Ainsi l'un supprimera le sucre, l'autre le beurre, un autre les pommes de terre. Aucune de ces substances ne peut être remplacée par d'autres et il est bien rarement nécessaire d'en interdire *entièrement* l'usage d'une façon continue.

En médecine comme en politique les doctrinaires sont des individus dangereux.

Quant aux boissons habituelles il y a peu de chose à dire. Tout ce qui est bien digéré convient aux goutteux. On évitera le thé et le café forts, ce dernier surtout après les repas. En général le thé faible, le cacao sont préférables.

On ne devra rien manger entre les repas et ne boire aucun liquide alcoolique en dehors des repas. Certains individus prennent ainsi du bouillon sous prétexte qu'ils se sentent faibles, ce qui leur est nuisible, tandis qu'ils se trouveraient bien mieux de se livrer à une occupation utile ou à un exercice en plein air.

Ces considérations ne s'appliquent qu'à l'usage modéré des aliments et des boissons. L'excès, à un degré quelconque, devra toujours être repoussé, surtout dans le cas d'hérédité ou de tendance goutteuse.

CHAPITRE XXIV

EAUX MINÉRALES. — HYDROTHÉRAPIE. — BAINS DE MER DANS
LA GOUTTE. — CHOIX D'UN CLIMAT POUR LES GOUTTEUX

Parmi les méthodes de traitement les plus efficaces pour prévenir
et faire disparaître les troubles goutteux il faut ranger en première
ligne les eaux minérales et thermales.

L'importance de la balnéation dans la goutte est connue depuis
très longtemps. Aujourd'hui nous savons mieux quelle est la nature
intime de la maladie et nous pouvons mieux expliquer le mode d'action de cette médication et mieux en discerner les indications.

Nous n'avons jusqu'à présent fait qu'effleurer le sujet, nous réser-
vant de le traiter plus en détail dans ce chapitre.

Incontestablement, on obtient les meilleurs résultats en combinant
la balnéation à la boisson de l'eau et en outre en y ajoutant les frictions et les différents exercices musculaires. Mais chez les vieillards et
chez les individus atteints de cachexie goutteuse, le traitement bal-
néaire est contre-indiqué.

Nous n'avons pas besoin d'insister sur la valeur des cures de ce
genre ni sur les bénéfices qu'on en retire. Dans la plupart des cas de
goutte, il est très important de rompre avec la routine de la vie ordinaire, d'arracher le malade à ses habitudes, à son entourage, de
lui faire changer de pays, de le distraire de ses préoccupations, en
un mot de lui faire prendre des vacances, au vrai sens du mot. La
medicina mentis a depuis longtemps été reconnue comme faisant partie
du traitement thermal. La plupart du temps on jouit dans les villes
d'eaux d'un climat meilleur, bien qu'on n'y ait pas le même confort
et le même luxe que chez soi. Tant de goutteux sont habitués à une

vie luxueuse qu'en les privant de leurs petites habitudes, on exerce
sur leur santé une influence très bienfaisante. Il est souvent difficile
de persuader aux malades qu'ils ont besoin de faire une cure thermale, parce qu'ils redoutent l'ennui qui s'attache à tout traitement
régulièrement suivi. Bien souvent aussi l'on ne peut les diriger où il
conviendrait, parce qu'ils trouvent la station triste et qu'ils veulent
tout en se soignant trouver les plaisirs et les distractions qu'ils ont
l'habitude de se procurer chez eux.

Cette tendance n'a pas d'importance quand il s'agit de gens peu
malades; mais, dans le cas contraire, le médecin ne doit pas en tenir
compte et doit diriger le malade où il juge convenable, sans se préoccuper des questions extra-médicales du traitement.

Il existe un grand nombre d'eaux minérales de toute sorte qui passent pour avoir des propriétés utiles pour les individus prédisposés
à la goutte. Il est difficile d'expliquer comment des agents si nombreux et si différents peuvent produire des effets analogues. Mais
comme tout effort thérapeutique doit tendre à guérir le malade, bien
plutôt que la maladie, il faut pour y arriver avoir recours à une
grande variété de moyens, de même qu'on emploie des médicaments
très divers. J'ai essayé, dans différents endroits de cet ouvrage, de
montrer que la goutte, pour bien des raisons, avait un aspect très
différent selon les différents individus; aussi doit-on avoir ce fait toujours présent à l'esprit quand il s'agit de conseiller un traitement
thermal aux malades. Tout traitement hydrominéral de la goutte doit
avoir pour objectif ce que l'on pourrait appeler le « lavage » de l'organisme. Toute espèce de traitement du goutteux doit obéir à deux
indications : 1° l'élimination des urates, afin d'en prévenir l'accumulation et la stase en un endroit quelconque; 2° la restauration de l'état
général se rapprochant le plus possible de l'état normal, afin d'éviter
le retour de l'uricémie, en ayant soin surtout de conserver au système
nerveux toute son énergie.

La première indication est remplie en diluant largement le sang à
l'aide de l'eau, et les alcalins aident à rendre ce liquide moins acide
qu'il ne l'est chez le goutteux. Les principes salins et laxatifs que
renferment certaines eaux en renom déterminent une élimination plus
complète de l'acide urique et améliorent les échanges nutritifs du foie.
Si l'on y ajoute un régime convenable, des frictions, de l'exercice,
on a ainsi des adjuvants tout indiqués pour arriver au résultat
cherché.

La seconde indication peut être remplie, après le traitement dépuratif, par le séjour dans une station climatique où le malade reprendra des forces et rétablira sa santé.

Les bains sont très utiles aux goutteux par l'action que les eaux thermales exercent sur les articulations affectées depuis un temps plus ou moins long, ainsi que sur les glandes sudoripares qui jouent dès lors leur rôle de dépurateurs, venant ainsi en aide aux reins dont le travail se trouve augmenté par suite de l'élimination de l'eau qui est prise à l'intérieur. En outre les bains activent la nutrition dans des parties qui sont moins directement atteintes par l'eau prise en boisson. Les deux méthodes réunies constituent le moyen le plus puissant pour activer les échanges nutritifs.

Il est démontré que les ingestions abondantes d'eau augmentent les oxydations des matières azotées [1] et favorisent, dans de certaines limites, leur assimilation. La quantité d'urine et celles de l'azote sont augmentées pendant la nuit. Il y a en outre augmentation du poids du corps et quelques troubles cardiaques et gastro-intestinaux.

L'ingestion d'eau chaude est souvent mise en pratique par les goutteux et autres malades ; elle favorise l'excrétion de l'acide urique et de la gravelle. On peut en prendre 250 grammes le matin en se levant et de 300 à 400 grammes, le soir. Grâce à cela, on peut éloigner bien des manifestations goutteuses et bien des attaques et quand celles-ci sont menaçantes, on peut quelquefois les éloigner en ajoutant à l'eau un peu de bicarbonate de potasse et de jus de citron.

Le traitement thermal n'est pas seulement contre-indiqué pour les sujets délicats, vieux et cachectiques, il l'est aussi quand il y a des manifestations de goutte aiguë ainsi que des complications cardiaques, pulmonaires ou rénales.

On peut dire que les eaux alcalines et les eaux indifférentes sont utiles surtout pour le traitement direct des symptômes goutteux et qu'elles ont moins de valeur comme médication radicale, c'est-à-dire préventive, que les eaux sulfureuses ou salines.

Parmi les eaux qui peuvent être utilisées dans la goutte, on compte les huit variétés suivantes :

1° eaux pures et indifférentes ; 2° alcalines ; 3° alcalines et chlorurées ; 4° acidulées amères ; 5° chlorurées ; 6° sulfureuses ; 7° bromo-iodurées ; 8° ferrugineuses.

Chacune d'elles répond aux indications diverses que présentent les

---

1. A. Robin, *Leçons de clinique médicale*, Paris, 1887, page 125. — Grégoriantz, *London med. record*, 15 novembre 1887.

P. Rodet, *De l'action des eaux de Villel sur la nutrition*, Paris, 1890.

manifestations si variées de la goutte. Ce qui est difficile c'est de s'y reconnaître au milieu de cet embarras de richesses et d'assigner à chaque cas la station qui lui convient.

On peut dire que le traitement thermal est surtout utile aux malades qui peuvent en bénéficier dans tous ses détails. Les individus robustes aussi bien que les faibles peuvent y trouver du soulagement, mais les personnes âgées ne sont guère capables de supporter soit la fatigue du voyage, soit les diverses méthodes de traitement auxquelles elles doivent être soumises pour bénéficier de la cure.

Je vais maintenant passer en revue la valeur de chaque variété d'eaux pour les différentes formes de manifestations goutteuses et pour plus de commodité j'étudierai leur emploi sous forme de boisson et sous forme de bains.

Eaux pures et indifférentes.

Il en existe bien une centaine, qui sont classées. Les unes sont froides, les autres chaudes. Les plus connues et les plus fréquentées sont Malvern, Bristol, Bath, Buxton, Clifton, Plombières, Gastein, Schlangenbad, Teplitz, Pfeffers, Wildbad et Ragatz.

Buxton (*Derby-shire*). — Buxton occupe un rang très honorable dans cette liste. Sa situation à 335 mètres d'altitude, son climat stimulant sont des conditions très favorables pour une station de goutteux en été.

Un des caractères très marqués de Buxton c'est la grande quantité d'azote que ses eaux renferment, environ 90 pour 100, et l'absence d'oxygène. L'eau sort à la température de 27°,5 et doit être un peu chauffée pour les bains. Pour le Dr Thresh, l'eau doit ses propriétés à la grande quantité d'azote qui s'y trouve à l'état naissant. Munk a fait remarquer que les eaux de Gastein et de Wildbad sont tout aussi riches en azote, ce qui est important à noter en passant.

L'eau de Buxton a une action détersive et adoucissante sur la peau ; elle est inodore, insipide et d'une couleur légèrement bleue. Elle est employée depuis plus de trois siècles dans le traitement des affections articulaires. La durée du bain est d'environ dix minutes. L'eau a une action diurétique. Toutes les formes et toutes les périodes de la goutte se trouvent bien à Buxton.

La goutte saturnine, à ses débuts, est très heureusement influencée par les eaux indifférentes. Dans les périodes avancées, quand il y a de la cirrhose rénale et de l'anémie, il n'y a rien à attendre d'un traitement thermal.

Pendant les phases aiguës, l'on ne doit faire aucun traitement hydrominéral, mais dès qu'il n'y a plus de symptômes aigus, la balnéation est utile. Quelquefois une attaque aiguë survient pendant une saison thermale, mais on peut l'éviter à l'aide d'un traitement approprié et l'on ne doit jamais chercher à la provoquer.

BATH (*Somerset-shire*). — Bath est une station d'hiver et d'été. Le bain de Berthollet (vapeur naturelle) qu'on emploie à Bath, est un adjuvant très puissant de la cure. On peut y traiter l'arthrite goutteuse aiguë. Il peut être général ou local et on peut le combiner avec des douches et des frictions. On peut recourir aux douches chaudes quand on veut avoir une immersion générale. Le mieux est d'alterner les bains et les frictions, tous les deux jours : c'est moins fatigant pour le malade. Les détails du traitement devront toujours être réglés par le médecin de la station, dont l'expérience constitue la meilleure garantie dans chaque cas.

En thèse générale, on peut dire que le traitement par les eaux indifférentes convient le mieux aux personnes qui ne sont pas très robustes, et aux cas où l'hérédité goutteuse est très marquée et où les manifestations ont un caractère asthénique.

PLOMBIÈRES (*Vosges*). — Les eaux de Plombières sont surtout employées sous forme de bains, mais on les prend aussi à l'intérieur. Le Bain des Capucins était autrefois appelé le Bain des goutteux. Elles conviennent aux cas de goutte où il y a de l'éréthisme nerveux ainsi qu'à la sciatique et aux névralgies viscérales. On y emploie toutes les variétés de douches et les étuves. L'eau est très légèrement minéralisée; ses effets sont sédatifs. La température est de 70°. Les installations balnéaires sont très complètes et les environs très jolis.

WILDBAD, TEPLITZ, GASTEIN, LENK, PFEFFERS, SCHLANGENBAD, sont des stations très utiles pour les états morbides que nous venons d'étudier. L'altitude élevée de la plupart d'entre elles constitue un de leurs caractères les plus notables et des plus utiles pour la guérison des états goutteux. On y adressera surtout les cas où il y a des déformations articulaires. Après la cure, on envoie généralement le malade dans une station alpestre. Garrod recommande une cure à la source Elizabeth, de Hombourg, après le traitement à Wildbad.

L'eau distillée ou chargée d'acide carbonique est très utile pour les goutteux et ceux-ci peuvent en user avec avantage.

Eaux alcalines.

Il existe un grand nombre d'eaux alcalines. Celles qui conviennent le mieux aux goutteux sont Vichy, Vittel, Evian, Royat, Tarasp-Schuls, Neuenahr.

VICHY (*Allier*). — Vichy est une des stations les plus connues. Les eaux contiennent surtout du bicarbonate de soude, environ 2 grammes par litre et leur température varie de 6° à 45°. On les prend surtout dans les intervalles de la goutte. Mais, d'une façon générale, les eaux fortement minéralisées ne conviennent pas dans les cas de goutte atonique, ni chez les individus affaiblis. Les eaux alcalines sont surtout indiquées chez les individus robustes, qui ont des manifestations hépatiques liées à la goutte. Ainsi elles sont utiles dans la glycosurie et chez les diabétiques goutteux qui sont souvent des gens forts.

Dans la gastro-entérite avec langue sale et urine chargée, l'usage interne et externe des eaux de Vichy est souvent très utile. On a souvent affirmé que ces eaux étaient débilitantes; Durand-Fardel soutient le contraire. Garrod croit qu'elles peuvent augmenter les dépôts tophacés.

VITTEL (*Vosges*). — Vittel est indiqué dans la dyspepsie goutteuse, le diabète, la cystite, les coliques hépatiques et dans tous les cas de goutte avec uricémie. Il constitue le type d'un groupe d'eaux dans lequel rentrent Evian, Martigny, Capvern, Contrexéville. Ses eaux contiennent moins de chaux et plus de magnésie que celles de Contrexéville. L'élimination de l'acide urique s'y fait d'une façon très marquée, ainsi que l'a signalé le Dr Lécorché [1], et après lui le Dr Paul Rodet [2]. Les cas de goutte avec manifestations gastro-intestinales, rénales, nerveuses, atoniques se trouvent bien à Vittel. Le diabète goutteux y est traité avec beaucoup de succès. La Source Salée est particulièrement utile dans le traitement des coliques hépatiques, surtout chez les femmes et individus débilités pour lesquels des eaux fortement minéralisées seraient contre-indiquées.

On a fait des objections à l'emploi d'eaux contenant une aussi forte proportion de chaux que celles qu'on trouve à Vittel, à Martigny, à Contrexéville; mais cela n'a aucun inconvénient, car la chaux ne fait que traverser l'organisme sans s'y fixer, ainsi que l'a montré le

1. Lécorché, *Traité de la goutte.*
2. P. Rodet, *De l'action de l'eau de Vittel sur l'élimination des substances azotées.*

Dr P. Rodet. Mais, malgré les apparentes contre-indications des sels de chaux dans les affections calculeuses provenant de l'uricémie et dans les diverses formes de la goutte, il n'en est pas moins incontestable qu'au bout de quelques jours de traitement le malade élimine des quantités considérables d'acide urique, et, quant à moi, je ne connais aucune autre médication qui puisse être aussi efficace. Il pourrait sembler peut-être encore plus extraordinaire que des eaux à base de chaux puissent réussir dans le traitement de l'oxalurie et il en est cependant ainsi.

ÉVIAN (*Haute-Savoie*). — Évian est surtout fréquenté à cause de sa situation sur le lac de Genève à 400 mètres d'altitude. Les eaux sont diurétiques et sédatives et surtout utiles dans les viscéralgies abdominales de nature goutteuse. Leur minéralisation est insignifiante.

CONTREXÉVILLE (*Vosges*). — Cette station est située à une altitude de 330 mètres environ et le climat y est stimulant. Les eaux ont une température de 11°. Elles ont une action diurétique et légèrement laxative. Elles sont indiquées dans les mêmes formes de goutte que celles qu'on traite à Vittel.

ROYAT (*Puy-de-Dôme*). — Royat est devenu une station assez importante. Elle convient surtout pour les manifestations cutanées de la goutte ainsi que pour les pharyngites et laryngites. L'eau a une température de 30° environ et est employée en boisson et en bains.

TARASP-SCHULS (*Engadine*). — C'est une station d'altitude. La source Lucius contient presque autant de bicarbonate de soude que Vichy, mais elle a en outre du sulfate de soude et du chlorure de sodium. La température est de 6°.

DAX (*Landes*). — C'est une station assez importante, dont les eaux ont de l'analogie avec celles de Plombières, Bath, Buxton. Leur température est de 57°,6. Les installations balnéaires sont excellentes et le climat y est doux. On peut y suivre un traitement en hiver et beaucoup de manifestations goutteuses y sont heureusement modifiées. Les applications locales de boue sur les articulations affectées sont très utiles.

Eaux alcalines et salines.

Il en existe un grand nombre de variétés; les plus connues sont celles de Carslbad, Marienbad et Brides.

CARLSBAD (*Bohême*). — Carlsbad est connu depuis longtemps comme une des stations de premier ordre pour les goutteux. Il convient à

ceux qui ont une constitution vigoureuse, dont les tissus ne sont le
siège d'aucune dégénérescence et dont les manifestations ont un caractère sthénique. Les eaux sont thermales et surtout chargées de sels
de soude parmi lesquels dominent les sulfates et carbonates. Elles ont
un effet purgatif diurétique et rendent l'urine alcaline. Pendant le
cours du traitement, on ne recherche pas trop l'action purgative et
elle n'est pas nécessaire pour obtenir tous les bénéfices de la cure.
Les troubles hépatiques, gastro-entériques, la glycosurie y sont très
heureusement modifiés. Un régime spécial à la station forme une des
parties essentielles de la cure, mais les malades feront bien d'éviter
les compotes allemandes. L'eau du Sprudel est employée en bains avec
ou sans dépôts. Généralement, les malades diminuent de poids. On
fera bien après le traitement d'aller résider dans une station alpestre
de Suisse.

Comme pour toutes les stations, les malades doivent faire plusieurs
saisons consécutives. Dans certains cas, il est bon de prescrire une
saison d'été, et une d'automne, la même année.

MARIENBAD (*Bohême*). — Les eaux de Marienbad ont beaucoup de
similitude avec celles de Carlsbad. La station a l'avantage d'être à une
altitude plus élevée, à 600 mètres. Elle est moins fréquentée par les
goutteux purs, cependant les sources de Kreuz et de Ferdinand sont
aussi efficaces que celles de Carlsbad dans bien des phases de la goutte
irrégulière et incomplète. On y donne des bains de boue et l'on y fait
des cures de petit-lait venant du lait de chèvres. L'obésité, les affections hépatiques avec congestion de la veine porte, la tendance aux
hémorroïdes y sont surtout avantageusement traitées.

BRIDES-LES-BAINS (*Savoie*). — C'est une des meilleures stations de
montagne pour l'été. Elle est située à 600 mètres d'altitude, au milieu
d'un paysage superbe. Les eaux ont 35° et contiennent surtout des
sels de soude avec de la magnésie, de la chaux et un peu de fer. Elles
sont diurétiques et un peu laxatives. Dans les cas de goutte chronique,
de congestion hépatique, de viscéralgies abdominales, d'obésité [1], elles
rendent de grands services.

Les malades peuvent se rendre avec avantage à Brides après une
cure à Aix-les-Bains.

SALINS-MOUTIERS (*Savoie*). — Située à 500 mètres d'altitude, dans un
très beau pays, à quelques kilomètres de Brides, cette station possède
des sources très fortifiantes. Les eaux sont gazeuses, chaudes (35°) et

---

1. Philbert, *Du traitement de l'obésité aux eaux de Brides.*

contiennent dans leurs dépôts beaucoup de fer, d'arsenic, et un peu de brome et d'iode.

Eaux amères acidulées.

On comprend dans ce groupe les eaux purgatives. Elles sont surtout employées comme agents médicamenteux, et l'on ne va jamais faire de cure à leur lieu d'origine.

Eaux salines.

Il en existe également un grand nombre qu'on pourrait recommander. Quelques-unes parmi les meilleures contiennent, outre les principes salins, du soufre et de l'arsenic.

AMÉLIE-LES-BAINS (*Pyrénées-Orientales*). — Cette station, située à 250 mètres d'altitude, possède des eaux thermales sulfurées sodiques. Elle convient surtout aux malades atteints de troubles des voies respiratoires et du système cutané.

BAGNÈRES-DE-BIGORRE (*Hautes-Pyrénées*). — Elle est située à environ 600 mètres d'altitude. Les eaux sont thermales, salines, arsenicales, sulfureuses et ferrugineuses. La principale saison est de juin à septembre, mais on y vient également en hiver.

LA BOURBOULE (*Puy-de-Dôme*). — Ces eaux sont chlorurées, arsenicales, très chaudes, et sont très utiles dans les manifestations goutteuses cutanées et nerveuses. On y traite aussi les diabétiques. Les installations sont maintenant très complètes. Chaque bouteille d'eau renferme l'équivalent de vingt gouttes de liqueur de Fowler.

CAPVERN (*Hautes-Pyrénées*). — Ces eaux sont froides et renferment surtout du sulfate de chaux. Elles sont principalement indiquées dans les affections calculeuses, et sont fréquentées surtout par les populations du midi de la France. Elles sont très similaires à celles de Vittel.

CHATEL-GUYON (*Puy-de-Dôme*). — Les eaux sont à la température de 35°, gazeuses, et contiennent surtout du chlorure de magnésium. Elles sont laxatives et diurétiques. Elles sont indiquées surtout dans les troubles digestifs, la tendance hémorroïdaire, la céphalalgie, etc.

HAMMAM-RIRRHA (*Algérie*). — Cette station tend à prendre beaucoup d'importance, surtout parce qu'on peut la fréquenter en hiver. Le climat est excellent et le pays magnifique. Il existe deux sources : l'une thermale sulfatée calcique, à la température de 40°; l'autre, froide, ferrugineuse. Les installations sont bonnes et la vie n'y est pas chère.

URIAGE (*Isère*). — L'établissement est un des mieux installés de France. Les eaux sont chlorurées, légèrement arsenicales et sulfureuses, à la température de 30°. Elles sont indiquées dans les affections cutanées : eczéma, herpès, psoriasis.

SAINT-CLAIR-SPRINGS (*Michigan*, U. S.). — Il existe deux sources, l'une chlorurée sodique, l'autre ferrugineuse et sulfureuse, et un bon établissement à Oakland-Hotel.

SARATOGA (*New-York State*). — C'est une des meilleures stations de l'Amérique. Les eaux sont froides, légèrement laxatives. Elles sont très heureusement utilisées par les goutteux.

LLANDRINDOD (*Radnor-shire*). — Il existe trois sources : chlorurée, sulfureuse, ferrugineuse. La source chlorurée est employée depuis plus de deux siècles; elle renferme 22 grammes de principes actifs par litre, représentés surtout par des chlorures de sodium, de magnésium, de calcium, et par des sels de potasse. L'eau est froide, laxative, diurétique et altérante. Elle est très analogue à celle de Hombourg.

CHELTENHAM. — Ces eaux constituent une variété d'eaux salines laxatives, iodurées et sulfureuses.

LEAMINGTON (*Warwick-shire*). — Il existe plusieurs sources très actives. La source Old Well renferme des chlorures de sodium et de calcium, du sulfate de soude, et est chargée d'acide carbonique.

HARROGATE (*York-shire*). — Les eaux comptent parmi les plus utiles de l'Angleterre, surtout les sources sulfurées chlorurées, qui doivent leurs propriétés autant à leurs chlorures qu'à leur principe sulfureux. Elles sont froides, mais on les chauffe artificiellement pour l'usage général. On y trouve aussi des chlorures de barium, de strontium, de calcium, de l'iode, du brome et du sulfate de chaux.

Ces eaux sont utiles dans la goutte chronique, la congestion hépatique avec constipation, et la bronchite, dans la lithiase rénale, l'eczéma, le prurigo, le psoriasis.

ISCHL (*Autriche*). — Cette station est située à 550 mètres d'altitude au milieu d'un paysage charmant. Les eaux sont froides, salines et sulfureuses. Toutes les variétés de bains y sont mises en usage. On y traite surtout les affections des organes digestifs, les dermatoses, les troubles nerveux et utérins.

HOMBOURG (*Hesse-Nassau*). — Eaux salines, acidulées, ferrugineuses, très riches en chlorure de sodium. Elles sont utiles dans la goutte atonique avec troubles gastro-hépatiques.

KISSINGEN (*Bavière*). — Il existe cinq sources très riches en chlorures de sodium et de magnésium, ainsi qu'en sulfate de chaux. La température varie de 20 à 30°, et l'on chauffe les eaux avant de les boire. Leur action est très analogue à celle des eaux de Hombourg, et elles répondent aux mêmes indications. On y prend des bains de boue et des bains d'acide carbonique.

Ems (*Nassau*). — Cette station est peu fréquentée par les goutteux. Le climat y est déprimant; cependant les personnes âgées s'en trouvent bien. Les eaux sont indiquées dans les cas de migraine due à l'uricémie, dans les dermatoses goutteuses, la gravelle, la cystite et le diabète. Pour la bronchite et l'asthme de nature goutteuse, c'est une des meilleures stations.

Baden-Baden (*Duché de Bade*). — Cette station jouit d'une grande réputation dans les affections arthritiques; mais elle est beaucoup moins fréquentée qu'autrefois.

Eaux sulfureuses.

Les principales indications des eaux sulfureuses dans la goutte sont la chronicité et l'atonie. Les dermatoses, telles que le psoriasis, l'eczéma sec, le prurigo, l'acné, sont très heureusement modifiées par elles. Les myalgies, les crampes, et un grand nombre de douleurs goutteuses, souvent appelées « rhumatismales », se trouvent très bien du traitement sulfureux interne et externe. Il en est de même de la congestion de la veine porte, de la constipation et de la tendance aux hémorroïdes.

Dans les diverses eaux sulfureuses, le soufre ne se trouve qu'en combinaison très faible, sous forme de sulfure de calcium, de magnésium et d'hydrogène.

Les principales eaux sulfureuses renferment des principes salins auxquels elles doivent beaucoup de leurs propriétés.

Aix-les-Bains (*Savoie*). — C'est maintenant une des stations thermales les plus fréquentées pour toutes les formes de goutte, surtout pour les affections articulaires invétérées, les dermatoses, la sciatique. Les eaux ont une thermalité élevée de 45 à 47°, et contiennent des sulfates et carbonates de chaux et de magnésie, du chlorure de sodium et de l'hydrogène sulfuré. Les procédés de massage y sont pratiqués avec beaucoup d'habileté. M. Lécorché conseille souvent de faire précéder le traitement d'Aix d'une cure à Vittel.

Luchon (*Haute-Garonne*). Barèges (*Hautes-Pyrénées*). — Ces eaux rendent de grands services dans tous les cas où la médication sulfureuse est indiquée chez les goutteux.

AIX-LA-CHAPELLE (*Prusse Rhénane*). — Cette station a une réputation bien établie, mais est surtout fréquentée aujourd'hui pour les affections vénériennes plutôt que pour la goutte. Les arthrites chroniques invétérées, la sciatique, les dermatoses goutteuses y sont très heureusement modifiées par le traitement interne et externe.

STRATHPEFFER (*Ross-shire*). — Cette station possède les eaux sulfureuses les plus puissantes que l'on connaisse, et peuvent être utilisées pour toutes les affections qui sont justiciables de cette médication.

MOFFAT (*Dumfries-shire*). — Les eaux sulfurées sodiques sont très utiles dans certaines formes de goutte irrégulière.

BADEN (*Suisse*). — Ces eaux sont indiquées dans les variétés atoniques de la goutte.

Eaux bromo-iodurées.

MARLIOZ (*Savoie*). — Cette station possède des eaux sulfurées sodiques et bromo-iodurées, qui peuvent être utilisées avec fruit.

WOODHALL (*Lincoln-shire*). — Ces eaux sont très utiles pour faire disparaître les reliquats de l'arthrite goutteuse.

CHELTENHAM (*Gloucester-shire*). — On trouve dans cette station des eaux sulfurées-iodurées et chlorurées-iodurées qui rendent de grands services.

Eaux ferrugineuses.

Le nombre des eaux ferrugineuses est incalculable. En général elles sont contre-indiquées dans la goutte, et ne peuvent être utilisées que dans la goutte atonique avec anémie. Il faut se souvenir que le fer n'est pas toujours bien supporté par l'estomac et cause la rétention de l'acide urique. Malgré cela, bien des malades en tirent profit, à condition de maintenir l'action intestinale. Les meilleures de ce groupe sont celles qui renferment du chlorure de sodium.

OREZZA (*Corse*). — Ces eaux sont gazeuses et l'objet d'une vaste exportation.

SAINT-NECTAIRE (*Puy-de-Dôme*). — Elles sont mixtes, alcalines et ferrugineuses bicarbonatées.

SPA (*Belgique*) — PYRMONT (*Waldeck-Pyrmont*) — SAINT-MORITZ (*Engadine*) — CHELTENHAM, TUNBRIDGE-WELLS (*Kent*) — SCHWALBACH (*Hesse-Nassau*) — BOCKLET (*près de Kissingen*) — HARROGATE, sont les stations les plus connues et les plus fréquentées. On s'y rend pour compléter une cure faite à des eaux plus importantes.

Bains de mer.

Les bains de mer sont rarement indiqués ; en tous cas, leur utilité est très contestable au-dessus de cinquante ans. On peut les autoriser quand les sujets sont jeunes, atteints de goutte franche. Pour les personnes plus âgées, et quand la goutte est asthénique, les bains de mer et les douches sont d'une certaine valeur. Quand il y a association de scrofule et de goutte, on conseillera le séjour au bord de la mer tous les étés, pendant quelques semaines. Les eaux de Salins-Moutiers, au milieu des Alpes, sont une véritable mer thermale et sont très utiles dans ces cas.

Electricité dans la goutte.

Dans la goutte chronique on peut retirer de bons effets de l'électricité pour lutter contre la faiblesse générale, musculaire et nerveuse. L'amyotrophie, causée par les arthrites, est très heureusement influencée par des courants voltaïques appliqués tous les jours, et par des frictions sur les parties affectées. Les névrites, les névralgies, même celles consécutives au zona, cèdent parfois à ce traitement.

Des frictions et du massage dans la goutte.

Pour moi, j'adopte absolument la maxime de sir William Temple, à savoir « qu'aucun homme n'aurait la goutte s'il pouvait avoir un esclave pour le frictionner ». Comme ce diplomate était ambassadeur à la Haye, à l'époque où Boerhaave était encore jeune, il est bien possible que celui-ci se soit inspiré de cet adage pour conseiller les frictions : « *Exercitatio magno continuato, equitationis in aere puro, tum frictionibus, motibusque partium sæpe iteratis* » (aphorisme 1275).

Les frictions régulières sont incontestablement utiles pour activer la circulation et faire disparaître les accumulations d'urates. En ce moment, les frictions jouissent d'une nouvelle vogue, sont élevées à la hauteur d'une méthode thérapeutique, et sont pratiquées par des hommes exercés. Comme pour tous les traitements, on a fondé trop d'espoir sur elles et on en a abusé. Elles sont indiquées dans la goutte chronique, quand il y a menace de déformations, et chez les individus qui ne peuvent prendre de l'exercice. Quand toute douleur a cessé dans une articulation récemment atteinte, on peut y faire avec profit des frictions et du massage. Dans beaucoup de stations thermales,

cette pratique est très en honneur. Elle est utile surtout dans les mois
d'hiver, quand la peau ne fonctionne pas. Quand elle est bien pratiquée, elle cause un peu de fatigue, mais stimule l'appétit et la digestion. La friction pratiquée sur les extrémités est très utile, chez les
individus prédisposés à la goutte, surtout avant qu'elles soient affaiblies par des attaques successives. On doit laver tous les jours les
pieds avec du savon et de l'eau et les frictionner ensuite. On changera
deux fois par jour de chaussettes et de souliers, et, dans certains cas,
chaque doigt de pied, ou tout au moins le gros orteil, sera dans un
doigtier, comme un gant. Les chaussures seront larges et, en hiver,
pourvues d'une semelle de liège. Dès que la chaussure sera humide,
on la changera le plus tôt possible, et l'on devra en avoir un grand
nombre de paires afin de varier la pression que chacune exerce sur
le pied.

Des voyages dans la goutte.

Dans les bienfaits que les malades éprouvent des traitements ther-
maux, il faut tenir compte de la part qui revient au voyage lui-même.
L'air sec des montagnes convient généralement le mieux; mais il y a
des exceptions, et certains malades se trouvent mieux au bord de la
mer. Quand les voyages sur mer sont bien supportés, on peut en retirer de très bons résultats. Le côté défavorable de ces voyages, c'est
qu'on a de la tendance à trop manger et à ne pas prendre assez
d'exercice.

Du climat favorable aux goutteux.

La Rivière offre un grand nombre d'endroits très favorables.
L'Egypte est trop déprimante. L'Algérie et le Maroc sont utiles dans
certains cas chroniques, surtout avec des complications rénales. Pour
les malades qui n'ont pas de déformations ou qui ne sont pas trop
faibles, il y a grand avantage à faire un voyage au Cap de Bonne-
Espérance pendant les premiers mois de l'année, ou aux Indes en
octobre. Les régions salubres du nord de l'Inde représentent, à mon
avis, le meilleur climat pour y passer la saison froide. Le Mexique et
le sud de la Californie ont aussi un air très stimulant.

Il ne faut cependant jamais oublier qu'aucun climat n'est par lui
seul utile dans la goutte, si le genre de vie du malade, tant au point
de vue de l'exercice que du régime, n'est pas conforme aux règles de
l'hygiène. On en appréciera les effets selon l'état de la nutrition géné-

rale. Si un touriste ne se plaît pas dans un pays, il est peu probable qu'il en retirera quelque bénéfice. Quelquefois il est très difficile de décider les goutteux à se soumettre aux divers inconvénients d'un voyage; ils aiment généralement mieux leur vie de chaque jour. Alors il est bon de les y arracher et de les faire remuer un peu. Les habitudes de bien-être et la recherche perpétuelle du confort finissent par affaiblir les facultés.

Le changement de climat a quelquefois une très heureuse influence sur les malades qui ont une tendance goutteuse, en faisant disparaître les attaques ainsi que bien des formes de goutte irrégulière.

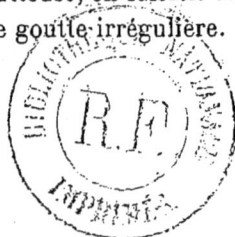

FIN

TABLE ALPHABÉTIQUE

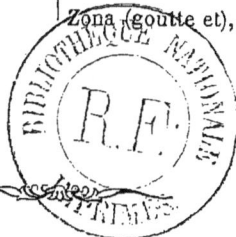

Librairie FÉLIX ALCAN, 108, boulevard, Saint-Germain, Paris.

PUBLICATIONS MÉDICALES ET SCIENTIFIQUES

Pathologie et thérapeutique médicales.

AXENFELD et HUCHARD. **Traité des névroses.** 2ᵉ édition, augmentée de 700 pages, par HENRI HUCHARD, médecin des hôpitaux. 1 fort vol. in-8. 20 fr.

BOUCHUT et DESPRÉS. **Dictionnaire de médecine et de thérapeutique médicale et chirurgicale,** comprenant le résumé de la médecine et de la chirurgie, les indications thérapeutiques de chaque maladie, la médecine opératoire, les accouchements, l'oculistique, l'odontotechnie, les maladies d'oreille, l'électrisation, la matière médicale, les eaux minérales et un formulaire spécial pour chaque maladie. 5ᵉ édit. 1889, très augmentée. 1 vol. in-4, avec 950 figures dans le texte et 3 cartes.
Prix broché, 25 fr. — Cartonné, 27 fr. 50. — Relié, 29 fr.

CORNIL et BABES. **Les bactéries** et leur rôle dans l'histologie pathologique des maladies infectieuses. 2 vol. gr. in-8, contenant la description des méthodes de bactériologie. 3ᵉ édit. 1890, avec 385 figures en noir et en couleurs dans le texte et 12 planches hors texte. 40 fr.

DAMASCHINO. **Leçons sur les maladies des voies digestives.** 1 vol. in-8. 3ᵉ tirage. 1888. 14 fr.

DAVID. **Les microbes de la bouche.** 1 vol. in-8, avec 113 gravures en noir et en plusieurs couleurs dans le texte, précédé d'une lettre-préface de M. Pasteur. 1890. 10 fr.

DÉJERINE (J.). **Sur l'atrophie musculaire des ataxiques** (névrite motrice périphérique des ataxiques), étude clinique et anatomo-pathologique. 1 vol. in-8. 1889. 3 fr.

DÉJERINE-KLUMPKE (Mᵐᵉ). **Des polynévrites et des paralysies et atrophies saturnines,** étude clinique et anatomo-pathologique. 1 vol. in-8, avec gravures. 1889. 6 fr.

DEMANGE. **Étude clinique et anatomo-pathologique sur la vieillesse.** 1 vol. in-8, avec 5 planches hors texte. 1886. 4 fr.

DESPRÉS. **Traité théorique et pratique de la syphilis,** ou infection purulente syphilitique. 1 vol. in-8. 7 fr.

DUCWORTH (Sir Dyce). **La goutte,** hygiène et traitement, traduit de l'anglais par M. le Dʳ RODET, et précédé d'une préface de M. le Dʳ LECONCHÉ. 1 vol. gr. in-8, avec grav. dans le texte. 10 fr.

DURAND-FARDEL. **Traité pratique des maladies chroniques.** 2 vol. gr. in-8. 20 fr.

DURAND-FARDEL. **Traité des eaux minérales** de la France et de l'étranger, et de leur emploi dans les maladies chroniques. 3ᵉ édition. 1883. 1 vol. in-8. 10 fr.

DURAND-FARDEL. **Les eaux minérales et les maladies chroniques.** Leçons professées à l'École pratique. 2ᵉ édit. 1885, cart. à l'anglaise. 4 fr.

FÉRÉ (Ch.). **Dégénérescence et criminalité.** 1 vol. in-18. 1888. 2 fr. 50

FÉRÉ (Ch.). **Du traitement des aliénés dans les familles.** 1 vol. in-18. 1889. 2 fr. 50

FÉRÉ (Ch.). **Les épilepsies et les épileptiques.** 1 vol. gr. in-8, avec 12 planches hors texte et 67 figures dans le texte. 1890. 20 fr.

FINGER. **La syphilis,** traduit de l'allemand par les docteurs DOYON et SPILLMANN. 1 vol. in-8°, avec grav. *Sous presse.*

HÉRARD, CORNIL et HANOT. **De la phthisie pulmonaire,** étude anatomo-pathologique et clinique. 1 vol. in-8, avec 65 fig. en noir et en couleurs dans le texte et 2 planches coloriées. 2ᵉ édit., entièrement remaniée. 1888. 20 fr.

ICARD. **La femme pendant la période menstruelle,** étude de psychologie morbide et de médecine légale. 1 vol. in-8. 1890.   6 fr.

LANCEREAUX. **Traité historique et pratique de la syphilis.** 2ᵉ édition. 1 vol. gr. in-8, avec fig. et planches coloriées.   17 fr.

LAGRANGE (F.). **De l'exercice chez les adultes.** 1 volume in-18. 2ᵉ éd., 1892. Br., 3 fr. 50; cart. à l'ang.   4 fr.

LEVILLAIN. **Hygiène des gens nerveux,** précédé de notions élémentaires sur la structure, les fonctions et les maladies du système nerveux. 1 vol. in-18. 2ᵉ éd. 1892. Br., 3 fr. 50; cart. à l'ang.   4 fr.

LAYET. **Traité pratique de la vaccination animale,** avec préface de M. le professeur BROUARDEL. 1 vol. gr. in-8, contenant 22 planches coloriées hors texte. 1889.   12 fr.

MACARIO. **Manuel d'hydrothérapie,** suivi d'une instruction sur les bains de mer (Guide pratique des baigneurs). 1 vol. in-8, 4ᵉ édit., remaniée. 1889. Br., 2 fr. 50; cart. à l'ang.   3 fr.

MACÉ. **Traité pratique et raisonné de pharmacie galénique.** 1 vol. in-8.   6 fr.

WEBER. **Climatothérapie,** traduit de l'allemand par MM. les docteurs DOYON et SPIELMANN. 1 vol. in-8. 1886.   6 fr.

REVUE DE MÉDECINE

PARAISSANT TOUS LES MOIS. — 12ᵉ ANNÉE, 1892

DIRECTEURS : MM.

Ch. BOUCHARD

Professeur à la Faculté de médecine de Paris,
Médecin de l'hôpital Lariboisière,
Membre de l'Académie des sciences.

J.-M. CHARCOT

Professeur à la Faculté de médecine de Paris,
Médecin de la Salpêtrière,
Membre de l'Académie des sciences.

A. CHAUVEAU

Inspecteur général des Écoles vétérinaires,
Membre de l'Académie des sciences,
Professeur au Muséum.

RÉDACTEURS EN CHEF : MM.

L. LANDOUZY

Professeur agrégé
à la Faculté de médecine de Paris,
Médecin de l'hôpital Laënnec.

ET

R. LÉPINE

Professeur de clinique médicale
à la Faculté de médecine de Lyon,
Membre corresp. de l'Acad. des sciences.

PRIX D'ABONNEMENT :

Un an, Paris, **20** fr. — Départements et étranger, 23 fr. — La livraison, 3 fr.

JOURNAL DE L'ANATOMIE ET DE LA PHYSIOLOGIE

NORMALES ET PATHOLOGIQUES DE L'HOMME ET DES ANIMAUX

PARAISSANT TOUS LES DEUX MOIS

Fondé par Ch. ROBIN

DIRIGÉ PAR

Georges POUCHET et Mathias DUVAL

VINGT-HUITIÈME ANNÉE (1892)

Un an, pour Paris : 30 fr. : Départements et étranger : 33 fr.
La livraison : 6 fr.

Coulommiers. — Imp. PAUL BRODARD.

ANCIENNE LIBRAIRIE GERMER BAILLIÈRE ET Cie

FÉLIX ALCAN, ÉDITEUR

CATALOGUE

DES

LIVRES DE FONDS

(MÉDECINE — SCIENCES)

TABLE DES MATIÈRES

On peut se procurer tous les ouvrages qui se trouvent dans ce Catalogue par l'intermédiaire des libraires de France et de l'Étranger.

On peut également les recevoir *franco* par la poste, sans augmentation des prix désignés, en joignant à la demande des TIMBRES-POSTE FRANÇAIS ou un MANDAT sur Paris.

PARIS

108, BOULEVARD SAINT-GERMAIN, 108

Au coin de la rue Hautefeuille.

AVRIL 1890

BIBLIOTHÈQUE

SCIENTIFIQUE INTERNATIONALE

Publiée sous la direction de M. Émile ALGLAVE

La *Bibliothèque scientifique internationale* est une œuvre dirigée par les auteurs mêmes, en vue des intérêts de la science, pour la populariser sous toutes ses formes, et faire connaître immédiatement dans le monde entier les idées originales, les directions nouvelles, les découvertes importantes qui se font chaque jour dans tous les pays. Chaque savant expose les idées qu'il a introduites dans la science et condense pour ainsi dire ses doctrines les plus originales.

On peut ainsi, sans quitter la France, assister et participer au mouvement des esprits en Angleterre, en Allemagne, en Amérique, en Italie, tout aussi bien que les savants mêmes de chacun de ces pays.

La *Bibliothèque scientifique internationale* ne comprend pas seulement des ouvrages consacrés aux sciences physiques et naturelles, elle aborde aussi les sciences morales, comme la philosophie, l'histoire, la politique et l'économie sociale, la haute législation, etc.; mais les livres traitant des sujets de ce genre se rattachent encore aux sciences naturelles, en leur empruntant les méthodes d'observation et d'expérience qui les ont rendues si fécondes depuis deux siècles.

Cette collection paraît à la fois en français, en anglais, en allemand et en italien : à Paris, chez Félix Alcan ; à Londres, chez C. Kegan, Paul et Cⁱᵉ ; à New-York, chez Appleton ; à Leipzig, chez Brockhaus ; et à Milan, chez Dumolard frères.

LISTE DES OUVRAGES PAR ORDRE D'APPARITION [1]

VOLUMES IN-8, CARTONNÉS A L'ANGLAISE, PRIX : 6 FRANCS.

* 1. J. TYNDALL. **Les Glaciers et les Transformations de l'eau,** avec figures. 1 vol. in-8. 5ᵉ édition. (V. P.) 6 fr.
* 2. BAGEHOT. **Lois scientifiques du développement des nations** dans leurs rapports avec les principes de la sélection naturelle et de l'hérédité. 1 vol. in-8. 5ᵉ édition. 6 fr.
* 3. MAREY. **La Machine animale,** locomotion terrestre et aérienne, avec de nombreuses fig. 1 vol. in-8. 4ᵉ édit. augmentée. (V. P.) 6 fr.
4. BAIN. **L'Esprit et le Corps.** 1 vol. in 8. 4ᵉ édition. 6 fr.
* 5. PETTIGREW. **La Locomotion chez les animaux,** marche, natation. 1 vol, in-8, avec figures. 2ᵉ édit. 6 fr.
* 6. HERBERT SPENCER. **La Science sociale.** 1 v. in-8. 9ᵉ édit. (V. P.) 6 fr.
* 7. SCHMIDT (O.). **La Descendance de l'homme et le Darwinisme.** 1 vol. in-8, avec fig. 5ᵉ édition. 6 fr.
8. MAUDSLEY. **Le Crime et la Folie.** 1 vol. in-8. 5ᵉ édit. 6 fr.

(1) Les titres marqués d'un astérisque ont été adoptés par le *Ministère de l'Instruction publique* pour les Bibliothèques et les distributions de prix des Lycées et Collèges. Les titres marqués V. P. sont adoptés pour les distributions de prix et les bibliothèques de la ville de Paris.

44 DE CANDOLLE. **L'Origine des plantes cultivées.** 3e édition. 1 vol.
in-8. (V. P.) 6 fr.

45-46. SIR JOHN LUBBOCK. **Fourmis, abeilles et guêpes.** Études
expérimentales sur l'organisation et les mœurs des sociétés d'insectes
hyménoptères. 2 vol. in-8, avec 65 figures dans le texte et 13 planches hors texte, dont 5 coloriées. (V. P.) 12 fr.

47. PERRIER (Edm.). **La Philosophie zoologique avant Darwin.**
1 vol. in-8. 2e édition. (V. P.) 6 fr.

48. STALLO. **La Matière et la Physique moderne.** 1 vol. in-8, précédé d'une Introduction par FRIEDEL. 6 fr.

49. MANTEGAZZA. **La Physionomie et l'Expression des sentiments.**
1 vol. in-8 avec huit planches hors texte. 6 fr.

50. DE MEYER. **Les Organes de la parole et leur emploi pour
la formation des sons du langage.** 1 vol. in-8 avec 51 figures,
traduit de l'allemand et précédé d'une Introduction par M. O. CLA-
VEAU. 6 fr.

51. DE LANESSAN. **Introduction à l'Étude de la botanique** (le Sapin).
1 vol. in-8, avec 143 figures dans le texte. (V. P.) 6 fr.

52-53. DE SAPORTA et MARION. **L'évolution du règne végétal** (les
Phanérogames). 2 vol. in-8, avec 136 figures. 12 fr.

54. TROUESSART. **Les Microbes, les Ferments et les Moisissures.**
1 vol. in-8, avec 107 figures dans le texte. (V. P.) 6 fr.

55. HARTMANN (R.). **Les Singes anthropoïdes, et leur organisation
comparée à celle de l'homme.** 1 vol. in-8, avec 63 figures dans
le texte. 6 fr.

56. SCHMIDT (O.). **Les Mammifères dans leurs rapports avec leurs
ancêtres géologiques.** 1 vol. in-8 avec 51 figures. 6 fr.

57. BINET et FÉRÉ. **Le Magnétisme animal.** 1 vol. in-8 avec figures.
3e édit. 6 fr.

58-59. ROMANES. **L'Intelligence des animaux.** 2 vol. in-8. (V. P.) 12 fr.

60. F. LAGRANGE. **Physiologie des exercices du corps.** 1 vol. in-8.
3e édition (V. P.) 6 fr.

61. DREYFUS (Camille). **Évolution des mondes et des sociétés.** 1 vol.
in-8. (V. P.) 6 fr.

62. DAUBRÉE. **Les régions invisibles du globe et des espaces
célestes.** 1 vol. in-8 avec 78 gravures dans le texte. (V. P.) 6 fr.

63-64. SIR JOHN LUBBOCK. **L'homme préhistorique.** 2 vol. in-8.
avec 228 gravures dans le texte. 3e édit. 12 fr.

65. RICHET (CH.). **La chaleur animale.** 1 vol. in-8 avec figures. 6 fr.

66. FALSAN. (A.). **La période glaciaire principalement en France et
en Suisse.** 1 vol. in-8 avec 105 grav. et 2 cartes. (V. P.) 6 fr.

67 BEAUNIS (H.). **Les Sensations internes.** 1 vol. in-8. 6 fr.

68. CARTAILHAC (E.). **La France préhistorique,** d'après les sépultures
et les monuments. 1 vol. in-8 avec 162 gravures. (V. P.) 6 fr.

69. BERTHELOT. **La Révolution chimique, Lavoisier.** 1 vol. in-8
avec gravures. 6 fr.

OUVRAGES SUR LE POINT DE PARAITRE :

ANDRÉ (Ch.). **Le système solaire.** 1 vol.

STARCKE. **La famille primitive.** 1 vol.

KUNCKEL D'HERCULAIS. **Les sauterelles.** 1 vol. avec grav.

CHAUVEAU ET ARLOING. **Les virus.** 1 vol.

SIR JOHN LUBBOCK. **Mœurs, instincts et intelligence des insectes.**
1 vol. avec grav.

ROMIEUX. **La topographie et la géologie.** 1 vol. avec grav. et cartes.

MORTILLET (de). **L'Origine de l'homme.** 1 vol. avec figures.

PERRIER (E.). **L'Embryogénie générale.** 1 vol. avec figures.

LACASSAGNE. **Les Criminels.** 1 vol. avec figures.

POUCHET (G.). **La forme et la vie.** 1 vol. avec figures.

BERTILLON. **La démographie.** 1 vol.

LISTE PAR ORDRE DE MATIÈRES DES VOLUMES

COMPOSANT LA

BIBLIOTHÈQUE

SCIENTIFIQUE INTERNATIONALE

(69 volumes parus)

PHYSIOLOGIE

BINET et FÉRÉ. Le Magnétisme animal, *illustré*.
BERNSTEIN. Les Sens, *illustré*.
MAREY. La Machine animale, *illustré*.
PETTIGREW. La Locomotion chez les animaux, *ill*.
ROSENTHAL. Les Nerfs et les Muscles, *illustré*.
JAMES SULLY. Les Illusions des Sens et de l'Esprit, *illustré*.
DE MEYER. Les Organes de la parole, *illustré*.
LAGRANGE. Physiologie des exercices du corps.
RICHET (Ch.). La chaleur animale, *illustré*.
BEAUNIS. Les sensations internes.

PHILOSOPHIE SCIENTIFIQUE

ROMANES. L'Intelligence des animaux. 2 vol. *illust*.
LUYS. Le Cerveau et ses fonctions, *illustré*.
CHARLTON BASTIAN. Le Cerveau et la Pensée chez l'homme et les animaux. 2 vol. *illustrés*.
BAIN. L'Esprit et le Corps.
MAUDSLEY. Le Crime et la Folie.
LÉON DUMONT. Théorie scientifique de la sensibilité.
PERRIER. La Philosophie zoologique avant Darwin.
STALLO. La Matière et la Physique moderne.
MANTEGAZZA. La Physionomie et l'expression des sentiments, *illustré*.
DREYFUS. L'Évolution des mondes et des sociétés.

ANTHROPOLOGIE

DE QUATREFAGES. L'Espèce humaine.
JOLY. L'Homme avant les métaux, *illustré*.
LUBBOCK. L'Homme préhistorique, 2 vol. *illustrés*.
HARTMANN. Les Peuples de l'Afrique; *illustré*.
CARTAILHAC. La France préhistorique, *illustré*.

ZOOLOGIE

SCHMIDT. Descendance et Darwinisme, *illustré*.
HUXLEY. L'Écrevisse (introduction à la zoologie), *ill*.
VAN BENEDEN. Les Commensaux et les Parasites du règne animal, *illustré*.
LUBBOCK. Fourmis, Abeilles et Guêpes. 2 vol. *illustrés*.
TROUESSART. Les Microbes, les Ferments et les Moisissures, *illustrés*.
HARTMANN. Les Singes anthropoïdes et leur organisation comparée à celle de l'homme, *illustré*.
SCHMIDT. Les Mammifères dans leurs rapports avec leurs ancêtres géologiques, *illustré*.

BOTANIQUE — GÉOLOGIE

DE SAPORTA et MARION. L'Évolution du règne végétal (les Cryptogames), *illustré*.

DE SAPORTA et MARION. L'Évolution du règne végétal (les Phanérogames). 2 vol. *illustrés*.
COOKE et BERKELEY. Les Champignons, *illustré*.
DE CANDOLLE. Origine des Plantes cultivées.
DE LANESSAN. Le Sapin (introduction à la botanique), *illustré*.
FUCHS. Volcans et Tremblements de terre, *illustré*
DAUBRÉE. Les Régions invisibles du globe et des Espaces célestes.

CHIMIE

WURTZ. La Théorie atomique.
BERTHELOT. La Synthèse chimique.
BERTHELOT. La Révolution chimique, Lavoisier.
SCHUTZENBERGER. Les Fermentations, *illustré*.

ASTRONOMIE — MÉCANIQUE

SECCHI (le Père). Les Étoiles. 2 vol. *illustrés*.
YOUNG. Le Soleil, *illustré*.
THURSTON. Histoire de la Machine à vapeur. 2 vol. *illustrés*.

PHYSIQUE

BALFOUR STEWART. La Conservation de l'énergie, *illustré*.
TYNDALL. Les Glaciers et les Transformations de l'eau, *illustré*.
FALSAN. La période glaciaire, *illustré*.
VOGEL. Photographie et Chimie de la lumière, *illust*.

THÉORIE DES BEAUX-ARTS

BRUCKE et HELMHOLTZ. Principes scientifiques des Beaux-Arts, *illustré*.
ROOD. Théorie scientifique des couleurs, *illustré*.
P. BLASERNA et HELMHOLTZ. Le Son et la Musique, *illustré*.

SCIENCES SOCIALES

HERBERT SPENCER. Introduction à la science sociale.
HERBERT SPENCER. Les Bases de la Morale évolutionniste.
A. BAIN. La Science de l'éducation.
BAGEHOT. Lois scientifiques du développement des nations.
DE ROBERTY. La Sociologie.
DRAPER. Les Conflits de la science et de la religion.
STANLEY JEVONS. La Monnaie et le Mécanisme de l'échange.
BRIALMONT (le général). La Défense des États et les Camps retranchés, *illustré*.
WHITNEY. La Vie du langage.

Prix de chaque volume, cartonné à l'anglaise...... **6 francs.**

RÉCENTES PUBLICATIONS MÉDICALES ET SCIENTIFIQUES

Pathologie médicale.

AXENFELD et HUCHARD. **Traité des névroses.** 2e édition, augmentée de 700 pages par HENRI HUCHARD, médecin des hôpitaux. 1 fort vol. in-8. 1882.   20 fr.

BARTELS. **Les maladies des reins,** traduit de l'allemand par M. le docteur EDELMANN; avec Préface et Notes de M. le professeur LÉPINE. 1 vol. in-8 avec fig. 1884.   15 fr.

BOUCHUT ET DESPRÉS. **Dictionnaire de médecine et de thérapeutique médicale et chirurgicale,** comprenant le résumé de la médecine et de la chirurgie, les indications thérapeutiques de chaque maladie, la médecine opératoire, les accouchements, l'oculistique, l'odontotechnie, les maladies d'oreille, l'électrisation, la matière médicale, les eaux minérales et un formulaire spécial pour chaque maladie. 5e édit. 1889, très augmentée. 1 vol. in-4 avec 950 figures dans le texte et 3 cartes.
     Prix : broché. 25 fr. — Cartonné. 27 fr. 50. — Relié. 29 fr.

CORNIL et BABES. **Les bactéries,** et leur rôle dans l'histologie pathologique des maladies infectieuses. 2 vol. gr. in-8, contenant la description des méthodes de bactériologie. 3e édit. 1890, avec 400 figures en noir et en couleurs dans le texte, et 10 planches en chromolithographie hors texte.   *Sous presse.*

CORNIL et BRAULT. **Études sur la pathologie du rein.** 1 vol. in-8, avec 16 planches hors texte. 1884.   12 fr.

DAMASCHINO. **Leçons sur les maladies des voies digestives.** 1 vol. in-8. 3e tirage. 1888.   14 fr.

DAVID. **Les microbes de la bouche.** 1 vol. in-8 avec gravures dans le texte.   *Sous presse.*

DÉJERINE (J.). **Sur l'atrophie musculaire des ataxiques** (névrite motrice périphérique des ataxiques), étude clinique et anatomo-pathologique. 1 vol. in-8. 1889.   3 fr.

DÉJERINE KLUMPKE (Mme). **Des polynévrites et des paralysies et atrophies saturnines,** étude clinique et anatomo-pathologique. 1 vol. gr. in-8 avec gravures. 1889.   6 fr.

DEMANGE. **Étude clinique et anatomo-pathologique sur la vieillesse.** 1 vol. in-8 avec 5 planches hors texte. 1886.   4 fr.

DESPRÉS. **Traité théorique et pratique de la syphilis,** ou infection purulente syphilitique. 1 vol. in-8.   7 fr.

DUCKWORTH (Sir Dyn). **La goutte,** son traitement, traduit de l'anglais par M. le docteur RODET, 1 vol. gr. in-8 avec gravures dans le texte.   *Sous presse.*

DURAND-FARDEL. **Traité pratique des maladies chroniques.** 2 vol. gr. in-8.   20 fr.

DURAND-FARDEL. **Traité des eaux minérales** de la France et de l'étranger, et de leur emploi dans les maladies chroniques. 3e édition. 1883. 1 vol. in-8.   10 fr.

DURAND-FARDEL. **Les eaux minérales et les maladies chroniques.** Leçons professées à l'École pratique. 2e édit. 1885. 3 fr. 50

DURAND-FARDEL. **Traité pratique des maladies des vieillards.** 2e édition. 1 fort vol. gr. in-8.   14 fr.

FÉRÉ (Ch.). **Dégénérescence et criminalité.** 1 vol. in-18. 1888. 2 fr. 50

FÉRÉ (Ch.). **Du traitement des aliénés dans les familles.** 1 vol. in-18, 1889.   2 fr. 50

FÉRÉ (Ch.). **Les épilepsies et les épileptiques.** 1 vol. gr. in-8 avec 12 planches hors texte et 67 figures dans le texte, 1890. 20 fr.

FERRIER. **De la localisation des maladies cérébrales,** traduit de l'anglais par M. H.-C. DE VARIGNY, suivi d'un mémoire de MM. CHARCOT et PITRES sur *les Localisations motrices dans les hémisphères de l'écorce du cerveau.* 1 vol. in-8 avec 67 fig. dans le texte.   6 fr.

HÉRARD, CORNIL et HANOT. **De la phthisie pulmonaire,** étude anatomo-pathologique et clinique. 1 vol. in-8 avec 65 fig. en noir et en 7 couleurs dans le texte et 2 planches coloriées. 2ᵉ édit. entièrement remaniée. 1888. 20 fr.

ICARD. **La femme pendant la période menstruelle,** étude de psychologie morbide et de médecine légale. 1 vol. in-8. 1890. 6 fr.

KUNZE. **Manuel de médecine pratique,** traduit de l'allemand par M. KNOERI. 1883. 1 vol. in-18. 4 fr. 50

LANCEREAUX. **Traité historique et pratique de la syphilis.** 2ᵉ édition. 1 vol. gr. in-8 avec fig. et planches coloriées. 17 fr.

LANDOUZY et DÉJERINE. **De la myopathie atrophique progressive** (Myopathie héréditaire sans névropathie, débutant d'ordinaire dans l'enfance par la face). 1 vol. in-8 avec fig. 1885. 3 fr. 50

MARTINEAU. **Traité clinique des affections de l'utérus.** 1 fort vol. gr. in-8. 14 fr.

MARTINEAU. **Leçons sur la thérapeutique de la métrite.** 1 vol. in-8. 3 fr.

MURCHISON. **De la fièvre typhoïde,** avec Notes et Introduction du docteur H. GUENEAU DE MUSSY. 1 vol. in-8 avec figures dans le texte et planches hors texte. 10 fr.

NICATI et RIETSCH. **Recherches sur le choléra.** 1 vol. in-8. 2ᵉ éd. 1886. 5 fr.

ONIMUS et LEGROS. **Traité d'électricité médicale.** 1 fort vol. in-8, avec 275 fig. dans le texte. 2ᵉ éd. par le Dʳ Onimus. 1887. 17 fr.

RILLIET et BARTHEZ. **Traité clinique et pratique des maladies des enfants.** 3ᵉ édition, refondue et augmentée par E. BARTHEZ et A. SANNÉ. — TOME Iᵉʳ. *Maladies du système nerveux, maladies de l'appareil respiratoire.* 1 fort vol. gr. in-8. 1884. 16 fr.

TOME II. *Maladies de l'appareil circulatoire, de l'appareil digestif et de ses annexes, de l'appareil génito-urinaire, de l'appareil de l'ouïe, maladies de la peau.* 1 fort vol. gr. in-8. 1887. 14 fr.

TOME III. *Maladies spécifiques, maladies générales constitutionnelles.* *Sous presse.*

SPRINGER. **La croissance.** Son rôle dans la pathologie infantile. 1 vol. in-8. *Sous presse.*

TARTENSON. **Traité clinique des fièvres larvées.** 1 vol. in-8. 1887. 6 fr.

TAYLOR. **Traité de médecine légale,** traduit sur la 7ᵉ édition anglaise, par M. le docteur HENRI COUTAGNE. 1 vol. gr. in-8. 15 fr.

Pathologie chirurgicale.

ANGER (Benjamin). **Traité iconographique des fractures et luxations,** précédé d'une Introduction par M. le professeur VELPEAU. 1 fort vol. in-4, avec 100 pl. hors texte coloriées, contenant 254 fig. et 127 bois intercalés dans le texte. 2ᵉ tirage, 1886. Relié. 150 fr.

ARMAIGNAC. **Mémoires et observations d'ophtalmologie pratique.** 1 vol. in-8 avec gravures, 1889. 12 fr.

BILLROTH et WINIWARTER. **Traité de pathologie et de clinique chirurgicales générales,** traduit de l'allemand par M. le docteur DELBASTAILLE, d'après la 10ᵉ édition allemande. 2ᵉ édition française, 1886. 1 fort vol. gr. in-8°, avec 180 fig. dans le texte. 20 fr.

BOECKEL (J.). **De la résection du genou,** étude basée sur 64 observations personnelles, 1 vol. in-8. 1889. 3 fr.

DE ARLT. **Des blessures de l'œil,** considérées au point de vue pratique et médico-légal. 1 vol. in-18. 3 fr. 50.

DELBET. **Du traitement des anévrysmes.** 1 vol. in-8. 1889. 5 fr.

DELORME. **Traité de chirurgie de guerre.** — Tome I. *Histoire de la chirurgie militaire française, plaies par armes à feu des parties molles.* 1 fort vol. gr. in-8, avec 95 figures dans le texte et une planche en chromolithographie. 16 fr.

Tome II complétant l'ouvrage. (*Sous presse.*)

GALEZOWSKI. **Des cataractes** et de leur traitement. 1er fascicule.
1885. 1 vol. in-8.   3 fr. 50
    Le 2e fascicule terminant l'ouvrage.   *Sous presse.*

JAMAIN et TERRIER. **Manuel de petite chirurgie.** 1885, 6e édit.,
refondue. 1 vol. gr. in-18 de 1000 pages avec 450 figures.   9 fr.

JAMAIN et TERRIER. **Manuel de pathologie et de clinique
chirurgicale.** 3e édition.

Tome premier. 1 fort vol. in-18.   8 fr.
    *Maladies qui peuvent se montrer dans toutes ou presque toutes
les parties du corps :* lésions inflammatoires, traumatiques ; lésions
consécutives au traumatisme ou à l'inflammation. Maladies virulentes.
Tumeurs. — *Affections des divers tissus et systèmes organiques.*
Affections du tissu cellulaire, maladies des bourses séreuses. Affections
de la peau, des veines, des artères, des ganglions lymphatiques, des
nerfs, des muscles, des tendons, des os.

Tome deuxième. 1 vol. in-18.   8 fr.
    Maladies des articulations. — *Affections des régions et appareils
organiques :* affections du crâne et du cerveau, du rachis, maladies
de l'appareil olfactif, de l'appareil auditif, de l'appareil de la vision.

Tome troisième, par MM. Terrier, Broca et Hartmann. 1 vol. in-18.
                                                        8 fr.
    Maladies de l'appareil de la vision (suite), de la face, des lèvres,
des dents.

Tome quatrième. 1er fascicule, par MM. Terrier, Broca et Hartmann.
1 vol. in-18. 1889.   4 fr.
    Maladies des gencives, des maxillaires, de la langue, de la région
parotidienne, des amygdales, de l'œsophage, etc.

MAC CORMAC. **Manuel de chirurgie antiseptique,** traduit de
l'anglais par le docteur Lutaud. 1 fort vol. in-8.   6 fr.

MALGAIGNE et LE FORT. **Manuel de médecine opératoire.**
9e édit. 2 vol. gr. in-18 avec 787 fig. dans le texte. (1887-1889.) 16 fr.

MAUNOURY et SALMON. **Manuel de l'art des accouchements,**
à l'usage des élèves en médecine et des élèves sages-femmes.
3e édit. 1 vol. in-18 avec 115 grav.   7 fr.

NÉLATON. **Éléments de pathologie chirurgicale,** par M. A. Nélaton, membre de l'Institut, professeur de clinique à la Faculté de
médecine, etc.
    Seconde édition complètement remaniée par MM. les docteurs Jamain,
Péan, Després, Gillette et Horteloup, chirurgiens des hôpitaux.
Ouvrage complet en 6 vol. gr. in-8, avec 795 fig. dans le texte. 82 fr.
    On vend séparément les volumes :
    Tome premier, revu par le docteur Jamain. *Considérations géné-
rales sur les opérations.* — *Affections pouvant se montrer dans toutes
les parties du corps et dans les divers tissus.* 1 f. v. gr. in-8. 9 fr.
    Tome deuxième, revu par le docteur Péan. *Affections des os et des
articulations.* 1 fort vol. gr. in-8, avec 288 fig. dans le texte. 13 fr.
    Tome troisième, revu par le docteur Péan. *Affections des articu-
lations* (suite), *affections de la tête, des organes de l'olfaction.* 1 vol.
gr. in-8, avec 148 figures.   14 fr.
    Tome quatrième, revu par le docteur Péan. *Affections des appa-
reils de l'ouïe et de la vision, de la bouche, du cou, du corps
thyroïde, du larynx, de la trachée et de l'œsophage.* 1 vol. gr. in-8,
avec 208 figures dans le texte.   14 fr.
    Tome cinquième, revu par les docteurs Péan et Després. *Affections
de la poitrine, de l'abdomen, de l'anus, du rectum et de la région
sacro-coccygienne.* 1 vol. gr. in-8, avec 61 fig. dans le texte. 14 fr.
    Tome sixième, par les docteurs Després, Gillette et Horteloup.
Affections des organes génito-urinaires de l'homme. — *Affections
des organes génito-urinaires de la femme.* — *Affections des membres.* 1 vol. gr. in-8, avec 90 figures. 1885.   18 fr.

PAGET (Sir James). **Leçons de clinique chirurgicale**, traduites de l'anglais par M. le docteur L. H. Petit, et précédées d'une Introduction de M. le professeur Verneuil. 1 vol. gr. in-8.   8 fr.

PÉAN. **Leçons de clinique chirurgicale** :

Tome I. Leçons professées à l'hôpital Saint-Louis pendant l'année 1874 et le premier semestre de 1875. 1 fort vol. in-8, avec 40 figures intercalées dans le texte et 4 planches coloriées hors texte.   *Épuisé*.

Tome II. Deuxième semestre de l'année 1875 et année 1876. 1 fort vol. in-8, avec figures dans le texte.   20 fr.

Tome III. Année 1877. 1 fort vol. avec figures dans le texte.   20 fr.

Tome IV. Années 1879 et 1880. 1 fort vol. in-8, avec 40 figures dans le texte et 7 planches coloriées hors texte. 1886.   20 fr.

Tome V. Années 1881 et 1882. 1 vol. in-8, avec fig. dans le texte. 1887.   25 fr.

Tome VI. Années 1883 et 1884. 1 vol. in-8, avec figures. 1889.   25 fr.

PÉCHADRE. **De la trépanation dans les épilepsies jacksonniennes non traumatiques.** 1 vol. in-8. 1889.   2 fr. 50

PETIT (L.-H.). **Des tumeurs gazeuses du cou** (aérocèles, bronchéocèles, trachéocèles). 1 vol. in-8. 1889.   3 fr.

POZZI (G.). **Manuel de l'art des accouchements.** 1 vol. in-8.   *Sous presse.*

RICHARD. **Pratique journalière de la chirurgie.** 1 vol. gr. in-8 avec 215 figures dans le texte. 2e édit., 1880, augmentée de chapitres inédits de l'auteur, et revue par M. le docteur J. Crauk. 16 fr.

TERRIER (F.). **Éléments de pathologie chirurgicale générale.**
1er fascicule : *Lésions traumatiques et leurs complications.* 1 vol. in-8. 1884.   7 fr.

2e fascicule : *Complications des lésions traumatiques. Lésions inflammatoires.* 1 vol. in-8. 1886.   6 fr.

(Le 3e et dernier fascicule paraîtra au commencement de l'année 1891).

VIRCHOW. **Pathologie des tumeurs**, cours professé à l'Université de Berlin, traduit de l'allemand par M. le docteur Aronssohn.

Tome I. 1 vol. gr. in-8 avec 106 fig.   12 fr.
Tome II. 1 vol. gr. in-8 avec 74 fig.   12 fr.
Tome III. 1 vol. gr. in-8 avec 49 fig.   12 fr.
Tome IV (1er fascicule). 1 vol. gr. in-8 avec figures.   4 fr. 50

YVERT. **Traité pratique et clinique des blessures du globe de l'œil**, avec Introduction de M. le docteur Galezowski. 1 vol. gr. in-8. 1880.   12 fr.

Congrès français de Chirurgie. 1re session. Paris, avril 1885. *Procès-verbaux, mémoires et discussions*, publiés sous la direction de M. le docteur S. Pozzi, secrétaire général. 1 fort vol. in-8 avec figures.   14 fr.

2e session. Paris, octobre 1886. 1 vol. in-8 avec figures.   14 fr.
3e session. Paris, avril 1888. 1 vol. in-8 avec figures.   14 fr.
4e session. Paris, octobre 1889. 1 vol. in-8 avec figures. *Sous presse.*

Thérapeutique. — Pharmacie. — Hygiène.

BOUCHARDAT (A. et G.). **Nouveau Formulaire magistral**, précédé d'une Notice sur les hôpitaux de Paris, de Généralités sur l'art de formuler, suivi d'un Précis sur les eaux minérales naturelles et artificielles, d'un Mémorial thérapeutique, de Notions sur l'emploi des contrepoisons, et sur les secours à donner aux empoisonnés et aux asphyxiés. 1889, 28e édition, revue et augmentée de formules nouvelles et d'une *Note sur l'alimentation dans le diabète sucré.* 1 vol. in-18. 3 fr. 50.—Cartonné à l'anglaise, 4 fr. — Relié, 4 fr. 50

BOUCHARDAT et VIGNARDOU. **Nouveau formulaire vétérinaire**, précédé de notions de pharmacie vétérinaire, de généralités sur l'art de formuler ; suivi de la technique des injections hypodermiques, des inoculations et vaccinations ; de la loi sur la police sanitaire, de la pratique de la désinfection des étables et des règlements de pharmacie vétérinaire militaire, terminé par un mémoire de M. Bouchardat sur l'*atténuation des virus*. 3e édit. conforme au nouveau Codex, revue et augmentée. 1886. 1 vol. in-18. Broché, 3 fr. 50. — Cartonné à l'anglaise, 4 fr. — Relié.   4 fr. 50

BOUCHARDAT. **De la glycosurie ou diabète sucré**, son traitement hygiénique. 1883, 2e édition, 1 vol. grand in-8, suivi de Notes et documents sur la nature et le traitement de la goutte, la gravelle urique, sur l'oligurie, le diabète insipide avec excès d'urée, l'hippurie, la pimélorrhée, etc.   15 fr.

BOUCHARDAT. **Traité d'hygiène publique et privée** basée sur l'étiologie. 1 fort vol. gr. in-8. 3e édition, 1887.   18 fr.

CORNIL et MARTIN (A.-J.). **Leçons élémentaires d'hygiène privée**. 1 vol. in-18 avec figures.   *Sous presse.*

DESCHAMPS (d'Avallon). **Compendium de pharmacie pratique.** Guide du pharmacien établi et de l'élève en cours d'études. 20 fr.

LAGRANGE (F.). **L'hygiène de l'exercice chez les enfants et les jeunes gens**. 1 vol. in-18. 1890.   3 fr. 50

LAGRANGE (F.). **De l'exercice chez l'homme adulte**. 1 volume in-18.   *Sous presse.*

LEVILLAIN. **Hygiène des névrosés**. 1 vol. in-18.   *Sous presse.*

LAYET. **Traité pratique de la vaccination animale**, avec préface de M. le professeur BROUARDEL. 1 vol. gr. in-8, contenant 22 planches coloriées hors texte. 1889.   12 fr.

MACARIO. **Manuel d'hydrothérapie**, suivi d'une instruction sur les bains de mer (guide pratique des baigneurs). 1 vol. in-8, 4e édit. remaniée. 1889.   2 fr. 50

WEBER. **Climatothérapie**, traduit de l'allemand par MM. les docteurs DOYON et SPIELMANN. 1 vol. in-8. 1886.   6 fr.

Anatomie. — Physiologie. — Histologie.

ALAVOINE. **Tableaux du système nerveux**, deux grands tableaux avec figures.   5 fr.

BAIN (Al.). **Les sens et l'intelligence**, traduit de l'anglais par M. CAZELLES. 1 fort vol. in-8 avec figures, 2e édit.   10 fr.

BALLET (Gilbert). **La parole intérieure et les diverses formes de l'aphasie**. 1888. 1 vol. in-18. 2e édit.   2 fr. 50

BASTIAN (Charlton). **Le cerveau, organe de la pensée**, chez l'homme et chez les animaux. 2 vol. in-8, avec 184 figures dans le texte. 2e éd., 1888.   12 fr.

BEAUNIS (H.). **Les sensations internes**. 1 vol. in-8. 1889. Cart.   6 fr.

BÉRAUD (B.-J.). **Atlas complet d'anatomie chirurgicale topographique**, pouvant servir de complément à tous les ouvrages d'anatomie chirurgicale, composé de 109 planches gravées sur acier, représentant plus de 200 gravures dessinées d'après nature par M. Bion, et avec texte explicatif. 1 f. v. in-4. Nouveau tirage, 1886. Prix : fig. noires, relié. 60 fr. — Fig. coloriées, relié. 120 fr.

BERNARD (Claude). **Leçons sur les propriétés des tissus vivants**, avec 94 fig. dans le texte. 1 vol. in-8.   8 fr.

BERNSTEIN. **Les sens**. 1 vol. in-8 avec figures, 4e édit. Cart. 6 fr.

BURDON-SANDERSON, FOSTER et LAUDER-BRUNTON. **Manuel du laboratoire de physiologie**, traduit de l'anglais par M. MOQUIN-TANDON. 1 vol. in-8, avec 184 figures dans le texte. 1884. 14 fr.

CORNIL. **Leçons d'anatomie pathologique**, professées pendant le premier semestre de l'année 1883-1884. 1 vol. in-8.   4 fr.

CORNIL. **Leçons sur l'anatomie pathologique des métrites, des salpingites et des cancers de l'utérus**. 1 vol. in-8 avec 35 gravures dans le texte. 1889.   4 fr.

CORNIL et RANVIER. **Manuel d'histologie pathologique**. 2ᵉ édition. 2 vol. gr. in-8, avec 577 figures dans le texte. 30 fr.

CORNIL et BABES. **Les bactéries** et leur rôle dans l'histologie pathologique des maladies infectieuses. 2 vol. gr. in-8, contenant la description des méthodes de bactériologie; 3ᵉ édit. 1890, avec 400 figures en noir et en couleurs dans le texte, et 10 planches en chromolithographie hors texte. *Sous presse.*

DEBIERRE (Ch.). **Traité élémentaire d'anatomie de l'homme** (anatomie descriptive et dissection, avec notions d'Organogénie et d'Embryologie générale).

TOME I. *Manuel de l'amphithéâtre :* Système locomoteur, système vasculaire, nerfs périphériques. 1 vol. in-8 de 950 p. avec 450 fig. en noir et en couleurs dans le texte. 1890. 20 fr.

(Le tome II, complétant l'ouvrage, paraîtra en juin 1890.)

DUMONT (Léon). **Théorie scientifique de la sensibilité** (le plaisir et la peine). 1 vol. in-8. 3ᵉ édit. 6 fr.

FAU. **Anatomie des formes du corps humain**, à l'usage des peintres et des sculpteurs. 1 atlas in-folio de 25 planches avec texte explicatif. Prix : fig. noires. 15 fr. — Figures coloriées. 30 fr.

FÉRÉ (Charles). **Sensation et mouvement.** Étude de psycho-mécanique. 1 vol. in-18, avec figures. 2 fr. 50

FERRIER. **Les fonctions du cerveau.** 1 vol. in-8, traduit de l'anglais par M. H.-C. de VARIGNY, avec 68 fig. dans le texte. 1878. 10 fr.

GIRAUD-TEULON. **L'œil.** Notions élémentaires sur la fonction de la vue et ses anomalies. 2ᵉ édition. 1 vol. in-12. 3 fr.

LAGRANGE (F.). **Physiologie des exercices du corps.** 1 vol. in-8. 4ᵉ édition. 1890. Cart. 6 fr.

LAGRANGE (F.). (Voyez p. 10).

LIEBREICH (R.). **Atlas d'ophthalmoscopie**, représentant l'état normal et les modifications pathologiques du fond de l'œil, visibles à l'ophthalmoscope. 1 atlas in-4 avec 12 planches en chromolithographie, avec texte explicatif. 3ᵉ édition. 1885. 40 fr.

LUYS. **Le cerveau, ses fonctions.** 1 vol. in-8. 6ᵉ édit., 1888, avec figures. Cart. 6 fr.

MAREY. **La machine animale.** 4ᵉ édit., 1886, 1 v. in-8 cart. 6 fr.

MEYER (H. de). **Les organes de la parole**, et leur emploi pour la formation des sons, du langage. 1 vol. in-8. 1884. 6 fr.

MOSSO. **La peur,** étude psycho-physiologique, traduit de l'italien par M. F. HÉMENT. 1886. 1 vol. in-18, avec fig. dans le texte. 2 fr. 50

PREYER. **Éléments de physiologie générale,** traduit de l'allemand par M. Jules SOURY. 1 vol. in-8, 1884. 5 fr.

PREYER. **Physiologie spéciale de l'embryon,** traduit de l'allemand par M. le docteur WIET. 1887. 1 vol. in-8, avec fig. et 9 pl. hors texte. 16 fr.

RICHET (Charles). **Physiologie des muscles et des nerfs.** 1 fort vol. in-8. 1882. 15 fr.

RICHET (Charles). **Essai de psychologie générale.** 1 v. in-18. 2 fr. 50

RICHET (Charles). **La chaleur animale.** 1 vol. in-8 avec figures. 1888. 6 fr.

ROSENTHAL. **Les nerfs et les muscles.** 1 vol. in-8 avec 75 figures. 3ᵉ édit. Cart. 6 fr.

SABOURIN (Ch.). **Recherches sur l'anatomie normale et pathologique de la glande biliaire de l'homme.** 1 vol. in-8 avec 233 figures dans le texte 1888. 8 fr.

SERGI (G.). **La psychologie physiologique.** 1 vol. in-8, avec 40 fig. dans le texte. 1887. 7 fr. 50

SULLY (James). **Les illusions des sens et de l'esprit.** 1 vol. in-8 avec figures. 2ᵉ édit. 1888. Cart. 6 fr.

VULPIAN. **Leçons sur l'appareil vaso-moteur** (physiologie et pathologie), recueillies par M. le docteur H. CARVILLE. 2 vol. in-8. 18 fr.

WUNDT. **Éléments de psychologie physiologique**, traduits de l'allemand par le M. docteur ROUVIER. 1886. 2 forts vol. in-8, avec nombreuses figures dans le texte. 20 fr.

Maladies nerveuses et mentales.

AUBER (Éd.). **Hygiène des femmes nerveuses**, ou Conseils aux femmes pour les époques critiques de leur vie. 1 vol. gr. in-18. 3 fr. 50

AXENFELD et HUCHARD. **Traité des névroses**. 2e édition, augmentée de 700 pages par HENRI HUCHARD, médecin des hôpitaux. 1 fort. vol. in-8. 1882. 20 fr.

AZAM. **Le caractère dans la santé et la maladie**. 1 vol. in-8, avec une préface de M. Th. RIBOT. 1887. 4 fr.

BIGOT (V.). **Des périodes raisonnantes de l'aliénation mentale**. 1 vol. in-8. 10 fr.

BOUCHUT. **Diagnostic des maladies du système nerveux par l'ophthalmoscopie**. 1 vol. in-8 avec atlas colorié. 9 fr.

BRIERRE DE BOISMONT. **Du suicide et de la folie-suicide**. 2e édition. 1 vol. in-8 de 680 pages. 7 fr.

BRIERRE DE BOISMONT. **Des hallucinations**, ou Histoire raisonnée des apparitions, des visions, des songes, de l'extase, du magnétisme et du somnambulisme. 3e édition très augmentée. 1 vol. in-8. 7 fr.

CHARBONNIER. **Maladies et facultés diverses des mystiques**. 1 vol. in-8. 5 fr.

CHEVALLIER (Paul). **De la paralysie des nerfs vaso-moteurs dans l'hémiplégie**. In-8 de 50 pages. 1 fr. 50

DÉJERINE. **Sur l'atrophie musculaire des ataxiques** (névrite phériphérique des ataxiques), étude clinique et anatomo-pathologique. 1 vol. in-8. 1889. 3 fr.

DÉJERINE-KLUMPKE (Mme). **Des polynévrites et des paralysies et atrophies saturnines**, étude clinique et anatomo-pathologique. 1 vol. in-8. 1889. 6 fr.

FÉRÉ (Ch.). **Du traitement des aliénés dans les familles**. 1 vol. in-18. 1889. 2 fr. 50

FÉRÉ (Ch.). **Des épilepsies et des épileptiques**. 1 vol. gr. in-8 avec 67 gravures et 12 planches hors texte. 1890. 20 fr.

FERRIER. **De la localisation des maladies cérébrales**, traduit de l'anglais par M. H.-C. DE VARIGNY, suivi d'un mémoire de MM. CHARCOT et PITRES sur *les Localisations motrices dans les hémisphères de l'écorce du cerveau*. 1 vol. in-8 et 67 fig. dans le texte. 6 fr.

ICARD. **La femme pendant la période menstruelle**, étude de psychologie morbide et de médecine légale. 1 vol. in-8. 1890. 6 fr.

LEVILLAIN. **Hygiène des névrosés**. 1 vol. in-18. *Sous presse.*

LANDOUZY et DÉJERINE. **De la myopathie atrophique progressive** (Myopathie héréditaire sans névropathie, débutant d'ordinaire dans l'enfance par la face). 1 vol. in-8. 1885. 3 fr. 50

LOMBROSO. **L'homme criminel** (fou-moral, criminel-né, épileptique), étude anthropologique et médico-légale. 1 vol. in-8. 1887. 10 fr.
Atlas de 40 planches, accompagnant cet ouvrage. 12 fr.

MACARIO. **Des paralysies dynamiques ou nerveuses**. In-8. 2 fr. 50

MANDON. **Histoire critique de la folie instantanée**, temporaire, instinctive. 1 vol. in-8. 3 fr. 50

MAUDSLEY. **Le crime et la folie**. 1 vol. in-8. 4e édit. 6 fr.

MAUDSLEY. **La pathologie de l'esprit**, traduit de l'anglais par M. GERMONT. 1 vol. in-8. 10 fr.

MOREAU (de Tours). **Traité pratique de la folie névropathique**. 1 vol. in-18. 3 fr. 50

PADIOLEAU (de Nantes). **De la médecine morale** dans le traitement des maladies nerveuses. 1 vol. in-8. 4 fr. 50

RIBOT (Th.). **Les maladies de la mémoire.** 1 vol. in-18. 6e édition.   2 fr. 50
RIBOT (Th.). **Les maladies de la volonté.** 1 vol. in-18. 6e édition.   2 fr. 50
RIBOT (Th.). **Les maladies de la personnalité.** 1 vol. in-18. 2e édition.   2 fr. 50
THULIÉ. **La folie et la loi.** 2e édit. 1 vol. in-8.   3 fr. 50
THULIÉ. **De la manie raisonnante du docteur Campagne.** In-8.   2 fr.
TISSIÉ (Ph.). **Les rêves,** pathologie, physiologie, avec préface de M. le Professeur AZAM, 1 vol. in-18. 1890.   2 fr. 50

Physique. — Chimie.

BERTHELOT. **La synthèse chimique.** In-8. 6e édit. 1887. Cart. 6 fr.
BERTHELOT. **La Révolution chimique, Lavoisier,** 1 vol. in-8, avec gravures. 1890. cart.   6 fr.
BLASERNA. **Le son et la musique,** suivi des *Causes physiologiques de l'harmonie musicale,* par H. HELMHOLTZ. 4e édit. 1 vol. in-8, avec fig. Cart.   6 fr.
DUFET. **Cours élémentaire de physique.** 1 vol. in-12, avec 643 figures dans le texte et une planche en couleurs. Cart.   10 fr.
FALSAN. **La période glaciaire principalement en France et en Suisse.** 1 vol. in-8 avec 105 gravures dans le texte et 2 planches hors texte. 1889. Cart.   6 fr.
GRÉHANT. **Manuel de physique médicale.** 1 vol. in-18, avec 469 figures dans le texte.   7 fr.
GRIMAUX. **Chimie organique élémentaire.** 1 vol. in-18 avec figures. 5e édit. augmentée. 1889.   5 fr.
GRIMAUX. **Chimie inorganique élémentaire.** 5e édit. augmentée. 1889. 1 vol. in-18, avec fig.   5 fr.
LE NOIR. **Physique élémentaire.** 1 vol. in-12. 2e édit. 1887, avec 455 figures dans le texte.   6 fr.
LE NOIR. **Chimie élémentaire.** 1 vol. in-12. 2e édit. 1887, avec 72 figures.   3 fr. 50
PISANI. **Traité pratique d'analyse chimique qualitative et quantitative,** suivi d'un traité d'*Analyse au chalumeau,* à l'usage des laboratoires de chimie. 3e édit. 1889. 1 vol. in-12.   3 fr. 50
PISANI et DIRVELL. **La chimie du laboratoire.** 1 v. in-12. 1882. 4fr.
RICHE. **Manuel de chimie médicale.** 1 vol. in-18, avec 200 fig. dans le texte. 3e édition. 1881.   8 fr.
ROOD. **Théorie scientifique des couleurs.** 1 vol. in-8, avec figures et une planche en couleurs hors texte. Cart.   6 fr.
SAIGEY. **La physique moderne.** 1 vol. in-18. 2e édit.   2 fr. 50
SCHUTZENBERGER. **Les fermentations,** avec figures dans le texte. 1 vol. in-8. 5e édit. 1889. Cart.   6 fr.
SECCHI (le Père). **Les étoiles.** 2 vol. in-8, avec 63 fig. dans le texte et 17 planches en noir et en couleurs hors texte. 2e édit. Cart. 12 fr.
STALLO. **La matière et la physique moderne.** 1 vol. in-8. 1884. Cartonné.   6 fr.
THURSTON. **Histoire de la machine à vapeur.** 2 vol. in-8, avec 140 figures dans le texte et 16 planches hors texte. 3e édit. 12 fr.
TYNDALL (J.). **Les glaciers et les transformations de l'eau,** avec figures. 1 vol. in-8. 5e édit. Cart.   6 fr.
VOGEL. **La photographie et la chimie de la lumière.** 1 vol. in-8, avec fig. 4e édit. Cart.   6 fr.
WURTZ. **La théorie atomique.** 1 vol. in-8. 5e édit. Cart. 6 fr.
YOUNG. **Le Soleil.** 1 vol. in-8, avec figures. Cart.   6 fr.

Histoire naturelle.

AGASSIZ. **De l'espèce et des classifications en zoologie.**
1 vol. in-8. 5 fr.

BEAUREGARD (H.). **Les insectes vésicants.** 1 vol. gr. in-8 avec
34 planches en lithographie et 44 gravures dans le texte. 1890. 25 fr.

BELZUNG. **Anatomie et physiologie animales.** 1 vol. in-8 avec
522 figures. 1889. 6 fr.

BLANCHARD. **Mœurs, instincts et métamorphoses des insectes.**
1 vol. gr. in-8 avec 200 figures dans le texte et 40 planches hors
texte. 2ᵉ éd. 1877. 25 fr.

CANDOLLE (de). **L'origine des plantes cultivées.** 1 vol. in-8.
3ᵉ édition. Cart. - 6 fr.

CARTAILHAC. **La France préhistorique d'après les monuments
et les sépultures.** 1 vol. in-8 avec 150 gravures dans le
texte. 1889. Cart. 6 fr.

COOKE et BERKELEY. **Les champignons**, avec 110 figures dans le
texte. 1 vol. in-8. 3ᵉ édit. Cart. 6 fr.

DARWIN. **Les récifs de corail**, leur structure et leur distribution.
1 vol. in-8, avec 3 planches hors texte, traduit de l'anglais par
M. COSSERAT. 8 fr.

DAUBRÉE. **Les régions invisibles du globe et des espaces
célestes.** 1 vol. in-8 avec 78 figures. 1888. 6 fr.

FALSAN. **La période glaciaire**, principalement en France et en
Suisse. 1 vol. in-8 , avec 105 gravures et 2 cartes. 1889. Cart. 6 fr.

HERBERT SPENCER. **Principes de biologie**, traduit de l'anglais par
M. B. CAZELLES. 2 vol. in-8. 20 fr.

HUXLEY (Th.). L'écrevisse, introduction à l'étude de la zoologie. 1 vol.
in-8, avec 89 figures dans le texte. Cart. 6 fr.

MUXLEY. **La physiographie**, introduction à l'étude de la nature.
1 vol. in-8, avec 128 figures dans le texte et 2 planches hors
texte. 1882. 8 fr. — Relié. 11 fr.

DE LANESSAN. **Introduction à la botanique** (*le Sapin*). 1 vol. in-8
avec fig. 2ᵉ édit. Cart. 6 fr.

LE MONNIER. **Anatomie et physiologie végétales.** 1 vol. in-8,
avec 103 figures dans le texte. 2ᵉ édit. augmentée. 1888. 3 fr.

LE NOIR. **Histoire naturelle élémentaire.** 1 vol. in-12, 3ᵉ édit.,
avec 251 figures dans le texte. 5 fr.

LUBBOCK. **Les fourmis, les guêpes et les abeilles.** 2 vol. in-8,
avec figures et planches en couleurs. Cart. 12 fr.

PERRIER. **La philosophie zoologique avant Darwin.** 1 vol.
in-8, 2ᵉ édit. Cart. 6 fr.

QUATREFAGES (de). **L'espèce humaine.** 1 vol. in-8. 9ᵉ édit. 6 fr.

ROMANES. **L'intelligence des animaux**, avec préface de M. EDM.
PERRIER. 2 vol. in-8. 1888. Cart. 12 fr.

DE SAPORTA et MARION. **L'évolution du règne végétal.**
TOME I : *Les Cryptogames.* 1 vol. in-8, avec 85 figures dans le
texte. Cart. à l'anglaise. 6 fr.
TOMES II et III : *Les Phanérogames.* 2 vol. in-8, avec 136 figures
dans le texte. 1885. Cart. 12 fr.

SCHMIDT (O.). **La descendance de l'homme et le darwinisme.**
1 vol. in-8, avec figures. 5ᵉ édition. Cart. 6 fr.

SCHMIDT (O.). **Les mammifères dans leurs rapports avec leurs
ancêtres géologiques.** 1887. 1 vol. in-8, avec 51 fig. Cart. 6 fr.

SMEE (A.). **Mon jardin**, géologie, botanique, histoire naturelle. 1 magnifique vol. gr. in-8, orné de 1300 figures. Broché. 15 fr.

TROUESSART. **Les microbes, les ferments et les moisissures.**
1 vol. in-8 avec 107 fig. 2ᵉ édit. 1890. Cart. 6 fr.

VAN BENEDEN. **Les commensaux et les parasites dans le règne animal.** 1 vol. in-8, avec figures. 3e édit. Cart. 6 fr.

VIANNA DE LIMA. **L'homme selon le transformisme.** 1 vol. in-18. 1887. 2 fr. 50

Anthropologie.

CARTAILHAC. **La France préhistorique.** 1 vol. in-8, avec 162 gravures. 1889. 6 fr.

EVANS (John). **Les âges de la pierre.** 1 beau vol. gr. in-8, avec 467 figures dans le texte. 15 fr. — En demi-reliure. 18 fr.

EVANS (John). **L'âge du bronze.** 1 fort vol. in-8, avec 540 figures dans le texte. 15 fr. — En demi-reliure. 18 fr.

FUCHS. **Les volcans et les tremblements de terre.** 1 vol. in-8. 4e édit. Cart. 6 fr.

GAROFALO. **La criminologie.** 1 vol. in-8, 2e édit. 1890. 7 fr. 50

HARTMANN (R.). **Les peuples de l'Afrique.** 1 vol. in-8, avec figures. 2e édit. Cart. 6 fr.

HARTMANN (R.). **Les singes anthropoïdes et leur organisation comparée à celle de l'homme.** 1886. 1 vol. in-8, avec 63 fig. Cart. 6 fr.

JOLY. **L'homme avant les métaux.** 1 vol. in-8. 4e édit., avec figures. Cart. 6 fr.

LOMBROSO. **L'anthropologie criminelle et ses récents progrès.** 1 vol. in-18, avec gravures. 1890. 2 fr. 50

LOMBROSO. **L'homme de génie.** 1 vol. in-8, 1889, avec préface de M. le professeur CH. RICHET. 10 fr.

LOMBROSO. **L'homme criminel.** Voy. p. 12.

LUBBOCK. **L'homme préhistorique,** étudié d'après les monuments et les costumes retrouvés dans les différents pays de l'Europe, suivi d'une Description comparée des mœurs des sauvages modernes, avec 256 fig. 3e édit. 1888. 2 vol. in-8. Cart. 12 fr.

LUBBOCK. **Origines de la civilisation,** état primitif de l'homme et mœurs des sauvages modernes, traduit de l'anglais. 3e édition. 1 vol. in-8 avec fig. Broché. 15 fr. — Relié. 18 fr.

PIÉTREMENT. **Les chevaux dans les temps historiques et préhistoriques.** 1 vol. gr. in-8. Broché, 15 fr. — Demi-rel., tranches dorées. 18 fr.

TARDE. **La criminalité comparée.** 1 vol. in-18, 2e édition 1890. 2 fr. 50

Hypnotisme et Magnétisme. — Sciences occultes.

BERGERET. **Philosophie des sciences cosmologiques,** critique des sciences et de la pratique médicale. In-8 de 310 pages. 4 fr.

BERTRAND. **Traité du somnambulisme.** 1 vol. in-8. 7 fr.

BINET. **La psychologie du raisonnement,** étude expérimentale par l'hypnotisme. 1886. 1 vol. in-18. 2 fr. 50

BINET et FÉRÉ. **Le magnétisme animal.** 3e éd., 1890. 1 vol. in-8, avec fig. Cartonné. 6 fr.

BRIERRE DE BOISMONT. **Des hallucinations,** ou Histoire raisonnée des apparitions, des visions, des songes, de l'extase, du magnétisme et du somnambulisme. 3e édition très augmentée. 1 vol. in-8. 7 fr.

CAHAGNET. **Abrégé des merveilles du ciel et de l'enfer,** de Swedenborg. 1 vol. gr. in-18. 3 fr. 50

CAHAGNET. **Encyclopédie magnétique spiritualiste.** 1854 à 1862. 7 vol. gr. in-18. 28 fr.

CAHAGNET. **Lettres odiques-magnétiques** du chevalier Reichenbach, traduites de l'allemand. 1 vol. in-18. 1 fr. 50

CAHAGNET. **Magie magnétique,** ou Traité historique et pratique de fascinations, de miroirs cabalistiques, d'apports, de suspensions, de pactes, de charmes des vents, de convulsions, de possession, d'envoûtement, de sortilèges, de magie de la parole, de correspondances sympathiques et de nécromancie. 2e édit. 1 vol. gr. in-18. 7 fr.

CAHAGNET. **Sanctuaire du spiritualisme**, ou Étude de l'âme humaine et de ses rapports avec l'univers, d'après le somnambulisme et l'extase. 1 vol. in-18.   5 fr.

CAHAGNET. **Méditations d'un penseur**, ou Mélanges de philosophie et de spiritualisme, d'appréciations, d'aspirations et de déceptions. 2 vol. in-18.   10 fr.

CHARPIGNON. **Physiologie, médecine et métaphysique du magnétisme.** 1 vol. in-8 de 480 pages.   6 fr.

CHRISTIAN (P.). **Histoire de la magie, du monde surnaturel** et de la fatalité à travers les temps et les peuples. 1 vol. gr. in-8 de 669 pages, avec un grand nombre de fig. et 16 pl. hors texte.   10 fr.

DELBŒUF (J.). **Le magnétisme animal**, à propos d'une visite à l'école de Nancy. 1 vol. in-8, 1889.   2 fr. 50

DELBŒUF (J.). **Magnétiseurs et médecins.** 1 brochure in-8, 1890.   2 fr.

DELBŒUF. **De l'origine des effets curatifs de l'hypnotisme.** 1 vol. in-8. 1887.   1 fr. 50

DU POTET. **Traité complet de magnétisme**, cours en douze leçons. 4e édition. 1 vol. in-8.   8 fr.

DU POTET. **Manuel de l'étudiant magnétiseur**, ou Nouvelle instruction pratique sur le magnétisme, fondée sur *trente années* d'expériences et d'observations. 4e édit. 1 vol. gr. in-18 3 fr. 50

DU POTET. **Le magnétisme opposé à la médecine.** In-8. 6 fr.

DU POTET. **La magie dévoilée, ou principes de science occulte.** (*Il ne reste que quelques exemplaires de cet ouvrage.*) 1 vol. in-4, papier fort, relié, avec gravures dans le texte et portrait de l'auteur.   100 fr.

ELIPHAS LEVI. **Histoire de la magie**, avec une exposition de ses procédés, de ses rites et de ses mystères. 1 vol. in-8 avec 90 fig. 12 fr.

ELIPHAS LEVI. **La clef des grands mystères**, suivant Hénoch, Abraham, Hermès Trismégiste et Salomon. 1 vol. in-8.   12 fr.

ELIPHAS LEVI. **Dogme et rituel de la haute magie.** 2e édit. 2 vol. in-8 avec 24 fig.   18 fr.

ELIPHAS LEVI. **La science des esprits**, révélation du dogme secret des cabalistes, esprit occulte des Évangiles, appréciations des doctrines et des phénomènes spirites. 1 vol. in-8.   7 fr.

GARCIN. **Le magnétisme expliqué par lui-même**, ou Nouvelle théorie des phénomènes de l'état magnétique, comparés aux phénomènes de l'état ordinaire. 1 vol. in-8.   4 fr.

GAUTHIER. **Histoire du somnambulisme connu chez tous les peuples** sous les noms divers d'extases, songes, oracles, visions. Examen des doctrines de l'antiquité et des temps modernes, sur ses causes, ses effets, ses abus, ses avantages et l'utilité de son concours avec la médecine. 2 vol. in-8.   10 fr.

GAUTHIER (Aubin). **Revue magnétique**, journal des cures et des faits magnétiques et somnambuliques. Décembre 1844 à octobre 1846. 2 vol. in-8.   8 fr.

   Les numéros de mai, juin, juillet, août et septembre 1846 n'ont jamais été publiés; ils forment, dans le tome II, une lacune des pages 241 à 432.

GINTRAC. **Traité théorique et pratique des maladies de l'appareil nerveux.** 4 vol. in-8.   28 fr.

JANET (Pierre). **L'automatisme psychologique.** Essai sur les formes inférieures de l'activité humaine. 1 vol. in-8. 1889.   7 fr. 50

LAFONTAINE. **L'art de magnétiser**, ou le magnétisme vital considéré au point de vue théorique, pratique et thérapeutique. 6e édit. 1890. 1 vol. in-8.   5 fr.

LAFONTAINE. **Mémoires d'un magnétiseur.** 2 vol. in-18. 7 fr.

LEVI (Eliphas). — Voy. ELIPHAS LÉVI, ci-dessus.

MESMER **Mémoires et aphorismes**, suivis des procédés de d'Eslon. Nouv. édit. avec des notes par J.-J. A. Ricard. In-18.   2 fr. 50

MORIN. **Du magnétisme et des sciences occultes.** 1 volume in-8.   6 fr.

PHILIPS (J.-P.). **Cours théorique et pratique de braidisme,** ou hypnotisme nerveux, considéré dans ses rapports a vec la psychologie, la physiologie et la pathologie, et dans ses applications à la médecine, à la chirurgie, à la physislogie expérimentale, à la médecine légale et à l'éducation. 1 vol. in-8. 3 fr. 50

Histoire des Sciences.

AUBER (Éd.). **Institutions d'Hippocrate,** ou Exposé dogmatique des vrais principes de la médecine, extraits de ses œuvres. 1 volume gr. in-8. 10 fr.

BOUCHARDAT. **Annuaires de thérapeutique, de matière médicale et de toxicologie,** de 1841 à 1886. 49 vol. (Voir détails page 21.)

BOUCHUT. **Histoire de la médecine et des doctrines médicales.** 2 vol. in-8. 16 fr.

DAVID (Th.). **Bibliographie française de l'art dentaire.** 1 fort vol. gr. in-8 avec préface du docteur L.-H. Petit, 1889. 20 fr.

GARNIER. **Dictionnaire annuel des progrès des sciences et Institutions médicales,** suite et complément de tous les dictionnaires, précédé d'une Introduction par M. le docteur Amédée Latour. 23 vol. in-12 de 500 pages chacun.

Prix de la 1re année 1864. 5 fr.
— des 2e, 3e, 4e, 5e et 6e années, 1865 à 1869, chacune 6 fr.
— de la 7e année 1870 et 1871. 7 fr.
— des 8e, 9e, 10e, 11e, 12e, 13e, 14e, 15e, 16e, 17e, 18e, 19e, 20e, 21e, 22e et 23e années, 1872 à 1887, chacune. 7 fr.

Conférences historiques de la Faculté de médecine faites pendant l'année 1865. (*Les Chirurgiens érudits,* par M. Verneuil. — *Gui de Chauliac,* par M. Follin. — *Celse,* par M. Broca. — *Wurtzius,* par M. Trélat. — *Bioland,* par M. Le Fort. — *Leuret,* par M. Tarnier. — *Harvey,* par M. Béclard. — *Stahl,* par M. Lasègue. — *Jenner,* par M. Lorain. — *Jean de Vier,* par M. Axenfeld. — *Laennec,* par M. Chauffard. — *Sylvius,* par M. Gubler. — *Stoll,* par M. Parrot.) 1 vol. in-8. 3 fr.

GRIMAUX (Ed.). **Lavoisier (1743-1794),** d'après sa correspondance, ses manuscrits, ses papiers de famille et d'autres documents inédits. 1 beau vol. grand in-8 avec 10 gravures hors texte, en taille-douce et en typographie, 1888. 15 fr.

LÉPINE **La thérapeutique sous. les premiers Césars.** 1890. in-8. 1 fr.

MAINDRON (E.). **L'Académie des sciences,** histoire de l'Académie, fondation de l'Institut national, Bonaparte membre de l'Institut. 1 beau vol. grand in-8 avec 53 gravures dans le texte, portraits, plans, etc., 8 planches hors texte et 2 autographes, d'après des documents originaux. 1888. 12 fr.

PETIT (L.-H.). **Œuvres complètes de Jean Méry, 1645-1722** (anatomie, physiologie, chirurgie), avec une préface de M. le professeur Verneuil. 1 vol. grand in-8 avec 3 planches et le portrait de Méry, tirés hors texte, 1887. 16 fr.

POUCHET (G.). **Charles Robin, sa vie et son œuvre.** 1 vol. in-8 avec un beau portrait sur acier de Ch. Robin. 3 fr. 50

POUCHET (G.). **La biologie aristotélique.** 1 vol. in-8. 1885. 3 fr. 50

TANNERY. **Pour la science hellène,** de Thalès à Empédocle. 1 vol. in-8. 7 fr. 50

TROJA. **Expériences sur la régénération des os.** Paris, 1775, traduit du latin avec notes et introduction par le Dr Vedrènes. 1 vol. in-18, 1889. 4 fr. 50

BIBLIOTHÈQUE DE L'ÉTUDIANT EN MÉDECINE

COLLECTION D'OUVRAGES POUR LA PRÉPARATION
AUX EXAMENS DU DOCTORAT, DU GRADE D'OFFICIER DE SANTÉ
ET AU CONCOURS DE L'EXTERNAT ET DE L'INTERNAT.

Ier EXAMEN

(Physique, chimie, histoire naturelle.)

LE NOIR. — HISTOIRE NATURELLE, avec 255 fig. dans le texte. 3e édit. 5 fr.

GREHANT. — MANUEL DE PHYSIQUE MÉDICALE. 1 vol. gr. in-18, avec 469 figures dans le texte. 7 fr.

LE NOIR. — PHYSIQUE ÉLÉMENTAIRE, avec 455 fig. dans le texte. 2e édit. 6 fr.

RICHE. — MANUEL DE CHIMIE MÉDICALE. 3e édit. 1881. 1 vol. in-18, avec 200 figures dans le texte. 8 fr.

GRIMAUX. — CHIMIE ORGANIQUE ÉLÉMENTAIRE. Leçons professées à la Faculté de médecine. 1 vol. in-18.

5e édition augmentée. 1889. 5 fr.

GRIMAUX. — CHIMIE INORGANIQUE ÉLÉMENTAIRE. 5e édition augmentée. 1889. 1 vol. in-18. 5 fr.

DE LANESSAN. — LE SAPIN, introduction à l'étude de la botanique. 1 vol. in-8, 2e édit. 6 fr.

LE NOIR. — CHIMIE ÉLÉMENTAIRE. 1 vol. in-12, avec 69 fig. 2e édit. 3 fr. 50

PISANI. — TRAITÉ D'ANALYSE CHIMIQUE. 1 vol. in-18. 3e édit. 3 fr. 50

PISANI et DIRVELL. — LA CHIMIE DU LABORATOIRE. 1 vol. in-18. 4 fr. 50

2e EXAMEN

1re PARTIE *(Anatomie, histologie).*

ALAVOINE. — TABLEAUX DU SYSTÈME NERVEUX, 2 gr. tableaux avec fig. 5 fr.

DEBIERRE. — TRAITÉ ÉLÉMENTAIRE D'ANATOMIE DE L'HOMME (anatomie descriptive et dissection) avec notions d'organogénie et d'embryologie générale.

Tome I, *Manuel de l'amphithéâtre*, système locomoteur, système vasculaire, nerfs périphériques, 1 fort vol. gr. in-8, avec 450 figures en noir et en couleur dans le texte. 20 fr.

Tome II. *Sous presse.* Paraîtra le 1er juin 1890.

2e PARTIE *(Physiologie).*

LONGET. — TRAITÉ DE PHYSIOLOGIE. 2e édit. 3 vol. gr. in-8. 36 fr.

BURDON-SANDERSON, FOSTER et LAUDER-BRUNTON. — MANUEL DU LABORATOIRE DE PHYSIOLOGIE, 1 vol. in-8,

avec 184 fig. dans le texte. 1884. 14 fr.

RICHET (CH.) — LA CHALEUR ANIMALE. 1 vol. in-8. 6 fr.

BEAUNIS (ED.). — LES SENSATIONS INTERNES. 1 vol. in-8. 6 fr.

3e EXAMEN

1re PARTIE *(Médecine opératoire, pathologie externe, accouchements).*

BILLROTH et WINIWARTER.—TRAITÉ DE PATHOLOGIE ET DE CLINIQUE CHIRURGICALES GÉNÉRALES. 2e édition française d'après la 10e édition allemande. 1 fort vol. gr. in-8, avec 180 fig. dans le texte. 1886. 20 fr.

JAMAIN et TERRIER. — MANUEL DE PETITE CHIRURGIE. 6e édit. refondue. 1 vol. gr. in-18, avec 455 fig. 9 fr.

JAMAIN et TERRIER. — MANUEL DE PATHOLOGIE ET DE CLINIQUE CHIRURGICALES. 3e édition :

Tome I. 1 vol. gr. in-18. 8 fr.
Tome II. 1 vol. in-18. 8 fr.
Tome III. 1 vol. in-18. 8 fr.
Tome IV. 1er fasc. 1 vol. in-18. 4 fr.

MALGAIGNE et LE FORT. — MANUEL DE MÉDECINE OPÉRATOIRE. 9e édition, avec 744 fig. dans le texte. 2 vol. gr. in-18. 16 fr.

MAUNOURY et SALMON. — MANUEL DE L'ART DES ACCOUCHEMENTS. 3e édit. 1 vol. gr. in-18, avec 115 fig. 7 fr.

NÉLATON. — ÉLÉMENTS DE PATHOLOGIE CHIRURGICALE. 2e édition, revue par MM. les docteurs *Jamain, Péan, Després, Horteloup* et *Gillette*. 6 vol. gr. in-8, avec 795 fig. 82 fr.

RICHARD. — PRATIQUE JOURNALIÈRE DE LA CHIRURGIE. 1 vol. in-8 avec grav., 2e édit. 16 fr.

TERRIER. — ÉLÉMENTS DE PATHOLOGIE CHIRURGICALE GÉNÉRALE. Fasc. I. *Lésions traumatiques et leurs complications.* 1 vol. in-8. 7 fr.

Fasc. II. *Complications des lésions traumatiques. — Lésions inflammatoires.* 1 vol. in-8. 6 fr.

Fasc. III terminant l'ouvrage.

(Sous presse.)

2e PARTIE *(Pathologie interne, pathologie générale).*

GINTRAC. — COURS THÉORIQUE ET PRATIQUE DE PATHOLOGIE INTERNE ET DE THÉRAPIE MÉDICALE. 9 vol. in-8. 63 fr.

NIEMEYER. — ÉLÉMENTS DE PATHOLOGIE INTERNE, traduits de l'allemand,

annotés par M. *Cornil.* 3e édit. française. 2 vol. gr. in-8. 14 fr.

TARDIEU. — MANUEL DE PATHOLOGIE ET DE CLINIQUE MÉDICALES. 1 fort vol. in-18. 4e édit. 8 fr.

4ᵉ EXAMEN

(Hygiène, médecine légale, thérapeutique, matière médicale, pharmacologie).

BINZ. — ABRÉGÉ DE MATIÈRE MÉDI-
CALE ET DE THÉRAPEUTIQUE, 1 vol.
in-12 de 335 pages. 2 fr. 50

BOUCHARDAT. — MANUEL DE MATIÈRE
MÉDICALE, DE THÉRAPEUTIQUE ET DE
PHARMACIE. 5ᵉ édit. 2 vol. in-12. 16 fr.

CORNIL et A.-J. MARTIN. — LEÇONS
ÉLÉMENTAIRES D'HYGIÈNE PRIVÉE. 1 vol.
in-18. 2ᵉ éd. (*Sous presse.*)

BOUCHARDAT. — TRAITÉ D'HYGIÈNE
PUBLIQUE ET PRIVÉE BASÉE SUR
L'ÉTIOLOGIE. 1 v. gr. in-8. 2ᵉ édit. 18 fr.

KUNZE. — MANUEL DE MÉDECINE PRA-
TIQUE. 1 vol. in-18. 4 fr. 50

TAYLOR. — TRAITÉ DE MÉDECINE
LÉGALE, traduit de l'anglais par
M. H. Coutagne. 1 vol. gr. in-8. 15 fr.

A. et G. BOUCHARDAT. — NOUVEAU FOR-
MULAIRE MAGISTRAL. 28ᵉ édit., revue,
collationnée avec le nouveau *Codex*,
augmentée de formules nouvelles et
d'une Note sur l'alimentation dans le
diabète sucré. 1 vol. in-18. 3 fr. 50
Cartonné. 4 fr. — Relié. 4 fr. 50

5ᵉ EXAMEN

1ʳᵉ PARTIE *(Cliniques externe, obstétricale, etc.).*

DELORME. — TRAITÉ DE CHIRURGIE DE
GUERRE.
Tome I. 1 vol. in-8. 16 fr.
Tome II. (*Sous presse.*)

JAMAIN et TERRIER. — MANUEL DE
PATHOLOGIE ET DE CLINIQUE CHIRUR-
GICALES. 3ᵉ édition :
3 vol. in-18. 24 fr.

BOUCHUT et DESPRÉS. — DICTION-
NAIRE DE MÉDECINE ET DE THÉRA-
PEUTIQUE MÉDICALE ET CHIRURGI-
CALE, comprenant le résumé de la
médecine et de la chirurgie, les indi-
cations thérapeutiques de chaque ma-

ladie, la médecine opératoire, les
accouchements, l'oculistique, l'odontotechnie, les maladies d'oreille, l'électrisation, la matière médicale, les eaux
minérales, et un formulaire spécial
pour chaque maladie. 5ᵉ édit. 1889.
1 vol. in-4, avec 950 figures dans le
texte, et 3 cartes. — Prix : br. 25 fr.
— Cart., 27 fr. 50. — Relié, 29 fr.

MAUNOURY et SALMON. — MANUEL
DE L'ART DES ACCOUCHEMENTS, à
l'usage des élèves en médecine et des
élèves sages-femmes. 3ᵉ édit., avec
415 figures dans le texte. 7 fr.

2ᵉ PARTIE *(Clinique interne, anatomie pathologique.)*

AXENFELD et HUCHARD. — DES
NÉVROSES. 1 fort vol. in-8. 20 fr.

BARTELS. — LES MALADIES DES REINS.
1 vol. in-8. 15 fr.

BOUCHARDAT. — DE LA GLYCOSURIE
OU DIABÈTE SUCRÉ. 1 vol. in-8,
2ᵉ édit. 15 fr.

DAMASCHINO. — LEÇONS SUR LES
MALADIES DES VOIES DIGESTIVES. 1 vol.
in-8. 14 fr.

DURAND-FARDEL. — TRAITÉ DES MA-
LADIES CHRONIQUES. 2 vol. in-8. 20 fr.

DURAND-FARDEL. — TRAITÉ DES EAUX
MINÉRALES. 1 vol. in-8, 3ᵉ édit. 10 fr.

FÉRÉ. — LES ÉPILEPSIES ET LES ÉPI-
LEPTIQUES. 1 vol. in-8 avec 12 pl. 20 fr.

MARTINEAU. — TRAITÉ CLINIQUE DES
AFFECTIONS DE L'UTÉRUS. 1 vol.
in-8. 14 fr.

GINTRAC (E.). — COURS THÉORIQUE ET
CLINIQUE DE PATHOLOGIE INTERNE ET
DE THÉRAPIE MÉDICALE. Tomes I à IX.
9 vol. gr. in-8. 63 fr.
Les tomes VI à IX (*Maladies du
système nerveux*) se vendent séparément. 28 fr.

HOUEL. — MANUEL D'ANATOMIE PATHO-
LOGIQUE GÉNÉRALE ET APPLIQUÉE,
contenant : la *description* et le *cata-*

logue du musée Dupuytren. 2ᵉ édit.
1 vol. gr. in-18. 7 fr.

CORNIL et RANVIER. — MANUEL
D'HISTOLOGIE PATHOLOGIQUE. 2 vol.
gr. in-8, avec 577 figures dans le
texte. 2ᵉ édit. 30 fr.

CORNIL et BABES. — LES BACTÉRIES
ET LEUR ROLE DANS L'HISTOLOGIE
PATHOLOGIQUE DES MALADIES INFEC-
TIEUSES. 3ᵉ édition, avec fig. et pl.
hors texte. 2ᵉ vol. gr. in-8. (*Sous presse.*)

GOUBERT. — MANUEL DE L'ART DES
AUTOPSIES CADAVÉRIQUES, surtout
dans ses applications à l'anatomie
pathologique, 1 vol. in-8 de 500 pages
avec 145 gravures dans le texte. 6 fr.

HERARD, CORNIL et HANOT. — DE LA
PHTISIE PULMONAIRE. 1 vol. in-8,
2ᵉ édit. 1888. 20 fr.

LANCEREAUX. — TRAITÉ HISTORIQUE
ET PRATIQUE DE LA SYPHILIS. 1 vol.
in-8, 2ᵉ édit. 17 fr.

MURCHISON. — DE LA FIÈVRE TYPHOÏDE.
1 vol. in-8. 10 fr.

ONIMUS et LEGROS. — TRAITÉ D'ÉLEC-
TRICITÉ MÉDICALE. 1 vol. in-8,
2ᵉ édit. 17 fr.

WEBER. — CLIMATOTHÉRAPIE. 1 vol.
in-8. 6 fr.

BERTON. **Guide et Questionnaire de tous les examens de
médecine**, avec les réponses des examinateurs eux-mêmes aux
questions les plus difficiles; suivi des Programmes des conférences
pour l'*internat* et l'*externat*, avec de grands Tableaux synoptiques
inédits d'anatomie et de pathologie. 1 vol. in-18. 2ᵉ édit. 3 fr. 50

THÉVENIN ET DE VARIGNY. **Dictionnaire abrégé des sciences
physiques et naturelles.** 1 vol. in-18 de 630 pages imprimé sur
deux colonnes, cartonné à l'anglaise, 1889. 5 fr.

LIVRES SCIENTIFIQUES

(par ordre alphabétique de noms d'auteurs.)

NON CLASSÉS DANS LES SÉRIES PRÉCÉDENTES

(MÉDECINE — SCIENCES)

AMUSSAT (Alph.). **De l'emploi de l'eau en chirurgie.** In-4. 2 fr.

AMUSSAT (Alph.). **Mémoires sur la galvanocaustique thermique.** 1 vol. in-8, avec 44 fig. intercalées dans le texte. 1876. 3 fr. 50

AMUSSAT (Alph.). **Des sondes à demeure et du conducteur en baleine.** 1 brochure in-8, avec fig. dans le texte. 1876. 2 fr.

ARTIGUES. **Amélie-les-Bains, son climat et ses thermes.** 1 vol. in-8 de 267 pages. 3 fr. 50

AUBER (Edouard). **Traité de la science médicale** (histoire et dogme). 1 fort vol. in-8. 8 fr.

AUBER (Éd.). **De la fièvre puerpérale devant l'Académie de médecine,** et des principes du vitalisme hippocratique appliqués à la solution de cette question. In-8. 3 fr. 50

AUBER (Éd.). **Philosophie de la médecine.** 1 vol. in-18. 2 fr. 50

AUBRY. **La contagion du meurtre.** 1 vol. in-8, 1887. 3 fr. 50

AUZIAS-TURENNE. **La syphilisation,** syphilis, vaccine, sur les maladies virulentes, variétés. 1 fort vol. in-8. 16 fr.

BARTHÉLÉMY SAINT-HILAIRE. **La philosophie dans ses rapports avec les sciences et la religion.** 1 vol. in-8, 1889. 5 fr.

BAUDON. **L'ovariotomie abdominale.** In-8. 4 fr.

BAUDRIMONT. **Formation du globe terrestre** pendant la période qui a précédé l'apparition des êtres vivants. 1 vol. in-18. 2 fr. 50

BECQUEREL. **Traité des applications de l'électricité à la thérapeutique médicale et chirurgicale.** 2ᵉ édit. 1 vol. in-8. 2 fr. 50

BELZUNG. **Recherches sur l'ergot de seigle.** 1 vol. in-8 avec 22 gravures, 1889. 1 fr. 50

BERGERÉT. **Philosophie des sciences cosmologiques,** critique des sciences et de la pratique médicale. In-8 de 310 pages. 4 fr.

BERGERET. **Petit manuel de la santé.** 1 vol. in-18. 7 fr.

BERNARD. **Champignons observés à la Rochelle** et dans les environs. 1 vol. in-8, avec 1 atlas, figures noires, 15 fr. — Coloriées. 25 fr.

BERTET. **Pathologie et chirurgie du col utérin.** In-8. 2 fr. 50

BERTON. **Guide et Questionnaire** de tous les examens de médecine, suivi de Programmes de conférences pour l'externat et l'internat, avec Tableaux synoptiques inédits d'anatomie et de pathologie. 1 vol. in-18. 2ᵉ édit. 3 fr. 50

BINZ. **Abrégé de matière médicale et de thérapeutique,** 1 vol. in-12. 2 fr. 50

BLACKWELL (le Dʳ Élisabeth). **Conseils aux parents sur l'éducation de leurs enfants.** 1 vol. in-18. 2 fr.

BLATIN. **Recherches physiologiques et cliniques sur la nicotine et le tabac.** Gr. in-8. 4 fr.

BOCQUILLON. **Revue du groupe des Verbénacées.** 1 vol. gr. in-8 de 186 pages, avec 20 planches gravées sur acier. 15 fr.

BOCQUILLON. **Anatomie et physiologie des organes reproducteurs des Champignons et des Lichens.** In-4. 2 fr. 50

BOCQUILLON. **Mémoire sur le groupe des Tiliacées.** Gr. in-8 de 48 pages. 2 fr.

BOECKEL (Jules). **Sur les kystes hydatiques du rein au point de vue chirurgical.** Gr. in-8, 1887. 2 fr.

BONJEAN. **Monographie de la rage.** 1 vol. in-18, 1879. 3 fr. 50

BOSSU. **Botanique et plantes médicinales.** 1 vol. in-12 de 600 pages, avec 1029 gravures. 7 fr. 50

BOSSU. **Petit compendium médical**. Quintessence de médecine pratique. Dictionnaire-bijou de pathologie, thérapeutique et hygiène domestique. 1886. 1 vol. petit in-18. 1 fr. 25

BOTKIN. **Des maladies du cœur**. Leçons de clinique médicale faites à l'Université de Saint-Pétersbourg. 1 vol. in-8. 3 fr. 50

BOTKIN. **De la fièvre**. Leçons de clinique médicale faites à l'Université de Saint-Pétersbourg. 1 vol. in-8. 4 fr. 50

BOUCHARDAT. **Annuaire de thérapeutique, de matière médicale, de pharmacie et de toxicologie**, de 1841 à 1886, contenant le résumé des travaux thérapeutiques et toxicologiques publiés de 1840 à 1885, et les formules des médicaments nouveaux, suivi de Mémoires divers de M. le professeur Bouchardat.

La collection complète se compose de 46 années et 3 suppléments. 49 vol. gr. in-32.

Prix des années 1841 à 1873, et des suppléments, chacune 1 fr. 25
— — 1874 à 1886, 1 fr. 50

Les années 1875, 1884, 1885 sont épuisées.

1841. — Monographie du diabète sucré.
1842. — Observations sur le diabète sucré et mémoire sur une maladie nouvelle, l'*hippurie*.
1843. — Mémoire sur la digestion.
1844. — Recherches et expériences sur les contrepoisons du sublimé corrosif, du plomb, du cuivre et de l'arsenic.
1845. — Mémoire sur la digestion des corps gras.
1846. — Recherches sur des cas rares de chimie pathologique, et mémoire sur l'action des poisons et de substances diverses sur les plantes et les poissons.
1846. Supplément.— 1° Trois mémoires sur les fermentations.
    2° Un mémoire sur la digestion des substances sucrées et féculentes, et des recherches sur les fonctions du pancréas.
    3° Un mémoire sur le diabète sucré ou glycosurie.
    4° Note sur les moyens de déterminer la présence et la quantité de sucre dans les urines.
    5° Notice sur le pain de gluten.
    6° Nature et traitement physiologique de la phthisie.
1847. — Mémoire sur les principaux contrepoisons et sur la thérapeutique des empoisonnements, et diverses notices scientifiques.
1848. — Nouvelles observations sur la glycosurie, thérapeutique des affections syphilitiques, influence des nerfs pneumogastriques dans la digestion.
1849. — Mémoire sur la thérapeutique du choléra.
1850. — Thérapeutique des affections syphilitiques et affaiblissement de la vue coïncidant avec les maladies dans lesquelles la nature de l'urine est modifiée
1851. — Pathogénie et thérapeutique du rhumatisme articulaire aigu.
1852. — Traitement de la phthisie et du rachitisme par l'huile de foie de morue.
1856. — Mémoires : 1° sur les amidonneries insalubres ; 2° sur le rôle des matières albumineuses dans la nutrition.
1856. Supplément.— 1° Histoire physiologique et thérapeutique de la cinchonine;
    2° Rapports sur les remèdes proposés contre la rage ;
    3° Recherches sur les alcaloïdes dans les veines ;
    4° Solution alumineuse benzinée ;
    5° La table alphabétique des matières contenues dans les Annuaires de 1841 à 1855, rédigée par M. le docteur Ramon.
1857. — Mémoire sur l'oligosurie, avec des considérations sur la polyurie.
1858. — Mémoire sur la genèse et le développement de la fièvre jaune.
1859. — Rapports sur les farines falsifiées, le pain bis et le vin plâtré.
1860. — Mémoire sur l'infection déterminée dans le corps de l'homme par la fermentation putride des produits morbides ou excrémentitiels. Des désinfectants qui peuvent être employés pour prévenir cette infection.
1861. — Mémoire sur l'emploi thérapeutique externe du sulfate simple d'alumine et de zinc, par M. le docteur Homolle.
1861. — Supplément (*épuisé*).
1862. — Deux conférences faites aux ouvriers sur l'usage et l'abus des liqueurs fortes et des boissons fermentées.
1863. — Mémoire sur les eaux potables.
1864. — Origine et nature de la vaccine ; inoculation, traitement de la syphilis.
1865. — Mémoire sur l'exercice forcé dans le traitement de la glycosurie.
1866. — Mémoire sur les poisons, les venins, les virus, les miasmes spécifiques dans leurs rapports avec les ferments.
1867. — Mémoire sur la gravelle.
1868. — Mémoire sur le café.
1869. — Sur la production de l'urée. — Sur l'étiologie de la glycosurie.
1870. — Mémoire sur la goutte.
1871-72. — Mémoire sur l'état sanitaire de Paris et de Metz pendant le siège.
1873. — Mémoire sur l'étiologie du typhus.
1874. — Mémoire sur l'hygiène du soldat.
1875. — Mémoire sur l'hygiène thérapeutique des maladies.

1876. — Mémoire sur le traitement hygiénique des maladies chroniques et des convalescences.
1877. — Mémoire sur l'étiologie thérapeutique.
1878. — Nouveaux moyens dans la glycosurie.
1879. — Des vignes phylloxérées.
1880. — Mémoire sur le traitement hygiénique des dyspepsies.
1881. — Hygiène et thérapeutique du scorbut.
1882. — Sur la préservation des maladies contagieuses.
1883. — Sur le traitement hygiénique de la fièvre typhoïde, et sur les parasiticides.
1884. — Sur les maladies contagieuses et la genèse de leurs parasites. (*épuisé*).
1885. — Notice sur le choléra asiatique, sa nature, son parasite; hygiène, traitement. — Mémoire sur l'atténuation des virus (*épuisé*).
1886. — Traitement hygiénique du mal de Bright; difficultés de l'hygiène, etc. (*épuisé*).

BOUCHARDAT. **Supplément à l'Annuaire de thérapeutique**, etc., pour 1846, contenant des mémoires : 1° sur les fermentations; 2° sur la digestion des substances sucrées et féculentes et sur les fonctions du pancréas, par MM. BOUCHARDAT et SANDRAS; 3° sur le diabète sucré ou glycosurie; 4° sur les moyens de déterminer la présence et la quantité de sucre dans les urines; 5° sur le pain de gluten; 6° sur la nature et le traitement physiologique de la phthisie. 1 vol. gr. in-32.   1 fr. 25

BOUCHARDAT. **Supplément à l'Annuaire de thérapeutique**, etc., pour 1856, contenant : 1° l'histoire physiologique et thérapeutique de la cinchonine; 2° rapport sur les remèdes proposés contre la rage; 3° recherches sur les alcaloïdes dans les urines; 4° solution alumineuse benzinée; 5° la table alphabétique des matières contenues dans les Annuaires de 1841 à 1855, rédigée par M. RAMON. 1 vol. in-32.   1 fr. 25

BOUCHARDAT. **Opuscules d'économie rurale**, contenant les engrais, la betterave, les tubercules de dahlia, les vignes et les vins, le lait, le pain, les boissons, l'alucite, la digestion et les maladies des vers à soie, les sucres, etc. 1 vol. in-8.   3 fr. 50

BOUCHARDAT. **Traité des maladies de la vigne.** 1 vol. in-8. 3 fr. 50

BOUCHARDAT. **Le travail**, son influence sur la santé (conférences faites aux ouvriers). 1 vol. in-18.   2 fr. 50

BOUCHARDAT. **Histoire naturelle.** Zoologie, botanique, minéralogie, géologie. 2 vol. gr. in-18 avec 308 figures.   2 fr.

BOUCHARDAT. **Physique.** 1 vol. gr. in-18. 3e édit.   2 fr.

BOUCHARDAT. **Manuel de matière médicale, de thérapeutique comparée et de pharmacie.** 5e éd. 2 vol. gr. in-18.   16 fr.

BOUCHARDAT et QUEVENNE. **Instruction sur l'essai et l'analyse du lait.** 1 br. gr. in-8. 3e édit., 1879.   1 fr. 50

BOUCHARDAT ET QUEVENNE. **Du lait.** 1er fascicule : Instruction sur l'essai et l'analyse du lait; 2e fascicule : Des laits de femme, d'ânesse, de chèvre, de brebis, de vache. 1 vol. in-8.   6 fr.

BOUCHARDAT (Gustave). **Histoire générale des matières albuminoïdes** (Thèse d'agrégation). 1 vol. in-8.   2 fr. 50

BOURDEAU (Louis). **Théorie des sciences.** Plan de science intégrale. 2 vol. in-8.   20 fr.

BOURDEAU (Louis). **Les forces de l'industrie.** Progrès de la puissance humaine. 1 vol. in-8.   5 fr.

BOURDEAU (Louis). **La conquête du monde animal.** In-8.   5 fr.

BOURDET (Eug.). **Des maladies du caractère** au point de vue de l'hygiène morale et de la philosophie positive. In-8.   5 fr.

BOURDET. **Principes d'éducation positive.** In-18.   3 fr. 50

BOURDET (Eug.). **Vocabulaire des principaux termes de la philosophie positive.** 1 vol. in-18.   3 fr. 50

BOUTIGNY (M. H. P.) d'Évreux. **Études sur les corps à l'état sphéroïdal.** 1 vol. in-8. 4e édition.   10 fr.

BOUYER (Achille). **Étude médicale sur la station hivernale d'Amélie-les-Bains.** 1 vol. in-18.   1 fr. 50

BRAULT. **Contribution à l'étude des néphrites.** 1881. In-8 avec 3 planches. 2 fr.

BRÉMOND (E.). **De l'hygiène de l'aliéné.** In-8. 2 fr.

BRIGHAM. **Quelques observations chirurgicales.** 1872. Gr. in-8 sur papier de Hollande avec 4 photographies. 5 fr.

BYASSON (H.) ET FOLLET (A.). **Étude sur l'hydrate de chloral et le trichloracétate de soude.** 1871. In-8 de 64 pages. 2 fr.

CABADE. **Essai sur la physiologie des épithéliums.** In-8 de 88 pages, avec 2 planches gravées. 2 fr. 50

CASTORANI. **Mémoire sur le traitement des taches de la cornée,** néphélion, albugo. In-8. 1 fr.

CASTORANI. **Mémoire sur l'extraction linéaire externe de la cataracte.** In-8. 3 fr. 50

CAZENEUVE. **Des densités des vapeurs au point de vue chimique** (Thèse d'agrégation). In-8. 1878. 3 fr. 50

CHARCOT ET CORNIL. **Contributions à l'étude des altérations anatomiques de la goutte,** et spécialement du rein et des articulations chez les goutteux. In-8 de 30 pages, avec pl. 1 fr. 50

CHARCOT et PITRES. **Étude critique et clinique de la doctrine des localisations motrices dans l'écorce des hémisphères cérébraux de l'homme.** Gr. in-8. 2 fr. 50

CHARPIGNON. **Considérations sur les maladies de la moelle épinière.** In-8. 1 fr.

CHARPIGNON. **Études sur la médecine animique et vitaliste.** 1 vol. gr. in-8 de 192 pages. 4 fr.

CHASERAY (Alexandre). **Conférences sur l'âme.** In-18. 75 c.

CHAUFFARD. **De la spontanéité et de la spécificité dans les maladies.** 1 vol. in-18 de 232 pages. 3 fr.

CHÉRUBIN. **De l'extinction des espèces,** études biologiques sur quelques-unes des lois qui régissent la vie. In-18. 2 fr. 50

CHIPAULT (Antony). **De la résection sous-périostée dans la fracture de l'omoplate par armes à feu.** In-8. 3 fr. 50

CHIPAULT. **Fractures par armes à feu.** In-8 avec 37 pl. 25 fr.

CHUFFART. **Les affections rhumatismales du tissu cellulaire sous-cutané.** (Thèse d'agrégation, 1886.) 1 vol. in-8. 4 fr.

CLÉMENCEAU. **De la génération des éléments anatomiques,** précédé d'une Introd. par M. le professeur ROBIN. In-8. 5 fr.

CORNIL. **Des différentes espèces de néphrites.** In-8. 3 fr. 50

CORNIL. — Voy. LAENNEC et voy. CHARCOT.

DAMASCHINO. **Des différentes formes de pneumonie aiguë chez les enfants.** In-8 de 154 pages. 3 fr. 50

DAMASCHINO. **La pleurésie purulente.** In-8. 3 fr. 50

DAMASCHINO. **Étiologie de la tuberculose.** In-8 de 204 p. 2 fr. 50

D'ARDONNE. **La philosophie de l'expression,** étude psychologique. 1 vol. in-8 de 352 pages. 8 fr.

D'ASSIER. **Physiologie du langage phonétique.** In-18. 2 fr. 50

D'ASSIER. **Physiologie du langage graphique.** In-18. 2 fr. 50

D'ASSIER. **Essai de philosophie positive au XIXe siècle.** Première partie : le Ciel. 1 vol. in-18. 2 fr. 50

D'ASSIER. **Essai de philosophie naturelle chez l'homme.** 1 vol. in-12, 1882. 3 fr. 50

DEGRAUX-LAURENT. **Études ornithologiques.** La puissance de l'aile, ou l'oiseau pris au vol. 1 vol. in-8. 5 fr.

DELATTRE (G.-A.). **Traité de dystocie pratique.** 1886. 1 vol. in-8, avec 9 planches hors texte. 10 fr.

DELBŒUF. **Psychophysique,** mesure des sensations de lumière et de fatigue ; théorie générale de la sensibilité. In-18, 1883. 3 fr. 50

DELBŒUF. **Examen critique de la loi psychophysique.** 1 vol.
in-18. 3 fr. 50
DELBŒUF. **Le sommeil et les rêves.** 1 vol. in-18, 1885. 3 fr. 50
DELBŒUF. **La matière brute et la matière vivante.** 1 vol.
in-18, 1887. 2 fr. 50
DELVAILLE (Camille). **Études sur l'histoire naturelle.** 1 vol.
in-18. 3 fr. 50
DELVAILLE (Camille). **De la fièvre de lait.** In-8. 2 fr. 50
DELVAILLE (Camille). **De l'exercice de la médecine,** nécessité de
reviser les lois qui la régissent en France. In-8. 2 fr.
DELVAILLE (Camille). **Lettres médicales sur l'Angleterre.**
In-8. 1 fr. 50
DESPAGNET. **Compte rendu de la Clinique de M. le D**[r] **Gale-
zowski.** (Du 1er juillet 1880 au 1er juillet 1881.) In-8. 3 fr. 50
DESPAGNET. **De l'irido-choroïdite suppurative dans le leucome
adhérent de la cornée.** In-8, 1887. 2 fr.
DEVERGIE (Alphonse). **Médecine légale théorique et pratique,**
3e édit. 3 vol. in-8. 23 fr.
DONDERS. **L'astigmatisme** et les verres cylindriques. In-8. 4 fr. 50
DROGNAT-LANDRÉ. **De l'extraction de la cataracte.** Grand
in-8. 1 fr.
DROGNAT-LANDRÉ. **De la contagion seule cause de la propa-
gation de la lèpre.** In-8. 2 fr. 50
DUJARDIN-BEAUMETZ. **Myélite aiguë.** In-8. 2 fr. 50
DURAND (de Gros). **Essais de physiologie philosophique.** 1 vol.
in-8. 8 fr.
DURAND (de Gros). **De l'influence des milieux sur les caractères
de races, de l'homme et des animaux.** In-8. 1 fr. 50
DURAND (de Gros). **Ontologie et psychologie physiologique.**
1 vol. in-18. 3 fr. 50
DURAND (de Gros). **De l'hérédité dans l'épilepsie.** 50 c.
DURAND (de Gros). **Les origines animales de l'homme,** éclairées
par la physiologie et l'anatomie comparatives. 1 vol. in-8. 5 fr.
DURAND (de Gros). **Genèse naturelle des formes animales.**
In-8 avec figures, 1888. 1 fr. 25
DURAND-FARDEL. **Lettres médicales sur Vichy.** 4e éd. 1877. 2 fr. 50
**Éléments de science sociale, ou Religion physique sexuelle et
naturelle,** par un Dr en médecine. 4e édit. 1884. 1 vol. in-18. 3 fr. 50
EHRMANN. **Des opérations plastiques, sur le palais, chez l'en-
fant.** 1889. 1 vol. in-8 avec 12 planches hors texte. 5 fr.
FAIVRE (Ernest). **De la variabilité des espèces.** 1 vol. in-18. 2 fr. 50
FERMOND. **Études comparées des feuilles** dans les trois grands
embranchements végétaux. 1 vol. in-8, avec 13 pl. 10 fr.
FERMOND. **Phytogénie,** ou Théorie mécanique de la végétation.
1 vol. gr. in-8 de 708 pages, avec 5 planches. 12 fr.
FERMOND. **Essai de phytomorphie,** ou Étude des causes qui dé-
terminent les principales formes végétales. 2 vol. gr. in-8. 30 fr.
FERMOND. **Faits pour servir à l'histoire générale de la fécon-
dation chez les végétaux.** In-8 de 45 pages. 2 fr.
FIAUX. **L'enseignement de la médecine en Allemagne.** 1 vol.
in-8. 1877. 5 fr.
FERRIÈRE. **L'âme est la fonction du cerveau.** 2 vol. in-12.
1883. 7 fr.
FERRIÈRE. **La matière et l'énergie.** 1 vol. in-12. 1887. 4 fr. 50
FERRIÈRE. **La vie et l'âme.** 1 vol. in-12. 1888. 4 fr. 50
FREDERIQ (Dr). **Hygiène populaire.** 1 vol. in-12, 1875. 4 fr.
FUMOUZE (A.). **De la cantharide officinale** (thèse de pharmacie).
In-4 de 58 pages et 5 planches. 3 fr. 50

FUMOUZE (V.). **Les spectres d'absorption du sang** (thèse de doctorat). In-4 de 141 pages et 3 pl. 4 fr. 50

GALEZOWSKI. **Desmarres, sa vie et ses œuvres.** In-8. 2 fr.

GALEZOWSKI. **Les troubles oculaires dans l'ataxie locomotrice.** In-8, 1884. 1 fr. 50

GALEZOWSKI. **Sur l'emploi de l'aimant pour l'extraction des corps étrangers métalliques de l'œil.** In-8. 2 fr.

GÉLY. **Études sur le cathétérisme curviligne et sur l'emploi d'une nouvelle sonde dans le cathétérisme évacuatif.** 1 vol. in-4 avec 97 planches. 7 fr.

GEOFFROY SAINT-HILAIRE (Étienne). **Vie, travaux et doctrine scientifique,** par Isid. Geoffroy SAINT-HILAIRE. 1 vol. in-12. 3 fr. 50

GERVAIS (Paul). **Zoologie.** Reptiles vivants et fossiles. Gr. in-8 avec 19 planches gravées. 7 fr.

GILLE. **Le traitement des malades à domicile.** 1 vol. in-8. 6 fr.

GINTRAC (E.). **Cours théorique et clinique de pathologie interne et de thérapie médicale.** 1853-1859. 9 vol. gr. in-8. 63 fr.

Les tomes VI à IX (*Maladies du système nerveux*) se vendent ensemble, 4 vol. 28 fr.

GIRAUD-TEULON. **Œil schématique,** dimensions décuples. 1 tableau. 2 fr. 50

GOLDSCHMIDT (D.). **De la vaccine animale.** In-8, 1885. 1 fr.

GOUBERT. **Manuel de l'art des autopsies cadavériques.** 1867. 1 vol. in-18 avec 145 fig. 6 fr.

GOUJON. **Étude d'un cas d'hermaphrodisme bisexuel imparfait chez l'homme.** In-8 avec 2 planches, 1872. 1 fr.

GRÉHANT. **Recherches physiques sur la respiration de l'homme.** In-8 de 46 pages, avec 1 planche. 1 fr. 50

GROSS. **Manuel du brancardier,** avec 92 dessins dans le texte. 1 vol. in-18, 1884. 3 fr. 50

GROVE (W. R.). **Corrélation des forces physiques.** in-8. 7 fr. 50

GUINIER. **Essai de pathologie et de clinique médicales,** contenant des recherches spéciales sur la forme pernicieuse de la maladie des marais, la fièvre typhoïde, la diphthérie, la pneumonie, la thoracocentèse chez les enfants, le carreau, etc. 1 fort vol. in-8. 8 fr.

HACHE (M.). **Étude clinique sur les cystites.** 1 vol. in-8. 3 fr. 50

HANRIOT (M.). **Hypothèses sur la constitution de la matière** (Thèse d'agrégation, 1880). 1 vol. in-8. 3 fr.

HÉMEY (Lucien). **De la péritonite tuberculeuse.** In-8. 2 fr.

HIRIGOYEN. **De l'influence des déviations de la colonne vertébrale sur la conformation du bassin** (Thèse d'agrégation, 1880). 1 vol. in-8. 4 fr.

Hommage à M. Chevreul à l'occasion de son centenaire (**31 août 1886**). 1 beau vol. in-4 de 95 pages, imprimé sur papier de Hollande, contenant sept mémoires originaux par MM. BERTHELOT, DEMARÇAY, DUJARDIN-BEAUMETZ, A. GAUTIER, GRIMAUX, Georges POUCHET et Ch. RICHET. 5 fr.

HOUEL. **Manuel d'anatomie pathologique générale et appliquée,** contenant le Catalogue et la description des pièces déposées au musée Dupuytren. 2e édition. 1 vol. in-18 de 930 pages. 7 fr.

HUCHARD (H.). **Étude critique sur la pathogénie de la mort subite dans la fièvre typhoïde.** 1 br. in-8, 1878. 1 fr. 25

HUXLEY. **La physiographie,** introduction à l'étude de la nature, traduit et adapté par M. G. LAMY. 1 vol. in-8 avec figures dans le texte et 2 planches en couleurs, broché. 8 fr.

En demi-reliure, tranches dorées. 11 fr.

ISAMBERT (E.). **Études sur l'emploi thérapeutique du chlorate de potasse**, spécialement dans les affections diphthéritiques (croup, angine couenneuse, etc.). 1 vol. in-8.   2 fr. 50

ISAMBERT (E.). **Parallèle des maladies générales et des maladies locales.** In-8.   3 fr.

JACOBY. **Phtisie et altitudes.** 1 br. in-8. 1889.   1 fr. 50

JACQUES. **L'intubation du larynx.** In-8. 1888.   2 fr. 50

JOSAT. **De la mort et de ses caractères.** 1 vol. in-8.   7 fr.

JOSAT. **Recherches historiques sur l'épilepsie.** In-8.   2 fr.

JOUSSET DE BELLESME. **Recherches expérimentales sur la digestion des insectes**, et de la Blatte en particulier. In-8. 3 fr.

JOUSSET DE BELLESME. **Phénomènes physiologiques de la métamorphose chez la Libellule déprimée.** In-8. 2 fr. 50

JOUSSET DE BELLESME. **Recherches expérim. sur les fonctions du balancier chez les insectes diptères.** In-8. 3 fr.

KOVALEVSKY. **L'ivrognerie**, ses causes, son traitement. 1 vol. in-8. 1888. Cart.   1 fr. 50

LABORDE. **Les hommes et les actes de l'insurrection de Paris devant la psychologie morbide.** 1871. In-18 de 150 p. 2 fr. 50

LAENNEC. **Traité inédit sur l'anatomie pathologique.** Introduction et Ier chapitre, avec Préface de V. CORNIL, et 2 portraits de Laennec. 1884. 1 fr. 50; sur papier de Hollande.   3 fr.

LAHILONNE. **Essai de critique médicale.** Pau et ses environs au point de vue des affections paludéennes. Gr. in-8.   2 fr.

LAHILONNE. **Étude de météorologie médicale au point de vue des voies respiratoires.**   2 fr. 50

LAHILONNE. **Histoire des fontaines de Cauterets** et de leur emploi au traitement des maladies chroniques. 1 vol. in-18, 1877. 3 fr.

LAHILONNE. **Étude de posologie hydro-minérale rationnelle dans les troubles de la respiration et de la circulation.** In-8, 1887.   1 fr.

LANDAU. **Théorie et traitement de la glycosurie.** In-8. 1 fr. 50

LAUSSEDAT. **La Suisse.** Études médicales et sociales. In-18. 10 fr.

LE FORT. **La chirurgie militaire** et les Sociétés de secours en France et à l'étranger. In-8 avec gravures.   10 fr.

LE FORT. **Étude sur l'organisation de la médecine** en France et à l'étranger. In-8, 1874.   3 fr.

LEMOINE (G.). **De l'antisepsie médicale.** (Thèse d'agrégation, 1886.) 1 vol. in-8.   3 fr. 50

LEYDIG. **Traité d'histologie comparée de l'homme et des animaux**, 1 fort vol. in-8 avec 200 figures.   15 fr.

LIARD. **Des définitions géométriques et des définitions empiriques.** 1 vol. in-18. 2e édition. 1887.   2 fr. 50

LIEBREICH (Oscar). **L'hydrate de chloral**, traduit de l'allemand sur la 2e édition par Is. Levaillant. In-8 de 70 pages. 2 fr. 50

LIEBREICH (Richard). **Nouveau procédé d'extraction de la cataracte.** In-8 de 16 pages, 1872.   75 c.

LIOUVILLE (H.). **De la généralisation des anévrysmes miliaires.** 1 vol. in-8 de 230 pages, et 3 pl. comprenant 19 fig.   6 fr.

LONGET. **Traité de physiologie.** 3e édition. 3 vol. gr. in-8 avec figures.   36 fr.

LOUET. **Guide administratif du médecin-accoucheur et de la sage-femme.** 1 vol. in-18, 1878.   3 fr. 50

La lutte contre l'abus du tabac, publication de la Société contre l'abus du tabac. 1 vol. in-18. 1889. Cart. à l'anglaise. 3 fr. 50

MACARIO. **Entretiens populaires sur la formation des mondes et les lois qui les régissent.** 1 vol. in-18.   2 fr. 25

MACARIO. **Lettres sur l'hygiène.** 1 vol. in-18.   2 fr.

MACARIO. **De l'influence médicatrice du climat de Nice.** 4ᵉ édition. 1886. In-18. 1 fr.

MACÉ. **Traité pratique et raisonné de pharmacie galénique.** 1 vol. in-8. 6 fr.

MAIRET. **Formes cliniques de la tuberculose miliaire du poumon** (thèse d'agrégation, 1878). 1 vol. in-8. 3 fr. 50

MANDON. **De la fièvre typhoïde,** nouvelles considérations sur sa nature, ses causes et son traitement. 1 vol. in-8. 6 fr.

MANDON. **Essai de dynamique médicale.** 1886. 1 vol. in-8. 3 fr.

MANDON. **Van Helmont,** sa biographie et ses œuvres. In-4. 6 fr.

MAREY. **Du mouvement dans les fonctions de la vie.** 1 vol. in-8 avec 200 figures dans le texte. 10 fr.

MARTIN. **Du traitement des fractures du maxillaire inférieur par un nouvel appareil.** 1 vol. in-8 avec 61 fig. 1887. 3 fr.

MARTINY. **Le bord de la mer,** le traitement maritime et ses rapports avec l'homœopathie. 1 vol. in-8 1889. 3 fr.

MARX (Edmond). **De la fièvre typhoïde.** In-8. 3 fr.

MAURIN (A.-S.). **Dictionnaire du foyer et d'infirmerie.** 1 vol. in-18, 2ᵉ édition. 1886. 3 fr. 50

MAURIN (A.-S.). **Nouveau formulaire magistral des maladies des enfants.** 1 vol. in-18, 2ᵉ édit. 1886. 3 fr. 50

MAURIN (A. S.). **Formulaire de l'herboristerie.** 1 vol. in-18. 1888. 4 fr.

MELLEZ. **Genèse de la terre et de l'homme.** 1 vol. in-8. 5 fr.

MENIERE. **Cicéron médecin.** Étude médico-littéraire. In-18. 4 fr. 50

MENIÈRE. **Les consultations de madame de Sévigné.** Étude médico-littéraire. 1 vol. in-8. 3 fr.

MENIÈRE. **Les moyens thérapeutiques employés dans les maladies de l'oreille.** Thèse. Gr. in-8. 2 fr.

MENIÈRE. **Du traitement de l'otorrhée purulente chronique,** considérations sur la maladie de Menière. In-18. 1 fr. 25

MEUNIER (Stanislas). **Lithologie terrestre et comparée** (roches, météorites). 1 vol. in-8, 108 pages. 4 fr. 50

MOREL. **Traité des champignons.** In-18, avec grav. col. 8 fr.

MOUGEOT (de l'Aube). **Itinéraire d'un ubiétiste à travers les sciences et la religion.** In-18. 3 fr. 50

MOURAO-PITTA. **Madère.** Station médicale fixe. Climat des plaines et des altitudes. 1889. 1 vol. in-8, cart. 2 fr.

NICAISE. **Des lésions de l'intestin dans les hernies.** In-8 de 120 pages. 3 fr.

NIEMEYER. **Éléments de pathologie interne et de thérapeutique,** traduit de l'allemand, annoté par M. Cornil. 3ᵉ édition française, augmentée de notes nouvelles. 2 vol. gr. in-8. 14 fr.

ODIER ET BLACHE. **Quelques considérations sur les causes de la mortalité des nouveau-nés,** et sur les moyens d'y remédier. Gr. in-8 de 30 pages et XI tableaux. 1 fr. 50

OLLIVIER (Clément). **Influence des affections organiques sur la raison,** ou Pathologie morale. In-8 de 244 pages. 4 fr.

ONIMUS. **De la théorie dynamique de la chaleur** dans les sciences biologiques. In-8. 3 fr.

ONIMUS ET VIRY. **Étude critique des tracés** obtenus avec le cardiographe et le sphygmographe. In-8 de 75 pages. 2 fr.

ONIMUS ET VIRY. **Études critiques et expérim.** sur l'occlusion des orifices auriculo-ventriculaires. In-18 de 60 pages. 1 fr. 25

PAQUET (F.). **La gutta-percha ferrée** appliquée à la chirurgie sur les champs de bataille et dans les hôpitaux. In-8. 1 fr. 50

PARENT (A.). **Compte rendu de la Clinique de M. le Dr Galezowski.** (Du 1er novembre 1878 au 1er novembre 1879.) In-8. 1 fr. 25

PARISOT. **Pathogénie des atrophies musculaires.** (Thèse d'agrégation, 1886.) 1 vol. in-8.   3 fr.

PÉAN. **Splénotomie.** Ablation complète de la rate. In-8.   1 fr.

PÉAN. **De la forcipressure,** ou de l'application des pinces à l'hé-
mostasie chirurgicale, leçons recueillies par MM. G. Deny et
Exchaquet, internes des hôpitaux. In-8, 1875.   2 fr. 50

PÉAN. **Du pincement des vaisseaux comme moyen d'hémo-
stase.** 1 vol. in-8, 1877.   4 fr.

PÉROCHE. **Les causes des phénomènes glaciaires et tor-
rides,** justification. In-8.   2 fr.

PÉROCHE. **Les oscillations polaires et les températures géologiques.** In-8, 1880.   2 fr.

PÉROCHE. **L'homme et les temps quaternaires** au point de vue
des glissements polaires et des influences processionnelles. In-8. 2 fr.

PÉROCHE. **Les végétations fossiles** dans leurs rapports avec les
révolutions polaires et avec les influences thermiques de la précession
des équinoxes. 1886. 1 vol. in-8.   3 fr.

PHILIPS (J. P.). **Influence réciproque de la pensée,** de la sensation et des mouvements végétatifs. In-8.   1 fr.

PICOT. **De l'état de la science dans la question des maladies
infectieuses.** In-8, 1872.   2 fr.

PICOT. **Recherches expérimentales sur l'inflammation suppurative.** In-8 avec 4 planches.   2 fr.

PIGEON (Ch.). **Du rôle de l'électricité dans l'économie animale.** In-8, 1880.   1 fr. 50

PITRES. **Des hypertrophies et des dilatations cardiaques indépendantes des lésions valvulaires** (Thèse d'agrégation. 1878).
1 vol. in-8.   3 fr. 50

PITRES. **De l'hémiplégie syphilitique.** 1 broch. in-8. 1889.   1 fr.

POEY. **Le positivisme.** 1 vol. in-12.   4 fr. 50

POEY. **M. Littré et Aug. Comte.** 1 vol. in-12.   3 fr. 50

PONCET. **De l'hématocèle péri-utérine** (Thèse d'agrégation. 1878).
1 vol. in-8.   4 fr.

PORAK (Ch.). **Considérations sur l'ictère des nouveau-nés** et
sur le moment où il faut pratiquer la ligature du cordon ombilical.
In-8, 1878.   2 fr.

PORAK (Ch.). **De l'influence réciproque de la grossesse et des
maladies de cœur** (Thèse d'agrégation, 1880). 1 vol. in-8.   4 fr.

POUCHET (Georges). **Des changements de coloration sous l'influence des nerfs.** 1 vol. in-8 avec 5 pl. en couleur.   10 fr.

QUEVENNE et BOUCHARDAT. — Voy. BOUCHARDAT et QUEVENNE.

RABBINOWICZ. **La médecine du thalmud.** 1 vol. in-8.   10 fr.

RABUTEAU. **Étude expérimentale sur les effets physiologiques
des fluorures et des composés métalliques.** In-8.   2 fr. 50

RABUTEAU. **Phénomènes physiques de la vision.** In-4.   2 fr. 50

REGAMEY (G^{me}). **Anatomie des formes du cheval** à l'usage des
peintres et des sculpteurs, publié sous la direction de M. Félix REGAMEY,
avec texte par M. le docteur KUHFF. 6 pl. en chromolithographie. 8 fr.

RETTERER (Ed.). **Développement du squelette des extrémités
et des productions cornées chez les mammifères.** 1 vol. in-8,
avec 4 pl. hors texte, 1885.   4 fr.

REY. **Dégénération de l'espèce humaine** et sa régénération.
1 vol. in-8 de 226 pages.   3 fr.

RICHET (Ch.). **Du suc gastrique** chez l'homme et chez les animaux.
1 vol. in-8, 1878, avec une planche hors texte.   4 fr. 50

RICHET (Ch.). **Structure des circonvolutions cérébrales** (Thèse
d'agrégation, 1878). In-8.   5 fr.

RIETSCH. **Reproduction des cryptogames.** 1 vol. gr. in-8, avec
figures.   5 fr.

ROBIN (Ch.). **Des tissus et des sécrétions.** Anatomie et physiologie comparées. Gr. in-18 sur 2 colonnes. 4 fr. 50

ROBIN. **Des éléments anatomiques.** 1 vol. in-8. 4 fr. 50

ROMIÉE. **De l'amblyopie alcoolique.** In-8, 1881. 2 fr.

ROISEL. **Les Atlantes.** Études antéhistoriques. In-8, 1874. 7 fr.

ROTTENSTEIN. **Traité d'anesthésie chirurgicale,** contenant la description et les applications de la méthode anesthésique de M. PAUL BERT. 1880. 1 vol. in-8 avec figures. 10 fr.

SANNÉ. **Étude sur le croup après la trachéotomie,** évolution normale, soins consécutifs, complications. In-8. 4 fr.

SAUVAGE. **Zoologie. Des poissons fossiles.** In-8. 3 fr. 50

SCHIFF. **Leçons sur la physiologie de la digestion,** faites au Muséum d'histoire naturelle de Florence. 2 vol. gr. in-8. 20 fr.

SCHWEIGGER. **Leçons d'ophthalmoscopie,** avec 3 planches lith. et figures dans le texte. 1885, 1 vol. in-8. 3 fr. 50

SIMON (P.). **Des fractures spontanées** (Thèse d'agrégation, 1886). 1 vol. in-8. 4 fr.

SNELLEN. **Échelle typographique** pour mesurer l'acuité de la vision, par M. le docteur Snellen, médecin de l'hôpital néerlandais pour les maladies des yeux, à Utrecht. 4 fr.

SŒLBERG-WELLS. **Traité pratique des maladies des yeux.** 1 fort vol. gr. in-8, avec figures. Traduit de l'anglais. 15 fr.

SOUS. **Manuel d'ophthalmoscopie.** 1 vol. in-8. 4 fr.

TALAMON. **Recherches anatomo-pathologiques et cliniques sur le foie cardiaque.** Gr. in-8. 2 fr.

TARDIEU. **Manuel de pathologie et de clinique médicales.** 4e édition, corrigée et augmentée. 1873. 1 vol. gr. in-18. 8 fr.

TAULE. **Notions sur la nature et les propriétés de la matière organisée.** In-8. 3 fr. 50

TERRIER (Félix). **De l'œsophagotomie externe.** In-8. 3 fr. 50

TERRIER (Félix). **Des anévrysmes cirsoïdes** (Thèse d'agrégation, 1872). In-8 de 158 pages. 3 fr.

THÉRY (de Langon). **Traité de l'asthme.** 1 vol. in-8. 5 fr.

THÉVENIN et de VARIGNY. **Dictionnaire abrégé des sciences physiques et naturelles.** 1 vol. in-18 de 630 pages sur deux colonnes. Cart. à l'anglaise. 1889. 5 fr.

TRUC. **Essai sur la chirurgie du poumon.** 1885. 1 volume in-8. 2 fr. 50

TRUC. **Traitement chirurgical de la péritonite** (Thèse d'agrégation, 1886). 1 vol. in-8. 4 fr.

UFFELMANN. **Des maisons hospitalières** destinées aux enfants faibles et scrofuleux des classes pauvres, etc. In-8, 1884. 1 fr. 50

VAN ENDE (U.). **Histoire naturelle de la croyance.** 1re partie : l'animal. 1 vol. in-8. 1887. 5 fr.

VARIGNY (H. C. de). **Recherches expérimentales sur l'excitabilité électrique des circonvolutions cérébrales et sur la période d'excitation latente du cerveau.** In-8, 1884. 2 fr.

VASLIN (L.). **Études sur les plaies par armes à feu.** 1 vol. gr. in-8 de 225 pages, accompagné de 22 pl. en lithogr. 6 fr.

VERNIAL. **Origine de l'homme,** d'après les lois de l'évolution naturelle. 1 vol. in-8, 1882. 3 fr.

VILLENEUVE. **De l'opération césarienne** après la mort de la mère, réponse à M. le docteur Depaul. Br. in-8 de 160 pages. 2 fr. 50

VIRCHOW. **Des trichines,** à l'usage des médecins et des gens du monde. In-8 de 55 pages et pl. coloriée. 1 fr.

VULPIAN (Paul). **Excursions de la Société géologique de France dans la Suisse, la Savoie et la Haute-Savoie.** In-8. 1 fr. 50

WIET. **Contribution à l'étude de l'élongation des nerfs.** 1882. In-8 avec figures. 4 fr.

WILLEMIN. **Des coliques hépatiques et de leur traitement par les eaux de Vichy.** 4e édit. 1886. 1 vol. in-18. 3 fr. 50

PUBLICATIONS PÉRIODIQUES

REVUE DE MÉDECINE

DIRECTEURS : MM.

BOUCHARD
Prof. à la Faculté de méd. de Paris, Médecin de Lariboisière, Membre de l'Académie des sciences.

CHARCOT
Prof. à la Faculté de méd. de Paris, Médecin de la Salpêtrière, Membre de l'Académie des sciences.

CHAUVEAU
Inspecteur général des écoles vétérinaires, Membre de l'Académie des sciences.

RÉDACTEURS EN CHEF : MM.

LANDOUZY
Professeur agrégé à la Faculté de médecine de Paris, Médecin de l'hôpital Tenon.

LÉPINE
Prof. de clinique médicale à la Faculté de méd. de Lyon, Correspondant de l'Institut.

REVUE DE CHIRURGIE

DIRECTEURS : MM.

OLLIER
Prof. de clinique chirurgicale à la Faculté de méd. de Lyon, Correspondant de l'Institut.

VERNEUIL
Prof. de clinique chirurgicale à la Faculté de méd. de Paris, Membre de l'Académie des sciences.

RÉDACTEURS EN CHEF : MM.

NICAISE
Professeur agrégé à la Faculté de médecine de Paris, Chirurgien de l'hôpital Laennec.

F. TERRIER
Professeur agrégé à la Faculté de médecine de Paris Chirurgien de l'hôpital Bichat.

Ces deux Revues paraissent depuis le commencement de 1881, le 10 de chaque mois, chacune formant une livraison de 5 ou 6 feuilles d'impression.

Elles continuent la *Revue mensuelle de médecine et de chirurgie* fondée en 1877.

PRIX D'ABONNEMENT :

Pour chaque revue séparée.	Pour les deux revues réunies.
Un an, Paris. . . . . **20 fr.**	Un an, Paris . . . . **35 fr.**
— Départements et étranger. . . . . **23 fr.**	— Départements et étranger . . . . **40 fr.**

PRIX DE LA LIVRAISON : **2 fr.**

Chaque année de la *Revue mensuelle de médecine et de chirurgie*, de la *Revue de médecine* et de la *Revue de chirurgie* se vend séparément. 20 fr. — Chaque livraison. 2 fr.

ARCHIVES ITALIENNES

DE

BIOLOGIE

PUBLIÉES EN FRANÇAIS

par **A. MOSSO**, Professeur à l'Université de Turin.

Tomes I et II, 1882. . . . . 30 fr.
Tomes III à XII (1883 à 1890) chacun. . . . . 20 fr.

Les Archives italiennes de biologie contiennent le résumé des travaux scientifiques italiens; elles sont publiées sans périodicité fixe; chaque tome, publié en 3 fascicules, coûte 20 francs, payables d'avance.

JOURNAL

DE L'ANATOMIE
ET DE LA PHYSIOLOGIE
normales et pathologiques
DE L'HOMME ET DES ANIMAUX

Fondé par CHARLES ROBIN (de l'Institut)

Dirigé par MM.

GEORGES POUCHET. | MATHIAS DUVAL
Professeur-administrateur | Membre de l'Académie de médecine.
au Muséum d'histoire naturelle. | Professeur à la Faculté de médecine.

VINGT-SIXIÈME ANNÉE (1890)

Ce journal paraît tous les deux mois, et contient : 1° des *travaux originaux* sur les divers sujets que comporte son titre; 2° l'*analyse* et l'*appréciation* des travaux présentés aux Sociétés françaises et étrangères; 3° une *revue* des publications qui se font à l'étranger sur la plupart des sujets qu'embrasse le titre de ce recueil.

Il a en outre pour objet: la *tératologie*, la *chimie organique*, l'*hygiène*, la *toxicologie* et la *médecine légale* dans leurs rapports avec l'anatomie et la physiologie.

Les applications de l'anatomie et de la physiologie à la *pratique de la médecine, de la chirurgie et de l'obstétrique.*

Un an, pour Paris. .... 30 fr.
— pour les départements et l'étranger..... 33 fr.
La livraison................... 6 fr.

Les treize premières années, 1864, 1865, 1866, 1867, 1868, 1869, 1870-71, 1872, 1873, 1874, 1875, 1876 et 1877, sont en vente au prix de 20 fr. l'année, et de 3 fr. 50 la livraison. Les années suivantes depuis 1878 coûtent 30 fr., la livraison 6 fr.

RECUEIL D'OPHTHALMOLOGIE
Par les Drs GALEZOWSKI et CUIGNET

PARAISSANT TOUS LES MOIS PAR LIVRAISONS IN-8 DE 4 FEUILLES

3e *série*, 12e *année*, 1890.

Abonnement : Un an, 20 fr., pour la France et l'Etranger.

La livraison.................... 2 francs.

La 1re série, publiée sous le titre de *Journal d'ophthalmologie*, par MM. GALEZOWSKI et PIÉCHAUD, année 1872. 1 vol. in-8.................... 20 fr.

Les volumes de la 2e série, années 1874, 1875, 1876, 1877, 1878, se vendent chacun séparément .... 15 fr.

La 3e série commence avec l'année 1879. Prix des années 1879 à 1889. Chacune séparément.................... 20 fr.

ANNALES
DE LA
SOCIÉTÉ D'HYDROLOGIE MÉDICALE DE PARIS

COMPTES RENDUS DES SÉANCES DE 1854 A 1887

Abonnement : un an, Paris......................... 6 francs.
— — Départements.................. 7 —
— — Étranger..................... 8 —

34 volumes in-8 : Paris, 204 francs. — Départ., 238 francs.

Chaque volume séparément.......... 7 francs.

COURS

DE

MATHÉMATIQUES ÉLÉMENTAIRES

A L'USAGE

DES CANDIDATS AU BACCALAURÉAT ÈS SCIENCES

ET AUX ÉCOLES DU GOUVERNEMENT

PAR MM.

Eug. COMBETTE

Inspecteur d'Académie à Paris, Ancien professeur de mathématiques au lycée Saint-Louis.

J. CARON	P. PORCHON	Ch. REBIÈRE
ancien élève de l'École normale supérieure, professeur au lycée Saint-Louis.	ancien élève de l'École normale supérieure, professeur au lycée de Versailles.	ancien élève de l'École normale supérieure, professeur au lycée Saint-Louis.

1° **Cours de géométrie élémentaire,** par M. Eug. COMBETTE. 3ᵉ édit. 1 vol. in-8°, avec figures dans le texte, broché........................ 10 fr.

2° **Cours d'arithmétique,** par M. Eug. COMBETTE. 3ᵉ édit. 1 vol. in-8, br. 6 fr.

3° **Cours d'algèbre élémentaire,** par M. Eug. COMBETTE. 3ᵉ édit. 1 vol. in-8, broché.. 10 fr.

4° **Cours abrégé d'algèbre élémentaire** (mathématiques préparatoires et mathématiques élémentaires 1ʳᵉ année). 2ᵉ édit. 1 vol. in-8.......... 4 fr. 50

5° **Cours de mécanique,** par M. Eug. COMBETTE. 2ᵉ édit. 1 vol. in-8..... 5 fr.

6° **Cours de géométrie descriptive,** par M. CARON. 1 vol. in-8, avec un atlas de 18 planches gravées sur cuivre (droite et plan) 2ᵉ édit. .... 5 fr.
Supplément à l'usage des candidats à l'École de Saint-Cyr. 1 vol. in-8, avec atlas de 16 planches................................. 6 fr.

7° **Cours de cosmographie,** par M. P. PORCHON. 1 vol. in-8, avec figures dans le texte et planches hors texte. 2ᵉ édit...................... 5 fr.

8° **Cours de trigonométrie,** par M. Ch. REBIÈRE. 3ᵉ édit. 1 vol. in-8, avec figures dans le texte.. 3 fr. 50

MANUEL

DU

BACCALAURÉAT ÈS LETTRES, 2ᵐᵉ PARTIE

ET DU

BACCALAURÉAT ÈS SCIENCES RESTREINT

Par le Dʳ LE NOIR
Ancien professeur de l'Université.

Histoire naturelle élémentaire. 3ᵉ édit. 1 vol. in-18, avec 251 figures dans le texte.. 5 fr.

Physique élémentaire. 2ᵉ édit. 1 vol. in-18, avec 455 figures dans le texte. 6 fr.

Chimie élémentaire. 2ᵉ édit. 1 vol. in-18, avec 76 figures dans le texte..... 3 fr. 50

Mathématiques élémentaires (*Arithmétique, Géométrie, Algèbre, Cosmographie*). 2ᵉ édit. 1 vol. in-18.. 5 fr.

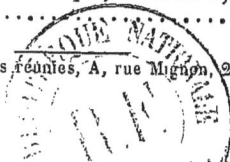

701. — Imprimeries réunies, A, rue Mignon, 2, Paris.

il.
fr.
fr.
-S,
fr.
02-
50
fr.
llas
fr.
-8,
fr.
arès
5 fr.
avec
r. 50

ans le
5 fr.
6 fr.
fr. 50
(phie).
5 fr.

RÉCENTES PUBLICATIONS

Pathologie et thérapeutique médicales.

AXENFELD et HUCHARD. **Traité des névroses.** 2e édition, augmentée de 700 pages par HENRI HUCHARD, médecin des hôpitaux. 1 fort vol. in-8. 20 fr.

BOUCHUT et DESPRÉS. **Dictionnaire de médecine et de thérapeutique médicale et chirurgicale,** comprenant le résumé de la médecine et de la chirurgie, les indications thérapeutiques de chaque maladie, la médecine opératoire, les accouchements, l'oculistique, l'odontotechnie, les maladies d'oreilles, l'électrisation, la matière médicale, les eaux minérales et un formulaire spécial pour chaque maladie. 5e édit. 1889, très augmentée. 1 vol. in-4, avec 950 figures dans le texte et 3 cartes.
    Prix : broché, 25 fr. — Cartonné, 27 fr. 50. — Relié, 29 fr.

CORNIL et BABES. **Les bactéries,** et leur rôle dans l'histologie pathologique des maladies infectieuses. 2 vol. gr. in-8, contenant la description des méthodes de bactériologie. 3e édit. 1890, avec 385 figures en noir et en couleurs dans le texte et 12 planches hors texte.   40 fr.

DAVID. **Les microbes de la bouche.** 1 vol. in-8, avec 113 gravures en noir et en plusieurs couleurs dans le texte, précédé d'une lettre-préface de M. Pasteur. 1890.   10 fr.

DÉJERINE (J.). **Sur l'atrophie musculaire des ataxiques** (névrite motrice périphérique des ataxiques), étude clinique et anatomo-pathologique. 1 vol. in-8. 1889.   3 fr.

DÉJERINE-KLUMPKE (Mme). **Des polynévrites et des paralysies et atrophies saturnines,** étude clinique et anatomo-pathologique. 1 vol. gr. in-8, avec gravures. 1889.   6 fr.

DURAND-FARDEL. **Traité pratique des maladies chroniques.** 2 vol. gr. in-8. 20 fr.

DURAND-FARDEL. **Traité des eaux minérales** de la France et de l'étranger, et de leur emploi dans les maladies chroniques. 3e édition. 1883. 1 vol. in-8. 10 fr.

DURAND-FARDEL. **Les eaux minérales et les maladies chroniques.** Leçons professées à l'École pratique. 2e édit. 1885. Cart. à l'anglaise.   4 fr.

FÉRÉ (Ch.). **Les épilepsies et les épileptiques.** 1 vol. gr. in-8, avec 12 planches hors texte et 67 figures dans le texte. 1890.   20 fr.

FINGER. **La syphilis,** traduit de l'allemand par les docteurs DOYON et SPIELMANN. 1 vol. in-8°, avec grav.   *Sous presse.*

HÉRARD, CORNIL et HANOT. **De la phtisie pulmonaire,** étude anatomo-pathologique et clinique. 1 vol. in-8, avec 65 fig. en noir et en couleurs dans le texte et 2 planches coloriées. 2e édit. entièrement remaniée. 1888.   20 fr.

LAGRANGE (F.). **De l'exercice chez les adultes.** 1 volume in-18. 1891. Br. 3 fr. 50; cart. à l'ang.   4 fr.

LEVILLAIN. **Hygiène des gens nerveux,** précédé de notions élémentaires sur la structure, les fonctions et les maladies du système nerveux. 1 vol. in-18. 2e éd. 1892. Br. 3 fr. 50; cart. à l'ang.   4 fr.

LAYET. **Traité pratique de la vaccination animale,** avec préface de M. le professeur BROUARDEL. 1 vol. gr. in-8, contenant 22 planches coloriées hors texte. 1889.   12 fr.

MACARIO. **Manuel d'hydrothérapie,** suivi d'une instruction sur les bains de mer (guide pratique des baigneurs). 1 vol. in-8, 4e édit. remaniée. 1889. Br. 2 fr. 50; cart. à l'ang.   3 fr.

WEBER. **Climatothérapie,** traduit de l'allemand par MM. les docteurs DOYON et SPIELMANN. 1 vol. in-8. 1886.   6 fr.

JOURNAL DE L'ANATOMIE ET DE LA PHYSIOLOGIE
NORMALES ET PATHOLOGIQUES DE L'HOMME ET DES ANIMAUX
PARAISSANT TOUS LES DEUX MOIS
Fondé par Ch. ROBIN
DIRIGÉ PAR
Georges POUCHET et Mathias DUVAL
VINGT-HUITIÈME ANNÉE (1892)

Un an, pour Paris : 30 fr. : Départements et étranger : 33 fr.
La livraison : 6 fr.

Coulommiers. — Imp. PAUL BRODARD.